JN324497

Palliative Care
wahrnehmen - verstehen - schützen

Fotografen
Alexander K. Müller, media & more, Ludwigsburg
Werner Napiwotzky, Stuttgart
Thomas Stefan, Munderkingen
Peter Scheu, Stuttgart
Gertrud Schubert, Stuttgart

Zeichnungen
Andrea Schnitzler, Innsbruck

Gestaltung und Layout
Arne Holzwarth, Büro für Gestaltung, Stuttgart

Videoproduktion
TERRA NOVA, Stuttgart

Sprecher
Mario Hassert, Berlin
Maike jebens, Chemnitz

Mit freundlicher Unterstützung der

James Steidl/David Hughes/djgis/CandyBox Images/
Vahan Abrahamyan/Shutterstock.com

Original German edition : Palliative Care,
wahrnehmen - verstehen - schützen, 2/e,
by Johann-Christoph Student, and Annedore Napiwotzky

Copyright © of the original German language edition 2011 by Georg Thieme Verlag KG, Stuttgart, Germany

Umschlaggestaltung : Theime Verlagsgruppe
ISBN 978-3-13-142942-1

重要事項

医学は他の学問と同様に日々発展し続けています。研究と臨床経験は私たちの知識を豊かにし、とりわけ処置方法と薬物治療にその成果が表れています。本書の中で示した薬物の投与量については、著者、発行者、出版社が本書の完成時点での知識水準に合致するよう、万全を期しました。

しかし、投与量と投与方法の指示内容について出版社はそれを保証するものではありません。使用者各々が、使用する調剤の添付文書を熟読検討し、必要があれば専門家に相談して、そこに記載のある投与量や禁忌事項が本書の説明との相違があるかどうかの判断を仰ぐよう勧めます。このような検討は、まれにしか使用しない調剤や新製品を扱う時には特に重要です。投与量や投与の可否の判断はすべて使用者の責任においてなされるものとします。

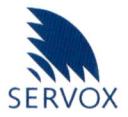

本書では、文中に記載のある商品名等について、それが保護された商品名（商標）かどうかを識別できるような表示方法は取っていません。しかし、それはその商品名等を制約なく使用できるという意味ではありません。

また、この著作は全体にわたり著作権法上保護されています。出版社の同意なしに著作権法の制限を越えて利用することは禁じられており、違反した場合は罰せられます。これは特に複製、翻訳、マイクロフィルム化、電子システムでの保存、加工について適用されます。

緩和ケアの本質と実践
気づく〜わかる〜守る

著者
ヨハン・クリストフ・シュトゥデント／アンネドーレ・ナピヴォツキー
Johann-Christoph Student　　Annedore Napiwotzky

監修
帯津 良一

翻訳
浅見 治人／知髙 良美

「序」死をもしっかりと視野に収めた全人的な医療を

　医療とは「治し」と「癒し」の統合の上に成り立つ全人的な営みです。

　「治し」とは身体の一部に生じた故障を物理化学的な方法で修理することなのに対して、「癒し」とは生命すなわち内なる生命場のエネルギーを高めることにほかなりません。

　そして治しを担当するのが西洋医学なら、癒しを担当するのがさまざまな代替療法。いずれも医療を支えるためには欠かすことのできない存在です。三大療法がいけないの、エビデンスが乏しいのと言っている暇はないのです。

　そして問題は「統合」です。統合とは文字通り積分です。積分とは双方をいったんばらばらにしたものを集めなおして、まったく新しい体系を築くことです。そして統合を統合たらしめている最大の原動力こそ、医療者と患者との優しさと敬意に満ちたコミュニケーションです。

　ということで、「治し」と「癒し」と、この「コミュニケーション」が医療の三本柱と換言してもよいでしょう。ところが治しにウェイトを置きすぎたために、癒しとコミュニケーションの部分が手薄になってしまい、医療から本来の温もりが失われてしまっているのが現状です。

　さらに20世紀の100年間に成し遂げた西洋医学の発展は健康至上主義に向かうあまりに、死を人々の目の届かないところに追いやってしまいました。本書ではこれを「死の野生化」と表現しています。医療が全人的なものである以上、死もしっかりと視野のなかに納めていなければならないのにです。

　そこへ緩和ケアの登場です。緩和ケアは当然のことですが癒しとコミュニケーションの部分が手厚くなっています。そしてこれも当然のことですが死をしっかりと視野の中心に据えています。右に振り切った振子を左に戻すのにはまたとないチャンスです。

　序に言わせていただければ、30年余にわたって理想のホリスティック医学を追い求めて来て、いまだそれを手にしていない私にとって緩和ケアはホリスティック医学実現のための橋頭堡なのです。

　医療の復権とホリスティック医学の成就。色めき立ったのも無理

ないでしょう。まずはわが陣営に緩和ケアシステムを導入することを考えました。ハードの面はともかくソフトの面での充実を計ることにしました。

　そのためには、高い志と限りない優しさを備えた人材を一人でも多く集めることです。えっ、医療者を志して優しくない人なんているのですかって？　それがいるのですよ、不思議ですよね。しかもそういう人に限ってパターナリズムを振り廻すのですよ。緩和ケアにとってパターナリズムは無用の長物です。

　反面、情緒的に過ぎたり精神主義に傾くのもよくないことです。その点、本書はあくまでも冷静です。からだ、こころ、いのちのすべてに起こるあらゆる事象を横糸にして整理し、これを「気づく（Wahrnehmen）」、「わかる（Verstehen）」、「守る（Schützen）」のたった一本の縦糸で結んで、それは見事な緞帳を織り上げているのです。

　思うに、理想を求めて一切の妥協を許さないゲルマン気質のもたらすところなのではないでしょうか。ドイツを旅して、ビールとソーセージとともに好きなのがホテルの浴室や洗面所の水周りの確かさです。蛇口、栓、配管すべてに緩みがないのです。

　最後に緩和ケアも医療のうち、"場"の営みにほかなりません。患者さんを中心に、家族や医療者などの当事者がそれぞれの内なる生命場のエネルギー（生命）を高めながら、他者の生命場にも思いを遣ることによって医療という場のエネルギーを高め、その結果、当事者のすべてが癒されるのです。

　そうです。「死に脅やかされている人」を支えるという最も崇高な任務の日々のなかで、あなたも全人的に成長していくのです。

　是非、本書を座右の書として下さい。そして「気づく」、「わかる」、「守る」の縦糸をしっかりと身につけていって下さい。やがて緩和ケアの新しい地平があなたの眼前に開かれて来ることでしょう。

　ご健闘をお祈り申し上げます。

帯津　良一

緒言

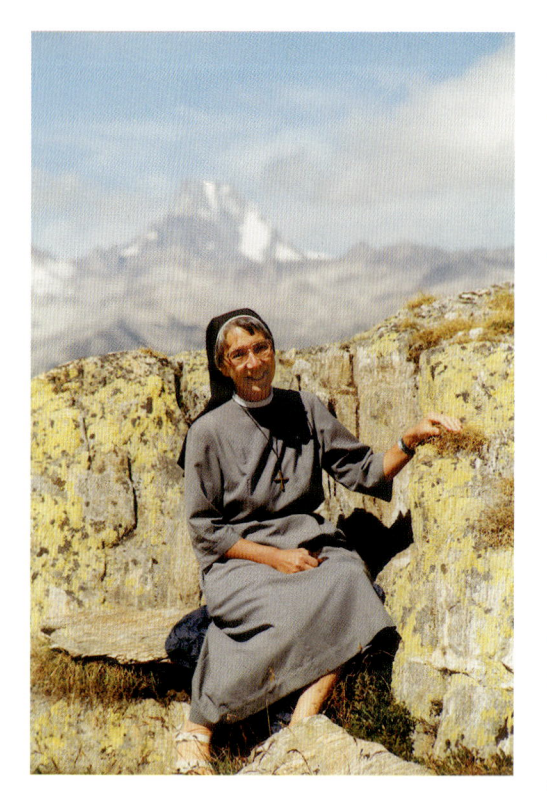

　本書の緒言を述べることは私にとって格別の喜びです。人生を歩み始めたばかりの子に付き添うことを許された代母のような気持ちさえいたします。書物もまた、実りある道を歩むために付き添ってくれる人を必要とし、その書を手に取り、興味を示し、表紙の内側に姿を現さんとしているものに対して包容力を示す読者を必要とします。

　私はこの場をお借りしてみなさんにごあいさつ申し上げ、みなさんを発見の旅にお連れしたいと思います。

　「緩和ケア」とは魔法の言葉でしょうか？それとも仕事の道具でしょうか？または新しい造語でしょうか？あるいは約束の言葉でしょうか？どれも正しいとはいえません。が、どれもが真実のひとかけらを含んでいます。少なくとも、「父は最期に手厚い看護を受けました。緩和ケア病棟ですばらしいケアを受けることができました」と声をかけてくださる方がいると

き、または「私たちの母は、緩和ケアチームによって心のこもったケアを受けられただけでなく、専門的な看護も受けられました」と礼状に書かれているのを読んだとき、私は、緩和ケアとは、後々まで影響を残す一つの模範であると思うのです。

　このような言葉が私に感動をもたらすのは、患者に付き添い死を乗り越えていく家族も含めて、全人的に患者をとらえるという緩和ケアの基本的価値と姿勢への敬意を感じるからです。この本の一番の眼目もここにあります。この本は、死にゆく人たちの看護や治療に直面しているすべての人のために書かれたものです。なぜなら、全人的なケアを必要としているのはまさにそうした患者たちだからなのです。

　全人的ケア——これは、私自身が職業人生を通じて取り組むべきテーマだと感じています。私は『全人性の再発見によって治す』という本の中でこのテーマを掘り下げました。この表題は、1980年代初めの時点で、今日のホスピスケアの中心テーマが何であるかをすでに見越していました。それは患者をマインド、ボディ、スピリット、環境を含めて包括的にとらえることと、治療者、救援者、付き添い者へ配慮することです。

　ホスピス——私が初めて「ホスピス」という言葉と出会ったときのことを思い起こします。1950年代に学校時代を過ごした私たちは、ホスピスとは、何か神秘的で非日常的であるものの、とりわけ高潔な隣人愛と慈善の表れとしての施設であると想像していました。それは中世の初めに人里離れた寂しい峠に作られ、修道士が、病気になったり、氷雪の中で道に迷ったりした旅人を受け入れて世話をした宿泊施設のことでした。ホスピスがある特別な場所で、そこでの任務は模範とすべき行いだという感覚はその後もずっと私の頭から離れませんでした。

　その10年ほど後にロンドンのセント・クリストファー・ホスピスから起こった第二のホスピス運動は、その感覚を証明する感動的な出来事でした。その時私が目にしたのも、「死に脅かされている」人々を支えるという最も崇高な任務を自分に課している方々でした。その人たちは私にとっては中世の修道士に劣らない、立派なホスピスのパイオニアでした。

当時私は看護を学ぶ生徒を教える立場にありました。私は、ホスピスが、人里離れたどこかの峠や遠いイギリスの国を象徴するものではなく、病気の人や死を迎えつつある人たちに対する心構えと関わり方を象徴するものだということを彼らに教えたいと考えていました。今ここに、私たちに信頼を寄せ、ご自分のすべてが受け入れられ、尊厳が認められることを望んでおられる方々がいらっしゃいます。人間の尊厳は失われるはずはありませんが、病気が進行し、死を迎えるときには、いとも簡単に傷つけられてしまうものです。

　緩和ケア（Palliative Care）——この言葉は、ラテン語のpalliare（マントで覆う、包み込む、隠す、かくまう）という概念から生まれました。「マントをはおらせる」。この概念には、「温かさと安心感を贈る」というだけにとどまらず、傷つきやすく不安におののく人たちに対する慎重さや、安全にかくまうこと、治療することという意味もまた内在しています。

　私がここで簡単な言葉で触れたことには、実はもっと学問的な定義と解釈があります。それはこの本の中で優れた方法で解き明かされるとともに、ケアの具体的な実務領域に即して説明されています。若い頃に私自身が直観的に感じたこと、後年生徒たちに実習で教えようとしたこと、私の出版物の中で言葉に表そうとしたこと。それがこの本ではきわめて専門的な基盤の上に解説されています。目次を一見すれば、ケア現場の日常から得られ、そして日常に役立つ貴重な経験と同時に、学問の基礎をも発見することのできる宝の箱を開いたかのようです。格別私の心にかなっていると思うことは、看護職における基本精神と緩和ケアのモデルとが結びつけられていることです。そしてその二つが異なる分野として扱われるのでなく、私が考える全人的ケアとしてとらえられ、的確に提示されています。

　この全人的な考え方は、本書において（1）重病者と死にゆく人、そしてその家族がサービスの中心にいること、（2）患者とその家族`たちが、多職種チームによるケアをいつでも受けられること、（3）ボランティアの力を借りるのが当然であること、（4）症状のコントロールについて豊かな知識を持つこと、（5）患者の亡き後に遺族がひとり取り残されることのないように、当事者たちにケアの継続性を保証すること、というホスピス業務の五つの基本原則に沿って明確に述べられています。

　本書では患者とその家族たちの要求に関わるあらゆる領域について論じられていますので、この分野に関心を持つ人は、医療ではもはや健康を回復し得ない場面、つまり「もう何もできない」けれども「何もかもが必要だ」という状況でのケアのあり方を考える上で、良い刺激が得られることでしょう。そのケアのあり方とは、すなわち患者と家族の生活の質をできる限り高め、彼らのそばに寄り添うことです。

　こうした理由から、私はこの本を心から推薦いたします。

- 教育機関や大学の医学部で緩和ケアの教育に携わる方々、看護学校や各種療法の専門教育機関
- さまざまなケア施設の責任者の方々
- 緩和ケア病棟の看護師と職員、そして緩和ケア施設の外で死にゆく人々に最高のケアを保証したいと思っている方々
- 社会的、政治的、生態学的分野で、緩和ケアの奨励、支援、定着に影響力をもつ方々

　尊厳のある死を大切に思うこれらすべての方々の手に私は本書を託したいと思います。

シスター　リリアーネ・ユフリ

第2版の発行にあたって

　本書の読者には看護に携わる方々が圧倒的に多いことは言うまでもありませんが、緩和ケアの分野に関わる方々、または関わりを持とうとしている他の職業の方々も多く本書を読んでくださっています。本書がケアの現場に定着した大きな理由は、その明快で実務に即した内容にあることが、私たちに届いた読者の声から明らかになりました。私たち著者にとってこれはたいへんうれしいことです。

　この第2版を発行するにあたり、私たちは本文を徹底的に読み直して必要に応じた改訂、加筆を行いました。ホスピスや緩和ケアの仕事は人間関係を土台として成り立っています。この視点を今回はより明確にしました。そのため、医学的常識や病気についての典型から離れて、ケア面での関心事に主眼をおいた記述がなされていることに気づかれるでしょう。例えば「気づく」というカテゴリーには、ふつうなら「発症」、「病因」、「病因論」、「発生」、「病理解剖学」、「症候」と表現すべき領域を含んでいます。また「わかる」には「看護診断」、「鑑別診断」、「合併症」、「予後」などが、「守る」には「予防法」や「(看護)療法」などの領域が含まれています。

　改版にあたり、私たちは緩和ケアがドイツでいかに活発に発展しているかを知ることとなりました。ケアの活動が広まるにつれて、さらに新しい課題と挑戦が生まれてくるに違いありません。

　私たちは倫理面において、適切な質問のしかたや、より慎重な答え方をなお徹底して学ばなければなりません。いまや法律だけを頼りにしていては満足のいくケアはできなくなっています。緩和ケアは独自の倫理基準を発展させていかなければなりませんし、その基準について広く議論をしていくべきです。その際に最も優先されるのは、患者とその親族の幸せです。

　しかしそれに加えて、私たちの活動分野では新しい課題を拾い上げる姿勢も今後求められていくでしょう。そこでこの版では、二つの単元を新たに加えることとしました。まず、認知症の人たちも緩和ケアの対象となることがいよいよはっきりしてきたため、このような患者に関する新しい単元を設けました。また、子どもたちが大人の死によってしばしば悲しみに直面することは自明ですから、さらに単元を設けて、悲しんでいる子どもたちとどう接したらよいか、また年齢による特性にどのように対処するべきかという切実な課題を取り上げました。

　私たちはこのように内容をますます充実させた本書が、ドイツにおける看取りの分野への参加意欲と熱意をさらに高めることを願っています。

はじめに

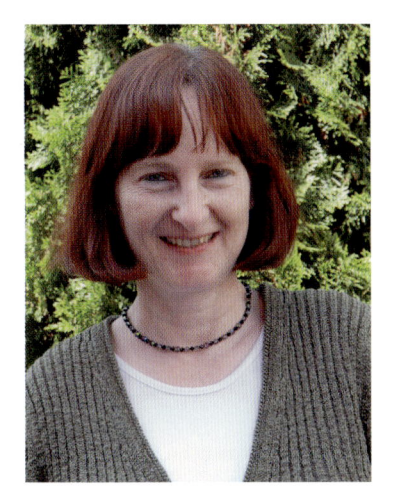

アンネドーレ・ナピヴォツキー　　　　　　ヨハン・クリストフ・シュトゥデント

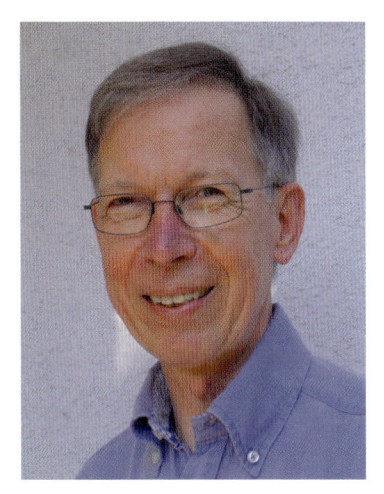

> 知識は役に立つが、知識だけで
> 人を助けることはできない。
> あなたの 心、体、魂 ——
> マインド ボディ スピリット
> すべてを動員しなければ、
> 一人たりとも真に救うことはできないだろう。
> （エリザベス・キューブラー・ロス, 1993）

　緩和ケアは健康に関する分野の最も新しい、革新的な概念です。その主題は新しいケアの方法や治療法だけにとどまりません。最も重要なテーマは、患者とその家族に対する特別な心構えと態度です。すなわち忍耐強く許すこと、幸せを感じてもらい、心に抱えているものを見つけ出そうと努めること、そして患者や家族が自分の道を見つける手助けをすることです。

　世界保健機構（WHO）は緩和ケアにおける看護師の職務に一つの重要な役割を与えています。その役割とは、看護師は患者とその家族への情報伝達や助言、指導について大きな責任を負っていること。そして当然ながら、家と病院との看護の継続性に心を配ることです。看護師は患者の近くにいることから、痛みなどの症状を観察し、正しく評価するのに最も適した人たちだからです（WHO, 1990 p.12）。

　このことは同時に、看護上の人間関係、すなわち看護する側と患者・家族との関係が持つ特別な意味を示唆しています。本書の主眼はまさにここにあります。本書の執筆にあたって、私たちは「気づく」「わかる」「守る」という三つの主となる看護能力に着目しました。それは、これらの大事な視点を活用する訓練をし、他のケアの場面にもそれを応用する可能性をみなさんに提供したいからです。そうすれば、ケア現場での責任の重い課題に対して、より創造的な解決方法を見い出すことができるでしょう。

　本書を読み進むうちに、緩和ケアはホスピス運動を生みの親としているにもかかわらず、人生の最終段階に関わるケアコンセプトだけにとどまらないことに気づくことでしょう。看護師たちは、重い病とのこのような関わり方が、ケア施設や病院、訪問看護などの現場で、患者の死期が迫るずっと前から患者と看護師の負担を軽くし、心を満たす可能性を持っていることを発見していくのです。

患者にいよいよ死が迫ったとき、支えとなり、いま起こりつつあることを知らせ、いま大事なことは何かを知らせる人がそばに寄り添うことが求められます。それは患者が信頼する看護者であるうえに、いま直面していることにひるまない者でなければならないのです。

　緩和ケアは全人的なものですから、ケアに携わるうちに、看護者にも自分の私生活にまで影響するほどの新しい物の見方が生まれることが珍しくありません。これはケア施設、病院、あるいは社会奉仕ステーションなどに勤める緩和ケア課程の修了者たちから聞き取りをする中でわかったことです。この緩和ケアの新しいコンセプトを実践したある看護師はこう言いました。「大事なことは別にあると気づきました。手を出さないでおくことにも不安を感じることが少なくなりました。これはほんとうにいいことです。体のケアだけが大事ではないとわかったのです。患者さんの部屋を訪ねるたびに、何をしたらいいか、とか、何かしなければ、と考える必要はなく、ただそこにあるものに対して、自分を開放すればいいだけなんです」と。また別の看護師は「自分自身に目を向け、その合間にも自分の体調はどうか、患者さんやその家族は元気か、と常に心を配ることが重要」と書いています。さらにこう書いた人もいます。「私は自分の人生を以前より楽しんでいますし、意識して送るようにしています。人が私に何を望んでいるかということばかりを考えているのではありません」。緩和ケアのコンセプトに従って集中的に経験を積んだのち、看護師たちはそれぞれの職場に忍耐、思いやり、柔軟な時間の使い方などの影響力を持ち込みます。そしてみな内面の成長を自覚します。日常のささいなことが大きな意味を持つようになり、オープンで素直な気持ちが芽生えます。すると、どんなすてきなことに出会えるか、ということに関心が向くようになります。ひょっとしたら、「路面電車の中でだれかにほほえみかけられた」というだけのことが十分な満足を与えてくれるかもしれません。

　しかし、そのような変化は天から降ってくるわけではないことも付け加えなければなりません。それらは自分の人生の終わりと格闘する中で獲得され、あるいは余儀なくされたものなのです。自分の人生にもいずれそのような時が訪れるかもしれないという苦悩を受容する広い心を持って重病の患者に近づくこと。それがこの変化の秘密なのでしょう。このような視点を持つと、常日ごろ重荷に感じていることの多くが違って見えるようになります。

　私たちは、この本を手にしたみなさんにもこの変化の可能性を提供したいと思っています。みなさんは、多くの、しかもしばしばごく簡単な手段で、人々の重荷を軽くしてあげられることを発見するでしょう。それは、治る見込みがなくなったときに限ったことではありません。しかしそれ以上に私たちが願うのは、あなた自身が死や悲しみというテーマに取り組み、その経験によって内面を成長させていくための後押しをすることです。もしかしたら、あなたと同僚や友人との関係もまた、良い方向に変えていけるかもしれません。

　考えてみてください。あなたが元気で仕事に満足し、良い気分でいなければ、あなたが看護している患者たちも元気になることができないでしょうし、あなた自身も満たされず、幸せな気持ちになれないのではないでしょうか。

シュトゥットガルトとバート・クロツィンゲンにて

アンネドーレ・ナピヴォツキー

ヨハン・クリストフ・シュトゥデント

目次

「序」死をもしっかりと視野に収めた全人的な医療を　帯津 良一 IV
緒　言 VI
第2版の発行にあたって VII
はじめに IX

1　緩和ケアの基礎 3

1　ホスピス運動と緩和ケアの歴史と精神 4

1.1	20世紀における死の「野生化」 5	1.6	緩和ケアの定義 10
1.2	イギリスで始まったホスピス運動 6	1.6.1	WHOによる子どものための
1.3	アメリカにおける発展 7		緩和ケアの定義 11
1.4	緩和ケア―ホスピス精神を生かす	1.7	ドイツにおけるホスピスと
	ケア方法 7		緩和ケアの発展 12
1.5	ホスピスの仕事と緩和ケアにおける特徴 8			

2　緩和ケアとホスピスケアが行われるところ 14

2.1	在宅での緩和ケア 15	2.2.3	デイ・ホスピス 19
2.2	入所型緩和ケアサービス 17	2.3	従来の施設における緩和ケア 20
2.2.1	入所ホスピス 17	2.4	将来の展望 20
2.2.2	緩和ケア病棟 19			

3　プロフェッショナル・ケアの基本コンセプト 22

3.1	看護の本当の課題とは 22	3.4.3	守る 29
3.2	人間関係の結び方の模範例 23	3.5	プロフェッショナル・ケアのための
3.3	プロフェッショナル・ケアの		前提条件 29
	基本コンセプト 25	3.6	多職種の協同業務―
3.4	三つの看護能力とは 26		緩和ケアにおける看護師の役割 30
3.4.1	気づく 26	3.7	看護師に求められる
3.4.2	わかる 28		プロとしての指標 31

2　緩和ケアの三つの要素 35

4　「緩和的姿勢」とは 36

5　患者の心の声に──気づく 40

5.1	要求と習慣を知る 40	5.2.4	第4段階　抑うつ 45
5.2	死に至るまでの心理段階を察知する 42	5.2.5	第5段階　受容 45
5.2.1	第1段階　否認 43	5.2.6	希望 46
5.2.2	第2段階　怒り 43	5.3	最終期（ファイナルステージ）を悟る 46
5.2.3	第3段階　取引き 44		

6　わかる──コミュニケーションとコーポレーション 47

6.1	コミュニケーション 47	6.1.6	対話がうまくいかないのはなぜか 54
6.1.1	コミュニケーションとは何か 48	6.1.7	自分の不安を克服するために──「ゲッティンゲン・ステップモデル」 55
6.1.2	三つのコミュニケーションレベル 49	6.2	コーポレーション 57
6.1.3	言うは銀、聞くは金 51	6.2.1	ボランティアとの協同 57
6.1.4	積極的傾聴 51	6.2.2	他の専門家との協同 59
6.1.5	上手なコミュニケーション法を身につけるには 53		

7　守る──人生行路の最後を迎えた人たちに安全と安心を届ける 63

7.1	症状のコントロールと緩和 64	7.3.8	皮下療法 80
7.2	安心感を与える 65	7.4	別れを告げるときの儀式──生と死への支え 82
7.3	緩和ケアに用いられる療法の数々 68	7.4.1	死にゆく人が望むこと 83
7.3.1	感覚を刺激する 68	7.4.2	臨終のとき 84
7.3.2	Basale Stimulation（バザーレ・シュティムラツィオン） 72	7.4.3	お別れの会 85
7.3.3	エッセンシャルオイルの活用 74	7.4.4	亡き人をしのぶ 86
7.3.4	塗擦とマッサージ 74	7.5	付き添う人のセルフケア 87
7.3.5	湿布類 76	7.5.1	支援の制度化 88
7.3.6	キネステティク 79	7.5.2	自分を取り戻す 89
7.3.7	自己暗示法を取り入れた安らぎの物語 79		

3　状況に即した緩和ケア ... 93

8　心理社会的な面 ... 94

- 8.1　重病者と死にゆく人への緩和ケア ... 95
- 8.1.1　抑うつと自殺 ... 95
- 8.1.2　恐れ、不穏、不眠 ... 101
- 8.1.3　錯乱、せん妄 ... 107
- 8.1.4　認知症 ... 109
- 8.1.5　嫌悪感を呼び起こすもの ... 121
- 8.1.6　セクシュアリティーの問題 ... 122
- 8.2　家族・近親者への緩和ケア ... 124
- 8.3　悲しむ人たちへの緩和ケア ... 131
- 8.4　悲しむ子どもたちへの緩和ケア ... 138

9　身体的な面 ... 149

- 9.1　痛み ... 150
- 9.1.1　痛みとは何か？ ... 151
- 9.1.2　痛みのさまざまな面 ... 152
- 9.1.3　痛みの評価 ... 153
- 9.1.4　コミュニケーションの形式としての痛み ... 154
- 9.1.5　鎮痛治療のケア的・心理社会的処置 ... 156
- 9.1.6　薬による鎮痛治療 ... 157
- 9.2　口腔粘膜の問題 ... 163
- 9.3　食事の問題 ... 167
- 9.3.1　食欲不振と悪液質 ... 167
- 9.3.2　上腹部の症状 ... 170
- 9.3.3　吐き気と嘔吐 ... 170
- 9.3.4　嚥下障害 ... 173
- 9.3.5　胸やけ ... 174
- 9.3.6　しゃっくり ... 174
- 9.3.7　下痢 ... 175
- 9.3.8　便秘 ... 176
- 9.3.9　腸閉塞 ... 178
- 9.3.10　終末期の脱水症 ... 180
- 9.4　運動と知覚の問題、体位 ... 182
- 9.5　呼吸の問題 ... 187
- 9.5.1　呼吸困難 ... 187
- 9.5.2　せき ... 192
- 9.5.3　死前喘鳴 ... 193
- 9.6　皮膚の問題 ... 194
- 9.6.1　潰瘍性の傷 ... 194
- 9.6.2　かゆみ ... 196
- 9.6.3　リンパ浮腫 ... 197
- 9.7　どのように、どんな病気で死ぬのか――緩和ケア特有の視点 ... 199
- 9.7.1　どこで死ぬのか ... 200
- 9.7.2　どんな病気で死ぬのか ... 200
- 9.7.3　いつ死ぬのか ... 201

10　スピリチュアルな面 ... 210

- 10.1　スピリチュアリティ ... 211
- 10.1.1　宗教的な欲求を知る ... 212
- 10.1.2　一人一人に内在する価値を認識する ... 213
- 10.1.3　感情を受け止め、尊重する ... 213
- 10.1.4　臨死体験 ... 214
- 10.1.5　死にゆく人とかかわる上での宗教上の慣習 ... 216
- 10.1.6　魂の有益な力を呼び起こす ... 217
- 10.2　故人の緩和ケア ... 218
- 10.2.1　別れの時間をとる ... 219
- 10.2.2　訃報を伝える ... 220
- 10.2.3　故人のケア ... 220
- 10.2.4　意識して別れを告げる ... 222

4 緩和ケアにおけるモラル、倫理、法 225

11 モラル、倫理、法 226

- 11.1 モラル、倫理、法における問題とは何か？ 227
- 11.2 人はどのように死にたいと思っているのか？ 228
- 11.3 処置は誰が決定するのか？ 229
- 11.4 患者が決められなくなった場合の備えとは？ 230
- 11.4.1 事前指示 230

12 第三者が決めなければならない場合 232

- 12.1 法的な世話を受ける権利 233
- 12.2 事前医療指示書の新たな価値 237
- 12.2.1 事前医療指示書の範囲と有効性 237
- 12.2.2 推定意思 241
- 12.2.3 事前指示の心理的な限界 242
- 12.2.4 新たな解決策 244

13 何が決められるのか？──安楽死についての議論 246

- 13.1 消極的安楽死 246
- 13.2 間接的安楽死 247
- 13.3 積極的安楽死 248
- 13.3.1 積極的安楽死を理解する 248
- 13.3.2 積極的安楽死を認めるか？ 250
- 13.4 倫理上の意思決定文化の発展 251
- 13.5 終わりに 252

付録 255

- 関係機関 256
- 参考文献 259
- 索引 273
- 関連書籍 280

父を偲んで

ゲルハルト・シューベルト(1917-1995)
ヘルムート・シュトゥデント(1913-1945)

謝 辞

　本書を編むために多くの方々のご助力を仰ぎました。ここに本書に関わってくださったすべての方々に対し、心からの謝意を表します。
　ホスピス・シュトゥットガルトに入所されていた今は亡き患者の方々とそのご遺族へ。
　写真やDVDの撮影に快く応じてくださったご厚意のおかげで、緩和ケアの具体像を読者に伝えることができました。
　ホスピス・シュトゥットガルトでケアにあたられている職員やボランティアの方々へ。
　みなさんは私たちとともに、緩和ケアの発展と普及に全身全霊をあげて取り組んでおられます。
　エリザベス・キューブラー・ロス・アカデミーの緩和ケアコンタクト研究課程で学ぶ学生のみなさんへ。
　みなさんが提供してくださった貴重な実例のおかげで、この本の信頼性が高まり、より実地に即したものとなりました。

　ケア現場でBasale Stimulation（バザーレ・シュティムラツィオン）の実践にあたられているウーテ・ビンダー、フランク・キルシュの両氏へ。
　フィルム撮影の際に専門的な助言をいただきました。
　私たちの家族や友人たち、ヴェルナー・ナピヴォツキー、ダニエル・ナピヴォツキー、アーデルハイド・シューベルト、ゲルトルート・シューベルト、ベアーテ・ゲルラッハ、ウーテ・シュトゥデント教授、マライケ・バイヤーへ。
　あなたたちの応援や批評などの支えがなかったなら、この本は存在しなかったでしょう。
　そしてとりわけティーメ出版社とその従業員の方々、クリスティーネ・グリュッツナーさん、ケルスティン・ユルゲンスさん、カール・ガンパーさんへ。
　大きな信頼のもとに一緒に仕事ができました。あなたたちは、私たちのもつイメージをたちどころに創造的に表現し直してくださいました。

1

1 緩和ケアの基礎

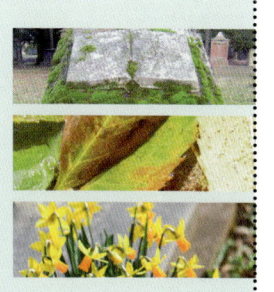

1. ホスピス運動と
緩和ケアの歴史と精神 4

2. 緩和ケアと
ホスピスケアが行われるところ 14

3. プロフェッショナル・ケアの
基本コンセプト 22

1 ホスピス運動と緩和ケアの歴史と精神

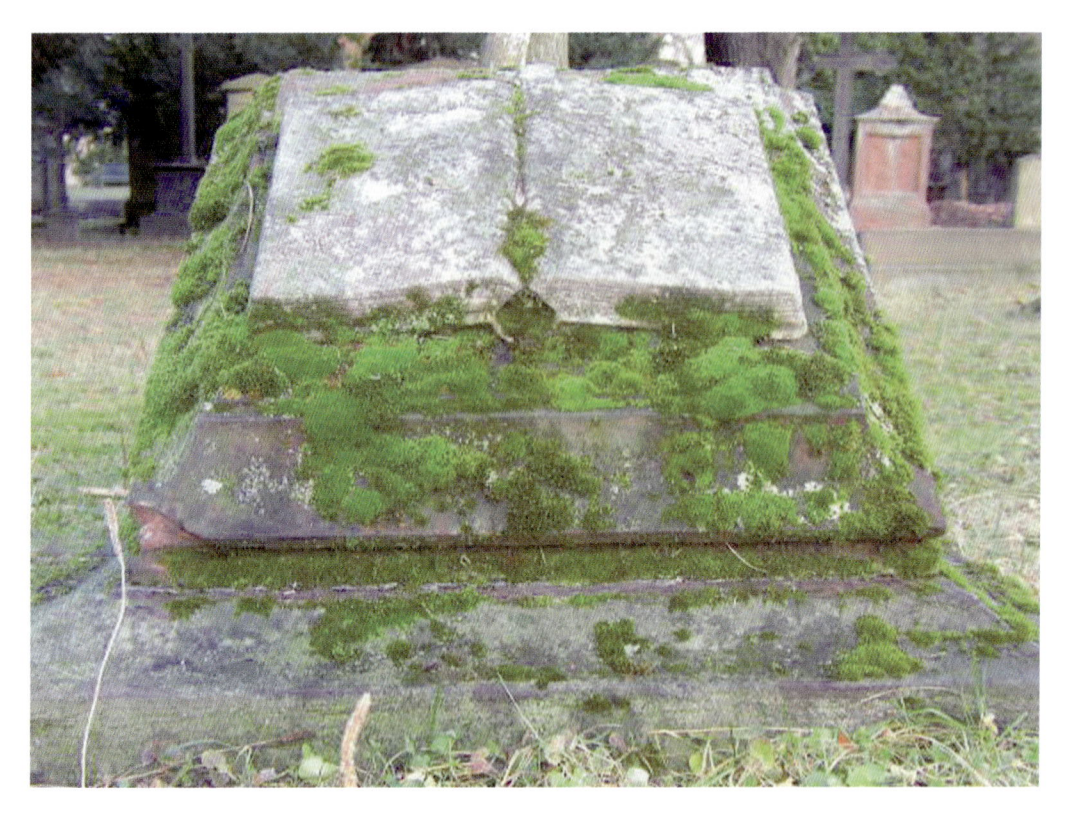

この単元で学ぶこと●4	1.5　ホスピスの仕事と緩和ケアにおける特徴●8
1.1　20世紀における死の「野生化」●5	1.6　緩和ケアの定義●10
1.2　イギリスで始まったホスピス運動●6	1.6.1　WHOによる子どものための緩和ケアの定義●11
1.3　アメリカにおける発展●7	1.7　ドイツにおけるホスピスと緩和ケアの発展●12
1.4　緩和ケア──ホスピス精神を生かすケア方法●7	

「重要なのは、
人生により多くの日々を与えることではなく、
日々により豊かな生活を与えることである」
（シシリー・ソンダース，1993）

この単元で学ぶこと

　この単元の内容は、みなさんがホスピスと緩和ケアの世界的な発展を理解する助けとなるものです。ホスピスと緩和ケアが今日どう位置づけられているかを述べ、最後にドイツでのホスピスの歩みを概説し、将来の展望を描きます。

1.1 20世紀における死の「野生化」

　20世紀における医学の急速な発達は、健康があたかも「作り出せるもの」であると思わせる一方、死をますます目の触れないところに追いやりました。近代医学に徹底して力を注いできた病院では、患者の死はせいぜい避けるべき失敗くらいにしか扱われなくなってしまいました。こうして、死ぬことや死そのもの、そして悲しみの領域をおろそかにしてきた結果、死に対する恐れは逆に増してしまったのです。ふだん意識していなくとも、だれ一人として逃れることのできない死に対する恐怖は、人が持つ根源的なものです。それでもこれまでの数千年に、この恐怖を和らげ克服しようとしていろいろな手段が考え出されてきました。中でも、さまざまな儀式や慣習は、苦境にあるときによりどころを与え、安心を約束してくれました。当事者だけでなく周囲の人たちも、そのようなときに何が必要かを知っていたのです。

　フランスの歴史学者アリエス（Ariès, 1995）は、死や悲しみを取り巻く状況が、いまや過去数百年に比べて著しく「野生化」したと言っています（アリエスは、過去には死が身近なものであったことから、死は「飼いならされていた」（『死と歴史』伊藤晃・成瀬駒男訳、みすず書房）と述べている）。彼は、この野生化のしるしとして、次の三つを挙げています。

1. **死の隠匿と孤立**　現代では、死が人々の目からますます遠ざけられています。この事実は、死を迎える場所の調査に特に顕著に表れています。20世紀の初めには、ほぼ8割の人が自宅で亡くなっていますが、今日では8割以上の人が自宅以外の場所で亡くなっています。病院で亡くなる人が58％、ケア施設で亡くなる人が30％です。そのような所でも、死は決して容認されるものではなく、厳しく秘匿され、死が近づいた人は隔離されてしまいます。もしそうでない所があるとすれば、それは個々の職員の資質によるものであり、決して一般的なこととはいえません。

2. **死にゆく人へのごまかしと軽侮**　私たち自身もまた、死にゆく人に対して差し迫っているその死を隠そうとしがちです。まるでその人が死を受け入れるほど成熟していないかのようです。重篤な状態にある人をこのように幼児扱いすることは、その人の尊厳を損じるばかりか、患者に一番長く寄り添い、その病気の重さを目のあたりにし、目前に迫った死を理解している家族を、患者以上に苦しませるものです。

3. **悲しみの排除**　死と死にゆく人の居場所がなくなれば、「悲しみ」もまた居場所を失います。その結果、20世紀に入ると悲しみは徹底して「排除」されました。ごくわずかのケースを除き、ふだん悲しみは外から見えなくなってしまったのです。遺族との付き合いも、彼らをできるだけ早く「正常な」生活に戻すことが目標となっています。ところがそこで遺族に対して期待されることは、彼らにとってはきわめて「異常な」要求なのです。

　現代の人たちにとって死は避けたいもの、隠したいものです。それでももし死がどうしても避けられないなら、いっそのこと前触れなしにいきなり来てほしいものだ、と多くの人は望みます。2001年に行われたEMNID社の調査によれば、自分の死を自覚し、だれかに付き添われて死にたいと思うのはドイツ国民の13％にすぎません。死期の近づいた人を施設に隔離したり、亡くなった人を直ちに運び出したり、葬儀を業者に任せたり、立ち会う人なしに埋葬したり、という現実が、死を簡単に私たちの意識の外に追いやっているのです。そして私たちが現実に死を避けられなくなったとき、この死という一大事はいよいよ私たちに「野生的に」襲いかかってきます。

　この「野生化」の原因はさまざまです。信仰上の信条やそこから生まれた儀礼が失われたこと以外にも、死に方そのものの変容も挙げなければなりません（p.200「どんな病気で死ぬのか」も参照）。100年ほど前まで、死期は比較的短い罹患期間の最後を指すのがふつうでしたが、今日ではもっと広い意味で、主に高齢者の人生における長い一時期を指すことが多くなりました（Imhoff, 1981）。100年前には、人はふつう35歳くらいまでにいろいろな深刻な疫病を経験し、きょうだいや友人、同年代の人々の死をひととおり経験していました。ところが現代では、10年から15年に一度程度しか死に直面する機会がありません（Friedrich, 2006）。

死に方の変容と治癒への期待が死ぬことの「医療化」をもたらし、死ぬことをますます公的機関や病院、ケア施設にゆだねる傾向が強まり、アリエスが批判するような隔離や孤立化、孤独化が生まれることになりました（Elias, 1987）。その結果、冷淡で技術重視の医学に対する恐れと不信はふくらみました（Friedrich, 2006）。看護の分野もまたこのプロセスに無批判に従ってきたため、医療システムの一部に組み込まれてしまいました。

1.2 イギリスで始まったホスピス運動

こうした諸事情から、死と悲しみをめぐる分野に新しい考え方が求められるようになりました。20世紀の半ばに始まったホスピス運動と、そこから発展した緩和ケアは、この「死の野生化」に対抗する一つの動きといえるでしょう。

ホスピスの概念は中世の宿泊所を想起させます。それはキリスト教の修道会が巡礼の途上に設けた、客を温かくもてなす場所でした。巡礼者はそこで食糧や宿泊などの援助を得、元気を回復してまた旅を続けていったのです。この宿泊所が今日のホテルの原型であり、また病院の原型でもあります。19世紀の終わりから20世紀の初めにかけて、アングロサクソン人の住む地域では、重病者の看護を担うホスピスがすでに営まれていましたが、その存在はほとんど知られていませんでした。

その状況に変化が訪れたのは、医師・看護師であり、ソーシャルワーカーでもあるイギリスのシシリー・ソンダースが、20年にわたる徹底した準備ののち1967年にセント・クリストファー・ホスピスをロンドン郊外のサイデンハムに開設したときです。これが新しいスタイルのホスピスの第一号でした（Stoddard, 1987）（図1.1、1.2）。このホスピスが旧来のホスピスと違っていた点は、徹底した症状コントロール、とりわけ鎮痛治療に対する基準でした。ソンダースは、かつて活動の場としていたプロテスタント系のホスピス、セント・ルークとカトリック系のセント・ジョセフでこの基準を作り上げ、その後、自身のセント・クリストファー・ホスピスにおいて本格的に実践しました。彼女が実践した方法は、セント・クリストファー・ホスピスに入院してきた患者に対して彼女が約束した言葉に表れています。「あなたの苦しみを和らげるために私たちは何でもします。そして ―あなたがそうしてほしいと望まないかぎり― あなたをひとりにすることは絶対にありません。」（Saunders, 1993）。

ソンダースはこのホスピスを何よりまず学びの場ととらえていました。彼女は、看護者の使命は死にゆく人たちとその家族から学ぶことだと信条を語っています。そうして彼女は、とりわけ当時の鎮痛治療が、患者に満足な生活の質を保証するにはまったく不十分であることを自ら学んだのです。ソンダースは死が迫った人たち、ことにがんの患者が激しい痛みに苦し

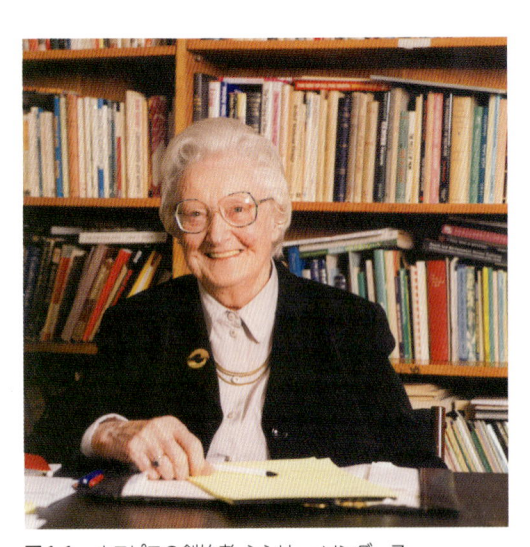

図1.1 ホスピスの創始者、シシリー・ソンダース

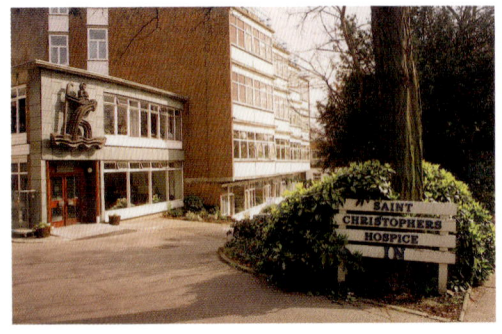

図1.2 セント・クリストファー・ホスピス

むという問題に直面しました。そこで彼女は、求めうる最高の痛み治療の専門家を招き入れ、薬剤を使った鎮痛法の開発に当たらせました。これが、現在も使われている新しいモルヒネ療法の始まりです。

しかし、ソンダースが患者から学んだことはこれだけではありませんでした。患者の多くはホスピスでの暮らしを喜んではいましたが、やはりできることなら自宅で暮らしたいと望んでいたのです。そこで彼女は数年後、訓練を積んだ看護師が在宅患者を最期までケアする訪問サービス所を開設しました。これが訪問ホスピスの始まりでした。

要点 ホスピス業務とは：人が死を（最も望ましいのは自宅で）安らかに迎えられるようにすることです。

1.3 アメリカにおける発展

セント・クリストファー・ホスピスの存在は、世界中でセンセーショナルに受けとめられました。しかし、その活動を耳にした人の多くは好奇の目を向け、反発しました。死にゆく人に関わるということが、まだ非常に無礼なことと思われていたからです。この新しい看護方法への反響が最も大きかったのはアメリカでした。アメリカでは、死ぬことへの異なる考え方を受け入れる素地が整っていたのです。すなわち、ホスピス運動のもう一人の偉大なパイオニア、エリザベス・キューブラー・ロスの存在があったのです。スイス出身の医師で精神医学者でもある彼女は、1969年に大きな注目を集めることになった著書『On Death and Dying』（邦題：『死ぬ瞬間』川口正吉訳、読売新聞社）を発表しました。この本は彼女が死にゆく人たちと接する中から生まれたもので、アメリカ国内で一大センセーションをまき起こしました（p.43「死に至るまでの心理段階」を参照）。死や悲しみに関わる当時のタブーの大部分が破られたと言ってもよいでしょう。このときに北米の地で初めてのホスピス開設への道が開かれました。

事実、1973年には、コネチカット州のニューヘイブンで北米初の訪問ホスピスサービス所が業務を開始しました。これが端緒となって北米大陸において真のホスピス運動が広がっていったのです。この運動はさらに発展し、訪問ホスピス業務から多種多様な関連業務の中に広く定着していき、今もなお続いています。

1.4 緩和ケア──ホスピス精神を生かすケア方法

ホスピスサービスの在宅化が広まるにつれて、ホスピスサービスが、現場でのケアの原則に大きく依存しており、外部の公的な構造とは結びついていない現状が明らかになってきました。それが緩和ケアの始まりでした。緩和ケアとは、ホスピス運動の精神を具体化するために今日広く受け入れられている概念です。シシリー・ソンダースは、これを初めは「ターミナルケア」と表現していました。後になって、この死にゆく患者や家族との特別な関わりは「ホスピスケア」と呼ばれるようになり、今では世界的に「Palliative Care（緩和ケア）」と呼ばれています。この概念を言葉で表すのは簡単ではありません。「palliativ」の中には、ラテン語でマントを意味する「pallium」が隠れています。すなわち、「緩和ケア」は、「最後の人生の危機にある人に、愛情のこもった、包み込むようなお世話をする」ことと解釈できるでしょう。

要点 緩和ケアとは：ホスピスの精神を生かしたケアの方法です。場所や文化的事情に左右されません。

緩和ケアという概念の根底に何があるかを知りたければ、もう一度歴史をふり返ってみるとよいでしょう。歴史を紀元前数百年までさかのぼって、一番初めに医術を用いた人物を探してみます。すると、メソポタミアの神聖な寺院地区や、奇妙な儀式を行っていた今のデンマークにあたる地域にたどり着きます。そこで必ずまっ先に登場するのは、特殊な能力や才能を持った女性たちです。男性でそのような能力を持つ人はまれです。数千年の歴史をふり返ると、医術は圧倒的に女性の領分だったのです（Achterberg, 1991）。

当時の医術を現代人の目から説明しようとすると、医術の才能を持っていた女性の能力には、三つの要素が繰り返し表れることに気づきます。

まず一つ目は、怖さをものともせず、病人にぴったりと寄り添い続けることです。今日の言葉で表現すれば、「共感」にあたる能力と言ってよいでしょう（p.49「コミュニケーション」）。二つ目は、たとえ反発を買おうとも、果敢にしかも厳密に見ることです。今日の言葉では「診断」にあたります。そして三つ目は、苦痛、特に痛みをいかに和らげるかの知識を持っていたということです。その知識は大昔のものではありましたが、その本質は狭義には今日の「治療」にあたるものといえます。

この時代には医療的行為の目標を設けることも始まりました。目標とは「ときどき治す」「しばしば緩和する」「常に付き添う」というもので、20世紀の初めまで使われていました。

男性がこの女性の役目を奪い取った時代はいくらでもあったようですが、必ずまた女性の優しい医療に立ち返るのでした。中央ヨーロッパでは、女性の治療師の伝統がいわゆる「魔女の火刑」によって断ち切られたことによって、深く根づいていた癒しの知識が数多く失われる結果となりました。今日、この癒しをもたらす力は、ケア分野における女性の職域の中に見ることができます。

ひるがえって、男性に支配される現代の医療は、次のようにまったく異なった要素を特徴としています（Student他, 2007）。

- 業績を追求する（健康を回復させるという目標を伴う）
- 積極的な治療形態（「積極的治療」は今日の医学で多用される概念）
- 生体の細部に目を向ける（細胞や分子生物学的領域、遺伝学上での病気治療の研究）

現代では技術や装置ばかりに目が向き、その陰にいる人の存在を意識することが難しくなったと思われることがあります。その状況は、ひとたび今日の（治ることが前提の）「楽観的」な医療が治療の可能性を失ったとき、ことさら不幸な結果をもたらします。医療は挫折し、患者を見放します。「私たちにできることはもうありません。」というあまりに恐ろしい一言をもって。あるいは、少なからず侮蔑の気持ちを含んだ「手の施しようのない患者」という言葉で。そのような医療の現状に「死」が入り込む余地がないことは理解できます。成功することに慣れっこになった医療は、死をむしろ不運、失敗と見るようになります。死はなるべく早く忘れるべきもの、あるいは、せいぜい「次はもっとうまくやろう」という動機づけとなるにすぎないのです。

これに対し、エリザベス・キューブラー・ロスとシシリー・ソンダースは、昔の治療法を受け継いで保健制度に革命を起こしました。その革命は今日もなお影響を与え続けています。これは20世紀が生んだ最も優しい革命と言っていいかもしれません。この二人の偉大な女性に共通することは、先に挙げた昔の「治療原理」を今の時代に再び取り入れたことです。

1.5 ホスピスの仕事と緩和ケアにおける特徴

ホスピスの仕事の本質とはいったい何でしょうか。答えはいくつもありますが、そのどれもがホスピスと緩和ケアの仕事から生まれた同一の原則に帰結します。その原則は、慈しむ心を持って重病者やその家族たちと関わる姿勢によって特徴づけられるものであり、何らかのサービスの外面的な組織形態によるものではありません。ホスピスの意味を理解しようとするなら、形式的な体系に答えを求めるよりも、中身の特

徴を挙げるほうがよいでしょう。そこで、世界的な共通認識となっているホスピスの五つの特徴を以下に述べてみましょう(Student, 1999)(図1.4)。

1. **死にゆく人とその家族がサービスの中心にいること**（家族とは、患者にとりわけ属していると感じる人すべてを指します）。つまり、状況をコントロールするのはすべて患者と家族の意思だということです。そこが概念的な治療方針や病気の概念に合わせてきた従来の保健制度と決定的に異なる点です。私たちの保健制度にはなじみませんが、死を前にした患者自身より家族のほうが苦しむことも少なくない実情を知れば、家族にも患者と同じような配慮がなされることはたいへん重要なのです。

2. **患者とその家族たちが、多職種チームによる専門ケアをいつでも受けられること**。このチームには医師や看護師などの医療スタッフだけでなく、他の職業に携わる人たち、特にソーシャルワーカーや司牧・牧会者(キリスト教における指導者、聖職者)などが加わることもあります。病気との関連も大きいとはいえ、死ぬことは病気とは別の生命の危機的段階を意味するからです。この段階では生きるためのさまざまな要求が生まれます。それには専門性を備えたチームでしか対処できません。チームのメンバーは、患者やその家族に対する課題だけでなく、メンバー間の課題もこなす必要があるため、互いに支え合ってメンバー全員の内面の成長を促し、「バーンアウト」を防ぐようにすべきです(p.87を参照)。

3. **ボランティアの力を借りること**。ホスピスでは、無償奉仕をするボランティアの人たちを単なる「穴埋め」として処遇してはなりません。ボランティアの人たちははっきりとした自主課題を持っています。それは料理、買い物、子守、ベッドサイドでの付き添いや会話といった日常のサービスを提供することです。彼らはこれらすべてのサービスを、目前に迫った患者の死を念頭に置いて行っています。彼らが目標としているのは、隣人としての日常的な関わりの一部として死にゆく人に寄り添い、その結果、死が日常にとけ込むことに貢献することです。それは、死を目前にした人と悲しみに沈む人たちを再び社会の一員として迎えることでもあります。

1. 死にゆく人とその家族がサービスの中心にいること。
2. 患者とその家族たちが、多職種チームによる専門ケアをいつでも受けられること。
3. ボランティアの力を借りること。
4. 症状のコントロールについて豊かな知識を持つこと。
5. 当事者に対するケアに継続性があること。

図1.4　ホスピス・サービスの五つの特徴

4. **症状のコントロールについて豊かな知識を持つこと**。症状のコントロールの主目的は痛みの治療です。鎮痛治療の分野では、ホスピス運動は、創始以来数十年間にわたり目ざましい業績を上げ、治療法に大きな改善をもたらしました。それは死にゆく人たちの最大の恐怖が痛みのつらさにあるという実態に目を向けた結果です(p.150「鎮痛治療」)。痛みを抑えるには薬剤治療を考えるばかりでなく、人間が持つ他の面を顧みることも大切です(p.151図9.2を参照)。そこで重要なことは生命の量(長さ)ではなくて、生命の質だということ(cureではなくcare)なのです。

5. **当事者に対するケアに継続性があること**。ここで重要なのは、ホスピスサービスが24時間いつでも受けられることです。残念ながら、現代ではこのような支援が不足しているために、死の間際でも病院に入るよう指示されます。身体的、精神的危機は勤務時間とは関係ないというのに。早朝や夜間に死の近い身内に何かが起きれば、家族は入院に同意するしかありません。そのようなとき、家族はひとり置き去りにされたように感じることも珍しくありません。それに対して、ホスピスは24時間いつでも連絡がつき、たいていは電話一本で対応してくれます。

ケアの継続性にはまた別の側面があります。家族への支えは、患者が亡くなると同時に終わるものではありません。ケアチームの中でも特に家族の近くにいた者(p.131)が、残された家族の悲しみにも引き続き寄り添うべきです。悲しみはそもそも人生において、病気の大きなきっかけとなる体験です。遺族の悲しみに適切に寄り添うことができれば、彼らの健康上のリスクを軽減でき、遺族

はそれ以上の身体的、精神的損失を受けることなく、つらい時間を乗り越えていけるでしょう。

多くの西欧先進工業国では、治療的措置に効果が期待できなくなったり、患者が治療的措置を望まなくなって初めてホスピスケアを行うという考え方が浸透しています。そのため、ホスピスサービスは人生最後の数か月間、いわゆる終末期にのみ関わるのが一般的です（Klaschik）。

先述した五つの特徴は、ある意味で単純なことと思うかもしれません。それはしかし、仮に死がテーマでなくとも、これら五つが、本来、医療と看護のあらゆる領域で実現されるべきことであるとの証です。これらの特徴はもともと、先に挙げたようなあらゆる治療術の大もとにある姿にすぎません。したがって、その対象は、特定の患者たちや特定の看護組織形態だけに限定されるべきではありません。しかし、もちろん医療的措置に限界が訪れたときに、これらの特徴が有効なのは言うまでもありません。

1.6 緩和ケアの定義

緩和ケアというホスピス業務の体系的な行動方法は、世界保健機関（WHO）（図1.5）により1990年に最初に定義されました。この定義は広く認められ、2002年の改訂を経て、今日ではほとんどの国の上部機構で受け入れられています。その本文は次のとおりです。

定義 緩和ケアとは、生命を脅かす病気がもたらす困難に直面した患者とその家族に対して、その生活の質を向上させるためのアプローチの一つである。苦痛を予防し、和らげることによりその実現を図る。そのとき痛みやその他の苦痛（身体的、心理社会的、スピリチュアルな）は早期に発見され、正確に評価される。

緩和ケアは、

- 苦痛やつらい症状を和らげる。
- 生きることを尊重し、死ぬことを自然のプロセスと位置づける。
- 死の訪れを早めることなく、また先延ばしすることもしない。
- 患者のためにケアの心理的な面とスピリチュアルな面を融合させる。
- 患者が死を迎えるまで、できる限り積極的に過ごせるように支援する。
- 家族に対しては、病気の患者を見守る苦悩と、死別後に訪れる自身の悲しみを乗り越えるために支援する。
- 患者と家族の要求に応ずるため、チームとしてのアプローチ（必要に応じてカウンセリングを含む）を役立てる。
- 生活の質を高めて、病気の推移に良い影響を与える。
- 延命のための化学療法、放射線療法など、他の治療技術と連携させて病気の早い段階から行われる。患者に苦痛を与える併発症をより理解し、克服することに資する調査・研究も含む。

これらの定義は、本来のホスピスのアプローチと比べて明らかに広いものになっています。緩和ケアは、最後の数週間、数か月になるのを待たずに、意識的に始めるものです。緩和ケアは、医療措置だけでは対応しきれなくなったときに、患者の状態を向上させるために提供される大きな支援なのです（図1.6、1.7、1.8）。また、認知症の患者の痛みを伴う疾患や、重症の心疾患と並んで、がん患者が受ける細胞増殖抑制治療においても重要となります。緩和ケアの精神は「cureでなくcareを」です。すなわちその要は、専門的な「心のこもった包み込むような」お世話であって、「再び健康にする」ことではないのです。全人的な緩和ケアは、病人が命にかかわる病気であると診断された時点ですでに始まるものなのです

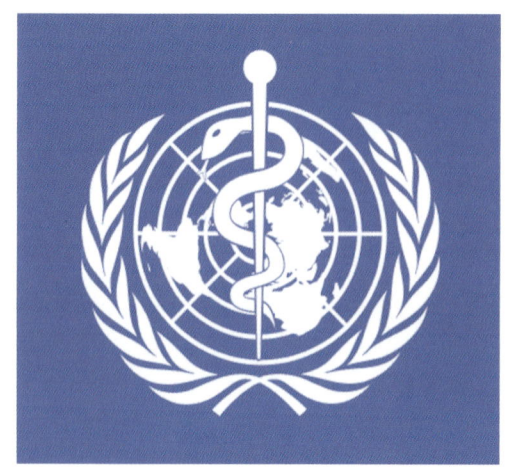

図1.5　WHOのロゴ

(Super, 2001)。

1.6.1 WHOによる子どもの ための緩和ケアの定義

　子どもに対する緩和ケアは特殊な領域ですが、大人に対するケアと深いつながりをもっています。WHOは子どもとその家族にふさわしい緩和ケアのあり方を以下のように定義しています（WHO, 1998a）。

- 子どものための緩和ケアは、子供の身体、精神、心を包括的にケアするとともに、その家族への支援も行う。
- ケアは病気と診断されたときに始められ、その子が病気に対する治療を受けるか否かにかかわらず継続される。
- ケアの提供者は、子どもの身体的、精神的、社会的な苦しみを評価し、軽減させなければならない。
- 効果的な緩和ケアには、家族を含む、獲得可能な社会的資源をも利用した広範囲の多分野からのアプローチを必要とする。緩和ケア自体は、限られた手段のもとでも有効に機能させることができる。
- 緩和ケアは専門施設や地方自治体の健康管理センターなどで行われ、患者の自宅で行われることもある。

要点 　緩和ケアは、もうずっと以前から死を目前にした人のためだけにあるサービスではなくなっています。今ではごく一般的に、重い病気の患者に対応するための補完的なコンセプトとなっています。したがって、緩和ケアの知識を備えることの重要性が問われるのは、もはや専門の緩和施設やホスピスの職員だけにとどまりません。緩和ケアは、重病者と関わるあらゆる専門職にとって、当然習熟すべき看護の一分野なのです。

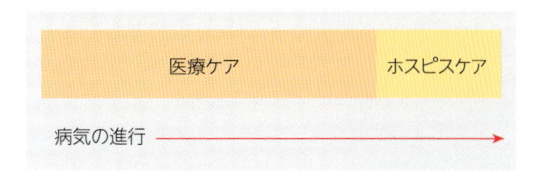

図1.6　病気の進行度によるホスピスケアと医療ケアの関係。ホスピスケアは今もなお、ほとんどが人生最後の数週間・数か月に始まることに注目（Coyne他, 2001, p.319）。

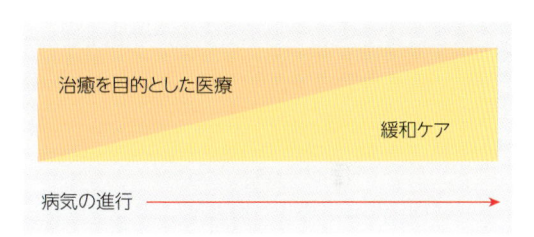

図1.7　致死的な病気では、病状の進行とともに緩和ケアの割合が増える（Coyne他, 2001, p.319）。

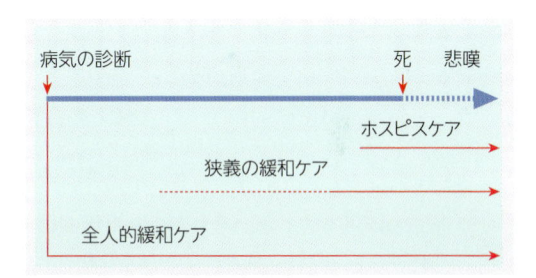

図1.8　致死的な病気の進行度とホスピスケア・緩和ケアの介入の関係
ホスピスケアは通例、人生最後の数週間・数か月に行われる。緩和ケアはそれより早く始められ、徐々に治癒を目ざしたケアの補助的・代替的役割を担うようになる。全人的緩和ケアは、病気の初期の段階から任務が始まる（病気の診断が下ると同時にケアが始まる）ことに注意（Super, 2001, p.35に従い修正）。

1.7 ドイツにおけるホスピスと緩和ケアの発展

　ホスピスの概念がドイツに入ってきたのはだいぶ遅くなってからでした。以下にドイツにおけるホスピスの歴史をまとめてみます（Student他，2007）。

- **1983年**
  最初の緩和ケア病棟がケルン大学付属病院の外科に開設される。
- **1984年**
  最初の訪問ホスピスサービス「家で最期を迎えるためのワークグループ」がハノーファー・プロテスタント大学に設立される。
- **1986年**
  最初の入所ホスピス施設（ホスピス「ハウス・ヘルン」）がアーヘンに開設される。このホスピスは、ロンドンのセント・クリストファー・ホスピスにならってベッド数を50としたが、その後のドイツ型ホスピスの模範となることはなかった。
- **1987年**
  その1年後にレックリングハウゼンに開設されたホスピス「ホスピス　ツム・ハイリゲン・フランツィスクス」がドイツの入所型ホスピスの原型となった。一戸建ての家に9床のベッドを備えた小規模なホスピスで、自宅での看護が難しくなった死期の近い患者を対象とした、家庭に代わるケアハウスといえるものだった。それからの数年間は、このような施設の設立はなかなか進まなかった。その理由はあまりに不安定な財政事情にあった。その後、ドイツ社会法典第5編第37条1項の「家庭外の自宅（家庭的なケアを受けられる施設）」という方針により、ある程度の安定した財政運営が可能となったため、1990年代にホスピスの数が急速に増加した。
- **1992年**
  個別に活動していた多くの団体が集まって初めて連邦ホスピス協会が発足し、ホスピス領域における上部団体に発展した。今日では、ほとんどの州ホスピス協会を束ねるようになっている。
- **1996年**
  クリエ（社会法学）、シュトゥデント（緩和医療学）両教授が「在宅看護についてのフライブルク声明」を発表。この声明が出されたきっかけは、当時の連邦保健相が疾病金庫からの圧力で、入所型ホスピスへの資金拠出をめざした「家庭外の自宅」の方針を断念させられそうになったことである。この事態はドイツのホスピスすべてに危機感を与えた。この「在宅看護についてのフライブルク声明」による抗議は、政界と大衆に大きな衝撃をもたらした。
- **1997年**
  これを受けて、世論の圧力のもと、ドイツ社会法典第5編第39条aが設けられ、入所ホスピスへの資金拠出が保証された。
- **1999年**
  ついに疾病金庫とホスピス事業者との間で枠組協定が結ばれ（ドイツ社会法典第5編第39条a4号による）、入所ホスピスの運営を可能にするまったく新しい財政手段が確保されることになった。この協定締結は、ホスピスサービスを発展させる上で決定的な推進力となった。
- **2001年**
  ドイツ社会法典第5編第39条aの内容が訪問ホスピスサービス推進の観点から拡充された。それは少なくとも訪問ホスピスへの基本的助成を可能にするものだったが、入所ホスピスと比べれば、訪問ホスピスは、依然として財政的に不利な状況に置かれたままだった。
- **2007年**
  この年に成立した医療保険改革法、特に新しいドイツ社会法典第5編第37条bは、ホスピス業務の訪問分野を持続的に強化する効果をもたらした。この法律では、家での死を可能にする訪問支援を入所より優先するという原則に力点を置いている。条文には次のように明記された。「治癒不能で進行性の、かつ著しく病態の進行した疾患にかかり、余命が限られ、特に多額の看護費用を必要とする被保険者は、専門的訪問緩和ケアを受ける権利を有する」。この専門的訪問緩和ケア（SAPV）は、患者の住み慣れた家庭的な環境で行われることになる。ここに1980年代から繰り返し申し立てられたホスピス運動の要求がようやく取り入れられることとなった。この法律で

は、SAPVを受ける権利を、高齢者ケア施設の入居者にも認めている。

- **2010年**

SAPVへの移行はしかし、なかなか進まなかった。2008年には、ドイツ社会法典第5編第37条bに規定された権利を有する者はだれかが明確になり、SAPVを提供できるのはそもそもだれなのかという基準が疾病金庫から公表された。また2009年には、ドイツ・ホスピス・緩和ケア連盟、ドイツ緩和医療学会、SAPV事業者連合の3組織からなる作業共同体が設立され、「SAPVへの移行における問題と課題を分析し、解決策を示し、これらを政治と医療保険制度に対して主張」した。しかし、2010年の秋の時点でもまだ、SAPVのサービスが行われていない州が存在する。専門家が、ドイツで質的に適正なSAPV事業所が設置されるには、まだ10年かかるのではないかと危惧しているほどである(Sitte, 2010)。

その後これまでに、少なくともドイツ西部の州の大きな都市ではホスピスサービスが提供されています(これらのサービスには量的・質的に大きな差があるのが実情です。14ページ、2.を参照)。同時に、ホスピスと緩和ケア分野の保健関係機関では、職員の教育・再教育の方途が増やされたうえ、緩和ケアの方法が、従来からの病院看護や高齢者介護の場にどんどん取り入れられつつあります。本書もまたその一翼を担いたいと考えています。

2 緩和ケアとホスピスケアが行われるところ

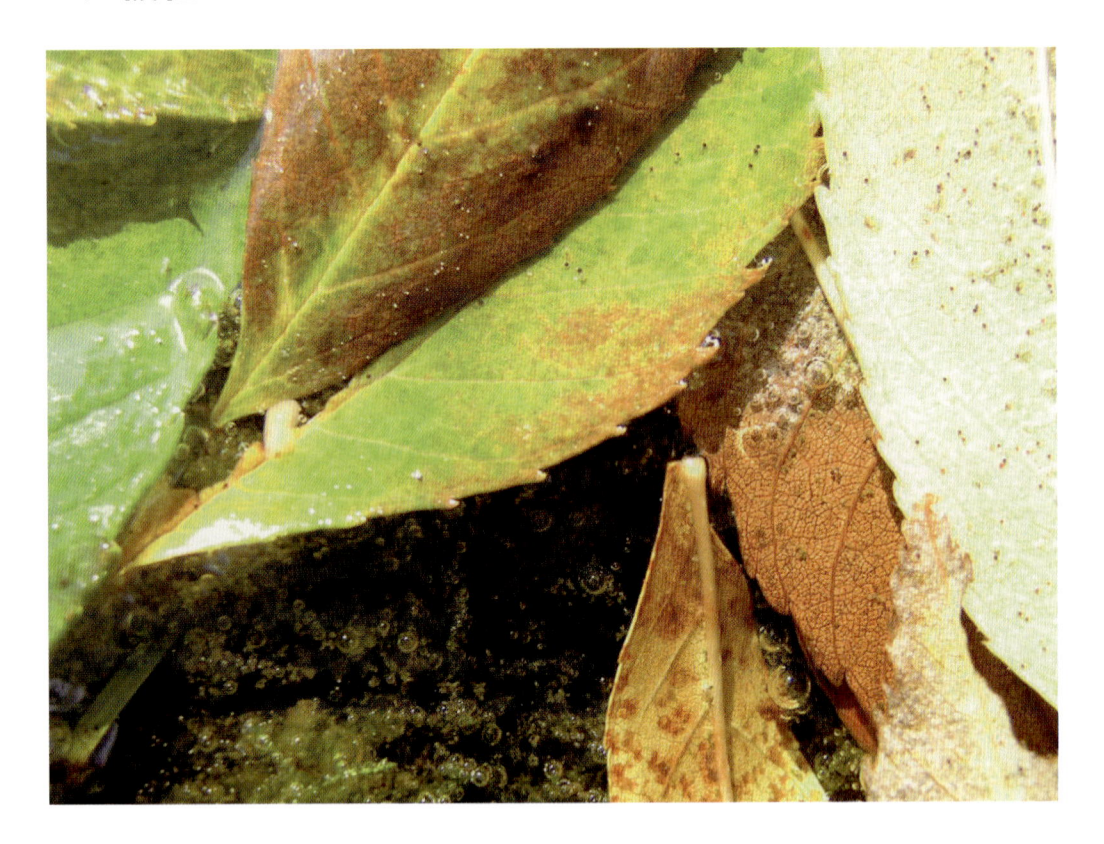

2.1　在宅での緩和ケア・15	2.3　従来の施設における緩和ケア・20
2.2　入所型緩和ケアサービス・17	2.4　将来の展望・20
2.2.1　入所ホスピス・17	学習を深めるための参考文献・21
2.2.2　緩和ケア病棟・19	
2.2.3　デイ・ホスピス・19	

「一人ひとりの考え方や行動が
変わっただけでは十分とはいえない。
制度の変革が不可欠なのだ。」
（アメリカ医学研究所，1997年）

　緩和ケアは、どこでもいつでも、実状に合う形で応用できることが求められる思考と行動の基本モデルです。この仕事は、ケアの対象者とその家族が最善の支援を受けられるよう、現状の看護をできる限り補うことを常に目標としています。万が一にも、うまく機能している現状のケア体制を排除することがあってはなりません。

2.1 在宅での緩和ケア

事例 ある患者の家族の一人は次のように述懐しました。「母が命に関わる病気にかかるなんて、私たち家族は考えてもいませんでした。3週間の入院の後、病院からは、なるべく早く看護施設を見つけるようにという指示を受けました。すると21歳の息子が突然、『おばあちゃんの看護、家でもできるんじゃない？』と言いました。それを聞いた私の心はひどく揺れ動きました。『いったいどうやって看護するの？私は仕事を持っているのに。責任を負うことなどできないし、看護する能力もない。もし体がもたなくなり、心の重荷に耐えられなくなったら、いったいどんな結果が待っているの？ 何かあったときだれに連絡したらいいの？ 死んでゆく人に24時間責任を持つなんて、私に耐えられるの？ だれが私のこの任務を助けてくれるの？ だれに助言や専門的な援助を求めたらいいの？』

病院の社会福祉サービスについての説明会がありましたが、その話を聞いた私は、在宅看護の可能性への疑念をさらに強めました。その講師は、仕事を持つ家族の精神的、肉体的負担を強く警告しました。できる限り母と一緒に過ごしたいと思った私は、結局私の自宅に近い入所先を探すことにしました。

1990年にはケア施設に入所を打診しましたが、ベッドの空きがありませんでした。そのとき友達の一人がホスピスのことを教えてくれたのです。入所ホスピスの部門長との最初の面談で、私はあれこれの質問や心配事などを包み隠さず話すことができました。部門長からはホスピスの訪問サービスを勧められました。この対話の結果、私は、自宅で母に最期まで付き添うことができるという確信を深めました。

訪問ホスピス看護師のチームは、私の疑念を和らげるのに大きく貢献してくれ、思いやりのある会話と役に立つ助言で、私たち家族が在宅看護を決断する後押しをしてくれました。母は2月の末に息を引き取りましたが、私たちは正しい選択をしたことを心に刻んでおきたいと思います。ホスピスで働く職員の方々には、私たちに対する励ましとともに、母の最期にあたっての家庭的な温かい対応に心から感謝したいと思います。

こういう選択をしたことによって、母が生前私たち家族の人生に絶えず寄り添い、与えてくれた愛情と支えのいくらかを、最良の方法で母に返すことができました。そしてまた、このような形で死に寄り添えたことは、私たちに離れたところから付き添ってくれた息子と娘たちに対する特別の贈り物となりました」(Senkel-Diroll, 2002)。

ドイツで「ホスピス」と言えば、大多数の人がまず入所施設を思い浮かべます。ところが、実際は訪問型のホスピスや緩和ケア施設の数が、入所型をはるかに上回っています（表2.1）。これは世界共通の傾向でもあります。それは驚くにはあたりません。ホスピス運動は(それとともにある緩和ケアもまた)、死の

表2.1 ドイツ国内のホスピス施設(DHPV.2009)**

施設の種類	数
訪問ホスピスサービス	約1500
入所ホスピス	170
緩和ケア病棟	139**
デイホスピス	4**

*出典：BAGホスピス, 2007
**無給のボランティア約8万人がホスピスでの業務に携わっている。

病に伏す人たちの願いを最大限に尊重しようとしているのですから。そして、人はだれでも安心できる自宅で死ねることを望むものなのですから。

人の孤独化に象徴される時代(Elias, 1987)といわれる今日、ほとんどの場に欠けているのは、この孤独化を防止できるであろう近所づきあい、友達、家族ではないでしょうか。それを反映して、どの訪問緩和ケアサービスでも、支えとなっているのが、ボランティアのヘルパーです。彼らがソーシャル・ネットワークを補完したり、ときには代わりを務めたりしているのです(p.8「ホスピス業務と緩和ケアにおける特徴」)。ボランティアの人たちの仕事は、まさに「伝染性」の効果を発揮します。彼らの助けにより、家族が突然そのきずなを再認識したり、思いがけず近所の人たちの協力を得られたりというケースがたくさんあります。したがって、家庭医や訪問ケアサービスの支援を受けながら自宅で死を迎えたいなら、多くの場合はボランティアによる支援だけでも十分です。

しかし、より多くの助力を必要とするケースもあります。ドイツではそういうときに訪問ホスピスサービスが力を発揮するのです。そのために、訪問ホスピスサービス事業者は現在、いわゆる「訪問緩和ケアサービスの標準」を定めています。その重要な任務を有効に果たすため、訪問ホスピス事業者には最低限、次の要件を満たすことが求められています。

1. 24時間いつでもサービスを提供できること。
2. ケアチームは、症状のコントロール（特に鎮痛治療）について十分な知識と経験、能力を持っていること。
3. 家族や親族の負担を軽減する十分なサービスが提供できること。

24時間のサービスには通常、専任のコーディネーターが必要です。またそのコーディネーターは、少なくとも緩和ケアの基礎知識を持っていなければなりません。訪問ホスピスサービスをうまく機能させるには、さらに対象となる家族の全般にわたるケアに対しても（他のサービスがその任務を引き受けている場合を除いて）事業者が責任を持つべきです。訪問ホスピスサービスの財政は、ドイツ社会法典第5編第39条a（第39条a第2項6号による、助成の前提条件ならびに訪問ホスピス業務の内容、質、量に関する枠組協定。2002年9月3日制定、2006年1月17日改正。印刷用をDVDに収録）にのっとって運営されます。このサービスの対象となるのは、余命が数週間から数か月の人に限られています（一般的には、余命が6か月以下を基準としています）。ドイツの場合、平均的なケア期間は約2か月です。

ほとんどの訪問ケアサービス事業者は、多くの家庭医と同様、緩和ケア分野の知識をまだ十分に持っていないため、「訪問緩和ケア助言サービス」の助けが借りられるならありがたいことと受け止めるでしょう。訪問緩和ケア助言サービスとは、緩和ケア分野の特別な教育を受け、経験を積んだ看護師によって構成され、他のサービスやケアを受ける当事者に助言をするチームです。彼らは家族やケアサービス事業者に、深刻な症状への対処のしかたを助言します。その内容については本書で後述します。

ドイツではバーデン・ヴュルテンベルク州が、1990年代にこうしたサービスをがん患者を対象に初めて展開し、「Brückenpflege（橋渡し看護）」と呼ばれて知られるようになりました（Eberhardt 他, 1999）。「Brückenpflege」の任務は、重病者が病院から自宅へ戻るときの支援です。この支援は必要がなくなるまで継続されます。また、非がん疾患（NOE：nicht-onkologische Erkrankungen）の患者については、同様のサービスが現在徐々に生まれつつあります。その成功例として挙げられるのは、シュトゥデント（Student）らがシュトゥットガルトで展開した訪問ホスピス看護師です（Fischle-Brendel 他 2005）。

このような助言サービスは、訪問ケアにおける質の向上を図るのにきわめて効果的です。助言サービス提供者自身は直接ケアを担当せず、ケアに携わるすべての人の能力を応援し、サービスが必要なくなれば身を引きます。この助言サービスは経済競争の枠外で行われるので、その支援はたいてい歓迎されます。

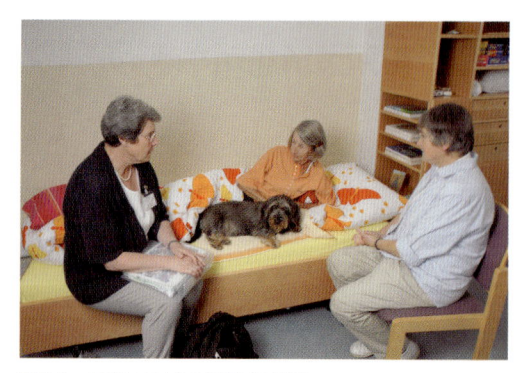

図2.1 訪問ホスピス看護師の訪問

ドイツ社会法典第5編第37条bに規定される「専門的訪問緩和ケア（SAPV）」は、既存の訪問ホスピスサービスと多くの点で重なり合うドイツ独特のケアサービスです（p.12も参照）。通常の訪問緩和ケアサービス（中でももっぱらボランティアに頼っている事業所）のケアが行き届かなくなったときに、SAPVによる支援が行われることになります。SAPVを利用するための前提条件は、対象患者が特に複合的な症状を呈していることです。例えば、痛み、神経的・精神的症状、呼吸または心臓の症状、胃腸症状、潰瘍性の傷や腫瘍などが重篤であることです。このような場合にSAPVがサービスを提供するのです。そのサービスが緩和ケア病棟で行われるのと同等ならば理想的です。そのためには当事者と関係者すべての連携が特に重要になります（Steinberg; Holtappels, 2009）。

このようにして、SAPVは施設にいる患者の場合と同様、緩和ケアの精神を患者の自宅の環境において理想的な形で実現するのです。しかし、実際のところ、ホスピスサービスの担い手となっているボランティアの存在は―緩和ケアの基本精神からは少し外れますが―このSAPVの方針では想定されていません。その結果、重病者や死に直面した人への緩和ケアから、包括性がどの程度失われることになるのか。それは今後明らかになっていくでしょう。このことに関しては「アーヘンの13のテーゼ」の主張が正しい方向性を示しています（Eichner; Sitte, 2010）。

2.2 入所型緩和ケアサービス

　ホスピスケアと緩和ケアの目的が家での死を支え励ますことであるなら、入所のための施設は本来、その目的とは相容れません。そこで入所型緩和ケアサービスが持つ限定的な利点と役割に目を向けてみましょう。入所型緩和ケアサービスは、訪問サービスの後方支援の役割に限れば有益です。しかしその役割を超えて、入所型緩和ケアがひとり立ちしてしまうと、本来の目的は見失われてしまいます。

　ドイツでは入所型のホスピスと緩和ケアは、次の二つの形が主流となっています。
1. 狭義での入所ホスピス
2. 病院の緩和ケア病棟

　入所型の緩和ケアサービスは、家で看護しきれなくなったときにはどうしても必要となるものです。つまり、訪問サービス事業者が良い仕事をすればするほど、入所施設への需要が減ります。

　訪問ホスピスサービスが基本的に国中どこでも必要とされる一方で、入所型緩和ケアのベッド数は常に限定的であるべきです。さもなければ、患者の要求とは相容れない施設入居という方向に、不必要な誘引力が働くことになります。緩和ベッドの数は人口100万人につき25から50あれば十分とされています（Sabatowski他，2001）。ただし、地方では、家族や近隣との関係がより密接であることから、必要なベッド数はこれより少ないと考えられます。

2.2.1 入所ホスピス

定義 　ドイツにおける入所ホスピスは、6-12床だけの施設がほとんどで、緩和ケアの専門教育を受けた看護職によって、規模の大きな施設との連携なしに運営されています。入所ホスピスでは、その規模の小ささを生かして、自宅に近い家庭的なくつろいだ雰囲気がつくられています。また、24時間、最低1人の看護師が常駐するように人員の配置基準が定められています。実習生や兵役の代替奉仕勤務、ボランティアの人たちもチームに加わります。芸術、音楽などの療法士が加わることもあります。

　入所ホスピスが他の療養施設や病院と運営形態の上で異なっているのは、日常の業務が、他の組織によって定められた枠組みと無関係である点です。朝食を出したり体のケアをする時間は、もっぱら重病の患者の要求と習慣を尊重し、それに合わせます。入所ホスピスは自立運営しなければならず、自前で食料品を調達し、清掃も所内の担当者が行います。こうした運営形態が、私たちが家庭で経験しているような雰囲気を生みます。患者の家族もまた、いつ訪ねても歓迎されていると感じることができます。また、遠くから訪れた場合でも、所内の来客用の部屋に宿泊し、患者とこの「新しい家庭」での生活を共にすることができるのです。

　ホスピスの雰囲気づくりにはケアする者の服装もたいへん重要です。既製の制服は型にはまった印象を与え、患者と職員との距離を大きくしてしまいます。そこで、ホスピスの職員の多くは、特殊な洗濯機を使った60℃の洗濯に耐えられるような私服を着て勤務しています。

　患者の医療的ケアについては、緩和医療の資格を持つ家庭医が担当します。しかし、患者への緩和ケア的任務の大部分は、やはり日常的にホスピスステーションの看護職員の能力に頼りがちです。

　入所ホスピスの財政については、ドイツ社会法典第5編第39条a（入所ホスピスケアのあり方と範囲および質の確保を定めた第5編第39条a 1項4号による枠組協定 1998年3月13日制定、1999年2月9日改正）に定めがあります。すなわち、入所医療費の1日分の定額（現在入所型ホスピスでは200-250ユーロ）の大部分が疾病金庫と介護金庫からの費用でまかなわれることになっています。ただし、定額の10%はホスピス側が負担しなければなりません。これは利益優先の市場から距離を置く賢明な措置です。

入所ホスピスは、訪問ホスピスサービスと密に連携を取ることが義務づけられています。訪問ホスピスサービスがうまく機能すれば、入所ホスピスに対する「受け入れ圧力」も弱まります。その結果、進行して治る見込みのない病気にかかり、余命が数日か数週間、あるいは数か月と見込まれる状態に至った時点で、人々はホスピスへの入所を考えます。患者はふつう、自宅での看護が再び可能になるくらいに苦痛が和らぐまでホスピスにとどまることができます。入所ホスピスは、必ずしも死にゆく人のための終着駅ではないのです。しかし、実際には、ホスピスが最後の「わが家」となるケースが大半であり、ドイツではホスピスでの平均滞在期間が15-25日となっています。

ホスピスへの入所要件

入所ホスピスへの入所要件については、ドイツでは、先述したドイツ社会法典第5編第39条aに基づく疾病金庫との協定で定められています。この協定によって、入所ホスピスは、ドイツ語が話されている地域に初めのころ一般的だった、自宅の補完というイメージ—そのイメージによって、1990年代にはアングロサクソンの典型的なホスピスとはまだ区別されていた—から大事なものを完全に失ってしまいました。今日のドイツの入所型ホスピスには、徹底的な財政支援がなされる代わりに、大きな社会的義務が課されるようになっており、ホスピス事業者は社会から提供された資源の活用に責任を持たなければなりません。そのため、他に受け入れ先が見つからない患者しか受け入れることができなくなったのです。この協定内容に準じたケアを提供し、患者のために必要な資源の正当性を獲得するには、疾病金庫の基準に相応の注意を払っていく必要があるのです。

先述の疾病金庫との協定により、ホスピスで受け入れ可能な患者は、原則として「病院での治療がもはや必要とされず」、なおかつ「自宅でも他のケア施設でも適切なケアを受けることができない」ような重篤な患者です。

そのため、受け入れの前には、その患者のケアが、他の施設で可能かどうかを審査するのが原則となっています。他の施設から看護面、医療面、心理社会面での負担が重すぎるとの理由で受け入れを断られるような場合に限り、ホスピスでの受け入れが可能となるのです。

受け入れ要件をさらに詳しく述べれば、先ほどの原則に加えて次のすべての基準をも満たさなければなりません（Studen他，2007）。

- 患者は進行して治癒の望めない病気にかかっていること（ほとんどが転移のあるがん患者か、神経、腎臓、胃腸、心臓、肝臓の病気を持つ患者）。
- 余命が数日から数週間、あるいは長くても数か月であること。
- 患者とその家族が、純粋に緩和目的に限定した処置に同意すること。
  ドイツ社会法典の主旨はこの点を重視していませんが、入所ホスピスにとっては、正しく適切なケアのための前提となることがらです。なぜなら、終末期の患者が、延命措置（消極的安楽死の意味での—p.246）を望んでいないかといえば、決してそんなことはないからです。そこで、入所を受け入れる際には、この点を慎重に審査しなければなりません。
- 差し迫った、あるいは長期にわたる深刻な緩和医療的・緩和ケア的問題を抱えていること。

以上からわかるように、入所ホスピスの受け入れに責任を持つ看護職には重大な任務が課されます。ときには重い決断を迫られるケースもあります。そのためその責任者は、法律の大枠の条件や典型的な病気の進行経過についての確かな知識だけでなく、患者の個人的、家庭的な危機にうまく応えるだけの力も備えていなければなりません（p.47「コミュニケーション」）。さらに、地元に他のどんなサービスと支援方法があるかについても十分に把握していることが不可欠です。そうすれば、ホスピスへの受け入れは特殊なケースであって、数ある選択肢の一つにすぎないことに気づくのです。

こうしてみると、病人の緩和ケアに関わっているさまざまな機関や組織がいかに緊密に連携しなければならないかがよくわかります。

2.2.2　緩和ケア病棟

定義　緩和ケア病棟とは、特定の病院に付属し、その病院の体制にのっとって他科の病棟（特に内科病棟）と同じように運営されるホスピス病棟のことを指します。看護師のほか、常勤の医師が診療に当たります。

　大きな苦痛が続く重篤の患者は、他の治療や延命方法を検討している場合でも、病気の早い段階でまず緩和ケア病棟に接点ができるケースがほとんどです。緩和ケア病棟の第一の目標は身体的苦痛を和らげることですから、その意味では、入所型ホスピスよりも「全人的緩和ケア」の要素が強く表れています（p.11 図1.8を参照）。

　入所ホスピスと違い、緩和ケア病棟には、運営資金の全額が疾病金庫から得られる（通常の入院の場合と同じ）という利点があります。さらに、医師が常駐しているため、危急の場合に医療介入ができます。また、複数の専門領域にわたる医療処置や診断・治療の方針を行使するのは、入所ホスピスよりずっと容易です。

　このような利点の反面、短所もあります。緩和ケア病棟では、ドイツ社会法典第5編に照らして、病院治療の必要がなくなれば患者を退院させなくてはなりません。平均入院期間については、他の疾患と同等の厳しさで審査されます。すなわち、重病者でも、患者の意向や社会的状況にかかわらず、緩和ケア病棟で死を迎えることはほとんど不可能なのです（Student; Bürger, 2002）。ドイツにおいては、患者の平均入院期間は10-15日となっています。患者が入退院を繰り返すケースもまれではありません。

2.2.3　デイ・ホスピス

　やはりイギリスで発展したデイ・ホスピスの概念は、ドイツではなかなか地歩を占めるまでには至っていません。他のタイプのホスピスが増加し続けているのに対して、デイ・ホスピスの数は、低いレベルでのわずかな変動にとどまっています。

　デイ・ホスピスは、身体的、精神的、社会的、スピリチュアルに大きな問題を抱えている患者を週に何日か受け入れ、患者とその家族の負担を一時的に軽減することにより、自宅でできるだけ長く生活できるよう支援する施設です。つまり、訪問ホスピスと入所ホスピスの中間に位置し、両方の領域の負担を軽減する役割も持っています（Myers他, 2002）。

　デイ・ホスピスは、病気によって社会とのつながりや日常の活動から遠ざけられてしまった人たちに「日帰り集会」のような場を提供し、同様の境遇に置かれた人たちの出会いの場ともなります。さらに専門的なケアやアドバイスなど、さまざまな具体的支援も提供しています。重要な目標の一つが、重い病気の患者や死に直面している人たちに、残っている能力を活性化し、開発する機会を提供することです。大事なことは、患者が周囲に見守られ、症状を上手にコントロールしながら自分の人格の本質を（再）発見できることなのです。そこでは重病の人が大切なメンバーとして尊重されます。職員は、患者がこれまでにどんなことに喜びや楽しみや幸せを感じていたのかを見い出そうと努め、そうしたものをまた患者が見つけ出すための手助けをします（Student他, 2007、p.91）。

2.3 従来の施設における緩和ケア

　ドイツではしかし、結局のところ、緩和ケアサービスやホスピスサービスは、未だに大多数が亡くなる場所である病院やケア施設にも浸透しない限り、人々にとって有益なものとはなりません（p.199「どのように、どんな病気で死ぬのか」）。緩和ケア病棟の経験はその教訓的な例です。いくら緩和ケア病棟が有益だといっても、所属する病院全体に及ぼす影響力はきわめて小さいのです。したがって、もしも「死が近い重病者のための特別棟」を新設するプランを持つケア施設があったとしても、そのプランはあっさり却下されかねません。そして最終的には死にゆく人を分離し、その患者だけのための別の形の施設を作るしかなくなるでしょう。しかし今日では、重病者の転院は余命を短くすることがわかっており（Wolfensberger, 1996）、転院そのものが理由で死亡する人は20%にのぼります（Dörner, 2007）。

　「緩和ケア助言サービス」のコンセプトは、一つの施設内で大きな有益性を発揮します（Keay; Schonwetter, 1998）。このことは、イギリスやアメリカでかなり以前から実証されています。これまでに最も確実にこのコンセプトが定着したのがアングロサクソン系の病院です。そこには、病院の全職員の要求に応じるための、特別に訓練された（特に看護師と医師）ホスピスチームがあります。チームのメンバーは、先述した訪問緩和ケア分野での助言サービスに相応する形で、院内で助言活動をします。時を経るうちに病棟の職員は、自らの判断で緩和ケアの方法を応用することを学びます。そうすれば、助言チームはおのずと不要になり、緩和ケアの知識が病院全体に根づくのです。

　アメリカではケア施設の要請に応じて、終末期の患者のケアに、地元のホスピスの訪問チームが個別に助言しています。そうすると緩和ケアの総合知識が施設の職員の間で共有されるのです（Miller他, 2004）。この例は同時に、社会福祉サービスの最適なネットワークの重要性を示しています。こうした仕組みでしか、サービスの過剰や不足を回避することはできないでしょう。

　ドイツにおいては、この分野への取り組みはようやく緒についたばかりですが、緩和ケアの発展へ向けて最も重要な取り組みであることは間違いないでしょう。ケア施設の中には（特に農村では）ボランティアのホスピスグループ（南西ドイツでは誤解を招きやすい「Sitzwachen」という呼び方をされることがある）を置いているところもあり、このグループが大事な基本的業務を担っています。そこで、このグループと施設のケア職員との連携も考えられるのではないでしょうか。すでに有意義で効果の高いアプローチがいろいろなところで試みられており、今後の発展を期待させます（Alsheimer, 2007; Heimerl他, 2005; Student, 1998; Wilkening, 2006; Wilkening; Kunz, 2003）。ことに能力が正当に評価されていないと感じがちな施設のケア職員にとっての、今後の課題の一つは、これらのアプローチを拾い上げ、地域の実情に合わせて活用することでしょう。完璧をめざす必要はまったくありません。死にゆく人と関わる中での人間的温かさへの一歩は、正しい方向への一歩です。本書の知識が、その役に立つ基本を提供できればと思います。

2.4 将来の展望

　「帰するところ、この施設が一つの最終モデルである」（Klaus Dörner, 2007）と書いた社会心理学者クラウス・デルナーの考えに賛意を表します。たいていの人は施設での療養を恐れ、施設では必要なケアをしてもらえるはずがないと不安を覚えるものです。施設で（ことに人生の最後に）もっと温かいケアをすることは、現実にはさし迫った要求です。しかし、実際この分野の課題としては、人材不足より制度の不備のほうがずっと大きなウエイトを占めています。とはいうものの、その改善はただではできません。ケアを必要とする人が増え続けていけば、いずれ数年のうちには施設での業務は限界に達するでしょう。

一つの解決策として、ケア業務を再び地域に移管して強化することが考えられます。そのためにはもちろん重病の患者に対する新しいケアや居住のあり方が求められます。訪問ケアを受ける最大8人までの居住ケアグループの形は、今後普及していくかもしれません。そのようなグループの数は、ベルリンだけをみても、すでに数百にのぼっています。なんといっても、ドイツ全土ではケアの必要な人の7割がいま家族の介護を受けているのです（Dörner, 2007）。

　このようなモデルが機能する前提条件は、近隣の人たちのイニシアチブによる援助、友人どうしの支援、あるいはもっと単純に自治体や教区の住人たちによる支援が今よりも大きくなることです。これらはすべて、当然ながら、専門家の参加を得て成り立つものです。このようにケアを必要とする人と重病に苦しむ人のために新しい生活の形が実現できたら、2030年までにはケアの課題を解決するという目標に大きく一歩近づくことができるでしょう。

　課題解決に向けたこうした方策が現実的であることは、ホスピス運動の歴史が証明しています。当時は、運動が掲げる思想はすばらしくても、現実を前にしていやおうなく挫折せざるを得なかったのですが、今や私たちは、ホスピス運動が、信頼できる環境の中で死を迎えることを再び可能にするところまで来たことをよく知っています。この運動は、市民参加と専門家の知識という両方の大きな力が、いかにしてそれを実現するかを示しました。そして何よりこの二つがたいへんうまく協調できることも知らしめたのです。ともあれ1980年代から増え続けているボランティアの数や、増加する隣人どうしの集まりや自助グループの数は、ホスピスのモデルが他の分野でも機能するという楽観的な見方に現実的な基盤があることのしるしにほかなりません。当然ながら、私たちは、時にメディアが意図的に作り上げようとする、楽しみを求める集団ではありません。なぜなら、私たちのしていることは、人の役に立ちたいという私たち人間の根源的な欲求に属するものだからです（Dörner, 2007）。

　それにとどまらず、ホスピス運動がさらに立証したのは、内容的に真に新しいものはたいてい上からでなく、下から上がってくるものだということです。このことも今後、家庭的な環境で重病者をケアする場において、正しかったことが証明されるのではないでしょうか。そのときは、国への財政支援の要請よりも、個々の自発性がより重要になるといってよいでしょう。もちろん私たちは、政治に対しては、有利な大枠の条件を求めなければなりません。その点では、ホスピス運動とケア領域は今後、これまでよりもっと強く政治に働きかけなければなりません。

　人生の最後に行う優れた、信頼と敬意にあふれたケアは、必ず到達し得る目標です。ただ、それをほんとうにやり遂げるためには、多くのことを変える必要があります。自分の考え方を変えるだけでなく、対応のしかたや一つ一つの行動の方法も日々改めなければなりません。それでもなお、個々の人が考え方や行動のしかたを変えるだけでは十分とは言えません。制度の変更が不可欠なのです（Institute of Medicine, 1997）。

学習を深めるための参考文献

Dörner, Klaus: Leben und sterben, wo ich hingehöre. Dritter Sozialraum und neues Hilfesystem. Paranus Verlag, Neumünster 2007

Heimerl, Katharina; Heller, Andreas; Kittelberger, Frank: Daheim sterben. Palliative Kultur im Pflegeheim. Lambertus, Freiburg 2005

Student, Johann-Christoph (Hrsg.): Sterben, Tod und Trauer - Handbuch für Begleitende. Herder, Freiburg 2006

Student, Johann-Christoph; Mühlum, Albert; Student, Ute: Soziale Arbeit in Hospiz und Palliative Care. 2. Aufl. Ernst Reinhardt UTB, München 2007

メモ

本書では、死にゆく子どもたちとその家族を対象としたテーマはあえてとり上げていません。子どもホスピスに関して知りたいときは下記の本を参考にしてください。

Student, Johann-Christoph. (Hrsg.): Im Himmel welken keine Blumen - Kinder begegnen dem Tod. 6. Aufl. Verlag Herder, Freiburg 2005
und www.kinder-hospiz.de

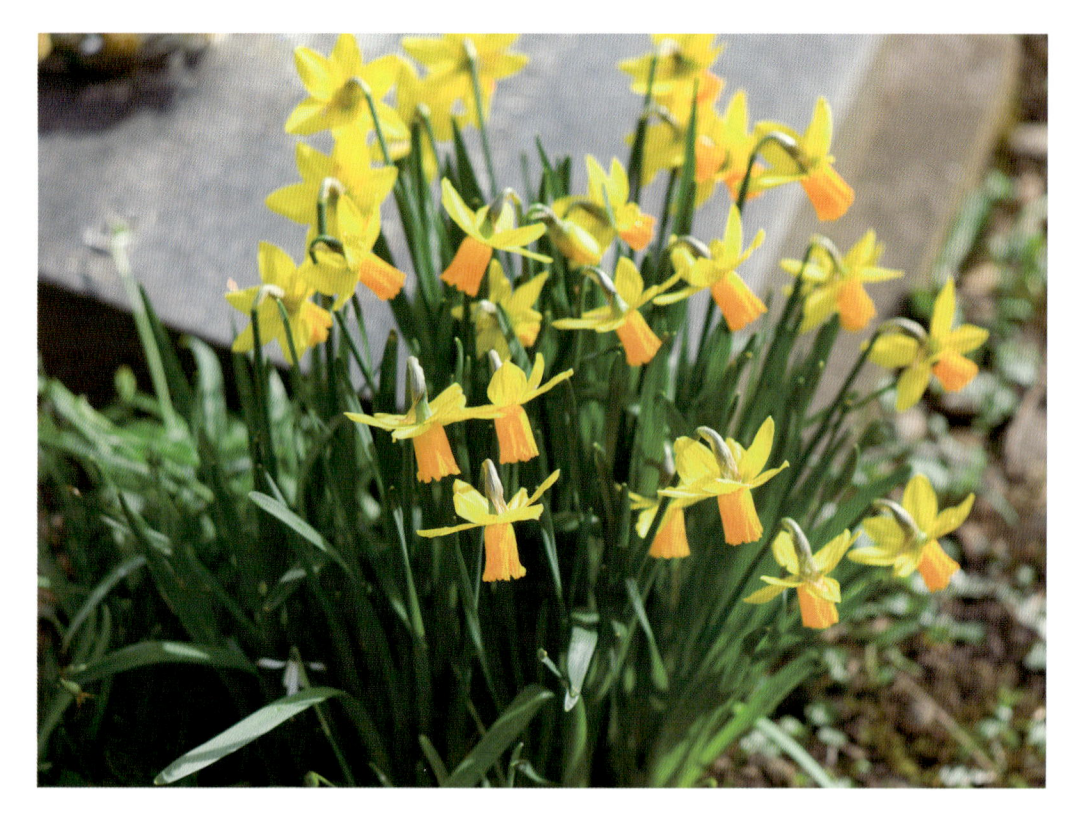

3 プロフェッショナル・ケアの基本コンセプト

3.1	看護の本当の課題とは・22	3.4.3	守る・29
3.2	人間関係の結び方の模範例・23	3.5	プロフェッショナル・ケアのための前提条件・29
3.3	プロフェッショナル・ケアの基本コンセプト・25	3.6	多職種の協同業務──
3.4	三つの看護能力とは・26		緩和ケアにおける看護師の役割・30
3.4.1	気づく・26	3.7	看護師に求められるプロとしての指標・31
3.4.2	わかる・28		学習を深めるための参考文献・32

3.1 看護の本当の課題とは

　フランク・ヴァイドナー(Frank Weidner, 1995, p.331)が行った看護業務についての研究は、看護師が、実際の職務の中心となるのは患者と看護師間の関係のつくり方であると考えていることを明らかにしました。それと同時に、看護師たちがあいまいな仕事像しか持っていないこともはっきりしました。看護業務の本質が看護する者とされる者との関係だというのは明白ですが、その関係のあるべき姿は鮮明ではありません。その関係に何が含まれ、何が含まれないのかは定義されていません。

　看護分野の職務の細分化が進むと、「看護師はいったい何のためにいるのか？」という旧来繰り返されてきた問いに行き着きます。看護の標準を設けて「看護の中身」を定義しようとしても、「関係」についての定見はそれにおのずからついてくるものではないのです。このように職務上の定義があいまいなため、保健事業の事業主は、職務の一部に、質の高い看護職員よりも経費のかからない未熟な労働力を優

先して配置するようになります。その結果、これまでだれもが知っていた看護の業務は姿を変えていくことになります。

例を挙げましょう。バーデン・ヴュルテンベルク州の二つの病院では、案内係の女性を雇い入れました。彼女たちの仕事は、患者を入り口で出迎えて病棟まで付き添い、ベッド設備のことや入院中の予定について説明することです。この案内係の採用によって、看護プランの担当職員は要らなくなりました。

もう一つの例は、「品質保証」に関わる看護職務の新たな展開を示すものです。質と量はしばしば混同されます。しかし、質は量を満たしてのみ評価できるのです。患者に対して行われたアンケート調査から、「サービス」への満足度が明らかになっています。「Dienste für kranke Menschen（病気の人のためのサービス）」という企業グループはケア施設などを経営しています。このグループは、毎日の食事のメニューを増やすことで患者の満足度を高めようとしています。そのための超過支出は、高度な知識を持った看護職員を食事の配膳から外すことで埋め合わされます。すなわち、本来の看護師の業務だった食事の配膳、あるいは入院の案内といった職務が経費節減の対象とならざるを得ないのです。それまでなら看護師は、配膳しながら栄養の摂り方や食事療法、患者の観察のしかた、疾病知識などを学び取り、入院案内をしながら対話の訓練をすることができました。

看護の中身や患者との関わり方はどうあろうと自由です。そこに看護の仕事と患者の看護に対する一つの危険性があるのです。患者が食事を残したら、それに気づくことは看護師の職域に含まれます。看護師たちは患者の観察と対話の訓練を受けているので、脳卒中による半身不随を察知したり、会話の中で、食欲不振や腹痛、吐き気、孤独や不安など、食事への無関心の原因となることを見つけ出したりすることができるのです。これらは、回復のためにはしばしば大切な情報となります。その情報が入らなくなれば、看護が断片的になり、全体を見渡すことができなくなり、その結果、看護に責任を負えなくなります。

看護師と患者・家族との不明瞭な関係性は、看護の専門教育の時点ですでに始まっています。「心のケア」の重要性が看護教育の中で特に強調されるにもかかわらず、具体的な中身については、相変わらず責任のほとんどを生徒に押しつけたままなのです。「心のケア」や「全人的ケア」、あるいは「患者本位の」という言葉は、「個別の」「包括的な」「生物・心理・社会的な」という概念を代弁しています。そう考えると、人間関係の観点の広がりと重要性が見えてくるのです。しかし、看護において人間関係が非常に重要といわれるからといっても、それが具体的に示されるわけではなく、当事者にゆだねられたままです。看護上の人間関係を、認識論として具体的に理解しようとすることは、これまでまったく非現実的と思われてきました。なぜなら、一つ一つの関係はみな違い、すべてを把握することは不可能だからです。このことは、いま職業政策上重要視されています。もし看護師自身が関係のあり方をつかみかねていたら、他の分野の人たちが代わってそれを行います。ソーシャルワーカー、教育学者、心理学者、司牧・牧会者などが自らの職域でできることを考えます。心理社会学の分野の専門家たちは、人間関係の観点がどんどんおろそかにされることを批判し、看護師の職務からその観点を切り離しています（Napiwotzky, 1998）。

本書には、医師の治療対象としてだけの患者という概念はどこにも出てきません。これは意図的にしたことです。緩和ケアにおいては、病気のみに視点をおくことはせず、人を包括的に把握するよう努めます。私たちは、その人が病気であることがわかるような表現を用いたいと思います。が、その人は病気であることだけで定義されません。病気はいろいろある特徴の一つにすぎないからです。

3.2 人間関係の結び方の模範例

ここでは、訪問ホスピス看護師による詳しい記録を見ながら、「死にゆく人に付き添う家族への緩和ケア」のためにどうしたら有意義で専門的な対応ができるかを示したいと思います。

事例 金曜日の午後、マイヤー氏の息子さんから電話を受けました。彼はざっと次のような状況を話しました。80歳の父親がもう何年も前から介護を必要とする状態である。パーキンソン病に加え脳卒中の後遺症がある。介護は母親と家族がしており、介護サービスは頼んでいない。昨日来、

父親の死が迫っていると感じている。いま熱が高いので、家族は腓腹巻包法（ふくらはぎにぬれタオルなどを巻いて熱を冷ます療法）をしたり、冷たい飲み物を飲ませたり、解熱座薬を使ったりしている。かかりつけの医師は休暇中。救急医に電話すれば、入院させられるのではと家族は心配している。父親は入院を望んでいない。

息子さんからは、何か助言がほしいとの相談があったため、看護の状況と父親の病状を確かめるため、ただちに訪問すると伝えました。

家に入るとすぐに車椅子と階段の昇降機が目に入り、だいぶ前から要介護状態にあることが推察できました。マイヤーさん夫妻は娘の家族と一緒に生活しています。マイヤー氏は、介護ベッドの上で上半身を起こし、目を閉じています。口を開けて苦しそうに呼吸をし、体がとても熱くなっています。私が話しかけてあいさつすると、目を開け、弱々しい握手を返してくれました。のどが渇いているかと聞くと、かすかにうなずきます。奥さんがティースプーンで冷たい飲み物を与えました。痛みは、と聞くと、首を振って否定します。それからは、彼の手を取りながらコミュニケーションを取りました。そうしてマイヤー氏の状態を感じ取ろうと努めました。私は彼に、「ご家族は家で今のあなたに十分な看護ができるかどうか心配されていますよ」と言いました。彼は弱っているにもかかわらず、十分な看護を受けているよと言うように、驚くほどしっかりと私の手を握り返しました。

奥さんがベッドの脇に腰かけながら、夫の病気や介護について話します。娘さんは父親の日々の基本的な介護を担って母を助け、大家族のための買い物もするということです。奥さんは料理に加え、娘さんがパート勤務をしている間の孫の世話もしています。奥さんが孫の話をすると、マイヤー氏の目から涙がこぼれました。彼は私たちの話をしっかり聞いているのです。愛する孫たちと別れるつらさがこちらに伝わってきます。私は彼の悲しみに触れ、「愛する人たちを残してひとり別の道を行かなければならないことはどれほどつらいかとお察しします」と言いました。彼は弱い握手を返してくれました。

息子さんは、長年かかっている家庭医がいま来てくれたら家族にとってどんなにありがたいか、と口にしました。家庭医は父親と家族のことを長年診ているといいます。今このような状態に至ったときの家庭医の助言と診断は、大きな助けとなるし、とても重要だと思われました。そこで私は家族と話し合い、医療的評価をしてもらうため、代理の医師に訪問を依頼することにしました。ところが、金曜日の午後の遅い時間だったため手配がつきません。再びみんなで対処を検討しました。すると奥さんが、何か月か前に緊急の時のためにと、家庭医から携帯電話の番号を聞いていたことを思い出したのです。奥さんは家庭医の休暇のじゃまをしたくないようでしたが、私は、電話番号を教えたのは、あなたたちの質問にいつでも対応できるようにとの考えからだと思う、と説得しました。家族の同意を得て、私はシチリアで休暇を取っている家庭医のルートヴィヒ氏に電話をかけました。病状についての私の説明を聞いたルートヴィヒ医師は、病院でもマイヤーさんには家庭での看護以上のことはできないだろうと言いました。そして家族にできることは、そばについていること、ひとりにしないこと、そしてできる範囲で看護すること。あとは、熱を下げるために、いままでどおりのことをしてあげるしかないだろうと。また、ご家族のために自分がそばにいてあげられないことを申し訳なく思うとも言いました。この電話は、家族の気持ちを落ち着かせました。

これらの会話はすべてマイヤー氏に聞こえる距離で行われました。つまりマイヤー氏は、これまでも家族がそうしていたように、すべての話し合いに参加したのです。

会話している間も私は呼吸の変化を観察しました。マイヤー氏は呼吸の間が長くなり、口を開けて、音をさせて呼吸するようになりました。奥さんもそのことに気づいていました。私は、飲み込むことができないために口の奥に粘液がたまり、呼吸音が起こっていると説明しました。このような呼吸は死が近づくとよく見られること、横向きに寝かせて、口の渇きを感じさせないようにときどき口をケアしてあげるのが良いこと、さらにハンカチに彼の好きな飲み物をしみこませて一定の時間ごとに口をぬぐってやり、粘膜をバターで保護するのもよいことを説明しました。

それでもまだ家族には、今ここで口にできない、またはしたくない疑問や恐れや不安があるように見えたので、「最期の日々」（Tausch-Flammer; Bickel, 1994）という小冊子を手渡しました。この冊子は、家族が最期を看取るときに助けとなります。私がいないときにもし何か疑問が生じたら、家族はこの中に答えを見つけてくれるはずです。今夜は家族がお互いに支え合ってくれるだろうと思いました。そこで私は、夜間と週末の連絡先を知らせ、明日の午前中に電話連絡することを約束しました。

翌朝、電話で奥さんから、ご主人が前の晩に息子さんの腕の中で息を引き取ったと聞きました。ご主人が愛した二人のお孫さんたちを含む家族全員が、いつもと同じようにおやすみなさいと言葉をかけたということです。

渡した小冊子はたいへん役に立ったようです。冊子を読んだおかげで、ご主人が亡くなった後、いつ医者を呼ぶべきかがわかったといいます。また、ご主人の遺体を今日の夜まで家に置いておけることがわかったので、家族全員がお別れできるといいます。奥さんにとって、私が直ちに訪問したことはたいへん力になったとのことです。息子さんと奥さんの気持ちはたいへん楽になり、そして夫であり父親であるマイヤー氏を最期のときまで十分に看護できると感じたということです（Nittka, 2004）。

訪問ホスピス看護師の総括

「この家族は、父親（夫）の死が迫ったときに、危機のただ中にいると感じていました。長年にわたる看護や介護を通して大まかな知識や経験を持っていたとはいえ、いざという段階に至って不安にかられたのです。専門的立場から助言してくれる家庭医はつかまりません。しかし、家族は父親（夫）の希望を尊重し、入院させようとはしませんでした。それでもやはり、

家族には頼りになる助言が必要であり、息子さんがホスピスに助けを求めてきたのでした。彼は電話で状況を説明し、私に助言を求めました。その後私がすぐ家庭を訪問したことは、彼にはうれしい驚きでした。これは、私が彼の願いをほんとうに真剣に受けとめていること、私は彼と亡くなっていく父親のためにいることを知らせる合図でした。

家族には心を開いて向き合いました。じっくり耳を傾け、観察し、多くのことを即座に見て取りました。病人と面会後間もなく、私には言葉を交わさなくても彼の考えていることが伝わってきました。そして彼がしてほしいこと、必要としていることが周囲にきちんと理解され、彼が看護に満足しているという印象を受けました。

息子さんが口にした『こんなときに限って家庭医がつかまらないとは』という言葉が気にかかりました。彼は病状の評価や診断がほしかったのではなく、長年診てきた医者としての、人間的な温かさや付き添い、頼りにできる人間性を問題にしていたのです。しかし私は、家族に携帯電話の番号を知らせていたことにも家庭医としての人格が表れていると感じました。口には出さなかったとしても、それは連絡していいというシグナルなのです。こうした状況では、私は息子さんと家庭医との取次ぎ役に徹すべきだと思い、家族と話し合って、ルートヴィヒ医師と連絡を取りました。症状や家族からの情報、私が観察した内容を説明し終えると、医師は、私たちみなが持っていた印象どおりの見解を告げました。最終的にこの電話が助けとなり、息子さんは父親の死を認め、受け入れました。

私は口腔ケアと負担を減らす体位について奥さんに具体的な助言をしました。これはご主人が息を引き取るその時まで良いケアをするために役立ちました。奥さんはご主人にどう付き添うべきかをこの助言によって知りました。こうして奥さんは、ご主人の最期にあたっても、愛情を十分に注いで世話し、温かい看護と慈しみを贈ることができたのです。」
(Nittka, 2004)

3.3 プロフェッショナル・ケアの基本コンセプト

この訪問ホスピス看護師がしたことは看護といえるのでしょうか？ その何が看護にあたるのでしょうか？ 彼女は死にゆく病人の体に何か処置をしましたか？ この看護師がしたことをどうとらえたらいいでしょうか？ これが「心のケア」や「全人的ケア」というものでしょうか？

これらの概念は、具体化されない限りは、結局中身のない、意味をなさないキャッチフレーズに終わってしまうのです。気づく、わかる、守るという看護の能力を使えば、看護上の人間関係から生まれてくる看護の課題を見つけることができ、つかみ取れるようになるでしょう（Napivotzky, 1998）。この三つの看護能力は、さまざまなケア現場を分析する際に、核となるキーワードです。この視点を用いればケアの重点を把握することが可能になります。その結果、看護師の任務が目に見え、評価できるようになり、伝えやすくなります。

では、このことを上の記録について具体的に検証してみましょう。

気づく
患者の状態
症状：高熱があり、死が迫っているように見える。
希望：入院はしたくない。

家族の様子
要望：救急医に電話すると入院させられてしまう？

わかる
要求の明確化
患者：
- 良好な看護を受けていることを手をしっかり握ることで示す。
- のどが渇いているとうなずいて答える。
- 痛みについての問いかけに首を振って答える。

息子：
- 長年かかっている家庭医の判断と助言が重要。

助言
家庭医はこうした場合のために携帯電話の番号を知らせたのだと説明。

看護師―家庭医：看護師は家族のいるところで電話をかけ、症状、状態を説明し、入院の可否について判断を仰ぐ。
家庭医の返事：そばについていること、看護、熱を下げることが重要。入院してもできることはない。

会話が生む効果
関係の明確化　妻が孫の話題を出したとき、患者の目から涙がこぼれたことに看護師は気づく。その悲しみに触れて、「愛する人たちを残していくことはどれほどつらいか」と話しかける。その答えとして弱々しい握手が返ってくる。
負担の軽減　妻は看護師の訪問によりたいへん気持ちが楽になった。このような状況でも、まだ夫の看護が十分にできるとわかる。

守る
連絡がつくこと
- 電話連絡の時間を決めておく。
- 24時間連絡がつくと伝える。

看護のしかたについての助言
- 口頭で具体的に助言する：呼吸音、体位、口腔ケア
- 文字による情報：小冊子「Die letzten Wochen und Tage（最期の日々）」(Tausch-Flammer; Bickel, 1994)

　こうした看護の状況を分析すれば、看護師の重要な任務がはっきりしてきます。患者と家族の状態を全般的につかみ、相手の気持ちを考えたコミュニケーションを取り、医師など専門家と協力し、家族を見守る。これらすべてが「看護上の人間関係」という概念に集約されるのです。この人間関係は、看護師のその後の看護の基礎となります。家庭医はまさにこのようなときに連絡が取れるようにしたかったのだ、との看護師のアドバイスのように、ささいことが大きな意味を持つことはよくあります。看護師自身はそのことを意識していないことも多く、「ついでに」した「直観的な」ケアだと言います。しかしこの能力は、私たちの社会では看護師に当然期待されるものです。「看護上の人間関係」の重要性はこれまであまりに軽視されてきており、ふつうそのために特別な報酬が支払われることはありません。

3.4　三つの看護能力とは

3.4.1　気づく

　肉体と精神と魂とを一体のものととらえ、周りの環境も死物ではないと考える看護者は、あらゆるものとの関わり方がまったく異なります。他のものに対する尊敬の念を持っているのです。周囲の事物は影響力を持っています。絵画表現や自然の持つ治癒力などがその例です（図3.1）。病人とその家族を包括的にとらえ、包括的にケアするといっても、すべてのことに対して答えを用意していなければならないということではありませんし、何もかもに気づかなければならないということでもありません。包括的にとらえるとは、向き合う対象を病気だけに矮小化しないで、患者と家族がいま何を必要としているかに気づくことです。次にその内容を具体的に述べていきます。
　患者である私（または家族）が、私を丸ごと受け止めてくれる看護師がいないために、見放されたと感じるのは次のようなときです（個人個人の困惑をわかりやすく表すため、患者または家族本人の視点で記述しています。）：
- 私の患者としての面だけしか見てもらえず、私の健全な思慮分別が無視され、私のすべての自己決定権が奪われるとき。
- 私の死にたいという意思に反して、繰り返し蘇生させられるとき。
- 処置を前に私が不安のあまり震えていると、危険なことは何もないのに、と、私がふつうではないと決めつけられるとき。
- 患者の家族である私が、泣く声が大きいことを理由に病棟から出て行くよう指示されるとき。

看護職の包括性は
その広い職務範囲に表れている

　看護の仕事は患者の治療だけに単純化されるもの

ではありません。「手の施しようのない」患者や、看護は必要としているものの、医師の処置までは必要としない新生児や障害者、高齢者などのケアも含まれます。

看護師の管轄領域は、生命サイクルのすべてに及び、その成りゆきと終わりを見届けることになります。看護師は特に無常性と死、命の境目の前線にいるのです。

家族への助言と指導もまた看護の職務に含まれます。この場合、個々の特性と社会文化的環境に配慮する必要があります。

人間の体は治す力を持っているが、その体にも限界があることを認める

人が亡くなることは、医師や看護師の経験の無益さを意味することもまれではありません。朝のミーティングでは「どうしたら死を避けられたか」という問いが投げかけられます。全能への期待と機械論的思考がこのような考え方に向かわせるのです。もともとこうした考えは、「人を救いたい」という気持ちから発したものです。しかし、人間の体が自然の循環における一つの自律システムであることに気づけば、私たちはこの命の有限性を受け入れ、他者についてもそれを受け入れることができます。

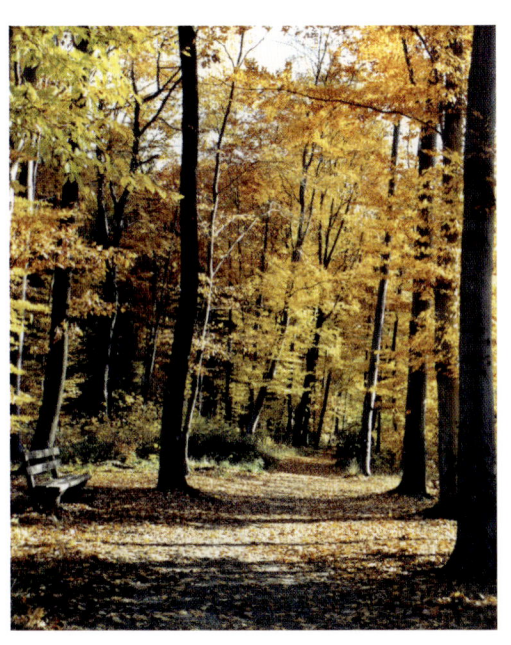

看護は、生命サイクルを包括的に認識することとともに、人間の体を自律治癒システムと解釈します。看護師は患者の主体的な参加を得ようと努めます。というのも、病気の主観的な面は患者自身にしかわからないからです。病気であれ、健康であれ、体の調子は一人ひとりみな感じ方が違うものです。患者の状態を丸ごとつかむことのできる看護師は、患者の主観的な面も、客観的な面と同じくらい大切なものと考えます。そのような看護師は患者の状態に応じて対処することができ、治癒を可能にすることができるのです。

命の有限性に気づいたとき、初めて生き物の価値がわかります。その価値の大きさを知れば、自然に対する畏敬の念や他者と自分の命に対する敬意も生まれてきます。その結果、自覚的な人生設計や内面の成熟を促す力が活性化するのです。

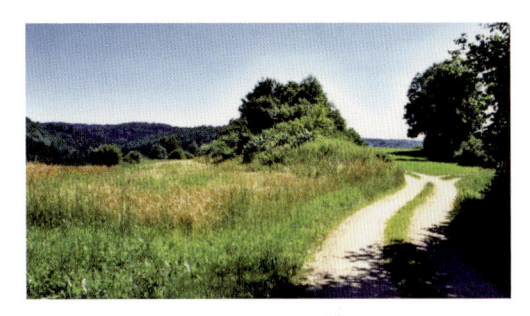

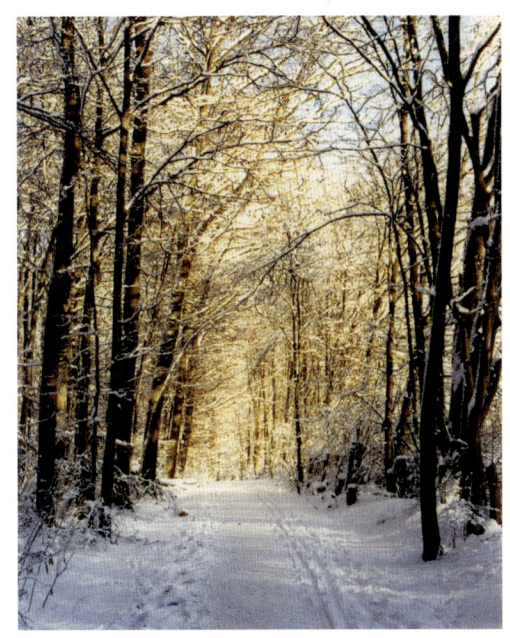

図3.1 季節から季節へと続く道は、私たちが人生の途上にあることを意識させ、生の循環を思わせる。

期待を持つ

　私たちが人間の体を包括的にとらえれば、その人間の体への敬意から今後への期待が生まれてきます。患者の容態が非常に重くなったときに共に絶望するのではなく、なにかしらの小さな期待を持ち続けることは、多くの看護師が身につけている能力の一つです。状況を受け入れながらも、回復の可能性を探し続ける姿勢は、患者と看護師双方にとって助けとなります。

　包括的にとらえるということには、自分自身の感情を把握することも含まれます。看護師は、いつも親切で表面を取り繕うことはやめるべきです。さもないと、人間関係を築いたり、人格を磨いたりする上で限界が生じてしまうでしょう。看護師の感情はたいへん大きな意味を持っています。なぜなら、過酷な状況をいかにうまく乗り越えるかを示せるのが看護師だからです。

　死にゆく人に自覚的に付き添う人は、その人から多くのことを学ぶチャンスを得ます。死にゆく人は私たちのだれよりも先を行くのですから。看護する人は、人が死に臨み、いかにして肉体の制約から離れていくかをその目で見ることができます。それは困難なことすべてを解き放つかのように見えることも珍しくありません。苦悩していた「私」が新しくなるかのようです。

3.4.2 わかる

患者である私（または家族）が、私とコミュニケーションを取り、協力してくれる看護師がいないために、見放されたと感じるのは次のようなときです：

- 見たことを私に話してくれないとき。
- 他の治療法や支援について知らせてくれないとき。
- すべてを理解するまで質問することを許してくれないとき。
- 私のことをわかってもらえるまで待ってくれないとき。
- 私の言うことを受け入れてもらえないとき。
- 私にはそれしかできないことに気づいてもらえないとき。
- たくさん食べたいと思っていても、二口で満腹になってしまうことを受け入れてもらえないとき。
- 私のすることが意地悪と受け取られるとき。例えば、尿意をもよおして、ナースコールを押したのに、排尿できなかったとき。
- たくさんの見舞い客の訪問に耐えがたさを感じていることに気づいてもらえないとき。
- 看護師に適切に専門家の参加を依頼する能力がないとき。
- 私の質問に不信感を持たれるとき。

看護師はコミュニケーションにおいて支援する任務を負っている

　看護師は通訳のようにみられることがしばしばあります。そのため、看護師たちは、看護の場で患者に医師の言葉を通訳できるよう、医学用語を学ばなければならないことは言うまでもありません。加えて、看護師は、別の方面への仲介者の役割も果たします。病状観察の結果や患者の希望を、適切な専門家によくわかるように取り次ぐことです。

看護師は精神的・身体的弱さに配慮し、能力を手助けする

　母親と子どもとの間に生まれる初めての関係にみられるように、看護師は患者のできることに目を向けるようにします。患者のできることは時々刻々大きく変わるので、適切な手助けをすることはなかなか難しいですが、その人が現時点でできることをよく見極めたうえで、支援の役割を引き受けるのが看護師の協力的な姿勢といえます。

　しかし、弱さをもっているのは何も患者に限ったことではありません。患者に協力的な看護師は、自分や同僚の精神的・身体的弱さにも注意を向けて、互いに励ましあったり助け合ったりします。

保護監督するのではなく協力する

　看護上の人間関係は、患者の希望すべてを一方的にかなえることではなく、かといって正しい看護を押しつけることでもありません。協力的な看護とは、患者に合わせた看護のことで、ひんぱんに検証し合って行うものです（例えば、軟膏の効き具合やリハビリのときに歩けた歩数など）。患者はこれまでの経験を話し、看護師たちは考え得るいろいろなケアの知識を示して患者と話し合います。看護上の人間関係とは協力であり、保護監督することではありません。一緒に一つの局面をうまく乗り越えることといえるでしょう。

3.4.3 守る

　看護師は、無理のない範囲で自分自身の要求もきちんと取り上げることを学ばなければなりません。守ることは患者と看護師が互いにし合わなければならないのです。看護師が大量のコーヒーを飲む、タバコをたくさん吸うなど、病気の原因となるようなことでストレスを埋め合わせることは少なくありません。ところが無理のないしかたで自己表現できれば、別の方法でリフレッシュできるようになります。この姿勢から生まれたエネルギーは入ってくるエネルギーとつり合い、バランスが保たれます。この相互に守り合う関係によってエネルギーは保たれ、または向上して、低下することはありません。私たちが自分と相手を真に尊重していれば、互いの力を浪費することはありません。

患者である私（または家族）が、私を守ってくれる看護師がいないために、見放されたと感じるのは次のようなときです：
- 自分で自分に責任を持つことが許されないとき。
- 私に看護が必要なのにもかかわらず、退院させられるとき。
- 診断や治療が私の幸せのためでなく、研究目的で行われるとき。
- 孤独感にとらわれたり気持ちが動揺しているとき。
- 自分を表に出せないとき。

看護師の守ろうとする気持ちは、患者と付き添う人の幸せのために向けられる

　患者を根拠もなしに権威に従わせることが看護師の仕事となっていることも少なくないようです。病状についての評価を自分でせず、「医長がすぐ来るから…」と他の権威者を持ち出して患者を怖がらせます。こうしてその看護師は権威を持つ側に立ち、彼らのポジションを高めるのです。権威者たちは看護師たちの意見を聞くことなく、倫理的境界はどこか、根拠を問わなければならないのはどこまでか、どこからが許容範囲か、を判断します。どんなことなら黙っていても許されるのか、どんな行為がだれの利益になるのか、を医師が一人で決めることもまれではありません。看護師が気づいたことや評価を表に出さないでいると、看護師には意見を求めなくてよいという状況を、以後も許してしまうことになります。結果として、患者には看護師が自分を守ってくれないという気持ちが生まれてしまうのです。

　看護師は第一に患者とその家族、そして自分自身に責任を負っています。「守る看護師」は、自分自身と患者の立場をわかってもらおうと努力します。患者の幸福は研究の利益や経営上の経済性よりも優先されなければなりません。看護師の立つべき位置ははっきりしています。自分の意思よりその立場を優先して行動すれば、その姿勢が周囲の記憶にとどめられ、患者を守る責任が看護師の職務としてはっきりとうたわれることになるに違いありません。

3.5 プロフェッショナル・ケアのための前提条件

　私たちは看護上の人間関係を看護の基本ととらえています。三つの看護能力、気づく、わかる、守るを生かせば、さまざまなケア現場を検証し説明することが可能になります。その際に重きを置くのは次の点です。
1. 看護業務の体系的な理解
2. 具体的で状況に即した、経験にもとづくアプローチ
3. 多職種の専門的アプローチ

看護業務の体系的な理解　私たちは看護上の人間関係を出発点として、キーとなる概念をもとに体系的な知識を作り上げていきます。これまで重視されてこなかった細かいことや事例の数々を使って、看護能力を内容的に充実させていきます。そして「全人的」あるいは「心のケア」という、空疎な言葉を越えたところまで到達します。

具体的で状況に即した、経験にもとづくアプローチ
私たちは、看護上の人間関係をケアにおける特定の状況に関連づけて記述します（p.93「状況に即した緩和ケア」）。その際、決まりきった処置やでき上がったケアの標準を示すことはしません。実地への転用

の際には、状況や症状に合わせてアプローチし、関係する人々や個々の状況、背景に配慮します。こうしたアプローチが、ケアの多様性と創造性の余地を残すことになるのです。

多職種の専門的アプローチ　これまで看護の知識は浪費されてきました。看護師は看護の専任者ではなく、半分医療者であり、半分司牧・牧会者です。私たちは、似かよった分野（医学、心理学、教育学、社会学、栄養学、法学など）の中身を一つの看護の専門教授論へと体系的に統合します。そうすれば他分野からの知識が入って強化され、看護が徐々に一つの独立した分野となっていきます。看護師はそこから自分の看護知識に対する概念を作り上げます。その結果、看護は目に見え、認知できるものとなり、より相手に伝えやすくなるのです。

3.6　多職種の協同業務――緩和ケアにおける看護師の役割

　私たちは初めに緩和ケアのコンセプトの五つの特徴を示しました。その一つが多職種の協同業務です。その中で、プロの看護はどんな位置を占めるのかを次に明らかにしたいと思います。

　まず中心にいるのは患者とその家族です。そして彼らの一番近くにいるのが看護師たちです（図3.2）。看護師は患者・家族が最初に関わる人であり、患者と家族に起こることすべてについての見通しを持つ一方、専門家たちの能力を知り、適切な時期にその人たちに働きかけて助力を得る人でもあります。看護師はその任務においていわばジェネラリストです。母親がまだ自立できない子どもに対して負う役割を専門的な形にしたようなものといえます。それに似たジェネラリストの任務は、一般診療の中で患者を診る家庭医や、障害を持った人たちの養護教育に当たる看護師も負っています。

　看護師は他の職種の人からしばしばスペシャリスト中のスペシャリストと見られ、自分でもそう思いがちです。その結果、看護がややもすると特定の処置や介入を特定の時間に行う機能別看護となってしまいがちです。そうなれば、多職種からなるチームの負の面が避けがたくなります。例えば、以下のようなことが起こり得ます。

- 専門家によるコンサルテーションの予定や診察がひんぱんに入るため、患者と家族の生活に支障が出て、他のことに向ける時間と気力を彼らからそいでしまう。
- いろいろな専門用語による、あいまいでちぐはぐな情報が、患者たちを不安にさせる。
- 専門家がそれぞれ「自分の分け前」だけを欲しがり、（問題の寄せ集まりとしてではなく）「全人」としての患者たちと関係を築くことを怠る
- どの専門家も、これは他の人がするだろうと考え、患者の要求が置き去りにされることがある（Davy; Ellis, 2003）

　多職種チームによるケアは、緩和ケアの現場では基本条件です。というのも、患者や家族の希望はいくつもの職種に関係するからです。患者と家族を第一に考えるという立場は、ホスピスと緩和ケア病棟では、ケアに関わるすべての職種の人によって尊重されています。患者と家族を守るために、看護師が持つジェネラリストの役目とプロの母親としての役目は正当に評価されなければなりません。これは実際の職

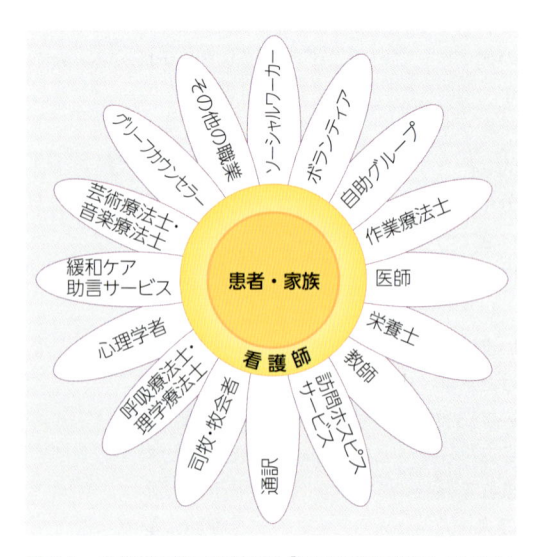

図3.2　多職種の協同関係の図「協同の花」：緩和ケアにおけるケア従事者の位置関係。

務分担に際して立場をはっきりさせることにつながります。ただし、これはあくまでも立場の明確化のためであり、緩和ケアチームの中にあるいくつものグループに序列をつけるものではありません。

だれがどんな役目でチームに入るかはケースによってさまざまです。患者と家族の状況や病状、ケアを受ける場所によっても変わります。「協同の花」（図3.2）はチームのメンバーとなりうる専門職を表しています。その中で看護師だけはチームに欠かせない職種です。看護師が持つ特別な意味を、WHOは1990年に次のように強調しています。「看護師は患者とその家族への情報伝達、助言、指導、ならびに職種の垣根を越えた継続的なケアの実現に責任を負う。看護師は患者の近くにいるために、症状に対する処置と痛みのコントロールを管理、評価するには理想的な存在といえるだろう」（Pleschberger; Heimerl 2002a, p.15）。

患者と家族は、すべてを把握でき、助言ができ、専門家たちとその分野をよく知り、コーディネートできるプロによる支えを必要としています。この専門家たちの中にはボランティアの人たちも含まれます。そこでプロの看護師は、ふさわしいボランティアを適切なときに投入しなければなりません。プロの看護師は、案内係や豊富な食事メニューでは代わりが務まりません。看護師の観察力と、初めて対面したときにかける信頼を生む温かい言葉は、その後の緩和ケアの基本です。ジェネラリストとプロの看護師が配慮しなければならないことについては、このあと重病者や死にゆく人たちへの緩和ケアについての具体的記述を通して明らかにしたいと思います。もちろんそれにも完璧はあり得ません。

3.7 看護師に求められるプロとしての指標

典型的なプロの指標である「知識を体系化する」、「社会の中心的価値（例えば健康）へ社会を方向づける」ことは、看護のプロであれば難なく請け合うことができますが、一方でそう簡単に請け合えない指標もあります。例えば「専門知識の高度化が生むエキスパートと素人の間の社会的距離」がそれです。患者と家族がしばしば医学用語を理解できないことはその例です。これは看護師のあり方に矛盾するものです。なぜなら従属関係を強めるような干渉はプロのすべきことではないからです。プロの看護師は、理想的な母親のように、従属ではなく自立を促します。身分によるプロの指標は、看護師には基本的に退けるべきですが、それでもやはり看護のプロであることは自覚すべきです（Napiwotzky, 1998）。

いま看護職のプロとしての独自の基準が作られています。看護師たちはこれまで、家庭生活で身につけた看護のしかたをそのまま仕事の場に持ち込んでいました。ところが、ホスピス運動を経て、自分の働き方を体系的に定義し、職業化しようとする考えが生まれています。緩和ケアに携わる看護師は、看護上の人間関係を看護業務と看護理論の基本と位置づけています。そしてその職が、女性の専門性が発揮される典型であると認め、そうあることを求めています。女性は人間関係を重んじる傾向があり、しばしば事象の利害より人間関係を優先します。ホスピス運動のおかげで、人間関係を重視する姿勢は、緩和ケアの仕事の場でも成果を上げているのです。

まとめ

看護上の人間関係、すなわち看護者と患者・家族との間に生まれる関係を、三つの看護能力（気づく、わかる、守る）とともに看護と看護学の基本として認めるべきです。特定の看護の場面における患者との関係を分析し、看護能力を実践する中で、看護師は「あたりまえのこと」とか「取るに足らないこと」と思い込んでいたことが大事だと気づきます。看護師たちは自分たちの行為を表す言葉を見い出し、一つの言語を獲得するのです。先に訪問ホスピス看護師の実例で示したように、看護師のプロフェッショナリティーは状況に対応する能力に表れます。

看護師のプロフェッショナリティーとして次のことが重要です。

- 知識を具体的状況に応用できるよう、プロとしての分析的距離を置きながら、ケアを必要としている人とその家族の当事者としての当惑を感じ取ること（状況理解と学問上の知識）。

- 根拠づけられ、理論に基礎づけられた仕事ができること。
- 看護師がもたらす人間関係の重要性と価値がはっきりと強く意識されること。

> **定義** プロフェッショナリティーとは、すなわち目に見え、根拠づけることのできる専門能力のことです。

次の章からは、プロフェッショナルな看護の基本コンセプトに立って緩和ケアの専門領域を発展させていきましょう。私たちは、これが保健衛生分野の模範を変える礎石となり得ると考えています。この基本コンセプトは、看護が関係する他の専門領域でも共有することができます。看護業務の核となるのは、今も昔もひとえに看護上の人間関係です。そしていまその関係性の具体的な姿を示すことができるのです。それにより、看護師は自分の行為に根拠づけをし、責任を負うことができるようになるでしょう。

学習を深めるための参考文献

Napiwotzky, Anne-Dorothea: Selbstbewusst verantwortlich pflegen. Ein Weg zur Professionalisierung mütterlicher Kompetenzen. Hans Huber, Bern 1998

Pleschberger, Sabine: Palliative Care - Ein Paradigmenwechsel. Österreichische Pflegezeitschrift 12 (2002b) 16-19

2

2　緩和ケア三つの要点

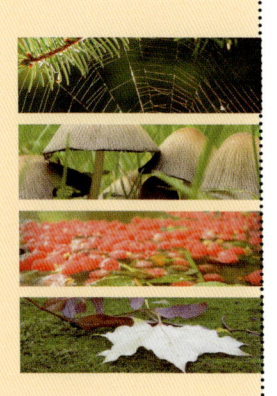

4. 「緩和的姿勢」とは 36

5. 患者の心の声に──気づく 40

6. わかる──
　コミュニケーションとコーポレーション 47

7. 守る──人生行路の最後を迎えた人たちに
　安全と安心を届ける 63

4 「緩和的姿勢」とは

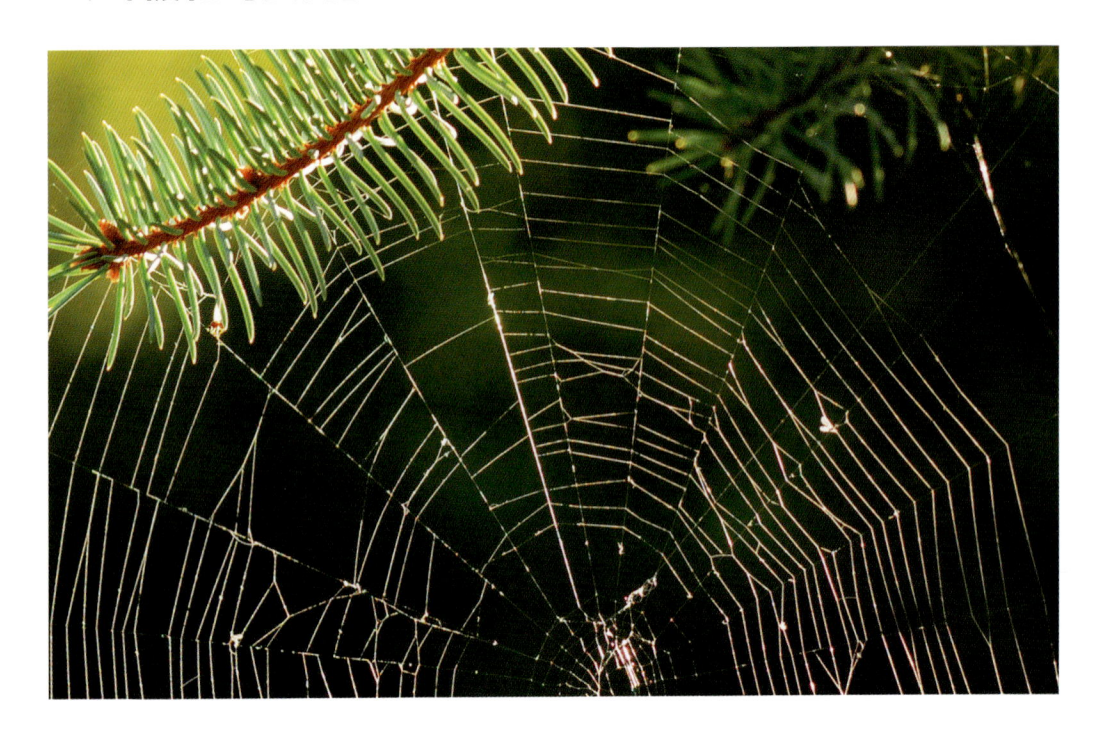

　デレク・ドイル（Derek Doyle）によれば、緩和ケアは1割の知識と9割の姿勢から成り立っています（私信 1992）。ここでいう姿勢とは、人間的な温かさや相手の気持ちを推しはかる能力、慈しみ深い態度といった面での力量も含んでいます。こうした能力は、重病の患者にとっては人生の終末における支えとなるに違いありません。緩和ケアでは、必要な処置を行う際に患者の要求が重大な意味を持ちます。これはたいへん簡単なことのようですが、患者の望みをただそのまま実行に移せばいいという単純なものではありません。以下に例を挙げて、緩和的姿勢がどんな結果を生むのかを明らかにしたいと思います。

事例　ある緩和ケア専門看護師の報告：以前からがんを患っていた67歳の女性、オットさんは、全身状態の悪化と極度の体重減少、脱水のため、入院して緩和ケアを受けることになりました。痛みは治療によってたいへん良好にコントロールされていました。ベッドから便器いすや浴槽への移動はまだできます。彼女は転移性乳がんのため、数年前に緩和的化学療法と放射線療法を受けました。がんは2年ほど前から右の頬骨に転移し、顔の右半分が大きくゆがんでいます。数週間前からはひどい嚥下障害により、ティースプーンで水や汁物だけをとっている状態です。

　オットさんの声はしわがれて出にくく、会話は困難になっていました。希望や要求をメモに書くことは問題なくできるはずでしたが、その点に関して彼女はたいへん意固地になっていました。私の印象では、彼女はそうした事態になったことによって、私たち看護師や医師たちから時間を取り返し、自分自身のために使おうとしているのではないかと見えました。

　彼女は自分の病気の予後が悪いことをよく知っていたのですが、精神的な落ち着きを保ち、満足している様子でした。ケア時の会話からは、彼女がかつて女性の友達と一緒に大きな住居で暮らしていて、その友達からも手厚く世話をしてもらっていたことがわかりました。彼女は自分から死について一度ならず口にしました。その口ぶりと達観したような様子から、私はかえって彼女の心中を思わないわけにはいきませんでした。

　彼女が入院して4日目、遅番で入った私に、同僚があいさつ代わりにこう言いました。「オットさんはすごく攻撃的で要求が多くて、まともに相手ができないわ。何をしても文句ばっかりよ。じゃあ午後の勤務、がんばってね！」。

　ところがその日、私にはその早番の同僚が言った状況は確認できませんでした。オットさんはいつものように友好的で、不穏当な言葉も出てきませんでした。ただ一つだけ気づいたのは、午後遅くなってから、30分ほどの深い眠りを何度も繰り返すことでした。でもこちらが呼びかけると目を覚ますのです。それ以外は特に変わったことはありませんでした。翌日私は早番でした。当直の看護師は私にこう言いました。「オットさんを個室に移さなければならなかったの。もう話しかけたり起

こしたりできるような状態じゃなくなってしまって。当直のドクターは、プレ・ファイナルだと言っていたわ。お友達は連絡を受けてもうここに来たのよ」。

そのとき私の目に入ったオットさんはまさに昏睡状態にあるようでした。それでも、なぜこのような状態になってしまったのかはわかりませんでした。その翌日から私は1週間休暇を取り、休み明けの土曜日にまた早番で出勤しました。

同僚からの引き継ぎは次のようなものでした。「オットさんは持ち直したの。2日間まったく目を覚まさないでずっと眠っていたけど、今またしっかり要求するようになったのよ。でも気持ちが沈んでいるみたい。痛みはないそうよ。そういえば、あなたのことを何度も聞いていたわ」。

私がオットさんの部屋を訪ねると、彼女はうれしそうに私を見てこう言いました。「ああよかったわ。あなたがまた来てくれて。あなたを待っていたんです」。「なぜ?」と私が尋ねると、思いもかけない言葉が返ってきたのです。しわがれ声をふりしぼって、でもはっきりとわかるように「これはあなたと私だけの話ですよ。どうかドランチン(医療用麻薬)を十分な量持ってきて注射してください!」。私は驚いて「えっ、でも・・・」と言いよどむと、続けざまに「注射するのがいやなら、アンプルを持ってきてくれるだけでもいいです。私が自分でポートから入れますから。そうしたいの。それよりほかにできることがないんです! それから、どうかこのことはだれにも言わないでくださいね!」

私はまずこう返事をしました。「そんなことできませんし、絶対にしたくありません。でも、そのお話は今の私には荷が重過ぎるので、少し考える時間をください。どうかわかってくださいね」。

その日はオットさんのケアを続けましたが、コミュニケーションがうまく取れず、彼女の目を見ることがほとんどできませんでした。彼女はいっそう考え込んでしまったようでした。この状況は私には耐え難いものでした。そこで、勤務を終えてから彼女に話をしたいと言ったのです。私は一言「何があったのですか?」とだけ聞きました。すると、この一言がきっかけとなってわかったことがありました。オットさんは5年ほど前に病気の診断を受け、その少し後でもう治らないことがはっきりしたとき、「積極的安楽死」について勉強したというのです。「最後の逃げ道を用意しておいた」と。

オットさんは入院してきた当初、それまでの数週間の睡眠不足をひたすら取り戻していたのだそうです。彼女が言うには、「もうどうでもよかったんです。力も出ないし、返事をする気にもなれないし、とにかくそっとしておいてほしかったんです」と。

彼女にとって最悪だったのは、彼女が最後まで保っていたわずかな自立性まで奪われてしまったことだったようです。小さなことがオットさんには大きな価値があったのです。「私がお湯だけで体を洗っているのをみな知っているんですよ。それなのに、いくら抗議しても毎日ウオッシュ・ローションをお湯に入れるんです」。「上半身はいつも自分で洗っていたんですけど、いつの間にかその仕事も取り上げられてしまったんです。動作がすごくのろくなっちゃったのね」。

「差し込み便器を使うときもすぐだれかがおしりをふいてくれるし。ほんとは自分でしたいんですけどね」。「どうしてここ何週間も毎日同じコンソメばかりなんですか? たまには他のものも食べたいわ! でもだれも私に聞いてくれないんですよ!」。「この部屋にいると見放されたような、置き去りにされたような気がするんです!」

オットさんの言葉の一つ一つから、彼女が何を望んでいるかがわかってきました。積極的安楽死など本当は望んでいないことが。それでも私はもう一度それに触れました。彼女は言いました。「あなたがあのように答えることはわかっていました。折れることもないと思っていたんですよ。でも私自身、しばらくの間、何を望んでいるのかわからなくなっていたんです。死んでしまうことはわかっているけど、死ぬ前にもう少し生きてみたいんです」。

翌朝、私たちはオットさんの了解のもとに彼女を4人部屋に移しました。孤独よさらば! ということです。同室の患者は親切な人たちばかりでした。彼女は手芸の上手な人とは特によくわかり合えたようです。その人は、患者同士の「業界用語」を使って彼女を励ましました。「オットさん、もう頭に来てるんですか(=転移のこと)? まだ? そう。じゃ、手はどうなんですか? だいじょうぶ? それなら、どうして何もしないんですか?」 その言葉を聞いてオットさんは編み物を再開したのです。編み物はかつて好きでよくしていたそうです。それから2日で彼女は甥のところに生まれた赤ちゃんのために外出着の上下を編み上げ、とても誇らしげでした。

それどころか読書も再開し(私たちは、彼女のベッドのそばに少しばかり本を置きました)、クロスワードパズルも楽しむようになりました。オットさんはベッドの上で体を動かすようになりました。体はできる限り自分で、それもお湯だけで洗うようになり、私たちが手助けするのは、彼女が必要とし、望むことだけに限られました(チーム内での考え方を変える必要あり!)。彼女はさらに柔らかいパンにバターを塗り、彼女いわく「しゃぶる」ように食べることも始めました。そして裏ごしの食事も試してみたのです。食べられるときもあれば、食べられないときもありましたが、彼女にとって大事だったのは、私たちがそれをさせてあげることでした。並行してポートからの栄養補給も行いました。そして治療を担当していた医師との徹底した話し合いの末、彼女は予定していた治療を自覚的に断念し、検査も断りました。

彼女は家に帰りたいと望み、家で死を迎えたいと望んでいました。痛みの治療はその時点では適切に行われていたので、長年診てもらっている信頼できる家庭医のもとで療養することになりました。もし痛みが強くなったり、他の症状が出てきたりしたときには、家庭医からいつでも専門的な支援を受けることができるようになっていました。私たちの側からは、訪問看護サービス事業者に家での看護を依頼し、足りない看護用品類の手配を行いました。

私たちの話し合いから2週間後に、オットさんは退院していきました。彼女は、その後も6か月の間十分に生き、穏やかな死を迎えたということです。痛みもなく尊厳を持って(Mladek, 2004)。

重篤な女性患者とこの看護師の信頼に満ちた関

係があったからこそ、この看護師はごくわずかの手段で、死にゆく女性の生活の質を決定的に高めることができました。緩和ケアにおいては看護上の人間関係がケアの基本です。この関係はまた、緩和的姿勢を発揮するための前提条件ともなります。この看護師は、緩和的姿勢と三つの看護能力（気づく、わかる、守る，p.26を参照）を生かすことによって、積極的安楽死の願いの背後にあるものに気づき、患者の「助けて！」という叫びに気づくことができました。

緩和ケアは、専門知識とは別に、ケアに生きる一つの明確な姿勢を重視します。すなわち、第一に自分自身の死すべき運命を自覚しながら生きる人間どうしが、共存し連帯する姿勢です。死を自覚すると人は自分の欲求に対して敏感になり、その結果、他人の要求（死に直面したときの要求だけでなく生きる上での要求も）にも敏感になります。

そこには自分自身を知ること、そして自分の不安や限界を自覚できる人間性の向上も含まれます。これは重病者や死にゆく人たち、またはその家族の気持ちになって支えられる付き添い人であるための基本的な前提条件の一つです。助けを必要とする人が付き添い人に期待することは、自分の立場に立ってくれること、安心を与えてくれること、そして付き添い人が自分自身の不安にうろたえたり機能停止に陥ったりしないことです。

つまり付き添う人たちは看取りの理論を学ぶのではなく、最期を看取ることに全人格を投入し、知覚と直観を磨き、付き添う人たちどうしの中で心を開くことが必要なのです。

そこで付き添う人の「緩和的姿勢」には、次のような前提条件を挙げることができるでしょう。

- 自分自身をより深く認識し、表現することができる。こうして自分の感情に目を向けることにより、「抑圧」と、自己の不満足の同僚に対する「投射」が減ります。
- 心を開くことによって、他の人の中に自分と似ているところを見つける。これは連帯感と団結心を生みます。
- 他の人の自分と違うところを受け入れる。または大いに尊重する。そうすれば、まったく別の人生を生きてきた人たちとも親しく付き合うことができます。
- 命の有限性と向き合うことによって、自分自身の

意識の発見を促し、スピリチュアルな探求心を活発化させる。命の限界を認識すると、精一杯生きようとする気持ちがわいてきます。

私たちはケアの対象となる人たちを病気や障害の集合体としてではなく、心を持った人間として認識します。緩和ケアは、マニュアルに従った処置の中で全うできるものではありません。幸いなことに「死への付き添い方」に決まった方式はありません。重病者も死期の迫った人も自分で自分の道を進むのです。私たちは彼らを、それぞれの人生、個性、感情、癖、才能、制約、欠損と一緒に受け止めるよう努めるのです（Napiwotzky; Student, 2005）。

一人ひとりを症例ではなく人として真に支えるために、私たちが患者一人ひとりの人生の状況をいかに正確に知らなければならないかを、次の事例で明らかにしましょう。

事例 私たちのホスピスに、アルコールに関わる問題を抱える二人の患者がいました。ロレンツさんという治る見込みのない女性患者は依然として明らかな依存症ですが、重病の男性患者ロートさんは、もう何年も「酒断ち」していました。ロレンツさんのもとにはしばしば仕事仲間が訪ねてきて、酒を差し入れていました。いつのころからか、この仕事仲間たちは隣室のロートさんにも親切心から酒を分けてあげるようになったのです。

終末期になると、私たちはふつう、患者にアルコールを与えないようにとは言われないと思っているし、家庭医もある程度大目に見て、「いいですよ、酒が飲みたいなら飲んだほうがいい」と言ってくれます。ところが、ロートさんの夫人と娘さんは、彼を訪ねたとき、また酒を飲み始めてしまったことに衝撃を受けました。娘さんは、昔に戻ってしまった父親をこれからも見舞うかどうか考え込んでしまったのです。そこで一人のホスピス看護師がロートさんにこう言いました。「あなたは入所するときに、もう何年もアルコールを口にしていないと言っていましたね。そのことは今でも大事に考えていますか？」。ロートさんはしばらくの間ナイトテーブルの上のビール瓶を見つめていましたが、ためらいがちに「ああ、もちろん」と言いました。「アルコールをやめようと思ったのはなぜですか？」と看護師は続けました。ロートさんは、夫人と娘さんとの関係が、いつのころからかアルコールのために修復できないほど壊れそうになったと感じたからだと言いました。「だから私はやめると決断したんだ」。―「それで今は？」看護師のイヴォンネがさらに聞くと、「やっぱり難しいね」とためらいながら答えます。そこでイヴォンネが「何かお手伝いできることはありますか？」と尋ねました。ロートさんは考えていましたが、「ときどきとても退屈するんだ。昔はそういうときにいつも酒が助けてくれたんだ」。「それじゃ、退屈しないように何かしたいことはありますか？」。するとロー

トさんは映画のビデオを見たいと言ったので、イヴォンネはすぐにホスピスステーションで兵役代替奉仕勤務をしている者のところに行って、DVDプレーヤーを1台買ってほしいと頼みました。それ以降、ロートさんにとってアルコールはもう重要ではなくなりました。

この事例は、基準が個々の人に当てはまるとは限らないことを示しています。この場合、ホスピス看護師は「でも飲んだほうがいい」という立場をとらず、患者を信用しました。なぜなら、患者が本当はアルコールを断つことを望んでいたからです。このようにして看護師は、言葉をかけることによって、彼を決断力のある大人として敬意を持って支えたのです。

私たちが感じ、考え、行動することによって、ケアを受ける人が思っていることを言葉にし、私たちに伝えられるようになってほしいと願います。ケアを受ける人たちはしばしば尊厳を奪われたと感じます。それはどんなときでしょうか。例えば、病院の暗く寒い地下で、車いすに乗せられたまま検査の後の迎えを待つときや、自立性を認めてもらえないとき、病衣がはだけたままにされたとき、排泄がうまくコントロールできないとき、自分のことが直接自分にではなく、他の人に話されているときなどです。私たちは敬意を持って、傷つけられやすい彼らの尊厳に向き合いましょう。

私たち人間は敬意を持って処遇され、尊厳を与えられることを支えとしています。このことは、人生の初めと終わりに特に顕著になります。ある社会において弱者と関わることは、その社会がいかに人間味あふれているかを示します。緩和ケアにおいては、特に女性が得意とする人間関係づくりと、男性が得意とする公正さは同じくらい重要視されます。どちらも人の倫理には欠かすことのできない要素であり、性別にゆだねたり、一方だけを重視したりするものではありません。

倫理の根源にある感情的なものは儀式や祭祀を通して生き続け、合理的な合意と法規範を作り上げるための前提条件となっています。(Meier-Seethaler 2001, p.163)。マイヤー・ゼーターラー(Meier-Seethaler, 2001, p.166)は人間関係の観点の重要性を強調しています。「私たちが生命の担い手としての人に真に関わるなら、私たちは究極においてお互いにつながっていると感じる。その生命の担い手に対する不当な干渉に待ったをかけるものは、もっぱら倫理の感情的な面(それはスピリチュアルな、宗教的な面も含む)である」と。その意味するところは、人の倫理は人間関係と結びついて、人間関係の中で生かされるものだということです。法律によって倫理を人間関係から切り離して獲得するのは不可能であるということです。法律や規則の解釈は常に個人の幸せのために向けられるべきです。「安息日は人のためにあるもので、人が安息日のためにあるのではない」(マルコによる福音書第2章27)のです。

緩和的姿勢とは法的、感情的な倫理面を包括し、倫理的生き方の範を示すものであると同時に、尊敬の念を伝えるものです。なぜなら、緩和的姿勢は、苦痛との個人的なたたかい、無欠の人へのあこがれ、自由の権利の要求に関わるものだからです。

次の単元では三つの看護能力を緩和ケアの総論に応用します。緩和的姿勢の受け持ち範囲とさまざまな側面(p.226「倫理」)が、この三つに分類された能力を通してしだいに明らかになります。

5 患者の心の声に──気づく

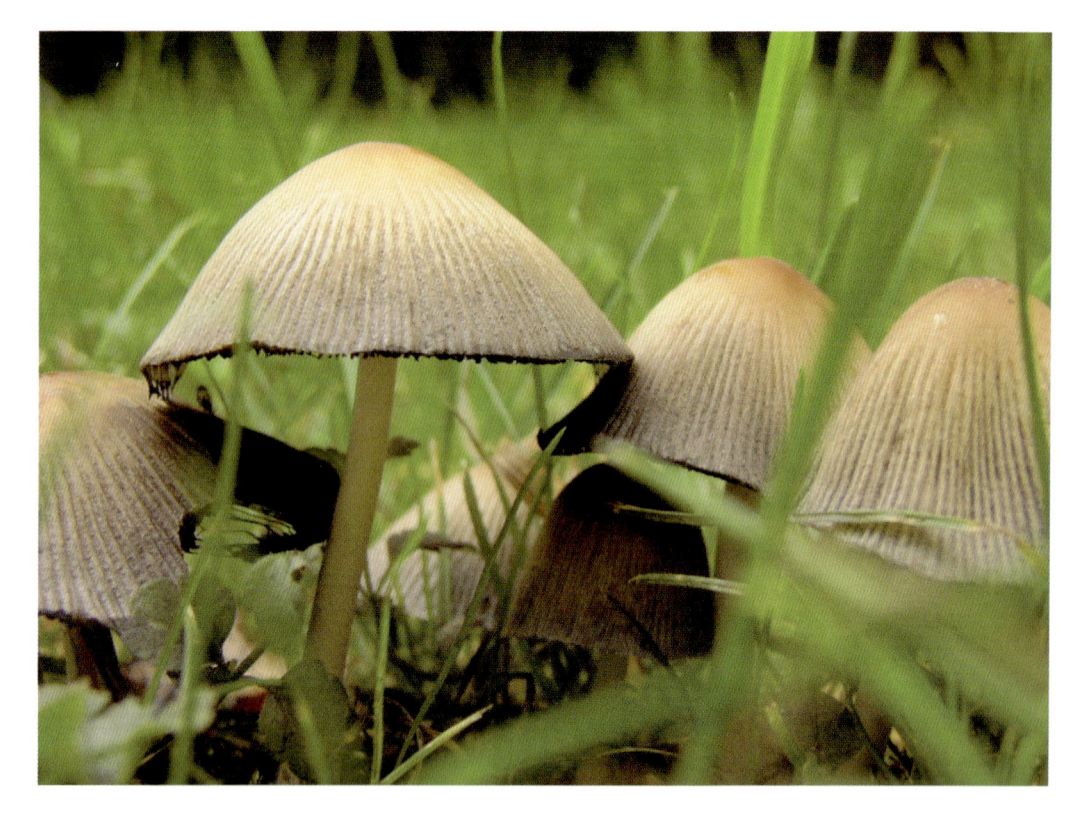

5.1　要求と習慣を知る • 40
5.2　死に至るまでの心理段階を察知する • 42
5.2.1　第1段階　否認 • 43
5.2.2　第2段階　怒り • 43
5.2.3　第3段階　取引き • 44
5.2.4　第4段階　抑うつ • 45
5.2.5　第5段階　受容 • 45
5.2.6　希望 • 46
5.3　最終期(ファイナルステージ)を悟る • 46

5.1　要求と習慣を知る

　死にゆく人を丸ごと知るためには、初めの対話と継続的な対話が重要な基本です。相手を知ることは心理社会的、身体的、スピリチュアルな面と結びついています。次のような質問はその典型です。
- 何かして差し上げることはありますか？
- 何かそばに置いておきたいものがありますか？
- 会いたい方がいらっしゃいますか？
- そばにいてほしい方はどなたですか？いてほしくない方はどなたですか？
- ボランティアの人に来てほしいですか？
- 病気の今後の見通しについて聞いていますか？どんな治療を受けたいですか、または受けたくないですか？
- 宗教はあなたにとってどんな意味をもっていますか？
- 生活の質(QOL)についてどう考えますか？
- 何か心配なこと、おっしゃりたいことはありますか？

緩和的視点からの病（経）歴調査

　一般的な病歴（患者のデータ、病名、経過、症状、その他の疾患、薬歴、そして現在の体の状態、身長、体重、どのくらい動けるか、身体能力の障害度、精神力、補助具など）に加えて、私たちは緩和ケアの視点からの病（経）歴を調べます。その内容は次のとおりです。
1. これまでの人生経験
2. 習慣と好み
3. 現在の症状とその身体面、精神面、社会面、スピリチュアルな面への影響

これまでの人生経験　相手と一緒に人生をふり返りながら、次のことについて話を展開してみましょう。
- 人生の節目となった特別な出来事を挙げてみる（転居、つらい体験、離別など）。
- 自分の人生とその時代の出来事を対比させる。
- 楽しい体験をつづった喜びの自分史を書く。

習慣と好み　患者に次のことを聞きましょう。
- 体の手入れの習慣（体を洗う順序、時間と頻度、髪型、体の手入れに使う薬品類）
- 歯磨きのしかたと時間
- 衣服についての要望
- 寝るときの習慣（体位、上掛けの種類、眠る前の儀式）
- 食事（好きな食べものと飲みもの、嫌いなもの）
- 香り（好きな香りと嫌いなにおい）
- 体への接触（触られて気持ちの良いところと不快なところ）
- 音楽（好きな曲、歌）
- 趣味

現在の症状とその身体面、精神面、社会面、スピリチュアルな面への影響　患者に次のことを聞きましょう。
- 患者は身体の障害（難聴、視力障害、失禁など）をどう感じているか。
- 痛み、吐き気、嘔吐、下痢、便秘、失禁、床ずれ、かゆみ、眠気、呼吸困難、リンパ浮腫、傷のにおい、筋肉の痙攣、不安、恐怖などの状態はどうか。

　この人生経験（p.113「自分史を書く」も参照）、習慣、症状の影響の調査は、通常はいっぺんに行わずに、緩和ケアをしていく中で随時行っていきます。新しい情報や変更があれば、チーム全員に伝えます。

　家族と患者は、自分たちの要求に対するこのようなオープンな調査や確認に接して、気持ちがたいへん軽くなります。そして命に関する重大な不安を看護師たちと分かち合うことができるのです。病気が考えること、することすべてを支配していた状態が終わって、患者と家族はようやく主役になれるのです。

　ケアに当たる者たちにとっては、患者が答えられる限りこれらを聞き取ることが重要です。

　経歴確認をしていくうちに、患者と家族は自分たちが尊重されていると実感するので、早々に自己を見失ってしまうような状況を避けることができます。また看護師たちも、患者の主観的な意味づけを知り、患者をより深く理解できるようになります（Friebe, 2004）。

　思い出をたどることでその人の存在が生き生きとしたものになり、他の人たちとの結びつきがわかり、患者

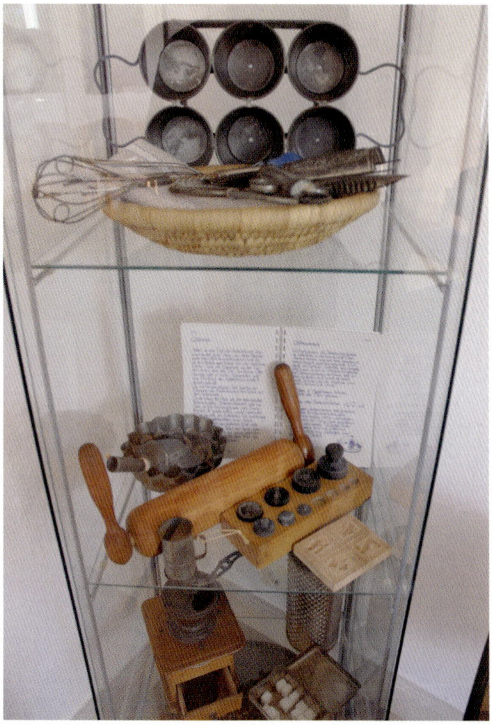

図5.1　自分史の作成に役立つ用具類（p.113を参照）

も自分らしくいられるのです。運命的な不幸に直面しながらも、いや、直面したからこそ、人生が急に輝きだし、それ以降の時間を充実させます。

「何かしてほしいことはありますか？」。ホスピスに患者を迎えると、最初にこう聞くことがよくあります。この率直な問いかけをするためには、看護師は広い範囲のケア能力を備えていなければなりません。

緩和ケアにおける対話は、「存在」に対する患者と家族の不安を和らげるものであるべきです（Winzen, 2005）。ここでいう存在に対する不安は二通りの意味をもっています。現実に生きている自分の存在への不安と、自分の存在の本質への不安、つまり「（生きる力として）何が残っているのか？」という不安です。その不安を和らげるためには、患者の経歴、運命、経験、特性、素質、制約、喪失体験などに看護者が関わることが欠かせません。存在に対する不安を和らげるためには、患者たちの安心、敬意、愛情への要求を真剣に受け止めることがいちばんの早道です。そのためには患者の言葉の使い方を理解する必要がありますし、不安や心の葛藤について話すときには、それにふさわしい配慮が必要になります。緩和的視点からの会話は不安や苦痛を取り除きます。患者の要求を知れば知るほど、患者と家族のケアもより上手にできるようになります。より良いケアのための処置と治療の方法は、看護師たちから要請されて一緒に多職種チームを作って働くさまざまな職業グループだけでなく、看護師たちにもたくさん用意されています（「守る」の単元を参照）。

事例 ホスピスに入所していた72歳の女性は乳がんを患い、転移もありました。この女性は入所当初、混乱して、看護師や自分の娘に対して非常に攻撃的でした。その混乱は病院にいたときからすでに始まっており、娘さんはその様子にたいへん衝撃を受けていました。彼女の知っている母親はいつも温かくて優しかったからです。

私たちはどうしたらその患者を今の状態から救い出せるかを話し合いました。彼女の経歴の重要なものについて、娘さんから話を聞くことができました。その情報からわかったのは、彼女がゆっくりお湯につかることと、ときどきグラス1杯のスパークリングワインを飲むことを楽しみにしていたことでした。そこで彼女に入浴を勧めたところ、たいへん喜んで受け入れてくれました。温かいお湯につかった彼女はすぐに気分が回復しました。私は浴槽のわきにいすを置いてすわりました。彼女が入浴している最中、私たちは一緒にグラス1杯のスパークリングワインを飲みながら活発に話をしたのです。これ以降、数か月後に息を引き取るまで、彼女は混乱を起こすこともなければ、攻撃的になることもありませんでした。（中略）娘さんと私たちがたいへん喜んだのはもちろんですが、この入浴と1杯のスパークリングワインの効果には大いに驚かされました（Kostrzewa; Kutzner 2002, p.94）。

5.2 死に至るまでの心理段階を察知する

「希望とは、良い結果が待っているという確信ではなく、結果のいかんに関わらず、意義を持っているという確証である」
（ヴァーツラフ・ハヴェル）

死にゆく人たちや悲しみに沈む人たちと、より人間味のある関わりをするための重要なマイルストーンとなったのが、エリザベス・キューブラー・ロスによって書かれ1969年に発刊された『On Death and Dying』（邦題：『死ぬ瞬間』）という本です。ドイツでは1971年に『Interviews mit Sterbenden（死にゆく人々へのインタビュー）』という題で初刊行されました。この本の刊行は、死を迎えつつある人との対話が可能であること、彼らを理解することができ、また理解しなければならないこと、そして死ぬことが生きることの重要な一段階であることを、挑発するかのごとく広く社会に示したという意味でたいへん大きな出来事でした。この本はタブー視されていた死というテーマを表舞台に引き出すために決定的な貢献をしたのです。

他方、エリザベス・キューブラー・ロスはこの本で、これまでだれも取り上げたことのない法則性に目を向けさせました。そしてこの法則性は、重篤な病人の、不安を感じさせるような、理解に苦しむような言動に対処する看護者に、いくらかの安心感を与えました。特に看護師、医師、あるいはそのほかケアに携わる人たちが、死を控えた患者に歩み寄っていく勇気、彼らを孤独から解放する勇気を得たのです。

みなさんがこの画期的な本を今読むなら、その中に、みなさんの仕事にとって今も変わらない大事なこ

とが書かれているのを発見して驚くかもしれません。また、当時の考え方には、今日の私たちにとってあたりまえになっているものがあることにも気づくでしょう。

事実、「死に至るまでの心理段階」は、何も死に近づいた人特有の異質な現象ではありません。キューブラー・ロスが初めて取り上げたこの「段階」は、程度の差はあっても、私たちも日常的に繰り返し目にしています。卑近な例を挙げると、財布をなくしたり、家の鍵が見つからなくなったときに、私たちは省略された形で「死に至るまでの心理段階」を経験します。しかし、それよりもっと大きな人生での喪失体験―身近な人の死や離別、仕事を失うなど―では、この段階を「悲嘆の段階」（p.132）として体験することになります。ですから、悲しみの状態を表すときにこの段階モデルが繰り返し取り上げられるのも、さほど不思議なことではありません(Kast, 1982なども参照)。悲嘆の段階を心得ていれば、自分自身や他の人が人生でさまざまな危機的状況に陥ったときに、その心理を理解するのに役立つかもしれません(Kübler-Ross; Kessler, 2006)。

キューブラー・ロスは、悲しみが変化していく経過を五つの段階で表現しました（図5.2参照）。もちろん重病者の心理が、単純に最初の否認から最終的な受容までの段階を順序どおりたどっていくと考えてはいけません。この段階は取り得る経過を表現したものであって、そのとおりに進まないことも多いとキューブラー・ロスは繰り返し強調しています。一つの段階が続く期間は人によって異なり、順序が替わることさえあるのです。「受容」の段階に到達してほどなく、再び深い「抑うつ」や「取引き」、「怒り」、あるいは「否認」の状態に陥ることもあります。またいくつかの段階が同時に起こることもあります。さて、そこで、次にこの5段階について概略を説明しましょう。

5.2.1 第1段階　否認

私たち人間は、ひどくつらい知らせを受けたとき、初めはショックを受けます。そして「死んだふり」をして身を守ろうとします。「そんなはずはない」「私に限って」とその恐怖に抗い、受け入れようとしません。がんと診断された患者は、その診断が間違っていると思うかもしれません。「私はまったく健康だと思っている。あの医者は絶対間違っている」と。そして期待を、いや、それどころか、そんなことがあるはずはないという確信のようなものを持って別の医者に意見を求めるかもしれません。「どこも悪いところはないですよ」―病気になったばかりの人の中には、そう言って何事もないかのように生活を続ける人もいます。そういう人は、何かにつけて「自分には関係ない」というシグナルを出します。

私たちが心の中に持っているこの自分を防御する姿勢は、感情的な重荷から自分自身を守るのに役立ちます。長い長い格闘の末、最終的にこの「考えられないこと」を「考えられること」に変えるためには、「排除」は初めの段階では一つの有効な手段となり得ます。

この段階は、病人が病気の進行や再発に伴う新しい情報に接するたび、繰り返し現れる可能性があります。援助する私たちにとっては、この否認したがる気持ちを認め、ふつうのことだと受け入れることが大事です。私たちは、ときにこの段階の患者の目を覚まさせたくなることがあります。「でも現実を見なければ！」、「むだな検査で時間を浪費しないで！」、「さあ、もう治療を始めましょう！」などと声を大にして言いたくなるかもしれません。でもこれは私たちの視点です。私たちにとっては正しいことでしょうが、この場合には当てはまりません。その代わりに、そばについていること、患者をひとりにしないこと、そしてよく話を聞いてあげること(p.51「積極的傾聴」)が求められるのです。亡くなるまでこの段階にいつづける患者はごく少数なのですから。

5.2.2 第2段階　怒り

この段階は、私たち援助する者にとって、五つの段階の中で最も対処しにくいといえるかもしれません。この段階にある患者は私たちにとって、ただただ耐え難いものとなります。しかし患者自身はそうすること

第1段階：	否認
第2段階：	怒り
第3段階：	取引き
第4段階：	抑うつ
第5段階：	受容

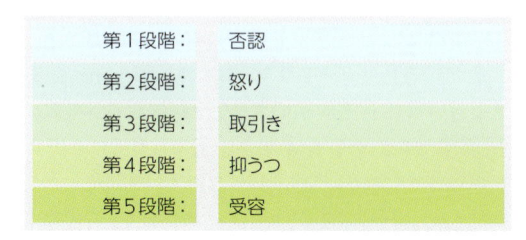

図5.2　死に至るまでの心理段階(Kübler-Ross, 1971)

で気分がすっきりするのかもしれません。憤まんをぶちまけ、怒りわめき、自暴自棄になり、そしてついに自分を解放するためのはけ口を得るのです。これは良いことかもしれません。

「なぜ私なのか？」あるいは「なぜ神様はこんなに不公平なんだ？神様は私に人並みの命を与えてくれないのか？」。このような言葉はこの段階でよく聞かれます。ただ、私たちに病気と怒りの因果関係がはっきり見える限り、まだ我慢できるかもしれません。難しいのは、患者がひたすら不平不満ばかりを言いつのり、私たちがその患者を満足させられないときです。または患者が、しょっちゅうコールボタンを押して私たちを振りまわしたり、意識の底に潜む小さな嫌味をちくりちくりと並べたりして私たちを激怒させるときです。特にこの段階がまだ表に表れない時点では、集団心理のように私たち援助者にもその状態が伝染するのです。みなさんにも経験があるかもしれません。朝、気分良く病室に入ったのに、何か黒雲が近づいてくるような感じがして、良い気分はどこかに消え去り、不快で、いらついて、腹が立ってくることが。「その顔を見ただけで気分が悪くなるのよ！」と。——患者自身はまだ何も言っていないにもかかわらず。

そのような状況に陥ったとき、私たち援助者にとっては自分を守ることがたいへん重要です。しかし、その手段は患者を避けることではありません。そうではなくて、自分の感情と患者の感情を区別することをしっかり学ぶことです（Student, 2007）。ただ、危機的状況に陥ったときに初めてそれを学ぶのではなく、日ごろから課題として心がけたいものです。実際にこのような危機的状況をうまく切り抜けようとするときには、同僚によるコントロールやチームでの話し合い、スーパービジョンが助けとなります（p.98の事例を参照）。大切なのは、このようなときに、私たちが患者を拒絶することのないようにすることです。そばにいながらも、感情的に我慢できるくらいの距離を置くことです。もちろん患者のもっともな訴え（痛みやつらい症状など）は真摯に受け止めることが重要です。

そうすれば、キューブラー・ロスの私信の中に登場する若い女性看護助手のような行動は避けられるかもしれません。その看護助手は気に入っている患者を満足させたいといつも心をくだいていました。ところがその日は何もかもがうまくいきませんでした。とうとう彼女は怒りのあまり目に涙をため、ナースステーションに走って行き、日誌に赤鉛筆で「キューブラー・ロスの怒りの段階」と書きつけました。少なくとも彼女のこうした行動は正しかったといえるでしょう。彼女は重要なことに気づいたからです。そしてもしその出来事の後に同僚たちから必要な援助を受けていたなら、彼女は、患者と新しい、愛情に満ちた出発ができたに違いありません。ともかくも文字で適切に表現できた彼女の怒りは、同僚たちと話すことでいくぶんかおさまることになったでしょうし、死へ向かう第2段階の本質をより深く理解することもできたでしょう。そうした会話をする中で、彼女はその患者が自分と彼女を比較して、その若さと健康をうらやんでいたということも、ひょっとしたら学べたかもしれません。

5.2.3 第3段階　取引き

この段階はたいていごく短期間で終わるとキューブラー・ロスは書いています。支援者の私たちは、病人が一歩前進して運命と折り合ったような印象を持ちます。それどころか、心が安らぎ、緊張が解かれ、再び能動的で愛想が良くなったようにさえ感じられます。「死ななければならないにしても、孫の洗礼だけは見届けたいんです」。病人は神とこの世とを相手に取引きをするのです。もしかしたら、心の中で、あるいは声に出して「せめて息子の結婚式まで生きられれば…」と言って神に善行を約束するとか、つらい化学療法も受けると医師に約束しているのかもしれません。

そしてその目標が達成できると、必然的に次に到達すべき魅力的な目標や道しるべが現れます。もちろん重病者も、そうでない私たちより優れているとは限りませんから、この誓いはたちまち忘れられてしまうかもしれません。

私たち援助者は評価することに慎重でなければなりません。自分を顧みて、同じような誓いをしたことを思い出すといいでしょう。ここで患者の間違いを指摘したり、善し悪しを評価すべきではありません。私たちは患者とともに穏やかに一歩前に進むだけです。患者の希望はそのままにしておくことです。ただ、現実には無理だと思われるのに、期待を持たせてはなりません。いずれにしても、この段階では私たちの意見が求められることはあまりありません。

5.2.4 第4段階　抑うつ

　この抑うつも影響の大きい、伝染しやすい感情です。私たち援助者は十分注意して付き合う必要があります（p.95）。この段階にある病人は悲しみ、嘆き、沈み込んでいます。自分の殻に閉じこもったり、恐怖を感じたり、身じろぎもしなくなったり、泣いてばかりいることもあるでしょう。重い病や目前に迫る死を考えたとき、私たちのように当事者でない者にとっては、この段階が最も理解しやすいといえるかもしれません。しかし、もちろん私たちが理解しただけでは十分ではありません。もし私たちが患者の役に立ちたいと願うなら、何よりも、別な方向に用心深く導く道を探す必要があります。

　キューブラー・ロスは、この抑うつの段階に二つの異なる解釈・観点を与えました。まず一つ目は、すでに認識されている喪失に対する反応としての抑うつです。身体における完全性の喪失、病気によって受け入れざるを得ない（仕事などの）チャンスの喪失。さらに、取り返しのつかないものの喪失、健康な日々の断念などに起因する抑うつです。私たちは物事を何度となく先送りしてしまいます。定年後の旅行、子どもたちと一緒に過ごすこと。いつか時間ができたらきっと……と。

　この段階に入った病人たちは、しばしば伝える欲求が大きくなります。悲しみを表現したがり、私たちにその苦しみを聞いてほしがります。ですから、私たちが集中して耳を傾けることが病人に良い影響を与えます（p.51「積極的傾聴」）。これが、私たちが悲しむ人たちに対してなすべきごくふつうのことです（p.131「悲しみ」）。病人は重荷の一部を口にしたとき、その部分だけは重荷を振り払うことができ、気持ちが軽くなるのかもしれません。そこで私たちが慰めようとすればその人の口をつぐませてしまうことになります。ただ、病人が若いなら、自分の死後に家族の生活がどうなるのか、という大きな問題について看護者たちが支えることは、この段階でも有益な場合があります。

　抑うつにはもう一つ別の原因によるものがあります。キューブラー・ロスはそれを「準備的抑うつ」と呼びました。それは迫りつつある喪失、つまりこの世から存在が消えることによるものです。それは悲嘆のやや穏やかな形です。病人はしばしば深く考え込み、口数が少なくなります。この段階になると、看護者たちにはこれまでとまったく異なる姿勢が求められます。穏やかに付き添うことがより強く求められます。一緒に涙をこらえること、そしていま患者のためになることに辛抱強く耳を傾けることです。

　キューブラー・ロスは、この段階に起こりうる病人とその家族、あるいは医師たちとの間の摩擦について書いています。家族や医師たちがまだ希望を捨てていなくとも、病人は、ここに至ってはもや生きるためのたたかいを望んでいないのかもしれません。ケアに携わる者にできることは、家族に対して、いま大事なのは生きるための闘いではないこと、病人が感情面での次のステップに進む準備をするために、この抑うつの段階を必要としていることを理解させることでしょう。

5.2.5　第5段階　受容

　不治の病気にかかった多くの人はいつかはこの段階に達しますが、決して全員ではありません。私たち援助する者は、ここで病人に対して何かを望むようなことはすべきではありません。病気の人がこの段階に到達すると、「長い旅を前にした最後の安らぎ」が始まります。たたかいは終わりました。病人はいまや命が終わることに同意したのです。ほとんど無感情の、安らかな状態が訪れます。見舞い客に会いたいという望みも消え失せてしまうことがよくあります。眼差しもどこか心の内面の他のところに向けられています。会話ももうほとんどできません。私たちに求められるのは、ただ静かに付き添うことだけです。そしてじっと黙って見守ることが最も賢明なコミュニケーションの方法だということを、怖がらずに受け入れることです。

　このような状況では、家族は私たちの配慮をとりわけ必要としています。援助者としての私たちは、病人のこの後退現象が家族を拒むとか、いてほしくないという意思表示ではないこと、病人にはふつうに意識があり、行くことを許してほしいと思っていることを、家族が理解できるよう慎重に助言するとよいでしょう。ただ、ここでは家族が病人を「行かせる」かどうかを判断するわけではありません。それは家族に対する過大な要求であり、よけいな負担を強いることになります。しかし、そのようなつらい状況にあっても、病人に「もう行ってもいいよ」という同意を示してあげられる場合もあるでしょう。

5.2.6 希望

どの段階においても、必ずと言ってよいほど希望は存在します。あらゆる常識に抗して、病人は治癒や奇跡を望むのかもしれません。このことをよく知る私たち援助者にとっては、この状況はときにたいへんつらいものとなります。その場合も、患者の期待を高めることはせず、その人の希望をそのまま、ありのままに受け入れるだけにとどめます。また、患者の希望が苦痛の緩和だけに向けられる場合もしばしばみられます。あるいは、最終的に死後の世界へ希望を託す人もいます（p.211「スピリチュアリティ」を参照）。いずれにしても、希望がはっきり分かることはないので、そのあいまいさに辛抱強く対処することを私たちは学ぶべきでしょう。それが患者の役に立つことなのです。

私たちは、ときには仲介者としての役割を求められることがあります。例えば、家族の望みと患者の望みが全く異なるときです。患者はもう旅立ちへの準備を終えているのに、家族が奇跡を期待して一縷の望みにすがっているような場合です。仲介者といっても、両者の仲裁役を引き受けるのではなく、それぞれの希望にじっくり慎重に耳を傾けて（ただしそれ以上のことはしない）、お互いが少しでもわかり合えるよう手助けする役目のことです。そうすれば、両者がそれぞれの希望の変化、すなわち、より良い目標に向かう希望、何らかの意義を持つ（スピリチュアルな）希望への変化を受け入れられるようになることもあります。

5.3 最終期（ファイナルステージ）を悟る

終末期（ターミナルステージ）が死亡前の数週間から数か月とされているのに対し、最終期（ファイナルステージ）は亡くなるまでの3日ほどを指します（Nauck他, 2007）。死へ向かうプロセスにおける最終期は「容体が急変した」、「容体が目に見えて悪化した」などの言葉で知らされます。ただ、最終期に入ったことのはっきりした根拠が認められるわけではありません。一般には、あれこれの症状（痛み、吐き気など）が悪化するのではなく、体の力が抜け、死が近づいたことがはっきりわかるようになります。

私たちの目には、患者が内面により深く入り込み、意識をはっきり持っているように映ります。この内省は、薬やケアで支えるべききわめて能動的な状態です。すなわち、医師たちは痛みの発作や苦痛となっている症状をうまくコントロールすべきであり、看護師たちはこの状態をできるだけ妨げないようにケアすべきです。家族の呼びかけに対しては、死が迫った人は反応しなくなることが多くなります。ときには患者と話すことができなくなってしまったことに家族が傷つくこともあります。しかし家族は、患者が遠くへと一歩を踏み出し、別れを告げたことを理解しなければなりません。このときは、死にゆく患者よりも、主に家族のほうがより支えを必要とします（Schaup, 1996）。

まだらに起こる意識混濁のせいで、患者の反応はだんだん少なくなりますが、私たちの声は聞こえています。このことを家族には伝えておかなければいけません。

死が近づいたサイン

- 運動不穏・不安
- 弱い脈、脈拍数の変化
- 呼吸パターンの変化。休止したり、ガラガラという呼吸音を伴ったりする
- 血圧の低下
- 四肢の冷え
- 体温の変化。しばしば上昇する
- 冷たい粘性の汗
- 血流の低下。体の下になっている側に青い大理石模様が出る
- 顔が落ちくぼみ、鼻から口にかけて青白くなる
- 目を全開、または半開し、視線を遠くに向けている
- 感情の鈍麻が進み、意識を喪失する
- ついに心機能が停止する（Pribil, 2005）

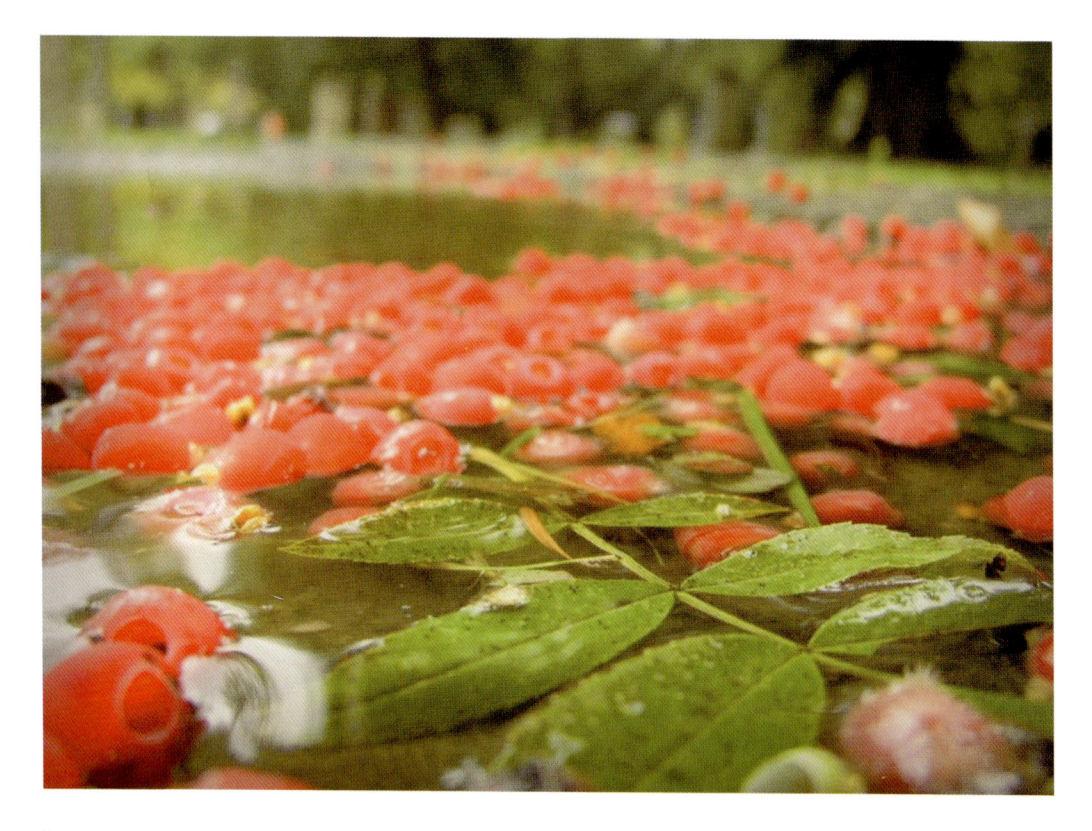

6 わかる──コミュニケーションとコーポレーション

6.1 **コミュニケーション**・47	6.1.6 対話がうまくいかないのはなぜか・54
この単元で学ぶこと・47	6.1.7 自分の不安を克服するために──
6.1.1 コミュニケーションとは何か・48	「ゲッティンゲン・ステップモデル」・55
6.1.2 三つのコミュニケーションレベル・49	6.2 **コーポレーション**・57
6.1.3 言うは銀、聞くは金・51	6.2.1 ボランティアとの協同・57
6.1.4 積極的傾聴・51	6.2.2 他の専門家との協同・59
6.1.5 上手なコミュニケーション法を身につけるには・53	学習を深めるための参考文献・62

6.1 コミュニケーション

「すぐれた聞き手は、
すぐれた話し手に勝る」
（中国の格言）

この単元で学ぶこと

　この単元ではコミュニケーションとは何か、なぜコミュニケーション能力が緩和ケア専門看護師の中心的資質に位置づけられるのか、さらにどうしたら効果的なコミュニケーションを取れるのかについて学びます。同時に積極的傾聴の基本と、チーム業務におけるコミュニケーションの取り方の基本も学んでいきます。

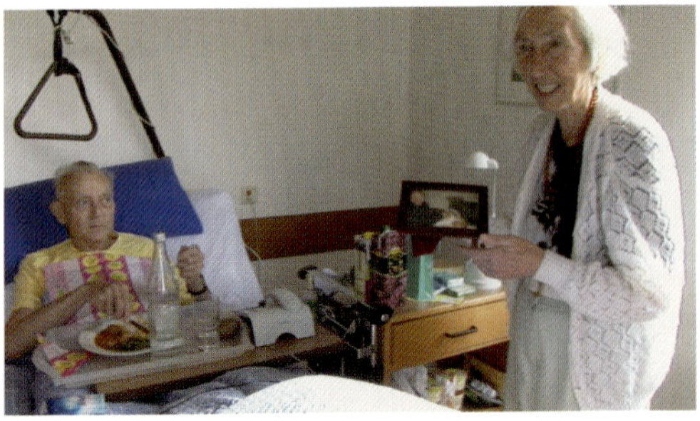

6 わかる——コミュニケーションとコーポレーション

図6.1 写真を話題にしてコミュニケーションを取る

6.1.1 コミュニケーションとは何か

あなたはコミュニケーションとは何かについて考えてみたことはありますか？ もしあなたがだれかにコミュニケーションとは何かと質問をしたなら、ほとんどの人は「人が互いに話すこと」と答えるでしょう。これは間違いではありません。しかし、コミュニケーションの取り方についてじっくりと考えを巡らせてみると、コミュニケーションの視点はもっと広いことに気づくでしょう。例えば、無言で抱き合っている人たちの姿はいかに強烈なコミュニケーションの形を表現していることでしょうか。そこには「あなたが好き」または「あなたと親しい間柄だ」、「あなたのことを心配している」、「あなたを失いたくない」などのメッセージが込められているのでしょう。さらにあなたはそこでもう一つのことに気づくでしょう。それは、抱きしめられている人は抱きしめることに反応しているということです。たいていは抱きしめられている人も自分の腕を相手の体にまわしています。しかしその人も、もしかしたらほとんどそのことを意識せずに立っているかもしれません。これは何を表しているのでしょうか？ もしかするとこの姿は言葉よりずっと雄弁かもしれません。コミュニケーションの研究者によれば、人は発言に含まれるメッセージの8割までを、言葉からではなく、口調や身ぶり、表情などから読み取っているといいます（Mehrabian, 1972; Schulz von Thun, 1981; Molcho, 2001）。

ドイツ語の"Kommunikation"の語源であるラテン語の"communicare"は、「一緒に何かをする」、「何かを分ける、伝える」「参加させる」という意味を持っています。手段はどうあれ、人が人と関係を持つことを意味しているのです。そこにはあらゆる感覚が動員されます。聞くことだけでなく、優しい触れ合いや荒っぽいけんか腰の関わり合いだけでもありません。

例えば「あいつは鼻持ちならない」と言えば、鼻がコミュニケーションに関わる器官であることを示しています。私たちは自分のことを完全にわからせようと身ぶり手ぶりを駆使します。耳の聞こえにくい人には特にこうして補完します。もしだれかが、「男心をつかむには（うまい手料理で）胃袋をつかむことが肝心」と言えば、コミュニケーションを取る上で、味覚と関わる器官にはどんな意味がふさわしいかを考えさせられます。多くの人が「好きなコミュニケーションの器官」を持っています。それは、その人が使う言葉からだいたいわかるものです。主に見ることを通して世の中を解釈している人は、「それは見たところちっとも良くない」、「そう見ることはできない」と表現するでしょうし、嗅覚をよく使う人は、「おれは自分の鼻を信じてるよ！」、「これにはどうも背信のにおいがする」などと言うでしょう。

こうしてみると、私たちはいつでもどこでも、意識するしないにかかわらずコミュニケーションを取っていることがわかります。「コミュニケーションを取らないことは不可能だ」とアメリカの精神療法医、ポール・ワツラウィックは述べています（Watzlawick他, 1996）。これは、その場にいるコミュニケーションの相手全員に必ずいえることです。コミュニケーションは一方向だけに向かうことはないのです。偉大な哲学者マルティン・ブーバー（Martin Buber, 2002）は、コミュニケーションについてとりわけ思索を凝らした人で、人間は「対話する存在」であり、その「存在」は、他の人と会ったときに初めて本物となる、と結論づけました。「人は、君がいるから私になる」という彼の有名な言葉があります。その意味は、コミュニケーションは人間の持つ能力だというだけでなく、私たちの存在に直接関わる重要なものだということです。要するに、コミュニケーションは、私たちを本質的に人間たらしめるものなのです。

定義 コミュニケーションは人間の基本行動であり、私たちが周囲の人々や友人と関係を持つための方途です。

そこでフリードリヒ2世のことを思い出す人もあるでしょう。教養の高かったこのシュタウフェン朝の王（1195-1251）は、学問上の野心を持っていたといわれていますが、どのようにして人間の言葉が生まれるのか、そしてまた文化的な影響を排除すると人間の祖語はどう聞こえるのか、について関心を持ってい

たと伝えられます。フリードリヒはこの問題を明らかにしようと、7人の乳児を乳母に育てさせました。そして乳母たちには、子どもたちに授乳し清潔に保つほかは、話しかけたりなでたりなど、慈しむような行為を一切禁じたそうです。彼はこのようにして子どもたちがどんな言葉を話すようになるかを知ろうとしたのです。さて、みなさんはその結果を知っているかもしれませんね。子どもたちは一人としてこの実験を生き延びることができませんでした。しばらくのうちに全員が亡くなってしまったのです。愛情の欠乏が乳児の下痢を引き起こすという今日の研究から察すると、この子どもたちは、おそらく下痢が原因で亡くなったのでしょう。このような愛情の欠如が、私たちの免疫システムに多大な影響を与えることは明らかです。

私たちには空気や水、食物と同じように、コミュニケーションが欠かせないことがもうわかったことでしょう。この愛情のあるコミュニケーションがなければ、私たちは滅んでしまいます。そこでケアの基本方針には、良好なコミュニケーションを取ることがうたわれています。これが緩和ケアにおいて特に重要であることは言うまでもありません。良好なコミュニケーション（言葉をかけると同時に優しく触れるなど）を取って、事情説明に終わることなく、体とうまく付き合っていくための栄養を患者の心に与えるのです。患者の体が良くなることがないとしても。

病人はコミュニケーションに関して特別繊細な感受性を持っているものです。言葉に表れないものも非常にはっきり感じ取ります。そのため私たちには、そのような患者の病室に入る前に、いま自分が何を感じているか、どんな考えが頭にあるのかをはっきりさせることが習慣づいています。なぜなら、患者は私たちがまったく気づかないうちに、雰囲気でそれをとても敏感に感じ取るかもしれないからです。そこで、患者に不要なストレスを与えないために、病室のドアの前から引き返すこともあります。さもないと、次に挙げるマイヤーさんのケースのように、約束した時間が守られず、非常に不快な思いをさせることになりかねません。

事例 私は彼女にあいさつするとすぐに言いました。「ごめんなさい、いまちょうど人と話していてすごく腹が立っていたんです。あなたにはまったく関係ないんです」。「そう」と彼女はにやりとして、「怒っているのはドアのところにいらしたときからわかりましたよ」と言ったのです。私は「あなたにはすっかりお見通しなのね」と笑いました。私たちは思わず笑い合い、私の怒りはどこかへ飛んでいってしまいました。そして会話は続いていったのです。

1. 純粋であること
2. 相手に対する敬意を表すこと
3. 共感（共感的理解）を示すこと

図6.2 コミュニケーションを上手に取るための基本原則 (Rogers, 1983; Tausch, 2000による)

コミュニケーションを取るときに自分を誇示してもあまり意味がない。そう考える人は、私たちが人と接するたびに、無言のうちに発している表現の多様さを過小評価しています。そこで、上手に有益なコミュニケーションを取るためには、どんなときにも三つの原則が基本となります（図6.2）。

「純粋である」とは、うそをつかず、ありのままでいること、そしてプロの顔の陰に自分を隠してしまわないことです。この中にはすでに基本的なコミュニケーションの二つ目の要素が現れています。すなわち自分が相手の人に示す敬意、配慮、そして愛情です。そして三つ目の要素も重要です。それは人が自分の世界をどう生きているかを理解する努力（共感）です。つまり共感を持ってその人に寄り添うことです（Tausch, 2000）。どうしたらこれらを実行できるかについて、これからもっと詳しく説明しましょう。

6.1.2 三つのコミュニケーションレベル

エリザベス・キューブラー・ロスは1981年にこう指摘しています。危機的な状況におかれ、精神的に大きなストレスを感じている人は、しばしばはっきりとした形で意思を伝えようとしますが、言葉で直接表現するのはごく少数だというのです（図6.3）。患者がホスピスに入る際に看護師に向かって「私はもうすぐ死ぬとわかっています。だからここに来たんです」と言ったとすれば、よほどの諦念があるはずなのです。

1. 言語による直接のコミュニケーション
2. 言語による象徴的表現を用いたコミュニケーション
3. 非言語の象徴的表現を用いたコミュニケーション

図6.3 エリザベス・キューブラー・ロスによる危機的状況にある人の三つのコミュニケーションレベル（2001）

この目前に迫った命の終末の認識はあまりにもつらすぎて、明確に言葉で表現することができないことがしばしばです。同様のことは人生のいろいろな難局にあたって起こり得ます。しかしそれをはっきりと言葉で表現することがつらいのは、自分たちだけでなく、そばにいる人たちも同じなのです。私たちは、苦境にある自分のことを、あまりあからさまに他人に訴えようとは思いません。まずは相手がどんな反応を示すかを慎重に「テストする」こともあるでしょう。つまり象徴的な表現によって、相手に自分の思いをそれとなく伝えるのです。

事例　30代半ばの男性、ヨハネスは白血病を患い、病状はかなり進行しています。医師たちはそれでも彼に、もう一度病気を抑え込むことができるという希望を持たせています。ところが、定期的に彼の病院を訪問している私の目には、彼の病状がどんどん悪くなっているように見え、彼自身も、数週間前に比べると、もう多くの希望は持っていないように見えました。

病室のナイトテーブルの上には豪華な花束が置かれています。先週、彼は34歳の誕生日を祝いました。その日、彼の小さな姪たちと甥たちは、彼を喜ばせようと特別なプレゼントを思いつき、ダンボール箱一杯の色とりどりの風船を贈りました。姪たち、甥たちは風船をその場で膨らませ、彼の姉たちがその風船で病室を飾りつけました。それから2週間近くたった今日、私はまた彼のベッドのところに来ています。彼は驚くほど青白い顔をしています。しばらくの間はお互いに言葉が出ませんでした。彼は視線を風船の飾ってある壁に沿ってさまよわせています。風船はもう、少ししぼみかけて壁にぶら下がっています。ヨハネスは深く息をしてから私に向かって思いに沈んだ様子でこう言いました。「あそこにももう空気があんまり入っていないんだ。そう思わない？」

みなさんは彼がどういう意味で言ったのかをきっとすぐ理解するでしょう。もちろん表向きは風船の話題ですが、ヨハネスは一つの象徴的な言葉（言語による象徴的表現を用いたコミュニケーション）を使いました。そして私や見舞い客や友人たちに、その言葉の皮相にとどまる可能性を与えたのです。しかし私は、慎重に言葉を選んで「あそこにも」という言葉に隠された本当の意味に触れました。あなたにとって「もう空気があまり入っていない」とは何を意味しているのかと尋ねたのです。すると彼の気持ちがほぐれました。それから長い会話が始まりました。私たちはどちらにとってもつらい問題、すなわち、いったい彼はどのように最期を迎えるのかという問いに近づいていきました。会話を始めて間もなくわかったのは、彼がずっと前から医者の楽観に納得していなかったこと、そして今、彼が現実として受け止めていること—死がもうすでに始まっていることについて、やっと話ができ、喜んでいることでした。そして私たち二人が感じた胸がはり裂けるような痛みの中から、再び大きな親近感が生まれました。私はそのことを決して忘れることはできません。

もう一つ、象徴的な表現の事例を挙げましょう。

事例　前立腺がんの末期にある58歳の男性が、同じ夢を繰り返し見ると言って、こう話しました。「私は列車の座席に座っているんです。その列車はどんどん速度を上げていって、気がつくと山の斜面を猛スピードで下っています。私は列車から降りたいのに、降りられないんです」。

こうしてみると、大事なのは、このような象徴的な言葉を理解することではなくて、寄り添う者として、私たちがその言葉の裏に隠されている事実と向き合う努力をすることだとわかるでしょう。では、私たちはそれにどう応えたらよいのでしょうか。この問いこそが私たちを悩ませるのです。

そのような場面に出会ったとき、「人生の危機における象徴的用語辞典」があればいいのに、と言う人がいます。でもそれは必要ありません。重病の床にある人は、必ず私たちがわかる言葉を使います。ただ、理解を妨げるバリアが私たちの心の中に生じることがあります。相手への理解を妨げたり、相手のメッセージをどう受け取ったかというほんの小さなシグナルを返すことさえできなくさせるのは、真実を前にした私たちの驚愕なのです。そんなときに辞典など何の役にも立ちません。

定義　私たちが論じる非言語の象徴的表現とは、話し手が言葉によらず、身ぶり手ぶり、態度、あるいは絵を描くことによって（Furth, 1997）体の状態を表現し、私たちに伝えることを意味します。

事例　私はある幼稚園教諭から電話を受け、助けを求められました。彼女はまず「あなたは子どもの絵のことが少しはわかりますよね」と聞いてきました。「実はうちの幼稚園に4歳の女の子がいるんですけど、父親がとても重い病気で、何週間も入院しているんです。母親は、その子には父親が命に関わる重病にかかっていることはわからないだろうから、そのことを娘に伝えるタイミングを待ちたいと言うんです。でも、私たちのほうは、その子とどう接したらよいかがわからなくなってしまいました。その子はすっかり変わってしまって、自分の殻に閉じこもってしまったんです。ただ、絵をたくさん描くんです。あなたにその絵を見てもらって、そこから私たちにできることを読み取ってもらえればと思うのですが」。そしてその教諭は何枚かの絵を持って私を訪ねてきました。そこに描かれていたのは、ぎこちないたくさんの赤いハートに太く黒い十字架が混じるという、同じモチーフの繰り返しでした。

みなさんはもうおわかりのことと思います。この小さな女の子はすべてを知っていたのです。父親が死ぬだろうことを、そして自分が父親を限りなく愛していることを。女の子に欠けていたものは、自分の気持ちを言葉で伝えられる相手だったのです。そしてその望みがかなえられたとたん、女の子は元気を取り戻し、自分を表現するようになりました。母親はそこでようやく娘に父親の重病についての気持ちを聞くことができたのです。後になって母親は、その小さな娘が、自分の悲しみの中の大きな慰めになったと話してくれました。

6.1.3 言うは銀、聞くは金

あなたの人生で起こった重大な危機を思い出してみてください。そのとき何がいちばん助けとなったかを覚えていますか？ 先を読み進む前に、ここで少しだけこの問いについて考える時間を持ってください。

人生の難局やつらい状況に直面したとき、最も助けとなったのは何かと聞かれると、大半の人は、気持ちをわかり合える人との会話だったと答えます（Tausch, 2006）。「話すだけで助けになるの？」と疑う人もいるかもしれません。もちろん、そんなに単純なものでもありません。どのように話すかが問題です。

私たち看護者は、助けを求められたとき、何か良い助言をいつも用意しておかなければならないと考えがちです。ところが、心理学の研究においてはまったく違うことが言われています。何を言うかよりも、どんな態度で相手に接するかのほうが重要だというのです。純粋でいること、敬意を示すこと、相手の気持ちになること。これが助けになるのです（図6.2を参照）。

明らかなことは、私たち人間は、心の中に一種の羅針盤を持っているということです。その羅針盤が、私たちの人生において本人だけのための正しい道を教えてくれるのです。精神的に大きく動揺するような事態が起きたとき、私たちは、羅針盤が目に入らぬかのように恐れ、怒り、絶望することがあります。そして羅針盤の存在を忘れ、混乱し、自分を見失います。そこにだれかが現れて、自身の羅針盤に従って手を貸そうとしても、私たちには何の役にも立たないでしょう。なぜなら、その人は、せいぜいその人自身の道を示すことしかできないからです。でも私たちは私たちの道を見つけなければなりません。進路を見失った私たちを本当に助けたいなら、私たちの心の中の羅針盤を再認識する手助けをするべきなのです。さらに重要なのは、私たちの言葉に耳を傾け、心の中にあるものを吐き出させてくれる人を見つけることです。これもまた、私たちが治療法の研究から学び取れることです（Grawe, 2000）。どんな優秀なセラピストでも、私たちにこうすべきだとは言えません。できることは、ただそばに寄り添って、私たちの羅針盤の針がどこに向いているかを見つけ出すことだけです。よく知られた格言をもじって言うならば、「言うは銀、聞くは金」です。

ミヒャエル・エンデはその有名な子供向けの著書「モモ」の中で、この原則を巧みに描写しています（Ende, 1973）。彼はまったく独特な方法で人の話に耳を傾けることができるモモという子どもを登場させます。モモが耳を傾けると、「ばかな人たちに突然りっぱな考えが浮かんで」きたり、「途方にくれた人や心が決まらない人が、いっぺんで何をしたいかをつかんだ」り、「恥ずかしがり屋がいきなり自由で大胆な気持ちになった」り、「不幸せな人やしょげ返っていた人が自信をつけ、ほがらかになった」りします。モモは助言を与えるようなことはしませんし、何か特別なことを言うとか尋ねることも一切しません。「いいえ、彼女はただそこに座って、全神経を集中して、心をこめてじっと聞いているだけです」。

6.1.4 積極的傾聴

モモのようなすばらしい聞き手になることはできないかもしれません。が、いくつかの方法的原則に気をつければ、私たちでも小さなモモの持つ能力に近づくことはできます。モモが使ったと思われる方法を、私たちは「積極的傾聴」と呼んでいます。この方法はカール・ロジャース（Carl Rogers, 1983）が開発した対話精神療法を基礎にしています。ただ「積極的傾聴」という名称は、そもそも逆説的な響きを持っています。傾聴と聞けば、私たちは本来、受身の姿勢を思い浮かべます。ところが現実には、良く聴くことは、ある種特別な積極性を発揮することなのです（Drescher他, 1998; Lang他, 2007）。

相手に注意を向けていることを示す

　正しく、適切に、相手の役に立つよう傾聴するには、まず第一に、真に集中して相手と向き合うことです。その際に私たち傾聴者は「自動的に」非言語のシグナルを送ります。その人の方を向き、あるいはその人に向かって身をかがめ、面と向かいます。そして全身を耳にして聞き、あなたのために時間を作っていますよ、とできる限りはっきり相手に示すのです。もちろん、この「対話」の間は、他の人を遠ざけ、電話など妨げになるものを可能な限り排除することが求められます。

　対話のテンポは相手に決めてもらいましょう。中には洗いざらいぶちまける人もいるでしょう。そのときはそのまま話させてあげることです。また反対に自分の殻に閉じこもっている人の場合には、沈黙が続いても忍耐強く待ちましょう。時をみて、ちょっとした身ぶりや眼差しで相手の話を促すのもいいかもしれません。

　あなたが真摯に対話に臨んでいることを相手にわかってもらうためには、短い文やちょっとした言葉（「うん」、「なるほど」、「そう」、「おもしろい」など）をはさむことも有効でしょう。

相手が何を言いたがっているかを理解する

　人生の苦境に陥った人があなたに心の内を打ち明けるとき、その人はたいてい弱気で傷つきやすくなっています。しかし同時に、それをはっきりと見せたがらないこともあります。その人は、あなたが「あなたのことはわかっているよ」とシグナルを送ってくれるのを期待しているのです。積極的傾聴者であるあなたにとって何よりも重要な問いは、「彼（彼女）は私に何を言いたいのか？」ということです。その際に、あなたが理解したそのままを相手のメッセージとして感じ取ることが大事です。

　そして相手に対してあなたが理解したことを伝えましょう。なぜなら、あなたが理解したことを他の人に伝えるということは、その人に対してあなたの心を打ち明けることであり、あなた自身も少し傷つきやすくなるということです。こうすると互いの間に連帯感が生まれ、目の高さが同じになるのです。

　相手が発する言葉の中にはいろいろな意味に取れるものがあります。しかし大事なのは、そのうちのあなたが理解したことだけを相手に示すことです。そこで「わかります」とか「お気持ちをお察しします」などというお愛想を言うことは絶対に避けましょう。このような言葉はむしろ相手を傷つけかねません。もしあなた自身が実際に同じ体験をすることになったらどうでしょう。あなたはその言葉を違う意味に取り、自分なりに解釈するのではないでしょうか。ですから、相手の言うことを聞くだけにとどめましょう。

　ただし、あなたが相手の感情について理解したことを、「それが不安なようですね？」、「そういうことはこれまでなかったのですか？」、「この状態はあなたには完全に望みを絶たれたように思えるのですね？」、「そのことにあなたは本当に怒っているのですね？」などと、相手の発言を繰り返す形で口に出すことはたいへん有益です。ところで、これらの言葉の最後に疑問符がつけられていることにあなたは気づきましたか？　相手が感じたことを断定調で表現するのでなく、相手自身の不確かさを言葉の響きに残すようにすると、相手の気持ちはたいがい楽になるものです。その結果、相手はあなたに同調したり、あなたの言葉を訂正したりする勇気を持つのです。例えば、「いや、怒っているというより、ひどく侮辱を感じているということかな」とか、「そう、本当にいやになるんです。こんなことが自分に起こるなんて。それも何回も」などというように。

　あなたは気づいたでしょう。こうしてあなたは、相手が自分自身の気持ちをよりはっきりと認識し、理解できるように相手を導いているのです。本当の気持ちをはっきり認識できるようになることは、何かを変える第一歩となり得ます。つまりあなたは、相手の「心の羅針盤」を包み隠していた霧を晴らす手助けをしているといえるでしょう。その結果、心のカオスはほんの少し和らぐでしょう。

　そのような場面では、自分が助言者として指名されたように（それどころか助言を強いられているように）感じるのは無理もありません。しかし、助言は打撃ともなることをあなたは知っているでしょう。いずれにしても、ある事態に対するあなたの見解が相手の役に立つことはありません。あなたの助言によって相手は自分が劣勢に立たされたように感じ、身を引いてしまうことも考えられます。あなたの任務は、相手の視界をほんの少しでも晴らすような支援をすることです（あなたの視界を晴らすのではありません。それはだれの役にも立ちません）。

より多くの情報を得る

対話の相手に対してより多くの情報を求めることは、会話が行き詰まったときには有効な手段です。助言しようとしたり、質問しようとしたり、相手の希望を感じ取ろうとしたりするときにはなおさらです。頼むときはごくふつうに、「そのことについてもっと聞きたいのですが」とか、「そのことをもっと話してください」と言いましょう。このようなオープンな問いかけが話を続けるきっかけを作り、相手に対話の主導権を与えます。そうすれば、相手は何を話題にすべきかが自分で判断できるのです。

このようにして対話の相手は、例えばタマネギの皮を一枚一枚はがすように、話題の核心にだんだん近づいていきます。それは具体的な質問をたくさんするよりはるかに効果的です。それ以外のしかたでは、相手にとって重要な本当のテーマに迫ることはできないでしょう。

対話の内容をまとめる

対話の最後か一区切りがついたところで、あなたが受け取った内容を一度まとめてみるとよいでしょう。そうすることによって、何を理解したのか、あるいはすべて理解できたのかを（仮に相手の言った内容すべてに同意できなかったとしても）相手に提示します。大事なことは、あなたが自分の言葉で、理解した内容を復唱することです。「私が理解した内容をここでまとめてみてよろしいですか？」あるいは「私の理解が正しければ、……」と切り出します。その際もやはり、相手の感情をまず第一に考えましょう。あなたがまとめを述べている間も、相手の反応（首を振る、同調してうなずく、拒否する）に注意しましょう。そうしながら、あなたの述べた内容について、相手と理解が一致するまで確認を求め、異議の有無を尋ねましょう。そうして相手との信頼関係を深めましょう。相手を理解したいというあなたの願いは、きっと敬意の表れと受け取ってもらえるでしょう。

成果を認識する

あなたの対話が有益だったかどうかは、どうしたらわかるでしょうか。ちょっと不思議に思うかもしれませんが、それをいちばん確実に認識できるのはあなた自身です。難しいテーマについての対話を終えた後、あなたがもし気分良く、心が楽になって満たされているなら、その対話は相手にとっても有益だった可能性が高いのです。

しかしそれだけでなく、相手の表情にも緊張が解け、落ち着き、冷静で、不安が和らいだことが見て取れるでしょう。もちろん「今どんなお気持ちですか？」とか、「今ご気分はどうですか？」などと率直に聞いてもいいのです。そうすることによって、あなたが答えを受け取るだけでなく、相手に向けてあなたを大事に思っていますよ、というメッセージを再度発信することにもなります。これは相手の自尊心を高めるのに役立ちます。相手が自分自身とよりうまく折り合うこと、そしてより自立感を持つための後押しとなる大事な働きかけです。

6.1.5 上手なコミュニケーション法を身につけるには

「悲しく、いやな、やっかいなことについて話すことは、健康福祉に携わる人たちの任務の基本の一つである。しかし、この重要な領域には十分な支援や教育が及んでいない」と英国のコミュニケーション学者、レスリー・ファローフィールドは述べています（Lesley Fallowfield, 2004）。もちろんコミュニケーションの領域には、持って生まれた素質も関係します。しかし、あなたがこの人間どうしの小さなグループの一員である以上、難しい局面に立つ人との関わりを通じてコミュニケーション能力を磨くことを怠るべきではありません。その方法はたくさん用意されています。このテーマに関する本を読むこともちろん有効ですが（p.62参考文献を参照）、実際には訓練を積むことでしかコミュニケーション能力を高めることはできません。

もちろんそのテーマに合ったセミナーを探すのもいいでしょう。でも訓練を先延ばしにしないこと、適当な講習会が見つかるまで待つことのないようにすることのほうがより重要です。訓練は毎日の業務の中で、今日からでもできることなのです。先に書いたような簡単な決まりごとに従って、周りにいる人にとにかく繰り返し試みるのです。そうすればすぐに成果が感じられるでしょう（私たちの講習に参加した人には「成果ノート」をつけることを勧めています。あなたが特にうまくいったと感じた対話を思い出してノートに記録しておくのです。こうすれば、進歩の様子がはっきりわ

かります）。

　最初は日常的な、極端に難しくない場面で練習してみましょう。まずは一度あなたのパートナーで試すのもよいかもしれません。夜、家に帰ってから、パートナーに今日仕事であったことについて尋ねてみましょう。または仕事の後に仲のよい友達と電話で話すとき、同じように聞いてみましょう。たいていの人は、人に話すことで仕事のストレスを和らげたいという欲求を持っているものです。

　「今日はどうだった？」と一言聞けばいいのです。そのときは気持ちを集中して相手の方を向き、できる限りの注意力と関心を示してください。ただあなたが緊張してはいけません。自分がリラックスして相手と向き合うことができるような心地良い姿勢を探しましょう。そして相手に話させましょう。

　あなたはわかっていることと思います。自分の大事な人がいろいろな問題について話しかけてきたときは、自分が何らかの助言を求められているように感じることを。「何ですぐ……しなかったの？」、「私なら我慢できない。すぐに……したのに」、「そう難しく考えないで」というような。または、あなたは自分の経験を持ち出して、「私もずっとそうよ」とか、「この間……したときはね、」などと言うでしょう。

　でもその場では、そのようなことは全部やめましょう。そして次のように考えましょう。「神は私たちに口を一つだけしかくださらなかったのに、耳は二つくださった。これには訳があるにちがいない」。要するにあなたは相手を励まして話を続けさせ、心を打ち明けさせることに専念するのです。その際にあなたは純粋な態度で、関心を持ち続けてください。そして敬意を示し、相手があなたに何を言いたいかをできるかぎり理解することに集中してください（共感）。カール・ロジャース（1983年）がかつて表現したように、自分のコートは脱がずに、しばらくの間、相手の靴をちょっとはいてみるのです。

　仮に一回で思うようにいかなかったとしてもがっかりしないでください。むしろあなたが正しい方向への第一歩を踏み出したことを大いに喜びましょう。あなたがこの「積極的傾聴」をパートナーとの間でも繰り返し行えば、二人の関係はプラスの方向に変わり、深まることを実感するでしょうし、あなた自身も成長するでしょう。

6.1.6　対話がうまくいかないのはなぜか

　「そんな時間はない」というのが、有効な対話を避けるためのいちばん多い言い訳ではないでしょうか。でも心を配ったコミュニケーションは時間の節約にもなるものです。

> **事例**　ミュラー夫人は、1時間のうちにもう5回もナースコールを押しています。「まったく、何をしてほしいっていうの？」と同僚は聞きます。「わからない。いつも取るに足らないことなのよ。コールのスイッチを切っておきたいくらいだわ」。

　あなたはこのような状況に出会ったことはありますか？　次に呼ばれたとき、あなたが積極的傾聴を実践してみたらどうでしょうか。もしかしたら、ミュラーさんは漠然とした不安に悩まされていることがわかるかもしれません。あるいは、約束の時間になっても来ない娘さんを待ちかねていることが。あるいは、あるいは……。それを見つけ出せるのはあなただけなのです。「でも私に何の得があるのですか？　私に彼女の状況を変えることはできないんですよ」。それはそうです。しかし変えることが目的ではありません。もしミュラーさんが、心配なことについてあなたと少しでも話せたら（5分もあれば十分です）、彼女は少し落ち着きます。そして次のコールは1時間後になるかもしれません。あなたは時間を節約し、同時に人のためになることをしたのです。

　英国の看護師でコミュニケーション学者でもあるスージー・ウィルキンソンは、がん患者と看護師のコミュニケーションが、どのように、なぜ失敗するのかを調査しました（Susie Wilkinson, 1991）。その結果彼女は、看護師の中には、特に二つの方法で有益なコミュニケーションを拒んでいる者がいることを見い出しました。

1. **無視する**　特定の困難なテーマについて話したいという患者のシグナルを無視する看護師。そのかわり、テーマを変えて、患者の家族と本題とは無関係の話に熱中したり、世間話（スモールトーク）に話題を移したりする。
2. **不要な情報を与える**　ある治療方法についての情報をこと細かく説明したり、求められていない

助言をあえてしたり、聞かれてもいないのに看護師自身の見解を話したりして、真剣な対話を避ける看護師。

この調査結果がコミュニケーションのトレーニングを修了した看護師を対象にしたものであるだけに、理解に苦しみます。実際に適切なコミュニケーションテクニックを使っていた看護師は、4分の1ほどしかいませんでした。なにしろ、大半の看護師はトレーニングを受けた事実をまったく意識しておらず、調査の際の録音を聞き、自分の反応について他の看護師たちと話し合って初めてそれに気がついたというのです。

なぜそれほど多くの看護師がこの有効な対話方法を使っていないのかと問われたとき、いつも行き着くポイントが、「そのような対話が感情的な興奮状態を引き起こすのではないかという不安」です（Perrin, 2001）。

ところが、積極的傾聴のような適切な対話方法を用いていた看護師たちは、対話の困難さの程度にかかわらずそれを実行していました。対話する患者の悩みや不安をどれだけ深く理解できたかが感じ取れることを心地良いと感じていたのです。さらに、相手の気持ちを思いやる姿勢が、患者やその家族からどれほど歓迎されるかも感じていました。

対話に臨んであまりにまじめな、改まった雰囲気を作ってもいけません。また、あまりにくだけた、ついでのような話し方で病気や死を話題にすると、患者はかえって重大なこととらえます。大事なことは、患者が心配事を打ち明けられる雰囲気を看護師が作ることです（Langley-Evans; Payne, 1997）。

6.1.7　自分の不安を克服するために──「ゲッティンゲン・ステップモデル」

以上のことから、患者のためになる対話をすることは本来さほど難しくなく、患者、看護師双方に大きな満足をもたらすことがわかったと思います。私たちがそれを重病の患者に対してほとんど実践してこなかった理由は、そこで話題に上るかもしれないテーマへの恐れにありました。それは私たちのだれもが常に抱いている死や悲しみに対する恐れです（Becker, 1976）。「私は怖いと思わない」と異議を唱える人もあるかもしれません。おそらく、仕事でひんぱんに死や悲しみの場面に接している人はこの恐怖を自覚しなくなっているのでしょう。それでもやはり恐怖は無自覚のうちに大きく影響を与えています。（Greenberg他, 1990; Ochsmann, 1993）。ただ、恐怖の対象はこれだけではありません。例えば権力を失うこと、自分の無能さ、関係を断たれることなどもその対象となり得ます。誠実で心配りの行き届いたコミュニケーションの中には、私たち自身が、常にその全人格とともに存在します。私たちが病気の人を包括的にとらえたいと思ったら、自分の人格にも包括的に向き合わなければなりません。

恐怖のほとんどはしかし、私たちの思い込みに類するものです。「どんなことが起こりそうか」とあれこれ想像をめぐらしますが、たいてい杞憂に終わります。そこで、事実をしっかり把握し、不安の本当の原因が何かを知ることが肝心といえます。ただ、この作業もあまり気が進まないでしょう。そこで、できればこれを一人でするのでなく、経験豊かな人に助けてもらうようにしたいものです。例えばスーパービジョンもその一つの形です。

しかし、財政的措置が乏しくなっている現在では、スーパーバイザーの手当てや、人格形成に役立つような補習教育の提供はほとんど期待できません。そこで、同僚間で支援できる簡単で有効な方法、ゲッティンゲン・ステップモデルを示しましょう（Heigl-Evers, 1975; Student, 1987）。

これは、体系的に行うチーム・ミーティングで、関心を持つ看護師全員が参加でき、問題になっている患者とその担当の看護師の両方について問題点を討議します。方法はきわめて簡単です。いくらかの自制心が必要ですが、何よりも前向きに参加する姿勢が大事です。

討議は次の四つのステップを踏んで進められます。実際の患者のケースをそれぞれのテーマごとに検討します（図6.4）。

1. 認識
2. 感情
3. 連想
4. 結論

あなたが日常、問題をどう解決しているかを思い浮かべてみましょう。実際は常にこれら四つの要素が

すべて含まれていて、それらはたいてい混じり合い、各要素の度合いも同じでないことに気づくでしょう。例えば私たちは、ふつういま心にかかっているある人についての問題を、解決すべき問題とみなします。そのとき頭に浮かんでくるあらゆる連想（現実離れしたことも）やわいてくるいろいろな感情を、私たちはどちらかといえば煩わしく思ったり、ちっともプロらしくないと感じたりします。そこで、状況を包括的に認識するために、関係する人たちのあらゆる視点と私たち自身の関心が必要になるのです。私たちが緩和ケアにおいて、まさに実現しようと努力している（そしてどんな看護の場面でも努力してほしい）のはこの包括的認識です。

> 1. 私たちはその患者について、そしてその境遇についてどんなことを知っているか？
> 2. それは私たちをどんな気持ちにさせるか？
> 3. どのような連想が浮かぶか？
> 4. そこからどんな結論が導き出せるか？この先、どう展開していくのか？

図6.4　ゲッティンゲン・ステップモデル―「難しい患者」の問題を敬意を示しながら解決に導くための方法

認 識

ゲッティンゲン・ステップモデルでは、まずはチームで、問題の状況や患者、さらには患者の置かれている環境について、わかっていることを洗い出します（フリップチャートにメモをするのがベスト）。それ以外のことは、このステップではあまり問題にしません。

事例　64歳、早期年金受給者のマイヤーさんは、前立腺がんがすでに広く転移していて、ここ数日は興奮状態が続き、特に夜にひどくなっています。そのため当直職員が対応に苦慮し、彼の妻はそのことにたいへん胸を痛めています。

感 情

次に、討議の参加者にどう感じたかを挙げてもらいます。これには絶対に評価をはさんではなりません。この場ではどんな感情も正当であり、生まれた感情はすべて表現されるべきです。ものの感じ方は人によって異なるはずです。これもやはりフリップ・チャートに記入します。ここでは感情についての討論はしません。そもそも人の感情をあれこれ言うのは無意味であり、討論になじみません。出てきた感情表現は、評価しないでそのまま書き留めておきます。

事例　（続き）ある看護師は、入所者に毎晩わずらわされることに対する怒りをはっきり自覚するようになります。別の一人は、マイヤーさんの人なつこさを好ましく思い、また別の一人は毎夜毎夜の出来事をおもしろがって話します。ところが、また別の一人は、ほかに何かことが起きなければよいが、と心配します。

三つ目のステップは、連想です。討議の参加者が、もし自分がマイヤーさんを担当していたらと想像して、思い浮かぶことを話します。

事例　（続き）ここである看護師が自分の子どもが小さかったときのことを思い出します。子どもたちは、何か不安があると、夜、彼女のベッドに入ってきたというのです。またある男性看護師は、もし自分がマイヤーさんと同じような状態になっても、そのような動揺した姿は見せたくないと言います。また別の一人は、子どもの頃、病気になったとき、母親に部屋のドアを少し開けたままにしてもらったことを思い出しました。そうすると、廊下の明かりが目に入り、何となく安心だったというのです。それからもう一人は、とっくに亡くなった自分の父親が、死の間際には、夜になると特に動揺していたことを思い出しました。

これら思いついたことすべてのキーワードをメモし、話題がそれないよう、他のステップに跳ばないよう、注意します。

その後討議を中断して、参加者おのおのが、出された発言内容を再度頭に思い浮かべてみます。

結 論

ここで全員が一緒に4番目のステップに集中し、自問します。「マイヤーさんにはいったい何が起こっているのか？　そこで起こっていることをどう理解したらよいのか？」。そしてさらに、「私たちはどう対応すべきか？」ということを。

事例　（続き）マイヤーさんの事例について討議したグループは、次のような結論を導き出しました。彼は、おそらくがんが脳に転移したため、認知能力が変容してしまったのではないか。もしかしたら、彼は夜になると恐怖を感じているのではないか、暗いためによけいに不安が増すのではないか。また、彼は夜勤の看護師が怒っていることを知らないから、その反応に対していら立ちがピークに達するのではないか。

この結論によって、参加者は、夜間は彼の部屋の明かりを多め

につけておくこと、時間や彼のいる場所がわかるような言葉、しかも彼を落ち着かせるような言葉をこれまでよりひんぱんにかけることを約束し合いました。それに加えて、彼が以前から睡眠障害を持っていたか、その場合は何が効果的だったかを彼の妻に聞いてみることになりました。

これは簡単な例ですが、共通のよりどころとなる約束事と対応のルールが示されました。その効果は次のミーティングで検証されるでしょう。しかし、それだけにとどまらず、この例では、参加者一人ひとりがこの作業のプロセスで、自分自身のことをいくらかでも知ることができたのです。これは今後、いろいろな場面で役に立つでしょう。そしてまた、互いの信頼と関係を強めるものが何なのかも互いから学んだはずです。

締めくくりにあたって

私たちが人の役に立ち、自分自身も満足できるような対話をしたいと思うなら、優れた対話法を習得することも必要です。しかし、それはただ本を読んだだけで習得できるものではありません。この単元でみなさんとやりとりしたことも、効果は限られます。大事なことは、これまで述べた方法をみなさんが実際に練習することです。根気強く、気落ちすることなく続けてください。それと同時に、生命の危機にある人たち特有の不安—その不安は私たち自身も何度となく感じるものです—を知ること、それを常に念頭に置き続けることが重要です。そうすればコミュニケーションはうまくいき、緩和ケアの本質的なものが実現できます。というのも、患者の助けとなるコミュニケーションは、緩和ケアにおいて決定的なものだからです。

6.2 コーポレーション

多分野の専門家による緩和ケアチームの中には、看護師や医師のほかに無給ボランティアが入ることが多く、ほかにも司牧・牧会者、ソーシャルワーカー、心理学者、芸術療法士、音楽療法士、理学療法士、呼吸療法士、栄養士などが加わることもあります。

6.2.1 ボランティアとの協同

ホスピスの仕事は、世界のあちこちで無給ボランティアが自発的に始めたものです。この社会参加は、死や悲嘆との関わり方の新しい形を具体化することに大きく貢献しました。ホスピスで働く専門家はボランティアの力を頼りにしていますが、「緩和ケア」というホスピスの精神そのものがボランティアの参加を必要としています。ボランティアは「スープに入れる塩」のようなものです。専任者にとってボランティアの人たちは、クリエイティブな姿勢を持ち続ける挑戦者です。専門家はボランティアから受ける質問や指摘によって、自分の気づかなかったことや、見落としたり惰性でしていたことに気づかされます。ボランティアの人たちは、人間に対する健全な理解力を持つ「日常の専門家」といえます。

病院に緩和ケア病棟が新設されたとしても、ホスピス精神のこの本質部分をなおざりにするなら、他の病棟と何ら変わらないものになるでしょう。そのような病院にこそボランティアが必要です。病院に所属しないボランティアは、院内のポジションを気にせずに日常的なことについて発言できるからです。それが必ずしもホスピスでボランティア活動を行うことの動機づけになるとはいえませんが、弱者のための社会参加から生まれた一つの結果といえます。彼らが関わることによって、経営上、職業上の盲目状態が回避されやすくなります。なぜなら、プロの仕事は、素人の疑問に耐えるものでなければならないからです。ボランティアがいなければ、患者を守り、苦痛を和らげる緩和ケアは成り立ちません。

ボランティアの任務は以下のように多種多様です。
- 死や悲しみを前にしても、そこから逃げることなく、また行動主義に陥ることもなく、じっと平静を保つ（これも「日常の専門家」と呼ばれる理由に挙げられる）。
- 重病者や死に直面している人、悲しむ家族を訪問し、話し相手となり、付き添う。
- 家族の負荷を軽減する。
- 料理や買い物などの家事を援助する。
- 患者や家族の行動に付き添う。
- ホスピスでの電話番、広報活動や、ホスピス屋内

外での支援をする。

ボランティアが死にゆく人に付き添う中で体験し、心がけることを次に挙げます。
- 同じ人として付き合うこと。
- 温かい相互関係を大事にし、同様に社会参加している人たちと連帯すること。
- 互いに励まし合うこと。
- 相手を認め、尊敬すること。
- 相手に親近感を持つこと。
- お金や地位は重要でないこと。
- 相手の心に役立つ働きかけをすること。
- 専門教育を受けたり、学習を続けたりして、人格形成に努めること。
- 命を尊重すること。
- 途方にくれたり、無力感を味わったり、人を頼ったりすることも生死の一部であると知ること。無言からは沈黙の共有が生まれ、無力感に耐えることからは、そばに付き添うことにより深い人間的受容が生まれる。

ボランティアが初めは施設の看護師たちから好意的に受け入れられないこともまれではありません。これにはさまざまな理由があります。ボランティアの人たちには時間があること、すばやい対応が必要な業務の中でうまく動けないこと、「痛い思いをしなければならないんですか」などの不愉快な質問をしてくること、看護師がしたくても時間がないためにできないようなこと（じっくり対話するなど）をしばしば代わりに行っていることなどです。問題は、彼らの任務が、看護師たちがその専門職の道を選んだ根拠となったものであることです。時間がないせいで何も変えられず、主要な任務をボランティアにゆだねざるを得ないのはつらいことです。

看護師たちは、患者や家族に関心があるがゆえに、自分の任務に変化が起きていることを強く感じるようになっています。ボランティアが本格的に配置されることにより、その指導に看護師が責任を持たねばなりません。プロとしての自分のあり方が変わっているのです。私たち緩和ケアに携わる看護師たちが、ボランティア・グループを指導し、アドバイスを与えます。看護師はボランティア一人ひとりをよく知っているので、患者や家族にふさわしい人を見つけることができます。

死にゆく人、悲しむ人に付き添うボランティアは、ホスピス内で基本的な教育を受けます。その後は2-3週間に一度、グループ・ミーティングを開き、事例について討議します（図6.5）。それに加えボランティアは、配置担当の緩和ケア看護師から継続的に助言を受けることになります。こうした基本教育、継続的助言、事例討議は次のことを目的としています。
- 専門的教育の継続
- 自分の能力の発揮
- セルフケア
- 自身の不安を克服する支援

ボランティアやそれを補佐する人たちのためのこうした活動は非常に実り多いものになります。この教育には多くの労力を要しますが、さまざまなところでそれが報われることになるのです。ボランティアたちは創造性ややる気、相手との立場の近さ、専門家たちの仕事への要求、日常的なことへの心遣い（例えば「食事を冷えないうちに入所者に出してもらえませんか?」など）、社会的なネットワーク、公的団体への働きかけ、勤務を調整し合う仲間意識、社会での広報活動などを通じて、緩和ケアを充実させています。

患者とその家族との良い関係は、ボランティアと正職員が支え合い、心を配り合うことでしか生まれません。緩和的姿勢は、チームのメンバーに対しても生かされるべきです（p.87「セルフケア」）。こうした互いの心配りがあって初めて良い雰囲気が生まれるのです。

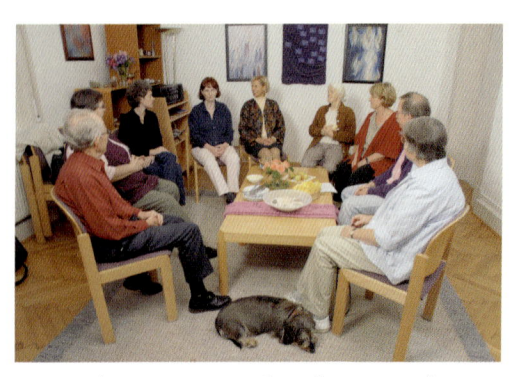

図6.5 ボランティアたちとのグループ・ミーティング

6.2.2　他の専門家との協同

　多分野の専門家と協同することは、緩和ケアの現場では基本的な必要条件です。看護師のジェネラリストとしての任務については、すでに22ページの「基本コンセプト」で述べました。ケアに当たる看護師はいろいろな専門分野から基本を学び、専門用語に精通します。適切なときに適切な専門家を呼び、その専門家に情報を与え、自分もその専門家から情報を得ることは看護師の役目です。次に挙げる専門家たちは、緩和ケアの現場からしばしば支援を求められます。

医 師

　20-21世紀の医学における医療行為は、病気の鑑別と治療という課題によって特徴づけられています。医師の地位が高いのは、医師が健康に関して全能であるという患者の想像によるものでないことは言うまでもありません。医者がいつも全能ではなかったこと、そして全能だという発想が死を目前にした人たちに対しては役に立たないことを私たちはすでに見てきました（p.5「死の野生化」、p.7「緩和ケア―ホスピス精神を生かすケア方法」）。

　医師の立場を180度転換させたのは、ドイツ連邦医師会が発表した死に付き添うための諸原則（2004年）です。それにはこう述べられています。

　「医師の任務は、患者の自己決定権を尊重しながら生命を維持し、健康を守り、回復させ、苦痛を緩和し、死にゆく者を最期の時まで援助することである。したがって、生命を維持する義務は、必ずしもあらゆる状況下で課されるものではない。そのため、相応の診断と治療処置を示すことができず、治療の限界を告げる場合もあり得る。そのときには、緩和医療が取って替わることとなる。その決断は経済的事情に左右されてはならない。その医療処置が本来の目的に沿うかどうかにかかわらず、医師はどんな場合でも基本的な処置を行う。中でも人間らしい入院生活、気配り、体のケア、苦痛や呼吸困難や吐き気の緩和、さらに空腹やのどの渇きの緩和は重要である。」

　この原則に加えて、2006年までにドイツ全州で連邦医師会により「緩和医療」という名称が採用されるに至りました。これにより、医師たちには緩和的領域で能力を磨くだけでなく、緩和医療を対外的に示す可能性が開かれました。「緩和医療」の定義は、緩和ケアの定義と同じ（Husebø; Klaschik, 2006）であることから、医師の治療コンセプトが看護師のそれと近いものになったことを喜ばしく思います。どちらのコンセプトも、緩和領域で同じ精神に立脚しているのです。したがって、今後、不治の患者とその家族に付き添うときに、緩和医療を行う医師は緩和ケアに習熟した看護師に最も近い協力パートナーとなるでしょう。そして看護師やチームメンバーと一緒になって、有効で包括的なケアプランを立てられることが理想です（Krammer他, 2001）。このようにして、将来はもっと全人的、包括的な患者と家族のためのコンセプトが生まれることになるでしょう。ホスピスではもうすでに四半世紀以上にわたってその精神は実践されているのですから（Egan; Labyak, 2001）。

　医師と看護師とが協同する際は、看護師は予後の評価や症状のコントロール（特に鎮痛治療）について、医師の専門知識から得るものが大きいでしょう。逆に医師たちは、看護師から緩和的看護の意義を学び、絶え間ないきめ細かな患者の観察の様子を目にして、看護師たちを信頼するようになるでしょう。さらに両者は大昔の医術が目標にした基準、すなわち、ときどきしか治せないが、しばしば緩和し、常に付き添う、の意味をともに理解することでしょう。

呼吸療法士

　呼吸療法はたいへん穏やかで、重病者や死期の迫った人にも好ましい療法です。この療法が適応となる症状は、呼吸困難、不安、痛み、悲しみ、引きこもり、強い緊張、自己への厳格さなどです。呼吸療法士は呼吸、会話、接触、運動について勉強しています。療法士が手で優しくマッサージし、体を伸ばし、軽く押圧し、流れるようにさすります。心を落ち着かせるようなタッチが患者の呼吸に変化をもたらし、体の中の健全な場所を探し出します。「気持ちの良い場所」を見つけることが、患者に自分と病気の体に対する慈しみをめばえさせるのです。

　「こんなに心地良いものがあるとは知りませんでした」、「羽が生えたみたい。いまなら飛べそうよ！」といった反応を聞けば、呼吸療法がどれほど重要かわかります。呼吸という私たちの生涯の忠実な随伴者に、私たちはもっと関心を向けてもいいのではないでしょうか（Bodensteiner, 2002; 2006）。

看護師による呼吸を刺激する塗擦法（p.73）は「Basale Stimulation（バザーレ・シュティムラツィオン）」（この概念は創始者であるアンドレアス・フレーリヒ博士（Prof. Dr. Andreas Frölich）による知的財産権が保護されています）の一つです。この方法も、寝つきがよくなるので患者がたいへん好みます。

理学療法士

　理学療法を行う場合は患者が治療の時間、強さ、方法を決めます。最終期（ファイナルステージ）には患者の希望にしたがって、特に望まれたとき以外は治療を控えるのがふつうです。次に理学療法の例を紹介します。

　治療体操　治療体操の目的は、運動器官、呼吸、血液循環、物質代謝の機能を心地良い方法で維持することです。患者はできるだけ完全な可動性を保ち続けたいと望むことが多いものです。まだ動けるということはまだ生きられることと同じと受け止めるのです。

　リンパドレナージ　リンパ浮腫に対する手を使ったリンパドレナージ（p.197）は、専門のリンパドレナージセラピストによって行われます。これは穏やかで優しい療法で、60分を限度に行うことができます。浮腫の縮小だけでなく、リラックス効果もあります。

　クラシック・マッサージ　良質で香りのよいオイルを使って慎重にクラシック・マッサージを行うと、寝たきりや痛みのある患者にはリラックス効果と痛みを和らげる効果を期待できます。人との接触が少ない今の時代には、このマッサージを喜ぶ患者も少なくありません。

　コロン（結腸）マッサージ　ソフトなコロンマッサージは、便秘や腹の張りによる痛みを改善します。結腸に沿って円を描くようにマッサージすると蠕動が促進します。

　足反射区マッサージ　足の反射区をマッサージすると、直接には触れることのできない場所、潰瘍性の傷、放射線治療の部位、痛みのある部位などを治療することが可能です。足への刺激の反射により、特定の場所が治療できるのです（Nieland; Strauss, 2002）。

芸術療法士

　芸術療法では美しさの裏側にある真意を表現することを大事にします。芸術療法を受ける過程で、患者には自分自身や他人に対する深い親密感がめばえます。その感覚は知覚や感情、肉体性と結びついたものです。数多くのストレスと、近づく死によって呼び起こされる感情や思考、慣れない人間関係で混乱している患者は、この芸術療法の中でそれらを表現するすべを得ます。少なくともそうした複雑な心理状態の一部を統合整理させることができます。患者は、自分の内に起こった感情を表現することによってそれと主体的に向き合うようになり、その結果、自分なりの解釈を見つけたり認識し直したりすることができるのです（Hagl, 2002; Weth, 2006）。

事例　90歳の女性患者レーマンさんは、左目の奥にできた腫瘍のため、眼球の摘出を含めて7回の手術を受けました。さらに最後の手術の後、脳卒中を起こして右半身に麻痺をきたし、車いす生活となりました。レーマーさんは主婦であり、秘書の仕事にも就いていましたが、夫を失い、一人息子も亡くしたため身寄りがありません。
　彼女は入所当初、創造的なことは自分にはできないと尻込みしていましたが、そうした集まり自体は楽しんでいました。数か月経つと、絹布の上に水彩画を描くことに意欲を持つようになりました。彼女の絵は色鮮やかで表現も豊かです。彼女は次々と描き、グループの人たちからほめられるのを喜んでいました。こうして遊びながら左手の使い方を訓練したのです。「この人にこんな才能があったとはね」。彼女は自分の驚きをよくこう表現していました。このことがきっかけとなって、彼女は人生についていろいろ考えるようになりました。私は彼女とよく話をしましたが、自己を受け入れ、病気を受け入れる気持ちがどんどん大きくなりました。彼女はよくこう言っていました。「まだこんなことまで経験させてもらえることに、本当に感謝してるの」（Zeitel, 2005）。

音楽療法士

　音楽療法は慰めと力の源を与えてくれます。音楽療法においても、即興演奏は、美学的な観点から評価されるのではなく、感情の表出として解釈されます。患者の即興演奏をCDに録音することもあります。重病者は自分の録音を贈り物ととらえ、弱ってきたときに、それは自分がかつていかに創造的で生き生きとしていたかを確認するものとなります。

　患者の中には、モノコードの響きに耳を傾けていたいという人もいますし、歌をピアノ演奏で聞きたいとい

う人もいます。そしてもし可能ならば一緒に歌ってみたいという患者もいます。人の声は最も繊細な楽器です(Verres, 2006)。歌にアクセントをつけたり、ハミングしたり、話をするなど、声を出すのは患者にとっていちばん良いことかもしれません。歌っているときは、他の人に体を近寄せることができ、互いの関係を微調整することができます。音楽療法は気分転換とリラックスを促し、過去へ、そして外へと向かう橋を架け渡し、一体感をもたらし、自分の感情世界に気づく手助けをします。また病気が招いた感情の混乱の中で、新しい方向性を示してくれることもあるでしょう。死や死ぬことへの恐れを、音楽なら言葉を用いずに表現することができます。音楽はその霊妙さゆえに無常性、超越性と格別近しい芸術なのです(Löhr, 2002)。

ソーシャルワーカー

国際ソーシャルワーカー連盟の定義によれば(IFSW, 2000)、ソーシャルワークの職務として、人間関係上の問題解決を支援し、人々が自由に、自ら人生を形作れるようにし、その結果として健全な生活を実現させることが挙げられています。つまり、ソーシャルワークは高い倫理が求められる人権学なのです。これはまさに死にゆく人たちと関わるときに望まれるものです(p.226「倫理」)。ですからソーシャルワークによって、重病人を抱えたり、家族を亡くしたりした並大抵でない苦境にある家庭を、その生活環境の中で支援することができます。ソーシャルワークは関連学問(心理学、社会学、医学、教育学、法学など)の知識を活用する職業として、多分野にわたる力を発揮することが期待されています。

ソーシャルワークはさまざまな形で行われます。特に多いのは個人や家族への付き添い、グループワークの枠内での支援提供などですが、公的機関と連携して対象者の活動と参加を促すこともその一つです(Galuske, 2005)。

社会でのいろいろな関わりの中で問題解決に貢献することがソーシャルワークの職務とすれば、ソーシャルワーカーは、関係者全員がうまくコミュニケーションを取れるよう仲立ちすることで、結果的に問題解決への貢献という目的を果たすことができます(Geiser, 2007)。当事者(病人、その家族、あるいは看護師たち)の要望をつかむことが彼ら専門職の任務であることから、ソーシャルワークは、さまざまな職業分野の間を取り持つ仲介業務とみなしてよいでしょう(Staub-Bernasconi, 2007)。

日々のケア業務では、社会的な保護措置に関する問題が生じたときや、相談所、福祉事務所、療法士、自助グループなどによる継続的な支援を仲介するときなどに、どうしてもソーシャルワークを必要とします。また、遺族については、家庭生活の崩壊、住居探し、経済的支援などのやっかいな問題も含めて、最終的に支援できるのはソーシャルワーカーです。とにかくソーシャルワークは、喪失という非常時にひんぱんに人と関わる仕事なので、周到に準備した上で支援を提供することが必要です(Student他, 2007)。

実際、これまでソーシャルワークがこれらの課題をすべて拾い上げてきたのは、ドイツ語圏ではどちらかといえば例外的なアングロサクソンの地域だけでした。今後、ケア業務とソーシャルワークが互いにどんどん接近するようになれば、両者だけでなく、その対象となる人たちにとって大きな恩恵がもたらされるのではないでしょうか。

司牧・牧会者(魂のケアをする聖職者)

死ぬことはスピリチュアルな次元と切り離すことができません(p.211「スピリチュアリティ」)。私はだれなのか? 何が残るのか? 死ぬときにはどんなことが起こるのか? 私はどこに行くのか? 死を意識すればこうした問いが生まれます。多分野の専門家からなる緩和ケアチームでは、メンバー全員が、自分の職務の中のスピリチュアルな面について偏見を排除するとともに、敏感であるべきです。死が近づいた患者の中には聖職者の付き添いを望む人がいます。告解、聖餐、病者の塗油の儀式は、死にゆく人とその家族にとって、これまでの人生との和解を促し、別れに向けての力を与えてくれることが多いのです。塗油と祝福を受けた後、患者の多くは大きな安らぎを得ます。

心理療法士

さまざまなストレス状態を乗り越えるには、対話によって理解し合うことが最も効果的です。多くの看護師も取り入れている対話精神療法の基本姿勢(共感、尊敬、純粋さ)は、身体的・精神的緊張とストレスを和らげていきます。患者や家族は「積極的傾聴」

をする相手を信頼します。そして自分の感情や思いを深く見つめ、自分を正確に理解できたと感じるのです（p.51を参照）。自殺願望や虐待の経験、悪夢などに悩む患者と家族にとっては、心理療法士の参加が助けとなります。療法士による当事者との心を開いた対話とケアチームの情報が、患者たちの悩みを軽減するでしょう（Tausch, 2006）。

通 訳

　緩和ケアにおいてはコミュニケーションが大きな意味を持つことを念頭に、通訳も必要に応じて採用するべきです。通訳をつけることによって、患者の文化的特性を理解することも可能となるでしょう。

学習を深めるための参考文献

Kübler-Ross, Elisabeth: Interviews mit Sterbenden. Kreuz Verlag, Stuttgart 1971

Kübler-Ross, Elisabeth: Verstehen, was Sterbende sagen wollen. Einführung in ihre symbolische Sprache. Droemer Knaur, München 2004

Lang, Klaus; Schmeling-Kludas, Claus; Koch, Uwe: Die Begleitung schwer kranker und sterbender Mensehen. Das Hamburger Kursprogramm. Schattauer, Stuttgart 2007

Rogers. Carl R.: Die nichtdirektive Beratung. Fischer TB, Frankfurt 1988

Schulz von Thun, Friedemann: Miteinander reden, 3 Bde. Rowohlt, Hamburg 1981

Tausch, Anne-Marie: Gespräche gegen die Angst. Krankheit - ein Weg zum Leben. 12. Aufl. Rowohlt, Hamburg 1997

7 守る──人生行路の最後を迎えた人たちに安全と安心を届ける

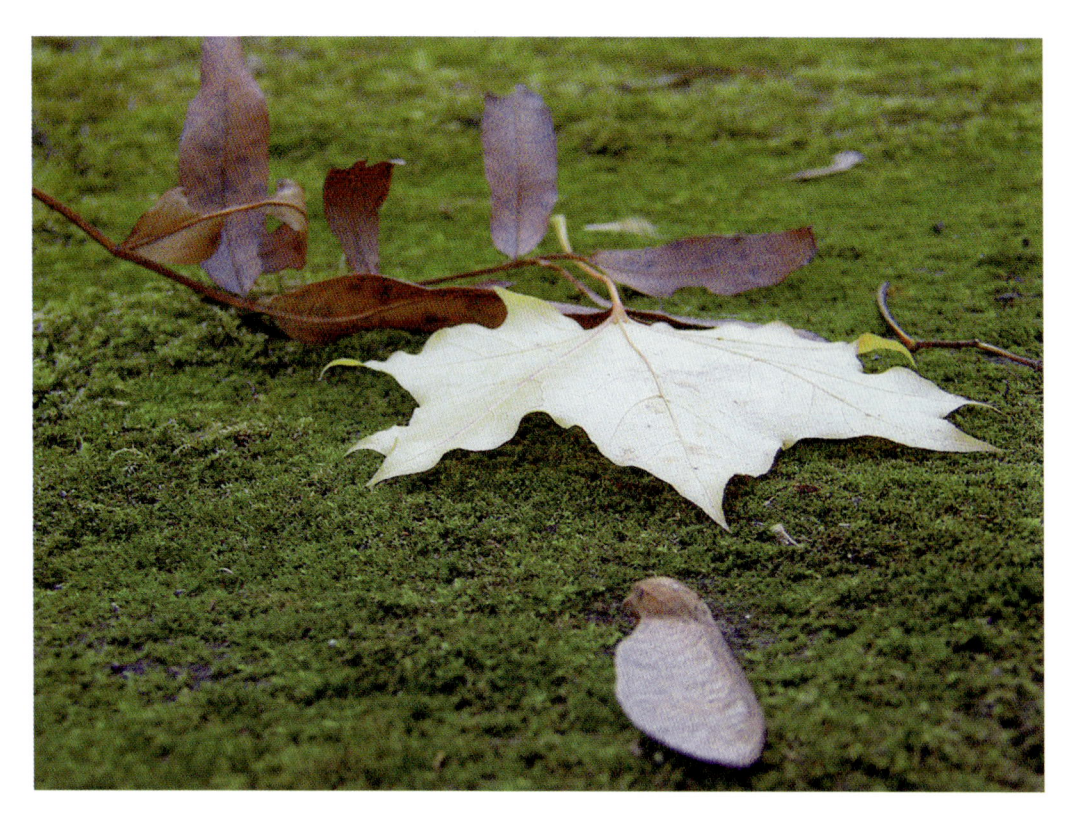

7.1　症状のコントロールと緩和・64	7.3.8　皮下療法・80
7.2　安心感を与える・65	7.4　別れを告げるときの儀式─生と死への支え・82
7.3　緩和ケアに用いられる療法の数々・68	7.4.1　死にゆく人が望むこと・83
7.3.1　感覚を刺激する・68	7.4.2　臨終のとき・84
7.3.2　Basale Stimulation（バザーレ・シュティムラツィオン）・72	7.4.3　お別れの会・85
7.3.3　エッセンシャルオイルの活用・74	7.4.4　亡き人をしのぶ・86
7.3.4　塗擦とマッサージ・74	7.5　付き添う人のセルフケア・87
7.3.5　湿布類・76	7.5.1　支援の制度化・88
7.3.6　キネステティク・79	7.5.2　自分を取り戻す・89
7.3.7　自己暗示法を取り入れた安らぎの物語・79	学習を深めるための参考文献・91

　重い病気を患う人や死を迎えつつある人の、すべてを失う悲しみを受け入れてあげることは私たちにはできません。しかし、そのような人たちの人生行路の最後に安全と安心を届けることはできます。守られているという安心感を彼らに与えるために、緩和ケアでは身体的、心理社会的、スピリチュアルな観点を尊重します。重病者の希望と要求はどんなときでも最優先されます。患者と家族の自律性を維持しながら、彼らの生活の質、幸福度、症状のコントロールについて最高のものを獲得することが「守る」という看護能力の目指すものです。「もう何もできない」ときに「まだできることはたくさんある」のです。

7.1　症状のコントロールと緩和

　緩和ケアの目標は、患者を苦しめている症状に徹底して対処することにより、生活の質を回復させたり維持させたりすることです。症状のコントロールとは、病気の治療ではなく、苦痛の除去や緩和を目的とする処置を意味します。痛みや治療されていないさまざまのつらい症状は、患者が病気について考える意欲を低下させ、病気に自分をゆだねさせることになります。症状を緩和すれば、患者は病気と向き合い、弱っていく命とその先にある死を受け入れることができるようになります。緩和ケアの処置はどれもみな患者の幸せを目的としています。ただ、症状は同じでも、患者や家族によってその受け止め方はまったく異なります。

　症状のコントロールにあたっては、以下のことを原則とします。

- 診断が正確であること（症状の病理学的機序を含む身体的、心理社会的、スピリチュアルな原因が明らかであること）。
- 処置の方法を患者個人の状態に合わせること。
- 身体的問題の治療をまず優先すること。
- 治療のオプションを明らかにし（効果とリスク、治療の可能性と限界を十分吟味する）、多職種チームで検討すること。
- 患者とその家族の幸福のために絶えず気を配り、先を見通したケアと治療を行うこと。ケア従事者は訴えが出るまで待たずに、起こりそうな問題を考え、困難を未然に防ぐこと。
- 予防措置を徹底し、副作用を治療すること。
- 患者と家族への情報提供をしっかり行うこと。それが不安の軽減、信頼の獲得、安心、自律、尊厳の実現につながる。守れない約束をしないこと。そのかわり、希望が持てない状況に至ったときでも、いろいろな手立てが取れることを保証する。
- 患者を継続的に細かく観察し、治療的措置は継続的に審査し、結果を記録すること（Nauck, 2002）。

　主要な症状のコントロールや緩和については、第3章で緩和ケア上の問題として詳しく取り上げます。そこではこうした固有のケアを心理社会的（p.94）、身体的（p.149）、スピリチュアル（p.210）の三つの側面から考えます。

心理社会的な面　抑うつ、自殺願望、恐怖、不穏、不眠のある患者、錯乱状態にある患者、嫌悪感を引き起こす病気を持つ患者、性的な問題を抱えた患者の緩和ケアについて見ていきます。また患者の家族や悲しみに沈む人たちへの緩和ケアも含みます。

身体的な面　進行する病気が引き起こす苦痛に対処する緩和ケアについて述べます。痛みや口腔粘膜に起こる症状のほか、食事、運動機能、呼吸、皮膚に関する問題などが対象となります。さらに死に直結する最も発生頻度の高い疾病群やその予後について学びます。

スピリチュアルな面　心と自己を探し求める患者に対する緩和ケアを取り上げます。異なった文化的背景を持っている人についても触れます。さらに、臨死体験について、また亡くなった人の緩和ケアについても学習します。

7.2 安心感を与える

尊厳を大切にする

「付き添う人がいて、人に認められ、真剣に受け止められるとき、その命は気高いものとなる。そのような『共に』『互いのために』に支えられていれば、どんなに困難な状況に直面しようとも、人生は『生きること』と『共に生きること』のまったく新しい領域へ向かう発見の旅となるのだ」(Juchli, 2007, p.15)。すなわち、患者の生活リズムに合わせ、患者の自律性を尊重し、先を見通したケアをすることによって、尊厳を保つ緩和ケアは可能になります。死を看取るための決まった順序はありません。人間一人ひとりがみな違うように、死に至る過程も人さまざまです。緩和ケア看護師たちはその旅路の同伴者なのです。

リズムに合わせる

死期の近づいた人は、じっと休んだり眠ったりしている時間が長くなり、外との接触をしなくなります。以前は重要だったことが、意味を失うこともよくあります。ときには世界と世界との間をさまよっているように見える人もいます。死にゆく人はその人なりのリズムを持っています。私たちはそれを生命の自然な経過として尊重すべきで、関心をなくしたとか拒絶しているととらえるべきではありません。

患者が亡くなる時の様子が、その人にとって正当な形だと認めることは、必ずしも簡単ではありません。「もうあと手を離してしまうだけでいいのに！」。この言葉には私たちのいらだちが表れています。しかし私たちは同伴者として、死の瞬間までその人に信頼を寄せ続けるべきです。人の命は、いずれ魂と肉体の刻限が来れば終わるのです (Herz, 2002a)。はたから見ているとそれは長く感じられることもあるでしょう。でも家族と看護者はその時をただ待ち続けるという受身の姿勢に陥るべきではありません。それは病気についての会話が減り、ケアがおろそかになることにつながるからです。例えば、病衣の交換回数が極端に減るとか、体を動かしてあげる努力をしないで、寝かせきりにしてしまうということが起こります。患者が快適でいられるようなケアは常に提供するべきです。

緩和ケアは徹底して患者本位に行います。次のことは特に大事です。

- ケアの重点をどこに置くかの決定は患者が行う。
- 緩和ケアは患者の一日の生活リズムとその時点での要求にもとづいて行う。
- 緩和ケアにおける処置はあらかじめ計画を立て（薬も用意する）、調整し、患者の体調に気を配りながら穏やかに、患者の見えるところで行う。患者がときどき休憩できるように配慮する。
- 生きることに患者を参加させる。

事例 昼食の席に神経疾患や脳転移の患者が数人いました。気配りのきく看護師は私たちをそばに呼び、「静かにしてね。食事の時に患者をいら立たせないよう気をつけて」と言いました。初め私たちはこの看護師の配慮をうれしく思いましたが、実際には、その配慮はその場を不自然なものにしてしまいました。沈黙が患者をいら立たせ、患者の良い気分がむしろ「生き埋め」状態になってしまったのです。昼食に立ち会い、配膳し、それが患者にふさわしいかどうかを見ながら、責任を持ってその場を取り運ぶことができる緩和ケア看護師は、本来、その場の活気を妨げないようにするものです。

自己決定に配慮する

死の近い人に自尊心を持ってもらうためには、その存在が受け入れられ、認められることがきわめて重要です。重病者の死を看取るための資質の要は、患者と家族に対して、病気や障害があろうとも、自分の生を死にゆく過程においても形づくり、全うする機会を与えることにあります (Schwerdt, 2007)。

患者の自律をできるだけ長く可能にするためには、患者自身が自分の病状と予後を知らされていることが必要です。病室で耳打ちやひそひそ話をしてはなりません。話していいのは、直接患者に話せるような、患者に関係することだけです。自分の外見、体のケアのしかた、そしてそのために使われる用具類について自身で決めることが、患者の自意識を高める上で重要になります。ケアを始める時刻や横になる時間は患者が決めるものであって、決められたケアプランに従うものではありません。

ほとんどの重篤患者には依存性が現れます。自立性が失われてしまうと、現代に生きる私たちには幸福度に重大な影響が現れます。依存する感情は、

しばしば死の願望を伴って別の症状として現れます（Pleschberger, 2002c, p.227）。36ページに紹介した例は、緩和ケアにおける人間関係がいかに大きな影響をもち得るかを示しています。

事例 緩和ケアの専門家でもある作業療法士が次のように報告しました。「91歳のヴァーグナーさんは、夫をすでに亡くしていますが、息子が二人いて、その家族がしばしば彼女を訪ねてきます。彼女は心不全があるうえ、重い関節症も患っているため、車いすの生活を余儀なくされています。彼女は10年前にケア施設に入って以来、定期的に作業療法に通っていましたが、体調が悪化したため病院に移され、そこで心筋梗塞と診断されました。私が彼女を訪ねていくと、彼女の口から出るのは、作業療法でしたいことの話題ばかりでした。彼女の家族は私に予後が悪いようだと言います。施設に戻ったヴァーグナーさんは、不平不満の訴え、ひんぱんなナースコール、家族や看護職員に対する依存などのため、周囲の理解を失っています。息子の妻は、もしお母さんが態度を改めないならもう来ませんよ、と釘を刺しています。そこでヴァーグナーさんと話してみたところ、次のことが見えてきました。

- いろいろな能力が失われることへの怒り。
- さらに衰えていくことへの恐れ。
- 自分に残っている力でかなえたいこと＝作業療法グループに参加すること。

その後、息子の妻と看護師たちを交えて話し合いを行い、以下のような結論を出しました。

- 息子の妻は条件を持ち出さないで今後も義母の見舞いを続ける。
- 看護師たちはヴァーグナーさんにとって大事なことを手助けし、彼女に看護処置への積極的参加を求めない。

それ以降、ヴァーグナーさんは再び定期的に作業療法に通うようになり、今の自分は以前ほどあれもこれもできないこと、でも『まだ何かできる』ことを受け入れるようになりました。そして彼女は再び、心筋梗塞で倒れる以前の愛想のいい女性に戻りました。今後も徹底的な対話は続けます。彼女の恐れは消えずに残っていますが、自分がもうすぐ死ぬかもしれないという話までできるようになったのです」（Zeitel, 2005）。

病気が進行すると、活動できない現状と能動性とのアンバランスを抑えることはできません。そしてやがては衰弱し、体が思うように動かせないことに向き合わざるを得なくなります。それを自覚することは、患者とその家族にとってたいへんつらいステップであり、ともに耐えなければなりません。

先を見通したケア

WHOによれば、看護は「情報伝達と、患者とその関係者への助言と指導に対する特別な責任」を負っています（Pleschberger, 2002cの引用、p.231）。この特別な責任は、看護上の人間関係（p.22「基本コンセプト」）の重要性を示唆しています。それが死に関わることなら、私たちに必要なのは、そばについていてくれて、これからどうなるかを説明してくれ、自分たちに何が大事だったのかを思い出させてくれる同伴者です。その同伴者とは信頼できる看護者、起こることにひるまない看護者、表面的な答えを返さず、機嫌を良くしてやらなければと考えない看護者、そして私たちの不安も一緒に受け入れてくれる看護者です。

先を見通したケアとは、オピオイドで治療しているときの便秘の予防、予防目的や快適さのための口腔ケア、そして潰瘍性の傷からの出血などの緊急時に備えた個別の取り決め、あるいは筋萎縮性側索硬化症（ALS）患者に呼吸障害が出たときのための補助器械の準備などが挙げられます。肺炎や床ずれ、拘縮に対する予防処置は、体のケアをするとき一緒に慎重に行います（p.182「運動の問題」）。痛みを与える処置や大事な予定（外出、大事な面会）の前には、鎮痛薬を投与するほうがよいでしょう。つまり、看護処置もいろいろな計画も、それにふさわしい準備をしなければならないのです。

重病者や死期の近づいた人は夜眠れなくなる場合があります。心配、恐怖、痛み、体の不調、外からの妨害などが、彼らの睡眠を妨害します。先を見通す緩和ケアがここではたいへん効果を現します。

夜間の対応へのヒント：

- 毎晩、寝る前に一つの儀式をする（会話、安らぎの物語の朗読（p.79）、一緒に歌う、一緒に祈るなど）。
- 思ったことを書けるように、メモ帳を患者のそばに置いておく。
- 痛みや症状を適切にコントロールする。
- 体に心地良さを与えるために以下のことを試してみる。
  ― 温かさは信頼感や安心感と結びついているため、足が冷えていると入眠が妨げられる。オイルで塗擦したり、温湿布などを使って温める（p.76）ほか、Basale Stimulationによる「安らぎを誘う全身感知法」（p.73）を行う、肩をくるむ、フットバスやハンドバス、アームバスで全身を温める、冷たい水の代わりに温か

- 快適な体位が取れるようにする。
- 睡眠を妨げる照明を消す。
- 睡眠を妨げる音を遮断する。静かな心地良い音楽をかけて注意をそらす。
- 快い香りを漂わせる。
- 口においしい味を含ませる。
- 体をさっぱりさせる。

愛情を注ぐ

　死ぬことは孤独なプロセスです。ひとりで成しとげなければなりません。死にゆく人とそこに付き添う人は世界を分かたれるのです。その隔たりを克服することはできません。死にゆく人と別れた後、残された人の人生は続くのです。しかし、そばについていること、お互いの無力をともに耐えることは、相手に連帯感と安心感を与えます。直観と共感を持って、死にゆく人とその家族の感情を理解し、真摯に受け止め、彼らのそばで支え、死にゆく人の望みに最期の一瞬まで応えるよう努めることが緩和ケアの姿なのです。

事例　シュルツさんは脳腫瘍を患う若い男性でした。病気はまず彼の目から光を奪いました。その後聴力も徐々に衰えていき、彼の知覚はほとんど失われてしまったようでした。彼は周囲に対して何の反応も示さず、ベッドの上でずっと目を閉じていました。父親か母親のどちらかが毎日そばについていました。彼がまだたいへん若かったので、私は彼の病気の経過に心を痛めていました。ケアをするたびごとに、病室に入ってすぐに彼にケアの内容をはっきり説明するようにしていました。私は彼を全人的に把握し、正面から向き合うための新しい可能性がないかを探っていたのです。そしてある朝、私が彼のケアをしていたとき、彼は突然目を開け、私の方に視線を向け、ほほえんだのです。ごくごくゆっくりとした口調で、力をふりしぼり、弁解するかのような言葉を口にしました。「僕は……でも……もう……聞こえない……んです」(Burkhardt, 2006)。

　この場合、別な対応のしかたも可能でした。重要なことは、何が死にゆく人とその近親者の心を占めているかについて私たちの想像力を広げ、探り出すことです。近親者は家族や友人、隣人を失います。重病者や死を迎えつつある人はしかし、家族や友人、隣人、周りのもの、自然、そして自分の体、ありとあらゆるものを置いていかねばなりません。その別れのつらさ、悲しみははかり知れないほど大きいものでしょう。その悲嘆の裏には、いろいろな感情が交錯しているかもしれません。それは愛する人を残していく悲哀かもしれないし、ひとり残してしまうことの心配かもしれません。あるいは、苦労や苦痛から解放される安堵感かもしれずず、だれにもわからないつらい思いもあるかもしれません。家族は、その人があっけなく逝ってしまうことに怒りを感じることもあるでしょうし、苦しみやつらさが終わりを告げることにほっとするかもしれません。あるいは死にゆく人との関係において、これまで起こり得なかった心痛を覚えることもあるでしょう。悲しみの形に決まりはありません。その深さや続く期間も人それぞれです。

　緩和ケアは、命を保つという最大の望みをかなえることはできません。しかし、死にゆく人とその家族に、尊厳ある死を迎えるための一つの枠組みを提供することはできます。緩和ケアに当たる看護師は自分の無力さにくじけてはいけません。手の打ちようがないときでも、ただそばについていることがその役目です。緩和ケア看護師は患者と一緒にいて、穏やかに、全神経を集中させていることです。また、患者が守られているという安心感を得られるように、その保護に気を配りながらパートナーを努めます。緩和ケアの看護師は、患者が思い出話をしたり、そのとらえ方がこれまでと違ってきたりすることを広い心で受け止めます。しかしその一方で、無言で付き添うこと、患者の思いを「傾聴する」ことも看護師のあり方です。こうして沈黙の力というものを経験します。

　死にゆく人たちは、感情を表に出さなくても、周囲の様子や雰囲気を非常にはっきりと認識しています。そこで病室は、患者が必要とする有益な刺激を受けられるような、安らぎと安全の場所でなければなりません。

7.3　緩和ケアに用いられる療法の数々

緩和ケアには、補助的にさまざまな療法が取り入れられています。これからその中身を詳しく見ていきましょう。

7.3.1　感覚を刺激する

私たちが感受し、処理できる刺激の量は限られています。重病者や死期の迫った人はしばしば刺激閾が非常に低くなっています。ベッドにぶつかったり、体の一点にかすかに触れただけでもストレスを感じるのです（特に顔に触れられると不快です）。ストレス症状は触覚の防御反応（拒絶するような動き、痙攣、呼吸リズムの変化）として現れます。死が迫っている人は外からの刺激に過敏に反応します。彼らの意識はしばしば内に向かって集中します。彼らの中には、感覚を遮断してしまったように見える人もいれば、他の感覚が大きな意味を持つようになった人もいます（Kostrzewa; Kutzner 2002, p.67, 71）。

事例　重病の男性患者が入浴中に急に脱力状態に陥りました。ベテランの男性看護師がやっとのことで患者をベッドに運びましたが、もう間もなく息を引き取るかに見えました。するとベッドに寝かされていた患者は口を開き、こう言いました。「列車が上に行くのか、下に行くのかがわからなかったから、また列車を降りてしまったよ」。脱力状態になったこと、そして看護師が苦労して再びベッドに運んだことは、患者にとってまったく意味を持たなかったのです。

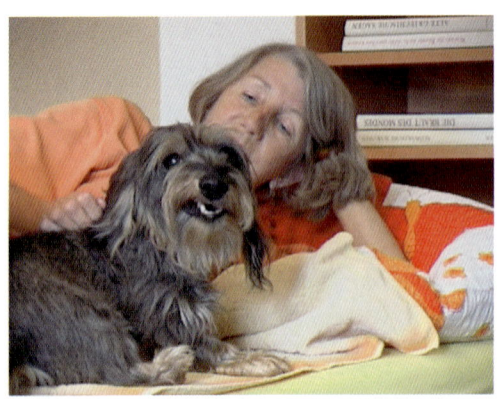

図7.1　動物たちはしばしば良い刺激を与えてくれる

死期が迫ると、時間の感覚や現実感を失ってしまうことがよくあります。空間感覚にもしばしば変化が現れます。彼らが描く絵は、上下の区別がつきません。この区別が重要でなくなってしまうのです（Weth, 2006）。また死期の迫った人は、その場にいる人を認識できなくなることもあります。目は完全に閉じているか半開状態で、ときどき毛布をつまんだり、空中でわけもなく腕を動かしたりします。中には最後まで意識があり、周囲の状況を認識している人もいますが、多くの場合は臓器不全により、徐々に意識が薄れていきます。注意力も長く続かなくなり、眠りがちになっていきます。私たちは、人がみな、その死の時までそこに存在するということを前提にしています。死にゆく人は、自分の周囲にある本当にたくさんのものを知覚しているのです。死にゆく人が私たちにすべてを伝えることができるとは限らないのは、彼らが何も知覚できないからではありません。私たちは彼らに効果的な刺激を与えて、認識を助け、彼らに安心感を与えましょう。

緩和ケアでは、有効な刺激を与えることによって、死にゆく人たちの見当識をサポートします。患者の知覚能力に注目し、それを向上させます。長期間ベッドの上で動かずにいたりいすに座ったままでいると、空間や時間、自分自身についての感覚までもが失われてしまいます。精神物理学的な観点から体の安定を保つには、人は少なくともある一定の知覚刺激を必要とします。緩和ケアの場で知覚を快く刺激することによって、死にゆく人たちに幸福感を与えることができます。またペットを飼ったり、動物を連れて訪問したりすることも、患者によっては良い気分転換となります（図7.1）。

体の知覚を促すため身体感覚、前庭感覚、振動感覚を刺激する

身体感覚は皮膚や筋肉組織、関節を通して起こります。圧迫や接触の感覚は、対象物の性状についての情報を私たちに与えてくれます。また前庭感覚は平衡感覚、位置感覚、運動感覚を通して起こります。この感覚によって体の位置やその変化がわかります。振動感覚は歩いたり話したりするときに、体の骨格系

によって伝えられます。この感覚によって、私たちは筋緊張を調整しています。振動はリズムを感じさせるので、自分の内面の声を聞くのに有効です。

振動感覚、前庭感覚、身体感覚は密接に関連し合っています。緩和ケアの中で行われる慎重な体へのタッチやBasale Stimulation、動きの感知法を通して、患者は再び自分の体が感じ取れるようになり、体調にも明らかに良い影響が現れます。

慎重に体に触れる

体が動かせなくなると体の感覚が失われ、自分の体がどこから始まり、どこで終わっているかがわからなくなるうえ、腕や脚の存在も感じなくなってしまいます。死期が近い人は体に触れられると敏感に反応します。私たちは皮膚を通して患者の全身の状態を感じ取ります。患者は私たちが注意深く触れているか、それともうわの空なのかを感じています。この皮膚への接触の必要性は、重病者や死期の迫った人ではしばしば高まります。

死期の近い患者の多くは体のケアをたいへん喜びます。体を洗うときにはたたかないように、浴用タオルを使って患者が感じ取れるくらいの強さで洗うようにします。こうすれば患者は自分の体を認識できます。寝たきりの人には、希望によりハンドバスとフットバスも可能です。その際は患者の左右両側に容器を置きます。洗髪するときは、空気で膨らまして使う洗髪おけを使うか、大きなタオルを下に敷くとよいでしょう。

私たちは、クリームを塗るとき、マッサージや湿布をするときの慎重なタッチを通して、守られている感覚と、人間的な温かさを患者に与えることができるのです(p.74)。例えばシーバックソーンオイルは、すり込んだり、手足のマッサージに使うと気分をすっきりさせます。またローズオイルは緊張をほぐす効果があります。ヴァラ(Wala)社の「Solum uliginosum」は不安が非常に大きいときに、包み込む「マント」を作ります。肌が乾燥しているときは、ヴェレーダ(Weleda)社の「Skin food」が有効です。死期の近い人は血液の循環が低下するため、手足が冷たくなりがちです。そのようなときは、湯たんぽや靴下で保温するとたいへん気持ちよく過ごせます。

事例 女性患者ベッカーさんは体のケアをとても重視する人でした。彼女は毎晩背中を洗ってもらうことにこだわっていました。それだけではなく、それが彼女にとって慰めとなることを、ケアする者に常々わからせようとしました。彼女は背中をマッサージしてほしい、脚にクリームを塗って欲しいと繰り返し頼むのでした。ある晩、彼女は私に言いました。背中と足のマッサージは、子どもの頃からの大きな楽しみだった。両親がベッドのわきに座って、彼女が寝入るまでずっと背中と足をマッサージしてくれた、と。結婚してからは、彼女はそれをあきらめざるを得ませんでした。夫は彼女の望みにしかたなく応じている様子だったので、彼女は頼むのをあきらめたということでした。そこで私は体のケアをするときにはいつも、背中と足に少し時間をかけるようにしました。彼女はそれをたいへん喜んでくれました。

このように思いやりを示すことによって、ベッカーさんは、自分が理解され、愛されていると感じたのです。ささやかな思いやりに要する時間は一日のうちのごくわずかですが、大きな効果を得ることができるのです(Roth, 2005)。

動きを感知させる

重病者や死期の近い人には、自分がどれだけ体を動かせるのかがわからなくなっている場合があります。彼らは動けないと自覚しているので自分ではどうすることもできず、人に依存してしまいます。そこで私たちは、体の動かし方を再び感じ取ってもらい、能動的になってもらう手助けをします。具体的には、横を向くときには、尻の向きを変えるために体重を両足に移すよう説明します。

体の動きを感知し、実際に動かしてみることによって、患者はより高い自律性を取り戻します。同時に、ケアする者にとっても介助が非常に楽になります(p.79「キネステティク」)。

死が近づいた人のための体位

死期が近い人をむやみに何度も移動させてはなりません。しかし看護者は、患者の呼吸が楽になる体

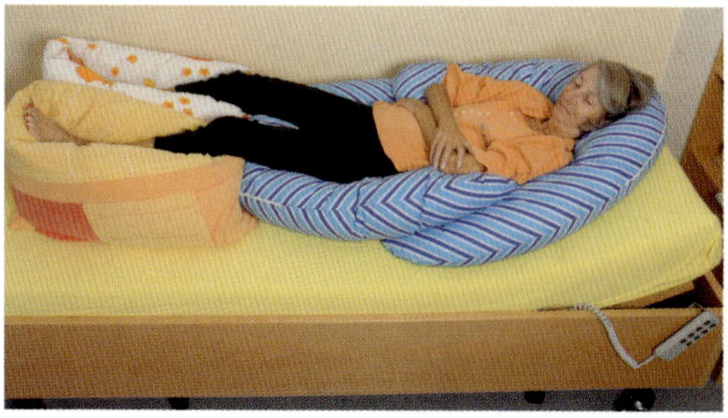

図7.2　ネストラーゲルングは体の輪郭を感知するのに有効

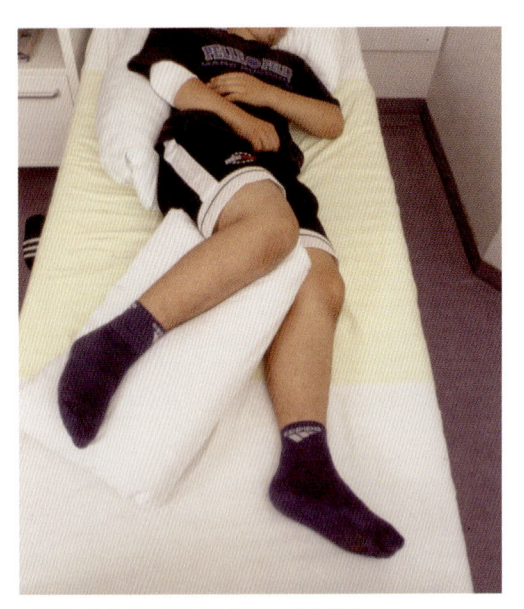

図7.3　30度側臥位は仙骨部の負荷を軽減する

位を確保することが重要です（Herz, 2002b）。上半身を高くすると呼吸も痰の排出も楽になるため、ほとんどの患者がこの体勢を好みます（p.190「呼吸を楽にする上体を起こした体位」）。ネストラーゲルング（Nestlagerung）という鳥の巣のように体のまわりを囲む方法（図7.2）を取ると、死期の近い患者の多くは安心感を得ます。

　患者が仰向けの体位しか取れないときは、毛布を2枚使って背中の負荷を和らげる方法もあります。毛布をそれぞれ縦方向に折り重ねて並べ、その上に患者を寝かせます。毛布と毛布のすき間が圧迫を和らげます。また30度側臥位を取ると、仙骨部の負荷が軽減します（図7.3）。小さなクッションやハンドタオルを巻いたものなどを利用してちょっとした体位の変換をすることが、快適に療養するために非常に大切です。技術的に完全でなくてもよいのです。気持ちよく寝られる体位が大事です。患者の体位については182ページの「運動と知覚の問題、体位」の単元で詳しく説明します。

視覚を刺激する

　視覚は生後2年の間に、次のような段階を経て発達します。
- 明暗を認識する
- 近いものの輪郭がわかる
- 自分の肢体が認識できる
- 1-2m先にあるものが認識できる
- はっきりした輪郭がわかる
- 口や手で対象物に触れ、見ることにより対象物を区別する
- 色の濃淡がわかる
- 大きさ、形、人の違いを見分けられる

　高齢になって視覚が衰えるときは、この逆の段階をたどることがしばしばです（Kostrzewa; Kutzner 2002, p.64, 67）。この発達段階についての知識は、視覚が衰えた人に視覚を必要とするサービスを提供する場合に役立つでしょう。

　高齢になると角膜が光を通しにくくなるため、高齢者にはより明るさが必要になります。硝子体の中に小さなものが現れるいわゆる飛蚊症により、視野が障害を受けることも多くなります。また青、茶、ベージュの区別が難しくなります。老眼になると視野が狭くなり、明暗の変化への調節に時間がかかるようになります。また乱視では対象物がはっきり見えなくなります（Kostrzewa; Kutzner 2002, p.67-68）。

　もし寝たきりの患者が白い壁ばかり眺めている状態にあるとき、つまり、感覚器官が刺激を受けていないときは、脳が自らを刺激します。患者には点やクモやいろいろなものが見えるのです。これは「幻覚」で、患者に大きな恐怖を呼び起こすことがあります。患者は決して見当識を失ったり錯乱しているわけではありません。こうした兆候は、視覚刺激が少ないために起きることを知らなければいけません。

視線の方向に配慮する　ベッドで身を起こす、いすに座る、車いすで移動するなどの状況に応じて、患者がいろいろな位置からものを見られるように配慮することは大切です。患者の視線の方向に配慮し、患者の位置を決めます。
- ベッドはドアと窓が見えるように設置する。そうすれば、患者はドアからの入室者を見ることができ、窓の外の自然や空を眺めることもできる。
- 患者が関心を持つ物を患者の視界に入る位置に置く。
- 写真は思い出としてたいへん大事なものであることが多いので、希望があれば、患者の見えるところに置く。

- 病室の天井は、パステルカラーが混じり合った色で塗るか、絹布を使って飾る。
- シーツやカバー類は色のきれいなものを使う。
- 絵画や身内の子どもの描いたものを患者から見えるところに掛ける。寝ているときにも目に入るし、しばしば会話のきっかけとなる（図7.4）。
- 外に出ることができなくなった患者を喜ばせるには花を飾るのもよい（図7.5）。
- 死が近い人はときどき色を強く認知することがあるので、病室の照明と色は快適なものにする。けばけばしいものは避ける。小さくなった世界を、その人に合った居心地の良いものにすることが大事。

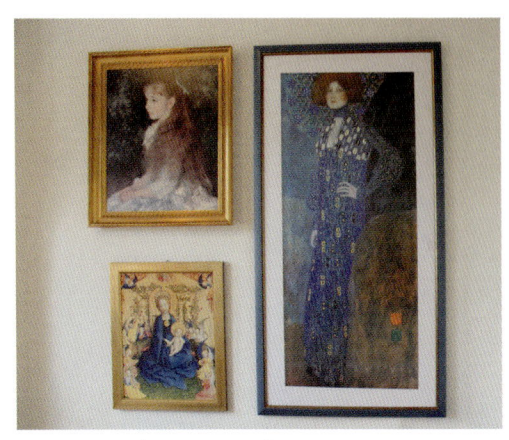

図7.4 患者が持ち込んだ絵が患者に良い影響を与える

味覚・嗅覚を刺激する

死期が近づくと、においに非常に敏感になる人がいます。においは不快感やむかつきの原因となることがあります。そこで、エッセンシャルオイルを使うのは、患者がその良し悪しを言える場合だけにします。スライスしたレモンやオレンジの香りが部屋に漂うと、ほとんどの人は快いと感じます。私たちのホスピスでは、患者が快く感じるケア用品や化粧品類、エッセンシャルオイル（例えば、愛する人を思い出させるラベンダーの香り）などを使います（p.74「エッセンシャルオイルの活用」）。

口の感覚は味覚と嗅覚を通じて起こり、特に食物の摂取と消化のために機能しています。ところが70歳以上の人の12％が味覚消失に悩んでいます。酸味と苦味より、甘味と塩味に対する味覚のほうが失われる度合いが大きいとされます。また嗅覚も70歳を超えると衰えていきます。

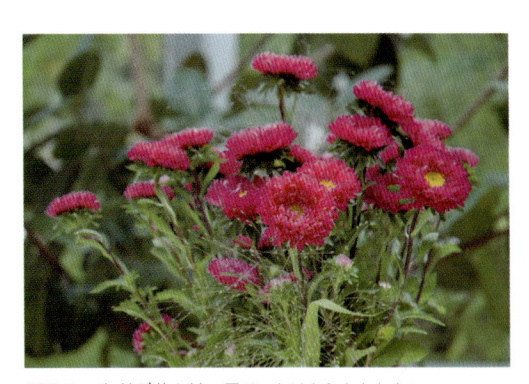

図7.5 患者が花を外で見ることはもうかなわない

飲食についての望み 「飲食足りて心体相和す」とばかりに、重病者の中には最後まで食べることにこだわる人もいます。食事の問題（p.167）を解決するにはいろいろな方法があります。重病者は自分の食べたいものを前の日に決められないことも多いものです。そんなときは、その人の希望をかなえるためにボランティアの付き添いを頼むとよいでしょう。その結果スプーン2、3杯しか食べられないこともあるでしょうが、それでもいいのです。食事を提供するときは、胸郭を骨折させないように気をつけながら、ベッドの背をまっすぐに起こします。患者の好きな料理を少量、ナプキンを添えて見た目にも美しく配膳します。ただ、ときには、ベジタリアンが突然レバーペーストを食べたいと言い出すなど、まったく予想外の希望が患者から出されることがあります。しかしそれはたいてい口の中で香りと味を楽しんでみたいというだけで、カロリー摂取が目的ではありません。

飲食を助ける手段 カップを口まで持っていくことができなくなった患者には、曲げられるストローをコップに固定して提供すれば自分で飲めるようになります。食事は生活の質を決める中心的役割を担います。コップとスプーンが患者に適しているかどうかが、患者が飲食を楽しめるかどうかをしばしば左右します。口腔機能の問題に対処するこうした補助具のリストを作っておくと便利です（Franke, 2007）。

要求を感じ取る　重病者の中には、自分の命が終わりつつあることを悟って、何も口にしようとしない人がいます。そのようなときでも慎重に食べもの、飲みものを提供し続けることは重要です。状態や要求が変わることも考えられるからです。死期が近づくと食欲が徐々に落ちてくるのがふつうです。また固形物よりも液状のものを好むようになります。そのような人には食事を強要するべきではありません。命が終わろうとしているときに、エネルギー供給源としての食事はもはや必要ないからです。体が死への準備をしているのです。非経口栄養や高カロリー飲料は、このような人に力をつけたり体重を増やすような効果はありません。それどころか、ゆっくりと脱水（p.180）が進むうちに、患者が少し持ち直すこともまま見られます。もし体重減少が激しいときは、薬の投与量を見直すことも必須です。特に向精神薬の過剰投与は、失見当識を招くことがあるので注意が必要です。

孤立の防止　病気の患者を待ち受けているのはさまざまな別れです。食べものがおいしくなくなる、テーブルを囲んでみんなと一緒に食事をすることができなくなる、見るからに重病人であることがわかるほどに外見が変わってしまう……。肝心なことは、その苦悩をともに耐えること、他のものとのつながりを作って孤独にさせないこと、変わってしまった体に合う衣服を用意して体の変化を受け入れられるようにはからうこと（p.167「食事の問題」）です。

口腔ケア　食べたり飲んだりできなくなっても、30分から1時間かけて口腔ケア（p.165「口渇」）をすることは、患者の快適さを保つために大きな意味を持ちます。口が渇いているときは、患者の好きな飲みもの（スパークリングワイン、ジュース、ワインなど）で口を湿らすのもいいでしょう。綿棒を使ったケアをいやがるようになった患者でも、飲み込む力が残っているなら、大きめの綿球にしみこませれば喜んで吸うかもしれないし、スプレー式のびんで飲みものを頬の内側に吹きつけることを受け入れるかもしれません。

聴覚を刺激する

音は聴覚器官を通して感知されます。65歳以上の男性の50％、女性の30％に難聴がみられます。特に高音域の聴き取り、音源の方向、聞こえた内容の理解、会話に対する反応時間の長さが問題となります。聴覚の喪失は周囲の人とのコミュニケーションに深刻な影響を及ぼします。孤独感を味わったり、自分が正しく理解されていないと感じたりします（Kostrzewa; Kutzner 2002, p.68）。

睡眠中の聴力は警告機能として維持されています。すなわち、鎮静薬を使っている人や意識が混濁している人は、全部聞こえているにもかかわらず、口に出して答えられない場合があります。聴覚は、人が死ぬときに最後まで残っている感覚です。死期の近づいた人が知覚し反応できる力は人によって違います（Herz, 2002a）。死の近い人が反応を返さなくなったからといって、何も聞こえていないとは限りません。彼らは私たちが想像する以上に多くのことを感じ取っています。病室での会話には病人も常に参加しているのです。否定的な言動や聴き取りにくい話は、患者の疑念と大きな不安を呼び起こしてしまいます。また大きな不意の騒音は立てないようにしましょう。死期の迫った人には静かでリラックスできる音楽が心地良さをもたらす場合もあります。また、小さなハープをつま弾いたり、よく知られている歌を歌ったり、好きな音楽を聴いたりすることも効果的な刺激となります。私たちは言葉づかいに気をつけ、心地良い音楽と静かな環境を用意することに気を配ることです。

7.3.2　Basale Stimulation（バザーレ・シュティムラツィオン）

Basale Stimulation（バザーレ・シュティムラツィオン＝基礎の刺激）とは、コミュニケーション能力と活動性が低下している人たちのための包括的なコンセプトです（Fröhlich; Nydahl, 2004）。この刺激法は、まずあいさつをしながら、肩に触れることから始めるのがふつうです。顔から始めることは厳禁です。穏やかに手のひらをのせてはっきりと開始の合図をしましょう（図7.6）。そして短時間の圧迫をコンスタントに加えます。表面をなでるような触れ方や、点々と断続的に触れる、あちこちばらばらに触れるな

どのやり方は、拒否反応を生むので良くありません。患者に自分自身の体についての確かな情報を得させたいなら、浴用のタオル手袋や靴下を使ってさするのも効果的です。そうすれば、患者は神経を自分の体の感覚にだけ集中することができます。最後に、片手ずつ優しく慎重に圧迫して終了します。その際、両手を同時に離すことは避けましょう。なぜなら、患者は心の準備がないため、見捨てられたように感じてしまうからです。

安らぎを誘う全身感知法

適応症：不穏、入眠障害、痛み（p.101「恐れ」、p.150「痛み」）

所要時間：最長10分-15分。それを超えると負担が大きい。

全身感知法は衣服の上からでもできますし、体を洗いながらでも可能です。また靴下や浴用タオル手袋を使うこともできます。洗いながら行う場合でも、気持ち良さを味わってもらうことが重要で、体を洗うことが目的ではありません。この感知法は二人で行うことは避け、一人で行うようにします。そうすれば終始同じタッチの情報が患者に伝わり、患者は一人の声、一人の手、そして一人の人だけを相手に心の準備をすることができます。

実施方法：

- 洗浄の障害になるものを取り除く（ドアに使用中の表示をするなど）。
- 患者の好みを聞く（洗浄剤、洗う順序、香水の好き嫌い、デオドラント、BGMなど）。よく知られているものや好きなものは安心感を与える。ラベンダーは鎮静効果がある。
- 部屋を十分に暖め、お湯の温度は体温より高くする。
- お湯と、よくしぼった柔らかい素材の浴用タオルを患者に触らせる。
- 患者の体を少し起こして寝かせ、プライベートゾーンをハンドタオルで覆う。
- 最初に肩に触れる（気持ちよい圧迫を加えて肩を少し動かす）。その後、体毛の流れる方向に従って以下のように洗いながらさすっていく（肩から指、骨盤から足の方向に）。
  - 肩から指に向かってさすっていき、指もさする。

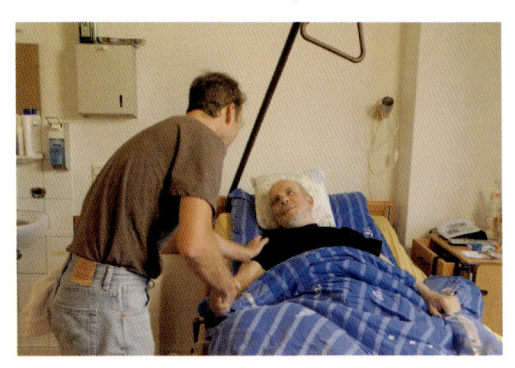

図7.6　「Basale Stimulation」は通常肩から始める

　途中で水気をぬぐったりせず、連続して行う。
  - 頭頂から顔、首までさする。
  - 両肩から腹の中心部までさする。
  - わき腹から腹の中心部までさする。
  - 脚を足先までさすり、足の裏もさする（この場合は弱すぎないように）。
  - 患者の体を横向きにして（できる場合のみ）背中を下に向かってさする。
- 終わったら仰向けの状態で患者の両手を重ね、ベッドの上掛けで優しく体を覆い、その上から全身に沿ってさすっていき、体の境界を知らせる。体の感覚に意識を向けるよう患者を促し、安静を保たせる。これは導眠には最適の方法である（Zagermann, 2005）。

呼吸を刺激する塗擦法

この呼吸刺激塗擦法（p.187「呼吸の問題」、p.101「恐れ」）は背中に行うもので、規則正しく落ち着いた、深い呼吸を導く方法です。この塗擦法は睡眠に良い影響をもたらし、睡眠導入剤の服用を減らす効果があります（Nasterlack, 2001）。この方法を行う人は、指輪や時計を外した温かい手で、穏やかに呼吸をしながら、患者の背中をさすります（図7.7）。

実施方法：

1. 少し温めたオイルかローションを塗った両手を患者のうなじのあたりに置く。
2. 手のひらを使って、患者の背骨の両側を上から下に向かって円を描くようにオイルを塗っていく。背骨の脇は親指に、肋骨の間は他の指先に、描いた円を肩の方向に閉じるときは手全体に、と手を

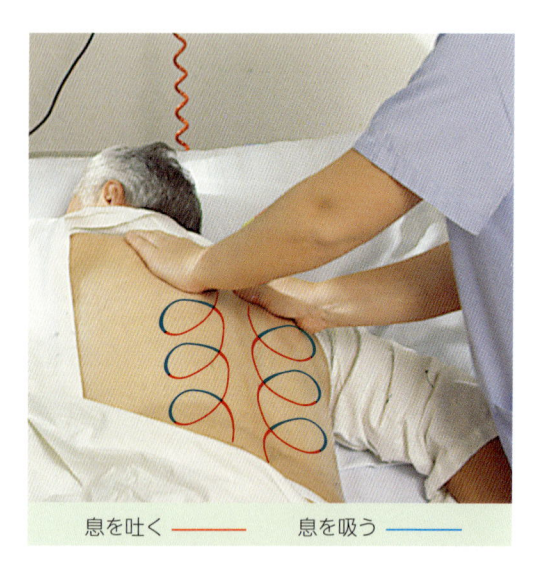

図7.7 呼吸刺激塗擦法では、息を吐きながら赤で示した方向に、吸いながら青で示した方向に手を動かす（Kellnhauser 他，2004）

広げたまま、圧を加える部位を変えながら行う。
3. 背中の下まできたら、手をまた肩に持っていき、同じことを5回から8回繰り返す。
4. この呼吸刺激塗擦法は首筋から下に向かって行い、尾骨のところで終了する。
5. 終わったら手を患者から片方ずつ離す (Zagermann, 2005)。

　緩和ケアの分野では、呼吸刺激塗擦法のために「Solum Uliginsum comp」という特別なオイルが用意されています。このオイルは泥土に由来し、ラベンダーオイルを含んでいます。このオイルには特にがんの痛みを和らげる効能が期待できるとともに、体を温める保護マントとして、感情面で負荷の大きい重病者の体を包む一定の効果があります。

7.3.3　エッセンシャルオイルの活用

　エッセンシャルオイルの活用は効果的です。ただし、管理された有機栽培（kbA）原料から作られたオイル（薬局で売られているkbAクオリティーのもの）のみを、患者と担当医と話し合った上で使うことを勧めます。

肌に直接塗る　エッセンシャルオイルは、肌に直接塗るか、湿布に用いるのが最も効果的です。マッサージはしてもしなくてもかまいません。12-16滴のエッセンシャルオイルを100mlのキャリアオイル（アプリコットシードオイルなど）かローションに加えるのが、高齢者や子どもに使うときの平均的分量です。違うエッセンシャルオイルを混合することには異論があります。トロット・チェペ（Trott-Tschepe）は、1種類のオイルで複合的な効果を上げようと考えましたが、S.プライス、L.プライス両氏（S. Price; L. Price）は3-4種類のオイルを混ぜた場合の相乗効果に期待しました。私たちは、いずれにしても、患者の香りの好みを優先すべきでしょう（Trott-Tschepe; Price; Price 2003, p.273-303）。

入浴剤　部分浴の場合は4滴、全身浴の場合は10滴を乳化剤に加えます。乳化剤に向いているものは、生クリームやミルク、コーヒー用のクリーム、ティースプーン1杯の海塩やはちみつです。

アロマランプ　部屋を良い香りで満たすには、アロマランプの水受皿に水を張ってオイルをたらします。オイルの量は部屋の大きさによりますが、10-15㎡くらいの小さな部屋なら1滴で十分です。

7.3.4　塗擦とマッサージ

　重病者や死期の迫った人の多くは、話すことも難しくなります。そのようなときは、ただ黙ってそばについていること、そして手を差し出してあげることが最良という場合も多いのです。孤独感、不穏、恐れ、不眠、筋肉のひきつり、咳、かゆみ、痛みなどに対しては、オイルなどの塗布、湿布などの手当てがたいへん有効です。ただ、決まりきった処置でなく、その場その場に応じて心を配りながら処置しましょう。症状を和らげるこの処置によって、患者は自分をその苦痛ごと理解してもらえたと感じるのです。これは患者の幸せのための重要な第一歩です。体に触れることは、自分がひとりではないと感じさせ、体を通してそれを実際に認識させることです。それはまた看護上の人間関係を深めます（p.22「基本コンセプト」）。

ケッセルリングら（Kesselring他, 1998, p.218）は、腹部の手術を終えたばかりの女性を対象に足の反射区マッサージの効果を調べました。対照群は、やはり心地良さをもたらす脚（足）へのごくふつうのマッサージを受けました。その結果、足の反射区マッサージには、症状を緩和するよりは促進する効果のほうが強く表れました。ところが、看護師による脚（足）マッサージは、統計的に注目すべきリラックス効果を示したのです。これは、リラックスすることによって痛みが和らぎ、良く眠れるようになるという経験を裏づけるものです。また、脚（足）へのマッサージは、足の反射区マッサージに比べて、拒む人が非常に少ないこともわかりました。

　どんなマッサージを取り入れる場合でも、患者が何を必要としているかをつかむことがたいへん重要です。足の反射区マッサージ、軽擦マッサージ、ヒーリングタッチ（p.187「呼吸の問題」）、Rhythmische Einreibung（リュトミッシェ・アインライブング＝リズミカルな塗擦）、バイブレーション、サイコトニック、呼吸マッサージ、日本の気液流動促進法、指圧、アロマテラピーなど、数多くの療法がありますが、看護師がその細部にまで通じている必要はありません。その専門家に尋ねるか、来てもらえばよいのです。看護師たちには、患者、家族、医師の了解を得てそういったものをぜひ試してほしいと思います。技術的な完璧さは二の次でいいのです。専門家が行う場合にも、マッサージのしかたや香りをその患者に合うように選択してもらうことが理想です。

　塗擦法やマッサージは体温調節と呼吸を助け、ひいては全身の調子を整えることに役立ちます。すり込むこと自体とそのときに使うオイルなどの効果がエネルギーを体に流し、痛みを和らげ、体の緊張を解きます。

　体に触れることと触れられることは人間の本質的な欲求です。それは精神的、肉体的健康にとってたいへん重要なことです。そのために私たちは心配りと自分の手を必要とします。腹が痛くなったら温かい手を腹に当て、頭が痛いときはこめかみをマッサージし、どこかをぶつけたらそこをさする。まただれかを慰めたいときは肩を抱く。そう、まさに私たちが日ごろよく自分たちや子どもたちにしていることです。こうした日常的な対処法を看護の仕事に意識的に取り入れることが、患者やその家族、そして看護師自身をも支えることになります。

　死が近づいた人の手はひどく腫れることがよくあります。痛みを起こす腫れはマッサージで改善します。看護師は患者の腕を少し上げ、自分の腕の上にのせます。そして手のひらで患者の指の裏側から前腕に向かってなでます。このマッサージはたいてい家族が進んで引き受けますが、看護師が家族に勧めてもいいのです（Herz, 2002b）。

　手足のマッサージは体の他の部分に反射関係を持つ多くの神経終末を刺激します。つまり両足だけでなく全身に影響を与えることができるのです。みなさんはぜひ愛情を持って患者の手足をマッサージしてください。そして患者の反応に注意を払って下さい。基本的に、軽く押せばリラックスを促し、気持ちを落ち着かせます。その一方、強く押しすぎると局所的に出血を起こすことがあるので注意が必要です。

手と腕のマッサージ

　手と腕のマッサージにはいろいろな方法があります。体調を整えるマッサージ法の一つを次に紹介します。

1. 初めのコンタクトとして、両手を患者の手と前腕にのせる。
2. 上腕から手先までをそっともむようにマッサージする。
3. 親指か人差し指を使って小さな円を描きながら、患者の手と前腕、ひじをマッサージする。
4. 患者の手を自分の手にのせ、親指でさするように患者の手のひら（親指の付け根のふくらみ、外側の柔らかい部分、へこんだところ、指の腹）をマッサージする。
5. 患者の手を返し、指の先で手根骨の間をマッサージする。続いて人差し指と親指の間の三角形の部分をマッサージする。
6. 指を順番に手のひら側から指先に向かってマッサージする。その際、親指と人差し指で患者の指を軽くもみ、慎重に引っぱる。
7. 両手を使って患者の手の甲からひじまでマッサージし、脇を同じようにマッサージしながら手まで戻る。
8. 最後に両手で患者の手を取り体の状態に意識を集中する。もう一方の手と腕も同じようにマッサージする。

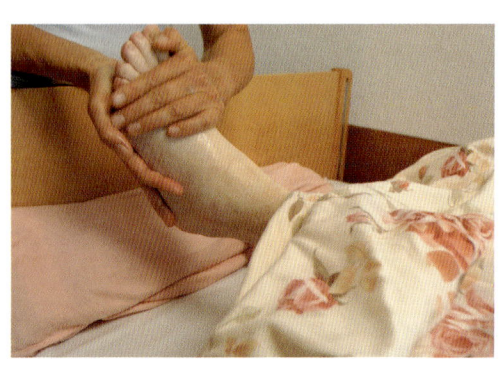

図7.8 足への塗擦は患者と看護者に安らぎを与える

足へのオイルの塗擦

足への塗擦は次のように行います（図7.8）。
1. ひざの裏と足の下に小さなクッションを置いて足を楽にする。
2. 患者に使用するオイルを選んでもらう。
3. オイルを両手の間で温める
4. まず片方の足に愛情をもってオイルをすり込む
5. もう片方の足に同様にオイルをすり込む

足のマッサージ

足は体部から離れていて、私たちケア担当者との距離を保てるため、その安心感からマッサージを好む患者がいます。また、足だけはだれにも触らせない患者もいます。

足のマッサージ法は次のとおりです。
1. ひざの裏と足の下に小さなクッションを置いて足を楽にする。
2. 温めた両手で患者の片足を包む。
3. 足の前の方を両手で優しく上下に押して曲げる。
4. 次にその足を左右に曲げる。
5. 指を使って、患者の足の甲を腱に沿ってゆっくりさする。
6. くるぶしの外側と内側の周りを円を描くように両方向にさする。
7. 足の裏側を小さな円を描くようにさする。
8. 足の指を一本ずつ優しく十分にマッサージする。
9. 最後に両手で患者の足を包み、しばらく体の状態に意識を集中する。もう片方の足にも同じことを繰り返す。

7.3.5　湿布類

さくらんぼの種のホットパック

適応症：足の冷え、ひきつり、痛み

さくらんぼの種を入れたホットパックは湯たんぽよりも体に密着します。種が温かさをよく吸収し、冷めるのもゆっくりです（図7.9）。

さくらんぼの種を入れた袋の温め方：

- 電子レンジ（600-850W）で1-2分温める。
  ！注意！　温める際にコップに2分の1ほど水を入れてそばに置く。さもないと発火の危険あり！

- オーブンの場合は150℃で10-20分温める。
  ！注意！　同様に、発火を防ぐためコップに2分の1ほど水を入れてそばに置くこと！

患者はこの袋を好きなところに置きます。痛みがあるときは袋を二つ使い、一つは痛む場所に、もう一つは両足のそばに置きます。

温湿布

腹の上に置く場合の適応症：鼓腸・こわばり・下痢による腹痛、神経過敏、不穏、睡眠障害

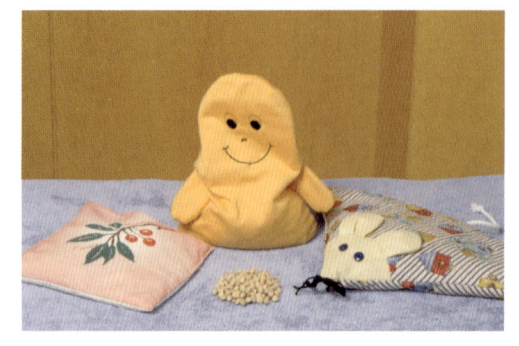

図7.9　さくらんぼの種を入れた袋は体に密着する（Sonn, 2004）

材料：
- お湯を1ℓ入れたボウル
- ふきん1枚（湿布の中布用）
- タオル1枚（湿布の外布用）
- ハンドタオル1枚（絞るときに使う）

湿布のしかた：まず中に入れるふきんを適当に折りたたみ、絞るためのハンドタオルの上に乗せる。それを巻いてロール状にし、1ℓのお湯につけ、お湯を十分に吸わせる（図7.10）。お湯の温度は手を入れられるくらいの熱さにする。次にそのロールをしっかり絞り、患者のベッドに持って行く（図7.11）。そこで中のふきんを取り出し、触っても熱くないくらいまで冷めるのを待つ。その際、自分の手首の内側に1-2分間当てて我慢できるかどうか確かめるとよい（図7.12）。ふきんがちょうどよい温度になったら腹の上に密着させて、外布用のタオルで体をしっかりくるむ。そしてこの湿布が熱すぎないかをもう一度確認する。もし

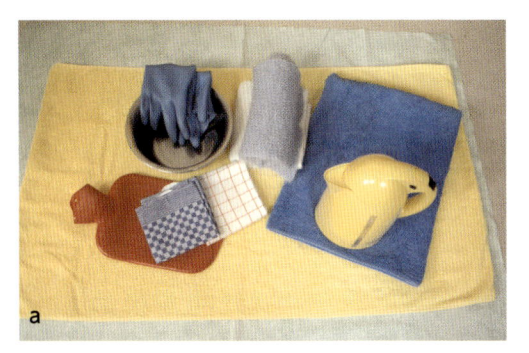

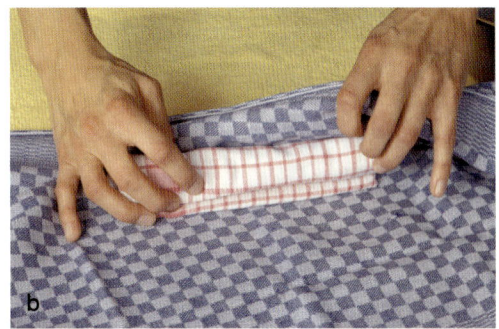

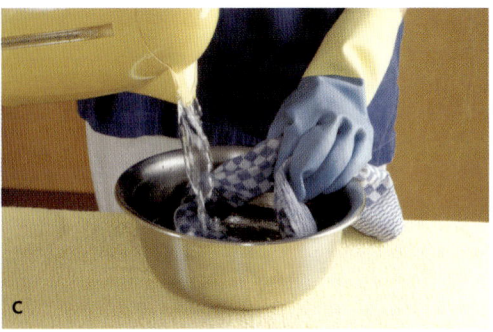

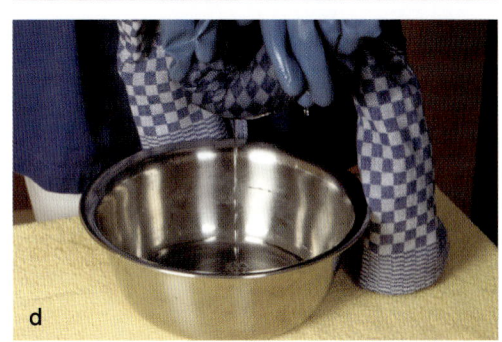

図7.10 腹部に当てる温湿布を作る。
a 温湿布の材料　**b** 中に入れるふきんを好みの大きさに折りたたみ、ロール状にした後、絞るためのタオルに縦長に置き、巻いてロール状にする　**c** ロールをボウルに入れ、お湯を上から注ぐ　**d** ロールを力いっぱい絞る(Sonn, 2004)

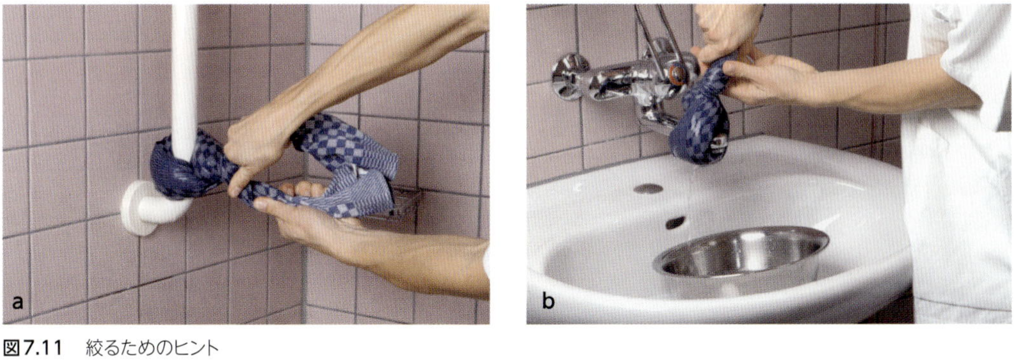

図7.11 絞るためのヒント
ロールを蛇口や手すりに巻きつけると、効果的に絞ることができる(Sonn, 2004)

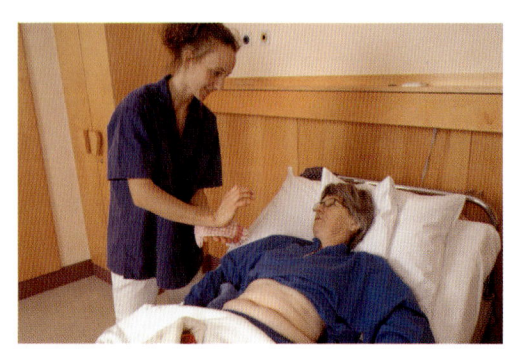

図7.12 湿布の温度を確かめる
ベッドサイドで中のふきんを取り出し、手首の内側に当てて温度を確かめる(Sonn, 2004)

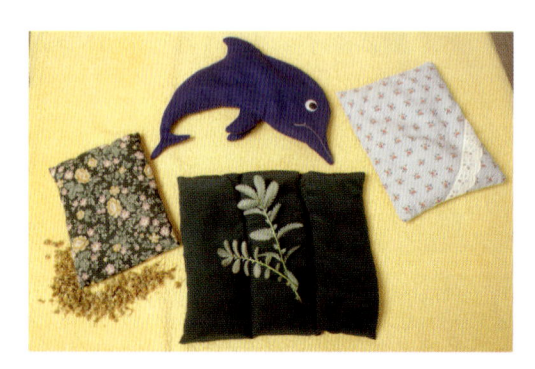

図7.13 ハーブの香り袋
振ったり、こすったり、少し温めたりすることで香りが強くなる(Sonn, 2004)

まだ熱いときは、タオルを一度開いて冷ます。適温になったらタオルで再度しっかりくるみ、患者が快適に感じるようにふとんをかける。

所要時間：患者が気持ち良く感じている間は湿布を当てたままでよいが、だいたい5分-15分で十分。温かさの刺激を集中的に与えることが重要。

湿布後の休息：湿っているふきんを取り出した後、体の水気をふく。その上を乾いている外布用のタオルでぴっちり覆い、再びふとんをかけて、15分間安静にし、体の中の「答え」を感じ取る。

要点 湿布の中布がどれだけ長く温かさを保つかは大事ではありません。それより温かさの刺激、湿布後の乾布による保温と休息のほうが重要です。

ヒント：患者の様子を見て、湯たんぽを外布の上から置いたり、足のそばに置いたりしてもよいでしょう。ひざ下にロールクッションや小さなクッションを置けば体の緊張が緩みます。

ハーブの香り袋

乾燥ハーブの香り袋は、不穏や不眠があるときによく用いられます。ラベンダー、バラの花、クルマバソウ、シナガワハギ、カモミールなどが使われます。

薄い布かガーゼで作った袋に乾燥させたハーブを半分ほど入れ、縫い閉じます（図7.13）。こすったり少し温めたり（加熱したり湯たんぽの上に置く）すると香りが強まります。患者が望むなら、体のそばに置いてもかまいません。香りは2-3か月すると飛んでなくなります。

オイルを使った湿布

オイルを使った湿布はたいへん有効で、手軽にできる方法です。オリーブオイルは、受け止めた太陽のぬくもりを他のものに引き渡す働きをするので、ベースオイルとして使えば肌に温かい皮膜を作ります。またエッセンシャルオイルは植物の強い香り成分を含んでいて、それぞれの香りが独自の特徴を持ち、固有の効果を発揮します。

適応症：

- ラベンダーのエッセンシャルオイル：神経過敏、不穏、睡眠障害、せき、下痢
- メリッサのエッセンシャルオイル：せき、ストレス、困ぱい
- タイムのエッセンシャルオイル：激しいせき

混合オイルの作り方：50mlのオリーブオイルに8滴のエッセンシャルオイルを加える（Price; Price 2003, p.302）

材料：

- 黒っぽい（遮光のため）滴瓶に入れた混合オイル
- 柔らかい二枚重ねのティシュペーパー1枚（湿布の一番内側に入る）
- それより少し大きいリネン地1枚（ティシュペーパーとバスタオルの間に入る）
- バスタオル1枚（外側を巻く）
- ゴム製湯たんぽ2個
- ティシュペーパーの3倍の大きさのパラフィン紙

かアルミホイル

湿布のしかた： ティシュペーパーをパラフィン紙にのせ、その上に混合オイルを40-50滴たらす。それを包み、リネン地とともに2つの熱い湯たんぽの間に入れて温める。患者をバスタオルの上に寝かせ、温まった湿布を、パラフィン紙を取り除いてから患者の胸骨の上に置く。その上にリネン地をかぶせ、衣服で密着させる。バスタオルを体に巻きつける。
この湿布を貼っておく時間の長さに制限はありませんが、貼る回数は1日1回までにします（Sonn, 2004）。

7.3.6　キネステティク

キネステティクとは動きの感知に関する理論です。この理論によって効果的な体の相互作用を生み出すことができます。すなわち、人が体の一部を動かそうとするとき、動かす前にその部分の負荷を軽減するのです。これはケアの場で考慮されるべきことではないでしょうか。利点はさまざまあります。介助される側にとっては、体が思ったより格段に動かしやすくなるために自信がつくこと、また介助する側にとっては、患者の全重量を負わずにすむことがあります。その結果、介助者の背中の痛みは激減します。キネステティクでは、重量のかからない部分だけを動かします。寝たきりの患者が横向きになるときは、体重を尻から両足に移すように指示します。そうすれば患者は持ち上げてもらわなくても、自分で尻を動かすことができます。

このキネステティクの考え方では、マス（体部）とツナギ（その境界となる空隙）を区別します（図7.14）。マスは体重をそのつど接触面を通じて引き渡します。ツナギには接触面を通じて引き渡すべき重さはありません。このツナギの役割は、マスの重さを隣り合うマスに伝えることです（Höppner, 2005）。

介助者はマスに手を触れることによって動きを援助します。ツナギに触れると動きをじゃましてしまいます。基本は通常の体の動きにならうことです。つまり重量がかかっていないマスだけが動くのです。私たちが患者を動かす場合は、患者が体の重みをかけていないところを動かすことが原則です。キネステティク、すなわちコミュニケーションとしての動きの習得においては、介助者が患者の動こうとするシグナルに気づくこと、そのシグナルが介助に対する反応であると理解すること、そしてそれに応えることが重要です。介助者は、患者の体重に釣り合うよう自分の体重をかけること、そしてねじるような動きで体位変換することを覚えていきます（Herz, 2005）。

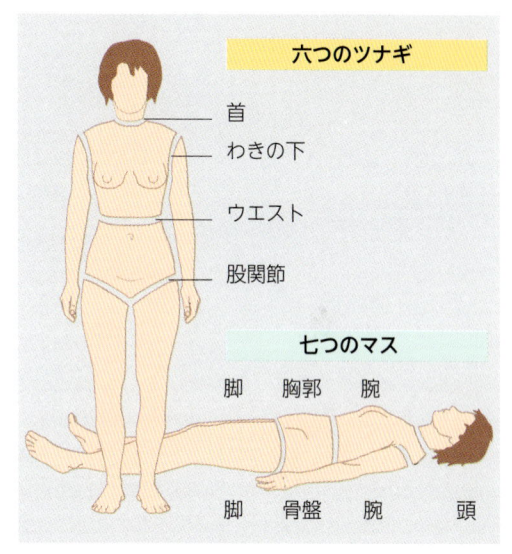

図7.14　人体の七つのマスと六つのツナギ

7.3.7　自己暗示法を取り入れた安らぎの物語

ここに示すような物語は病人だけでなく健康な人にも有効です。頭の中をぐるぐるめぐる重苦しい思考を断ち切り、自己暗示法の流れに乗って自分自身を解放していきます。こうした物語の読み聞かせは入眠障害に驚くほどの効果を発揮します。

物語：「タンポポの綿毛」

「広い草原に、とてもきれいな草花がたくさん咲いています。そこには数え切れないくらい、いろいろな種類の草が生えています。春になると、草原は黄色に輝きます。タンポポが一面に咲くのです。タンポポのみずみずしい葉はうさぎの大好物です。タンポポの黄色い頭は、風の中でやさしくゆらゆら、ゆらゆらと揺れています。

あなたの息づかいのように、やさしく、ゆらゆらと。

あなたも息づかいを感じてみましょう。息がやさしく入ってきて、また出ていきます。

あなたは静かに息をしています。静かに、規則正しく。

息が入ってきてまた出ていきます。とても静かに、規則正しく。

息が入ってきます。出ていきます。するとあなたも解き放たれます。

ミツバチがタンポポを求めてやってきます。タンポポの蜜は甘いのです。それからしばらく時が過ぎると、タンポポの黄色い花が綿毛に変わります。柔らかく、薄い灰色の種が集まって球となります。一粒一粒の種は、小さな小さなパラシュートのようです。風が当たると、種は球から離れて飛ばされて、四方八方に飛んでいきます。草原の上を、無数のタンポポのパラシュートが風に乗って飛んでいきます。小さなパラシュートは、これからどこかへ遠い旅に出るのです。

さあ、それでは、その種の中でも一番小さい種粒の旅についていくことにしましょう。まずは、草原の草花みんなにお別れのあいさつをします。アリやミツバチ、てんとう虫が手を振って見送ってくれています。風が種粒をだんだんと高いところに運んでいきます。種粒はいま、草原の上空を漂っています。草原に咲く花は、ここから見ると豆粒のようにちっぽけです。

種粒の旅は続き、やがて森の上にさしかかります。もみの木が見えます。クリスマスには部屋の中で飾りつけられ、子どもたちを喜ばせるのでしょう。森の中に湖が見えます。青く輝いています。白い小さな点々はスイレンか白鳥でしょうか。

見てごらんなさい。何が見える？

水の青が光っています。

あなたの心の目には見えるでしょう。

美しい、柔らかい色です。

その色は大きな安らぎを放っています。

そしてあなたをまさに包み込んでいます。

種粒のパラシュートは、まだまだ先へ飛んでいきます。今度は川を横切ろうとしています。川には大小さまざまの船が、目的地に向かってゆっくりと進んでいます。種はその後も大きな町々、小さな村々を越えていきます。ときどき教会の塔の先端がすぐ近くに迫ってきます。危ない、危ない。さらに種は、広々とした畑や牧草地の上を飛び続けます。すると、静かな風景が目に入ってきます。人のいる気配はありません。見渡す限り高い山々が続いています。種粒は不安になりました。この山々を越えていく力がまだ自分に残っ

ているだろうか、と。そのとき、風が味方してくれました。風が種粒を高い山の上に運んでくれたのです。

なんて美しいんでしょう。ここに咲く花の色は、この上なく美しく、つやつやと輝いています。そこらじゅうによい香りが満ちています。高い山の万年雪の上には、いろいろな動物が走っているのが見えます。人はまだだれも足跡を刻んでいません。それは自然だけに支配された世界です。鳥の歌声が一日中聞こえています。この穏やかな世界を乱す者は、だれひとりいません。

種粒はこの世界が気に入りました。ここに住もうと心を決めました。種粒は少しずつ下に向かって降りていきます。岩の裏側に、風の当たらない場所がありそうです。種粒は、茶色の肥えた土の上に降り立ちます。世界を半周する長旅を終えた種粒は、疲れきっています。重い体を地面に横たえています。疲れて体が重くてたまらないのです。

感じてみましょう。種粒の体がどんなに重いのかを。

体がどんどん、どんどん柔らかい土の中に沈んでいきます。

種粒は安らかで幸せな気持ちに満たされています。

感じてみましょう。どれほど安らかで、どれほど幸せなのかを。

種粒はすっかり安心し、体の緊張が解けました。

種粒が自分の新しい土地を見つけたとき、季節はもう秋になっていました。これからやって来る長い冬の眠りに向けて、種粒は準備をしています。そして冬が終わると、間もなく春がやってきます。

夜が明けると、岩のそばからつやつやした黄色のタンポポが顔を出しています。どこを見渡しても、これほどきれいな花はありません。その黄色は、その土地じゅうに光を放っています。

このタンポポは、その山地に根を下ろした初めてのタンポポとなりました。その子孫は長く栄えて、幸せに暮らしているということです」(Müller, 1993, p.51-)。

7.3.8 皮下療法

皮下療法とは、症状の緩和効果を上げるため、薬液などを翼状針のついたカニューレで皮下組織に注入する方法です。皮下組織とは、血管や神経が走っ

ている皮下の脂肪組織を指します。そこに水性の等張液を注入します。強い酸性やアルカリ性の溶液を注入すると、強い痛みを起こします。また油性の注射液は吸収が遅く、組織の壊死を引き起こすため、皮下には注入しません。

皮下療法の利点は次のとおりです。
- 薬剤の吸収がよい。
- つらい症状に的をしぼって治療できる(痛み、吐き気・嘔吐、不安、錯乱、呼吸困難など)。
- ポートの設置により薬液投与が断続的にできる。
- 規則的な投薬ができる。
- 注射のときのように患者を毎回起こす必要がない。
- 長期療法が可能になる。
- 扱いが容易である。
- 管理しやすい。
- 患者にとって快適性に優れている。
- 自宅や施設での治療に適している(Rolf, 2005)。
- 患者の自主性が尊重される。ボーラス投与(鎮痛薬の追加)を受けるかどうかを患者が決められる。

患者とその家族への情報提供

皮下療法と聞くとまず不安を覚えるものです。そのため、患者にとっての利点を正確に伝えることが非常に大事です。体のケア時や、体を動かしたり横にしたりするときの痛み、来客時など、日常で痛みを抑えたい場面が予見できるときには鎮痛薬用ポンプ(PCAポンプ)を使った鎮痛治療が可能です(p.160を参照)。

定義 鎮痛薬用ポンプとは、鎮痛薬を満たした携帯用の注入ポンプです。このポンプは電子制御されており、鎮痛薬の持続投与ができます。最近のポンプはほとんどがPCAポンプと呼ばれるものです。PCA (patient controlled analgesia)とは、患者が自分で調節する鎮痛法のことです。

PCAは、痛みのある患者が自ら鎮痛治療に参加できるようにするものです。医師が設定した持続的な鎮痛薬の注入に加え、患者が自分の痛みに応じてボタンを押すことによって、ボーラス投与することができます。患者はこうして直接鎮痛治療に関わることができ、医師が設定した範囲内で、鎮痛薬の投与を自らコントロールできるのです。患者にこのポンプの機能を説明するために、メーカーや販売者が現場に専門家を派遣することもあります。

適応:
- 経口または経直腸投与ができないとき。
- ポンプによる持続的な治療が必要なとき。
- 断続的な治療が必要なとき(定期的な注射など)。
- 静脈路が確保できないときや静脈壁が刺激されているとき、または訪問ケアの分野など、静脈内注入を避けるべきとき。

禁忌:
- 患者が拒否したとき。
- 皮膚に障害があるとき。
- ショック状態のとき(薬剤が吸収されにくくなる)。
- 浮腫、腹水があるとき。
- 重い血液凝固障害があるとき。

起き得る問題:
- 浮腫
- 発赤
- 穿刺個所からの液漏れ
- 穿刺個所の硬化
- 刺激性の強い薬剤や急速な薬剤注入による痛み

PCAは看護師にとって扱いが容易で、患者にとっても負担が少ない方法です。

翼状針の適応部位:
- 鎖骨の下方、胸骨に向かって指幅3本分(4-5cm)くらいのところ(図7.15)
- 腹壁:へその右側か左側、3-5cm離れたところ
- 大腿:外側か前側(ひざの上から手のひらの幅くらいの範囲には注射しないこと)
- 肩甲骨:肩甲骨の上部

終末期の皮下治療では、鎖骨下方の部位を最優先することを勧めます。最期まで確実に薬液を吸収させるためには、経験上、この部位がいちばん優れていることが確認されているからです(Knipping, 2007)。その上、この部位は、死期の迫った患者を看視し、薬を投与する際に、患者をほとんど煩わせずにすむという利点もあります。

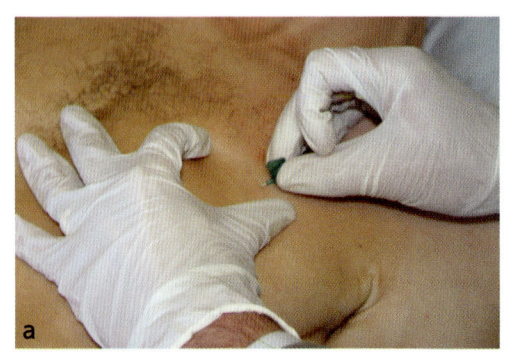

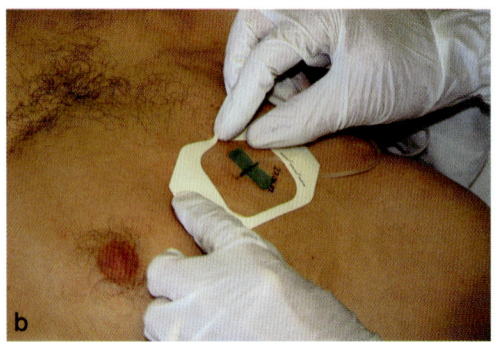

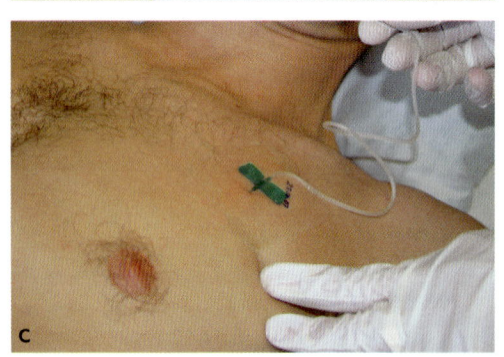

実施方法：

- 通常の無菌条件下で行う。
- 翼状針を透明フィルム（テガダームなど）で固定する。
- 穿刺日をフィルム上と記録システムに記録する。
- 毎日、薬液投与のたびに穿刺個所を管理する。

穿刺個所の変更： 穿刺個所に痛み、発赤、硬化、浮腫が現れたら、すぐに別の部位に穿刺しなおします。翼状針はきちんと管理すれば、5-7日間は一か所に留置できます。刺激性の強い薬剤を使うときや、血液凝固障害がある患者に対しては、24-48時間ごとに部位を変え、新しい針を置き直すほうがよいでしょう。

　皮下療法は症状をコントロールし、終末期の生活の質を高めることができる簡易な方法で、自宅でも行えます。良好な効果（鎮痛剤の吸収性と安定した血液像）、技術の簡易性、患者の快適性（注射の回数が減る）と自主性（ボーラス投与）という利点を持つことから、皮下療法は重要な、生活の質を高める治療形態ですが、採用されるケースは非常に少ないのが現状です（Knipping 2007; Weissenberger-Leduc, 2002）。

図7.15　翼状針カニューレを鎖骨下方の皮下に留置する　a　翼状針カニューレの挿入、b　透明フィルム（テガダーム）による翼状針の固定、c　皮下療法の準備完了

7.4　別れを告げるときの儀式──生と死への支え

　「別れを告げる」という言葉は、私たちが何かを手放さなければならないことを表すと同時に、何かを受け取ることを許されるという意味も含んでいます。感謝、愛、尊敬の言葉は与えられ、そして受け取られるものです。もしこうした気持ちを言葉に出すことができないとしても、愛情のこもった手のしぐさでそれは十分表現できます。生前に別れを告げることがかなわなかった場合でも、故人の写真を見たり、手紙を読み返したり、その人生に思いをはせるなどの方法で故人に向き合うことによって、それを償うことができます。故人に宛てて手紙を書くのもいいでしょう。また故人の立場に立って自分宛ての手紙を書くのもいいかもしれません。私たちが完全にお別れできたときに初めて、亡くなった人は私たちの心の中の随伴者となるのです（Grün, 2006）。

　別れの儀式は、最期を看取る中で、死の近づいた人とその家族によりどころと慰めを与えるという一面を持っています。また別れをしばしば経験しているボランティアや正職員にとっても、そのような儀式は軽視できない大事なものです。ケア従事者が経験する

個人的な一つ一つの別れは、彼らに次の重病者に関わっていく力を与えます。このことがルーチンワークを防ぎ、患者や家族と個人的な関係を結ぶことを可能にしているのです。別れと哀悼の儀式は、参加する人すべてにとって生と死への支えとなるものです。

看護の世界には数多くの「儀式」があります。脈を取る、食事を運ぶ、ベッドメイクをする、あいさつをする、お別れをするなどは大事な儀式です。患者は、ルーチンワークの中で事務的に仕事が行われているだけなのか、それとも命が祝福されているのかを感じ取ります。儀式とは、一段高い心遣いをもって、いつも同じ形を取り、決められたとおりにとり行われる行為です。このいつも同じ形で行われる行為は信頼と安心を呼びます。さらに、こうした行為はさまざまな感情に一つの形と表現方法を与え、感覚に訴えるシンボル（物、音楽、香り、身ぶり）を用いることによって、精神的・心的なものに目を向けさせます。

儀式は苦境にあるときに一つの方向性を与えてくれることがあります。別れと哀悼の儀式は、気持ちに添うもの、つまり心のこもったものであれば、別れに臨む私たちを助けてくれます。私たちの表現することが個人的であればあるほど、儀式が与える効果は私たちを解放し、元気づけるものになります。遺体に触れ、服を着せ、窓を広く開け、自宅に安置し、副葬品を入れ、棺を手ずから閉じ、自分に死亡通知をすることはそれにあたるかもしれません。

儀式はまた、死が持つ秘密性と死の「空間」を、祝福すべきものへと変えます。儀式は何より行うことが大事です。それについて論じ合う必要はありません（Weiher, 2005）。私たちは多くを語らなくても、感情と思いを参加者とともにすることができます。無言の時をともにし、ともに泣く。だれかが歌い始め、みんなが唱和する。食事や飲み物の世話をする人がいれば、それに感謝して口に運ぶ人がいる。別れの儀式は派手なものではありません。心に訴えかけ、私たちに自身の命の有限性を思い起こさせてくれるものです。一つの行為がその心構えによって儀式になります。実用本位の行為（ろうそくに火をともす、遺体を清めるなどの世話など）も、心をこめて行えば、シンボルや儀式的な行為となります。私たちは儀式を通して、私たちの値打ちを見直し、生活の質を高めることを学びます。

別れと哀悼の儀式は、その当事者とケアに従事した者が、どうしても通らねばならない道を進むときの助けとなってくれます。不安を和らげる儀式も多く、参加者は体験をともにすることで力を得ます。私たちはホスピスで、患者や家族が望む形で儀式を取り入れてケアを行い、儀式についての提案もします。別れとはどこまでも個人的な出来事です。そして儀式は、いまどんなことが必要か、一人ひとりが何をやりとげねばならないかを教えてくれます。儀式は、命を超越的な聖なる世界へと導く橋を渡してくれるものです（Roth, 2006）。苦しみも死も、儀式を通じて、抜け出すことのできない心の世界にゆだねられるのです。

7.4.1 死にゆく人が望むこと

何かお望みのことがありますか？──重病者や死の床にある人が、してほしいことや死にたいという気持ちを口に出して言うことができれば、彼らの気持ちは軽くなります。付き添う人もその望みに沿ったケアができます（p.228も参照のこと）。

死期が迫っている人は次のようなものを望むことがあります。

- 小さな木の十字架または小さなブロンズ製の天使を手に持つ
- 音楽
- 歌曲集や讃美歌集に載っている歌、あるいは子どもの頃に歌った歌
- 花
- 慰めの言葉：歌集、詩、手紙、聖書（ヨハネによる福音書第17章、詩篇23：「あなたが私のそばにおられる」、ローマ人への手紙第8章39：「神は主イエス・キリストを通して私たちに愛をお与えになった。よって私たちを神の愛から引き離すことができるものはこの世界に何一つない」）
- 代わりに祈ること。付き添っている人が死にゆく人から望みやあこがれを伝えるよう託されることがある。付き添う人は死にゆく人の思いの代弁者と立会人としての役割を果たす（Weiher, 2006）。

ベッドでの聖体拝領もしくは聖餐を望むのは厳格な信者にほぼ限られますが、病者の塗油と祝福の儀式は、特に厚い信仰を持たない人からも望まれることが少なくありません（Gerstenkorn; Schibilsky,

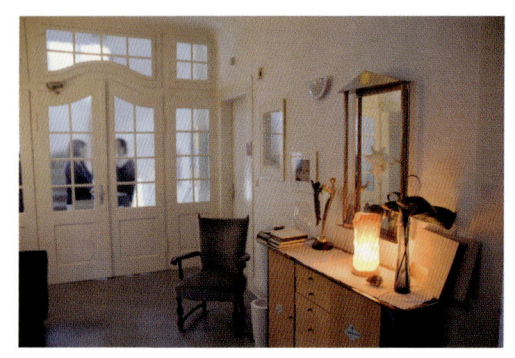

図7.16 入所ホスピスエリアの入り口。追悼ノート、灯火、ソルトランプ、アメジスト、天使が飾られている

2006)。人生の最後に慰めや助けを得られるような宗教的しきたりと縁のない人は大勢います。そのように支えとなる儀式を知らない人たちには、こうした儀式の申し出は喜ばれます。

7.4.2 臨終のとき

事例 ホスピスに入っていたある終末期の男性患者は、きわめて「低いレベル」のまま、かろうじて命を保ち続けていました。今にも息を引き取るのではないかと思えるような状態がもう長い間続いていました。ある日、彼の妻がやってきて大きな声でこう言ったのです。「この人、死なないのよ。見てください。ずっと息をしてるでしょ」。パウラという看護師は妻に、彼の耳にはすべて聞こえていて感じ取っていることを穏やかに話しました。しかし妻は声高に続けました。「もうほんとにたいへんなのよ。私はすっかり疲れちゃったわ」。そこでパウラは夫婦のそばに腰かけ、昔のことを尋ねました。すると妻は、前の年に病気をおして夫婦で休暇を取った時の写真をバッグから出しました。看護師はその写真を見て驚きました。「ご主人、すてきに写っているわね！」。すると妻は興奮が和らいだ様子で、「そう。あの休暇はほんとうに楽しかったわ！」と言って、休暇の思い出話を始めました。

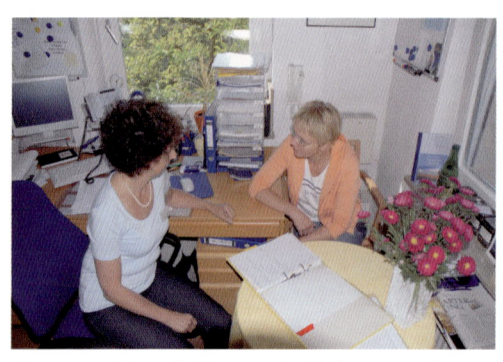

図7.17 入所ホスピス部門での引き継ぎミーティング

パウラは途中で夫の呼吸が止まったことに気づきましたが、妻は話し続けていました。パウラは彼女の話に耳を傾け続け、彼女自ら夫の死に気づくようにはからったのです。

しばらくして妻が言いました。「あら、この人、しばらく息をしていないわ。ずいぶん長い間息をしていない……。死んでしまったみたいね」。

このケースでは、看護師の関心と問いかけによって妻の視点が変わり、夫婦と看護師との良い関係が生まれました。看護師の一歩引いた姿勢が、妻におのずから死を感じ取らせたのです。臨終の場は「良い」場景であるべきです。その場面は、それに続く悲しみの中に大きな記憶として残るからです。死の瞬間や死の直後のことは遺族の心に長い間生々しくとどまるものです。この強く感情を支配する体験が心に刻まれたまま、遺族は悲嘆のときを迎えるのです。臨終は悲嘆の始まるときであり、ケアに携わる者には細心の配慮が求められます。

ホスピスで最期を看取ったときは、遺体の周りを静粛に保ち、追悼ノートに名前を記入し、ろうそくをともします(図7.16)。

私たちは遺体に触れられるようにはからい、その場にいる人たちの悲しみをベッドサイドで支えます。故人や遺族からの希望に沿って、次のようなことをする場合があります。

- 故人の傍らで全員で祈りの言葉を唱える。
- 心の中で故人と対話し、また遺族にその時間を提供する。
- 大きな敬意を持って遺体に最後のケアをほどこす(p.218「故人の緩和ケア」)。
- 通夜の準備をする。遺族がじゃまされることなく故人と対話し、必要なことをすませられるようにする。
- 遺族たちと一緒にこれまでのことや思い出を語り合う。遺族と故人の行いに敬意を払う。
- 追悼の場を設ける。故人をしのぶ写真や花を飾る。それは遺族や職員、入所者が故人の思い出を語ったり、お別れをしたり、悲しみを表したりするときの助けとなる。
- その日に勤務していない看護師とボランティアの中に、死亡の知らせを希望していた人がいれば、連絡して別れを告げる機会を持てるようにする。ケアチームの引継ぎ時に死亡時刻と付き添った者の様子を報告する(図7.17)。

7.4.3　お別れの会

　ホスピスでは、看護師たちが故人や遺族、同僚、ケアにあたったすべての人、そして（場合によって）他の入所者のためにお別れの会を開きます。希望があれば子どももお別れの会に参加させましょう。ケアチームの一人が専任で子どもたちの面倒を見て、質問に答えるようにするとよいでしょう。子どもたちは正確で年齢に応じた情報を必要としており、話を聞き、話し相手になり、そばについていてくれる信頼できる人を必要としています。家族の死が自分のせいではないかと思い込み、それを口にできないでいる子がしばしば見られるので、私たち大人が、その死と子どもの間に何の因果関係もないことをはっきり示すことが大事です。子どもたちはその抗しがたい思考にとらわれやすく、悲しく腹立たしい思いに深く沈んでしまうのです。

　また、死の直後のショックが大きい時にお別れの会を行うのは避けましょう（Gerstenkorn; Schibilsky, 2006）。私たちのホスピスでは、お別れの会を行うのは死後1-2日経ってからです。できるだけ多くの人が参加できるように、開会時間はケアチームの引継ぎ時間に合わせるようにします。お別れの会は病室かお別れの部屋で行われます（図7.18）。遺族だけでなく、ときには患者本人もお別れの会についての希望を持っている場合があるので、私たちはそれにも配慮します。

　お別れの会では、看護師や司牧・牧会者のふるまいが遺族にとっての最後の思い出に大きな影響を与えることになります。会の様子は遺族の記憶に長く残り続け、その悲しみに影響を与えます。ケアする者には死の現実をどうすることもできませんが、遺族のために時間と場所を提供することはできます。悲しみは慰めの一部なのです（Weiher, 2004）。

お別れの会の進め方

　以下にお別れの会の進め方の例を挙げます。状況に合わせて変更してください。

あいさつ
参会者があいさつを述べるときは、故人との関係を話してもらうようにします。

故人への言葉
○○さん（故人の名前）、私たちはいま、あなたとのお別れのときを迎えました。あなたは○○歳で私たちのもとから去っていかれました。あなたは○○日（週）の間、私たちのもとで過ごされました。私は○○○についてあなたのお世話をしました。あなたは私にとって○○○でした。

追悼文の例
だれも聞かれることはない
別れを告げるために
ふさわしい時がいつかということを
人々との別れ
いつもの習慣との別れ
そして自分自身との別れ

ある日ある時
突然に
付き合い
耐え
受け入れよと
この別れを
この死の痛みを
この挫折を
新しい旅立ちのために
（Bickel; Seigert, 1998）

黙とう
ここで故人をしのんで黙とうしたいと思います（1-2分間黙とうする）。ご希望の方は、この後故人の思い出をお話しください。また、故人に話しかけたいことがあればどうぞお話しください。

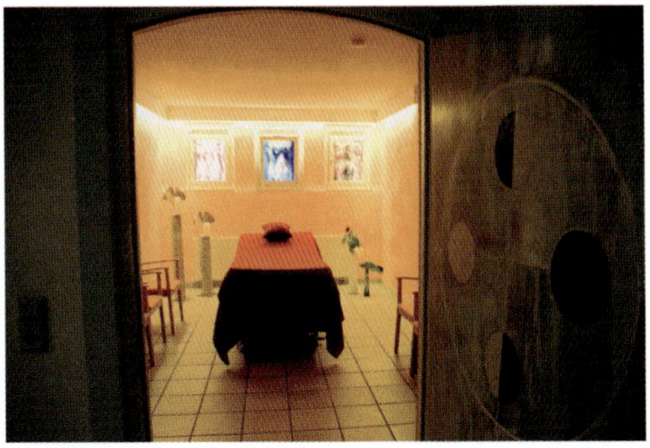

図7.18　ホスピス内にあるお別れの部屋

音楽

ではこれからみなさんで○○○を歌いましょう（○○○を聴きましょう）。

追悼文の例

あなたを運んでくれる翼がほしい
軽々と、ぐんぐんと
国境も障害もみな飛び越えて
逃げるためではなく
降り立つために
（作者不詳）

追悼文の例

祝福の言葉：「あなたが足を運んだところ、あなたの手が触れたもの、あなたが見たもの、あなたが聞いたこと、あなたの魂が思ったこと、あなたの心が愛したもの。それらが神の慈しみの愛に包まれますように。神がご自分の命の中にあなたの命を完結されますように。そしてあなたが祝福されますように……」（Wessel, 2006, p.196）。

閉会の音楽

今日はお忙しい中、わざわざご参会くださりありがとうございました。

軽食

続いてリビングキッチンで参会者にお茶とお菓子をふるまいます。手伝う側の人は、遺族の言葉や感情に口をはさまないようにします。看護師たちは遺族に「これからどうなさいますか？」と声をかけて、その場を後にする彼らへの配慮を示します。別れるときの「あなたのことを思っていますよ」という遺族への一言が、その後の遺族の心の慰めになるのです。

7.4.4 亡き人をしのぶ

悲しみの儀式には、次のことも含まれます。
- 死去を知らせる死亡通知
- 葬儀（死去の事実が決定づけられる）
- 墓参や墓の手入れ（哀悼の場）

ホスピスで働くボランティアの付き添い人たちは、グループ・ミーティングを開いて哀悼の時を持ちます。ろうそくをともし、花を飾り、故人の名が刻まれた記念プレートを置き、音楽を流し、詩や聖書の言葉を朗読する。また一人ひとりが故人に語りかけ、あるいは故人を回想する。そしてシンギングボウルの音と黙とうの時間。こうして故人をしのびます。このような共同の儀式は、参加者全員で作り上げます。

ホスピス・シュトゥットガルトでは、死者慰霊日の午後に遺族を教区の集会所に招待して、コーヒーを飲みながら和やかに語り合う場を設けています。その後みなで教会に移動し、故人をしのびます。集会所ではホスピスの看護師が遺族を出迎えます。遺族は当時付き添った職員たちとの再会を喜んでくれます。教会では遺族とともに私たちも、故人のためにろうそくをともします。そのときはみなたくさんの涙を流します。この長時間の儀式では、悲しみにくれる人たちの深い愛を強く感じます。

亡き人をしのぶことで私たちは故人とつながり続けることができます。朝や夜に、祈りをささげる、黙想する、対話する、写真を見る、文章を書く、文章を声に出して読む、などの方法で亡き人に向き合います。あるいは故人の写真を置く、故人に関係のある場所を飾る、手紙や遺品を置く、故人について話す、故人にゆかりのある場所を訪ねる、命日や誕生日に、悲しみを共にする人たちと会う、故人が使っていた場所を当時のまま残す、故人がしたいと思っていたことをする。こうしたことでもいいのです。

しかし、時として故人と遺族との間にやっかいな問題が多く残っていることがあります。それをこの悲しみのときに話題にするのは良いことです。死別後に新しい結びつきの視点が生まれることによって和解できることさえあります。遺族にはしかし、自分の人生を全力で生きるために、悲しみを少しの間わきに置く時間があってもいいということもわかってほしいと思います。もしそれを自分で納得できるならばですが。また一方で、遺族の中には、心の中で故人と今もつながっていると感じ、慰められる人もいます。それがその人にとって愛情を持ち続けるための方法なのです（p.131「悲しみ」）。

悲しみの儀式は故人をしのぶ助けとなります。これらの儀式は私たちを精神的・心的にを故人の近くまで運んで行き、自身の有限性に気づかせ、私たちを超越的なものへと向かわせます。その結果、私たちの

生活の質は密度の濃いものになります。儀式は私たちとその周囲に癒しを与えてくれるもの、神聖なものとの結びつきをもたらします。苦境にある人にとっては、スピリチュアルなものに近づくきっかけとなる場合がしばしばあります。

儀式の中では、その当事者も付き添う人たちも感情や思い、望み、不安などを表現してよいのです。単純な所作に心をこめ、深い慈しみをもって執り行います。その過程で、感情の混乱は何かしらの秩序を見い出すでしょう。別れの儀式で繰り返される所作は、構造、保護、安心の感覚を与えます。それを受けて私たちが体験したことの中身に変化が起こるのです。なくしてしまったものは戻りません。しかし、儀式を経て喪失の痛みに変化が起こります。少し遠くを見ることができるようになり、地平線が広がるのです。こうして、定期的に繰り返される儀式のたびに心が楽になっていきます。愛した人をしのび、生き生きと思い浮かべることで、亡くなった人は私たちとともにずっと生き続けていくのです（Tausch-Flammer; Bickel, 1995）。

7.5 付き添う人のセルフケア

死や悲しみに付き添うことの負担の大きさは並大抵ではありません。死にゆく人や悲しむ人との出会いは、付き添う者自身の死に対する恐怖と出会うことでもあります。付き添い者に現れる逃避傾向、嫌気、無気力、回避行動、身体的・感情的困ぱいは明らかにストレスのサインです。次のような体からのシグナルには注意を払う必要があります。声が出にくい、呼吸が苦しい、肩がいかっている、頬の内側をかむ、こぶしを握りしめる、眠れない、皮膚に発疹がみられる、ひんぱんに病気にかかるなどです（Verheyen-Cronau, 2000）。ホスピス運動では、スーパービジョン、補習教育、互いを尊重し合うチーム・ミーティング、個人の資質の増進などを通じた、付き添う人たちの福祉が非常に重視されます（図7.19）。これは患者や家族への配慮を目的とするだけでなく、自分自身とケアチームのためでもあります。

死にゆく人に付き添う者は、自分自身の死と悲しみへの恐れについても自覚し、それらを排除せず、認識することです。それは恐れに目を向けること（それは自分の力となる）であり、自分自身の自覚的、無自覚的な別れと向き合うことなのです。自分の心の葛藤は、死にゆく人と家族へのケアにその影響が及ぶ前に克服しなければなりません。付き添う者の発展のチャンスはその中に生まれるのです。

余命いくばくもない患者のケアに直面したとき、付き添う者は、自分自身のケアの必要性を常に意識させられます。死にゆく人がその肉体の終焉を意識するとき、本質的なものに集中せざるを得なくなるように、私たち付き添う者も、本質的なもの、意義を生むもの、残っているものを探しましょう。財産、権力、業績などは価値を失います。ケア従事者が死にゆく人に付き添う中で脅威となるものを排除せず、看護上の人間関係（p.22「基本コンセプト」）に身を置くことができれば、人生において重要なことが時間の長さではなく中身の濃さであり、量の多さでなく質の高さであることに気づくでしょう。このような付き添い者は大事なものが愛情であることを学びます。その愛情とは、彼らが与えるものであり、そしてまた喜んで受け取るものでもあるのです（Student, 1999）。

死にゆく人は私たちの先を歩いていきます。私たちはしばしば先導してもらったり学ばせてもらうことがあります。キューブラー・ロスとケスラーは、死にゆく人は自分の心を見つけ、愛する人たちの心を見つけると言っています。「彼らは喪失の中にも、私たちが踏み越えられるところがあることを発見する。私たちは、自分と自分の親しい人たちが持つ、失われること

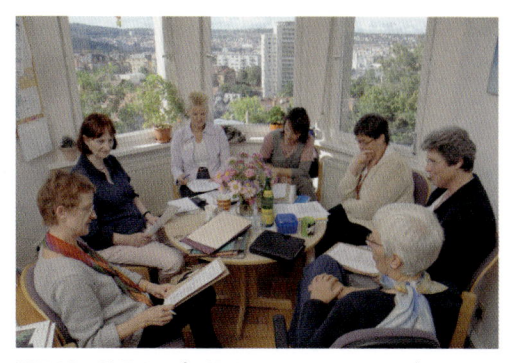

図7.19 訪問ホスピス部門のチーム・ミーティング

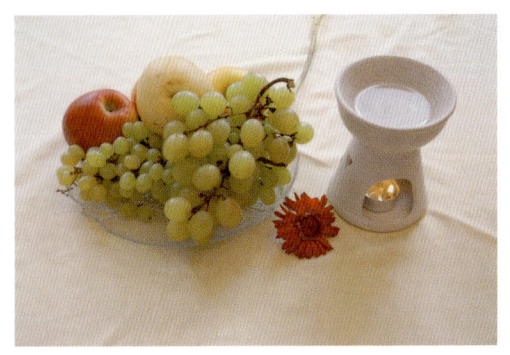

図7.20 患者と家族、そしてケアする者の心を癒すもの

のない真の部分を見つけることができる。それだけでなく、永遠なるもの、そして最後まで私たちの中に残るものだけが本当に意味のあることだと知る。あなたが受けた愛と他者に与えた愛は、失われることはないのだ」（Kübler-Ross; Kessler, 2001, p.101）。

セルフケアの方法はさまざまです。身体面で、心理社会面で、あるいはスピリチュアルな面で、どんな方法を取るかは人それぞれ違います。大事なことは、自分に合った方法を見つけることです。セルフケアを通じて、自分を知ることができるのです。

何よりの利点は、多くのセルフケアの手段が、患者とケア従事者の双方に良い影響を与えることです。それはていねいで気持ちのよいマッサージや、自己暗示を促す安らぎの物語（p.79）、音楽、良い香り、和やかな食卓、深い対話、今の瞬間に集中すること、花や果物を飾って季節のリズムを愛でることなどです（図7.20）。しかし当然ながら、これだけでは緩和ケアの仕事上のストレスを解消するにはほど遠いといわざるを得ません。

7.5.1 支援の制度化

緩和ケアの仕事をしている中で、私たちは自分の感情の限界に何度も突き当たります。不安を表に出せないでいると、気力がなえてしまうこともあります。職務上のストレスとうまく付き合っていく力を養うため、死にゆく人に付き添うボランティアと職員は、自己認識についてのセミナーと、内外で行われる緩和ケアの継続的な補習教育に参加する機会を持つことが必要です。私たちのホスピス・シュトゥットガルトではそ

れを実行しています。そうした場では、死と向き合っている自分の経験がテーマとして取り上げられ、悩みについての自分の考え、生と死についての自身の価値観が認識できるようになります。するとケアチームにおける自分の役割が見えてきます。自分の無力と向き合うことができ、自分の専門的、人間的限界が感じ取れるようになって、その限界を受け入れることができるようになります。専門職の集まりにはいろいろな施設から緩和ケア専門職員が来るので、個人的なつながりを作って、仕事をネットワーク化することも可能になります。

また、日常業務の中に、ケア従事者どうしでも緩和的関わり方ができるようにするためのミーティングが組み込まれています。例えば次のようなものです。

- **ケアチームのミーティング**：チームによる決定とチーム・スーパービジョン
- **多職種の専門家によるチーム・ミーティング**：事例についての話し合いと助言（p.55「ゲッティンゲン・ステップモデル」）

容体の重い患者は、担当者が心理社会的、身体的、またはスピリチュアルな素質を持っているかどうかにかかわらず、自分の悩みをケア担当者にまっ先に相談しようとします。それは、ケア担当者が患者の苦しみをじかに背負わなければならないことを意味します。そこでケア従事者は、自分のストレス症状を客観的に詳しくチームに伝えると同時に、体験を主体的に話す機会を持つことが特に重要です。チーム全員で省察する時間を作ってもいいでしょう。それは難しい状況を建設的に乗り越える力となり、専門家の力を借りるかどうかの判断を助けます。同僚間の支え合いは、緩和ケアチーム内における「守る」ことの実践ですから、援助の要請とストレス症状は同僚から真剣に受け止められるでしょう。

スーパービジョン・ミーティングで、限界を超えたストレスとの付き合い方を話題にしてもよいでしょう。下痢、便秘、潰瘍性の傷などへの対応では、ケア担当者がタブーの限界を超えてしまうことがしばしばあります。そうなれば、ケアの場で患者だけでなくケア担当者にも、気まずさがつきまとうことになります（p.121「嫌悪感」）。ケア従事者が自分の精神的限界とストレスを表現できないでいると、恥ずかしがる、問題をそのまま放置するような拒絶的な態度を取る、よそよ

そしくなる、回避行動をするなどの様子を見せるようになり、高じると患者を拒絶したり攻撃したりする可能性があります。

多職種の専門家による事例検討会を行えば、健康な体を取り戻したいとか、なごやかな家庭環境を作りたい、などの患者と家族の要求を、私たちがすべて満たすことは無理だという共通の認識を持つことができます。緩和ケアの領域では、多くの労力を投入してもなお変えられないことがあるのです。全能への幻想を捨てることによって、私たちは患者にふさわしいケアをすることができ、自分を無能な人間と卑しめることもなくなります。私たちはうまくいかなかったことに執着するのをやめて、違う視点を探すべきなのです（図7.21）。

ケアチームのメンバーは、チームの引き継ぎ時に亡くなった患者の報告をしましょう。他のメンバーもその患者との経験を話します。こうすれば全員がその患者の看取りを完結し、次の患者を受け入れる心の準備をすることができます。看護上の人間関係はケアの基本（p.22「基本コンセプト」）であり、緩和ケアに当たる者は、患者とその家族に関わり合うことになるわけですから、死の一つ一つが喪失であり別れです。緩和ケアチームもまた、自分たちが悲しみと向き合う時間と空間を必要とします。みんなの合意のもとに執り行う儀式は、さまざまな別れのつらさを乗り越えさせてくれます（p.82「儀式」）。ケアメンバーが葬儀に参加したり、訪問ケアのメンバーが遺族と最後に対話の時間を持てるなら、そのケアは「完結」し、大きな感謝を受けることになるでしょう。

7.5.2 自分を取り戻す

自分の要求に気づき、自分と注意深く付き合うことは、自分の持つ力を理解し、発揮するための前提です。

その際に私たちにとって重要なことは、重病者や家族との距離が近いか遠いかという両極端ではありません。その中間にも、私たちが体験し、受け入れるべきさまざまな形があります。当事者に同情と一体感を持ってしまえば、私たちは一気に救いようのない、絶望的な立場に追い込まれます。それはだれのためにもなりません。ただし、共感と慈しみの気持ちを持て

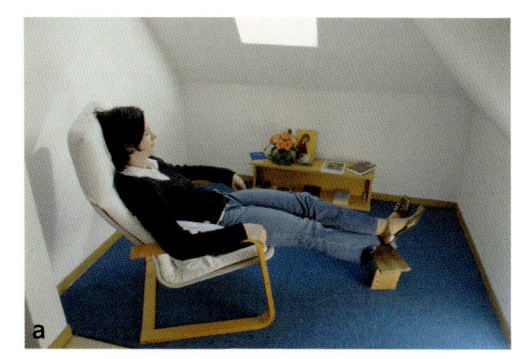

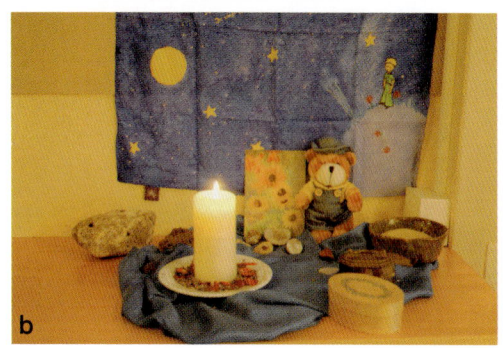

図7.21　a　ケア担当者の「退避」策　b　ホスピス内の「退避」コーナー

ば、患者と家族を私たちが力を合わせて背負うことはできます。私たちがいつでも行動できる状態にあることが基本的に重要です。

スピリチュアルな面、心理社会面のセルフケア
「魂は喜びを糧とする」
（アウグスティヌス）

自分を取り戻すためには何をしたらよいでしょうか。教会の中でしばらく黙とうする。黙想する。ろうそくをともす。祈りをささげる。歌を歌う。これらは気持ちを穏やかにしてくれる儀式です（p.82）。「喜び日記」を書くことも、うまくいったことへの喜びと感謝を再認識するために役立ちます。

また、自分の強みを知り、自分の価値を認めながらも、慎み深さを身につけるのは良いことです。他人のことも尊重し、純粋な気持ちで賞賛の気持ちを表現し、支援できることを探し、支援の価値を認めることができれば、それは難しくありません。

友人どうしでケアし合ったり、文化的でユーモアの

ある催し物に足を運んだりすれば、より簡単に自分の外に目を向けることができます。音楽、芸術、舞踊、演劇に触れることや、自分で絵を描く、文章をつづるというように、自分の精神状態に合った芸術的な表現を見つけることも良い効果をもたらします。

身体面のセルフケア

「体のために良いことをしなさい。
そうすればあなたの魂は
その体に宿ることを喜ぶでしょう。」
（アヴィラのテレサ）

体のセルフケアには、お風呂につかったり体を動かしたりしてリラックスする、深呼吸をする、体を揺すったり伸ばしたりする、目をしばらく閉じる、首筋をマッサージする、などの方法を勧めます。人によっては、特定のリラックステクニック―自己暗示法、ヤコブソンの筋弛緩法、ヨガ、瞑想など―を身につけることもたいへん効果的です。体調が許せば、スポーツをしたり、四季の自然の中で体を動かすことも心身を整えるために大事なことです。

心を落ち着け、ストレスを解消するために、次のことも試すとよいでしょう。

- バラの花の香り袋を少し温める
- ラベンダーのエッセンシャルオイルで湿布する
- メリッサのエッセンシャルオイルで湿布する

看護師は患者を見守る達人ですから、自分の体が発するシグナルも真剣に受け止め、体を守り、健康に人生を送れるよう気を配るべきです。すなわち、定期的に体のためになることをする。そしてそれを先送りしない。これが大事です。それができれば、何もかもが好転します。自然を満喫すること、おいしい料理を味わうこと、全身全霊で人生を楽しむこともその一つです。

まとめ

ぎりぎりの状態で生きている人たちに上手に寄り添うためには、私たち自身が自分の不安に正面から向き合い、その不安を感じ、伝え、これからその不安をどう乗り越えていくかを思い描くことが必要です。つまり、自分自身から目をそらさないように努め、本来の自分にさらに近づき、揺るがない自分をつくることです。

そのためには、それに抗おうとする自分の性向を認識し、そこから生まれる葛藤に耐えなければなりません。自分の生き方に矛盾がないか、という問いかけに答えを与えるのは私たち自身の感情です。「個性化の過程」でのこの基本姿勢は、私たちの不安の他者への投射を抑えてくれます。そして私たちは、他者の苦悩と自身の苦悩を区別することを学ぶのです（Kast, 1996）。

死にゆく人に付き添うときには、その苦悩に引き込まれないために、私たち自身のケアが重要です。それは自分の能力を正しく評価することを学び、自分の心身のバランスを常に取ることです。終わりのない個人的なこの作業には、省察の機会の提供や補習教育を制度化した支援が不可欠です。このようなセルフケアによって、私たちは患者とその家族への付き添いに深く関わることができるようになり、死にゆく人の立場に身を置くことができるようになります。また私たちは、患者の経歴に敬意を払って、その病状と境遇を受け入れることを学びます。私たちが心を開けば、無言から沈黙の分かち合いが生まれ、苦悩と無力からともに耐える力と互いを認め合う気持ちが生まれます。より完璧を目ざすには、人のうわべだけを見ていてはいけません。相手の本質、人間性を見ることを学びましょう。

学習を深めるための参考文献

Franke Evelyn. Hilfsmittel-Liste für mundmotorische Probleme. Palliative Care Tipps der Elisabeth-Kübler-Ross-Akademie für Bildung und Forschung im Hospiz Stuttgart, zu beziehen über info@hospiz-stuttgart.de

Höppner Gundula: Kinästhetik in der Altenpflege. In: Köther, Ilka (Hrsg.): Thiemes Altenpflege. Thieme, Stuttgart 2005, S. 98-108

Husebø, Stein u. Klaschik, Eberhard: Palliativmedizin. Grundlagen und Praxis. Schmerztherapie, Gesprächsführung, Ethik. 4. Aufl., Springer, Berlin 2006

Köther, Ilka; Seibold, Hannelore: Begleiten und Pflegen schwerkranker und sterbender Menschen. In: Köther, Ilka (Hrsg.): Thiemes Altenpflege. Thieme, Stuttgart 2005, S.498-520

Mendoza, Erika; Zoske, Reinhard: Palliativmedizin. Ein Ratgeber für Patienten mit unheilbaren Krankheiten. Arrien. Wunstorf o. j.

Müller, Monika: Dem Sterben Leben geben. Die Begleitung sterbender und trauernder Menschen als spiritueller Weg. Gütersloher Verlagshaus. Gütersloh, 2004

Nagele, Susanne; Feichtner. Angelika: Lehrbuch der Palliativpflege Facultas. Wien 2005

Orth, Christel: Sterbende begleiten kann doch jeder!? Von der Notwendigkeit Hospizhelferinnen und Hospizhelfer zu befähigen. In: Fittkau-Tönnesmann, Bernadette (Hrsg.): Nachlese. Texte zu den Seminaren der Fortbildungsakademie. 4. Kongress der Deutsehen Gesellschaft für Palliativmedizin e. V. München 2002. congress compact verlag, Berlin 2002, S. 28-32

Otterstedt, Carola: Sterbenden Brücken bauen. Symbolsprache verstehen, auf Körpersignale achten. Herder, Freiburg 2001

Scherrer, Ellen: Ein Hospiz leiten - eine Gratwanderung. In: Böke, Hubert; Müller, Monika; Schwikart, Georg: Manchmal möchte ich alles hinschmeißen! Wenn Sterbebegleiter an ihre Grenzen kommen. Gütersloher Verlagshaus, Gütersloh 2005, S. 18-28

Sitzmann, Franz: Begleitung Sterbender. In: Kellnhauser, Edith u. a.: Thiemes Pflege. Professionalität erleben. Thieme, Stuttgart 2004, S. 444-454

Student, Johann-Christoph; Mühlum, Albert; Student, Ute: Soziale Arbeit in Hospiz und Palliative Care. Ernst Reinhardt, München 2007

Tausch-Flammer, Daniela; Bickel, Lis: Wenn ein Mensch gestorben'ist - wie gehen wir mit dem Toten um? Herder, Freiburg 1995

Tausch-Flammer, Daniela; Bickel, Lis: Die letzten Wochen und Tage. Eine Hilfe zur Begleitung in der Zeit des Sterbens. Veröffentlicht von Diakonisches Werk der EKD und Krebsverband Baden-Württemberg 1994. Kostenlos erhältlich beim Krebsverband Baden-Württemberg e. V. Adalbert-Stifter-Straße 105, 70437 Stuttgart, Tel.: (0711) 848-10770, E-Mail: info@krebsverband-bw.de

Weissenberger-Leduc, Monique: Handbuch der Palliativpflege. 3. Aufl. Springer. Berlin 2002

3

3　状況に即した緩和ケア

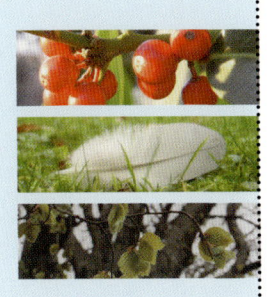

8. 心理社会的な面 94

9. 身体的な面 149

10. スピリチュアルな面 210

　緩和ケアは、常に重病者と死期の迫った人、そしてその家族に、個別の状況の中でその人に合わせて行われます。第3章では、ケアの現場で見られる典型的な状況、起こりがちな問題、そして症状のコントロールについて述べていきます。緩和ケアの場では、苦痛からの解放や症状の緩和によって患者の生活の質が改善されます。この章では特に痛み、吐き気、嘔吐、便秘、不安、呼吸困難、潰瘍性の傷などについて詳しく見ていきますが、こうした緩和ケア上の問題、症状を、心理社会面、身体面、スピリチュアルな面の三つの主要な視点から分類しました。このような視点で見ると、緩和ケアを身体のケアだけに矮小化してはいけないことが明らかになってきます。

　「緩和ケアの総論」（第2章）と同様、この「状況に即した緩和ケア」（第3章）でも、看護上の人間関係が私たちの基本コンセプト（第1章）となります。患者にいろいろな問題をもたらす症状を、看護上の問題としてとらえます。そして気づく、わかる、守る、の三つの看護能力の助けを借りてその問題と取り組み、いろいろな緩和の可能性を探し出します。緩和ケア従事者の状況に対応できる資質は、その場その場の人間関係に生かされなければなりません。

　患者の症状はしばしば急変します。そこで、ケアプランは、患者の容体や要求により、以下の視点臨機応変に見直すことが不可欠です。

1. 状況の評価：問題は何か？
2. 目標の明確化：何を達成すればいいのか？　症状の消失や緩和は可能か？　あるいは患者はその症状を受け入れた上でケアを受けなければならないのか？
3. 実行：今するべき最も重要なことは何か？
4. 今後を見通したプラン：病気の進行、患者の様子から今後起き得る問題は何か？
5. 処置内容の記録 (Kern; Nauck, 2000)

8 心理社会的な面

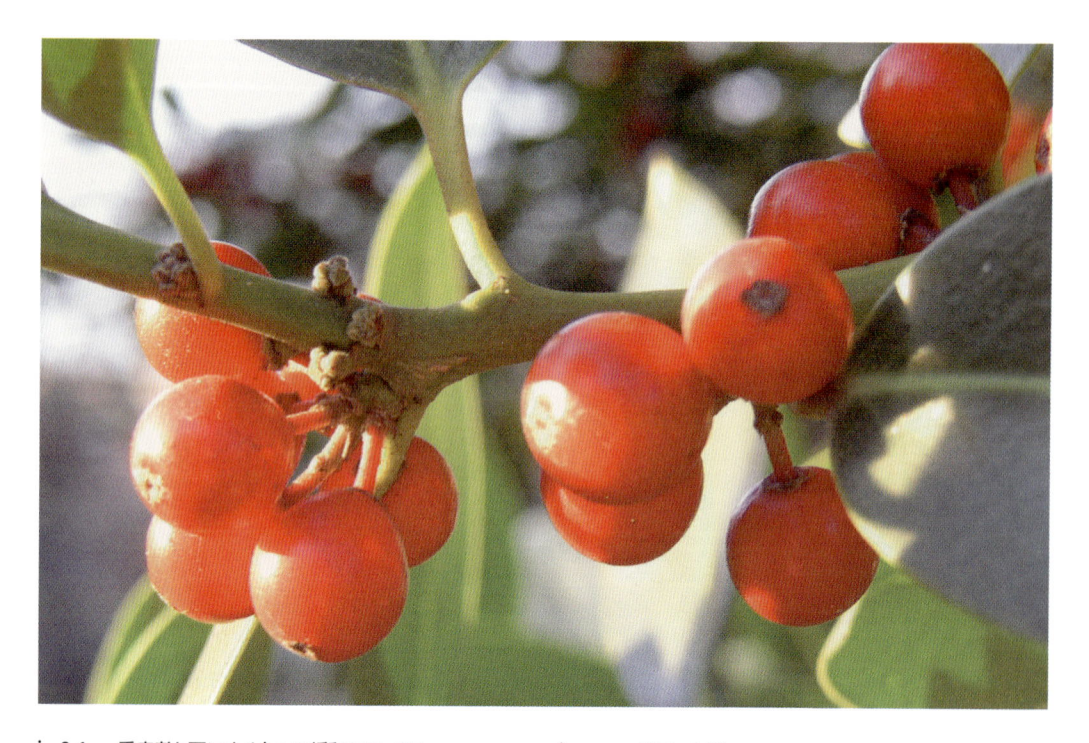

- 8.1 重病者と死にゆく人への緩和ケア・95
- 8.1.1 抑うつと自殺・95
  - 気づく・95
  - わかる・98
  - 守る・100
- 8.1.2 恐れ、不穏、不眠・101
  - 気づく・101
  - わかる・102
  - 守る・103
- 8.1.3 錯乱・せん妄・107
  - 気づく・107
  - わかる・108
  - 守る・109
- 8.1.4 認知症・109
  - 気づく・109
  - わかる・111
  - 守る・117
- 8.1.5 嫌悪感を呼び起こすもの・121
  - 気づく・121
  - わかる・122
  - 守る・122
- 8.1.6 セクシュアリティーの問題・122
  - 気づく・123
  - わかる・123
  - 守る・123
- 8.2 家族・近親者への緩和ケア・124
  - 気づく・126
  - わかる・127
  - 守る・129
- 8.3 悲しむ人たちへの緩和ケア・131
  - 気づく・131
  - わかる・132
  - 守る・135
  - 学習を深めるための参考文献・137
- 8.4 悲しむ子どもたちへの緩和ケア・138
  - 気づく・138
  - わかる・143
  - 守る・145
  - 学習を深めるための参考文献・148

　この単元では、重病の人、死期の迫った人への緩和ケアと、その近親者や喪失の悲しみに直面している人たちへのケアについて述べます。重い病気は、こうした人たちの社会との関係や精神面での満足度に影響を及ぼします。

8.1 重病者と死にゆく人への緩和ケア

8.1.1 抑うつと自殺

> 「まことに、暗闇を知らない者は
> 賢者とは言えない。
> すべてのものから否応なしに
> 静かに引き離すこの暗闇を」
>
> （ヘルマン・ヘッセ，1911）

気づく

抑うつは精神疾患の中で最もひんぱんにみられるものです。同時に専門家は、この疾患がまだ多数見逃されていると嘆いています（Wells他，1989）。重病者はもちろんのこと、その家族の精神状態にも私たちは本来もっと目を向けるべきです。このような人たちには、一般の人よりもっと多くの抑うつ症状が現れているからです（Goldberg; Mor, 1985）。

要点 抑うつは、緩和ケアの場で最も多く見られる健康問題です（Wilson他，2000）。

このことは、いわゆる死と悲嘆の段階についての研究が警告しています。死、悲嘆どちらの場合も、抑うつの段階が大きなウエイトを占めるのです（p.42「死に至るまでの心理段階」、p.131「悲しみ」）。しかしだからこそ、病状がきわめて重い患者の抑うつはしばしば見逃されてしまいます。ケアする側は、こんなに病気が重いのだからうつ状態になるのはあたりまえだ、と早々に納得してしまうからです（Goldberg; Mor, 1985）。そして抑うつ的な変調は、今の病状の「相応の反応」として理解されます。これは基本的に間違いとはいえません。が、患者の行動を制限してしまうような長期にわたる著しい抑うつ的変調には、精神医学上重要であるうつ病を発症している可能性を疑うべきです。それを治療すれば、関係者（患者、家族、ケア担当者）すべての負担が軽くなります。というのも、抑うつが特別につらい症状だというばかりでなく、明らかに「伝染性」だからです。うつ状態の人と関わっている人は、自身もまたその相手に対して不機嫌に反応してしまう危険があるのです（p.98の事例を参照）。これは不幸な悪循環の始まりとなる可能性もあります。

うつ病と判断するための手がかり

「何言ってるの。うつなんてだれでもなるわよ」。——この言葉が間違っているとはいえません。けれどもこうした認識は患者のための正しい診断を妨げます。もちろんほとんどの人が、生活していく中で精神の不調を覚えるときはあります。しかし、そうした考えは問題を小さくすることがないばかりか、臨床上重要な抑うつが、当事者でないとわからない、非常につらい状態であることを見逃しています。たとえ軽い精神の不調から深刻なうつ病へとゆるやかに進行する場合でも、つらさに変わりはありません。

では、深刻なうつ病に早く気づくにはどうしたらよいのでしょうか。精神病学の観点からは、うつ病の主要症状のうち少なくとも一つ、追加の症状から少なくとも四つ（図8.1）があるかどうかで判断します。その際に気をつけなければならないのは、重病人の場合、体重減少や衰弱感などを判断の材料から除くことです。これらは終末期の患者には病気の進行によりしばしば現れることであり、気分変調に起因するものではないからです（図8.1ではこうした症状はカッコに入れてあります）。一日の大半の時間症状が続き、2週間以上継続すると、重度のうつ病（大うつ病）と診断されます。がん患者の5-15％にそうした重いうつ病が見られるとされています（Wilson他，2000）。

軽度のうつ病や、適応障害による抑うつ気分は、追加症状が少ないこと、そして（または）症状の継続時間がやや短いことで重度のうつ病と区別されます。しかしだからといって、こうしたやや軽度のうつ状態を真剣に受け止める必要がないということではありません。

主要症状：

- 抑うつ気分がほぼ終日現れている。
  そして／または
- すべての、あるいはほとんどすべての行動に対する興味の喪失が著しい状態が終日続く。

追加症状：

- 抑うつ的な症候が現れる。
- （1か月に5％以上の体重の減少または増加がある、または食欲の減退または増進がある。）
- 社会との接触を避ける、または会話したがらない。
- （睡眠障害。）
- 精神運動が興奮する、または精神運動活動が低下する。
- （疲労困ぱいまたは気力の喪失。）
- 自己憐憫、悲観、沈思。
- 物事に価値を見い出せない、または罪の意識が異常に大きい。
- （集中力の欠如。）
- 反応が乏しい、元気が出ない。
- 死についての考えに執着する。自殺を空想したり、企図したり、試みたりする。

判断の手がかり： うつ病と診断するには、主要症状のうち少なくとも一つがあること。重度のうつ病かどうかの判断には、追加症状の数とともに症状の強さも勘案される（一日のうちで症状が現れている時間の長さ、症状の継続期間（2週間以上が目安））。カッコで囲った症状は、終末期の患者の場合、抑うつが原因ではなく、基礎疾患や薬剤によって起こることがあるので、鑑別が必要。悲嘆反応との鑑別は個々のケースにより難しい場合がある。

図8.1 終末期の患者に現れる重度のうつ病の症状（Endicott, 1984による）

何が抑うつを引き起こすのか

抑うつの原因は、観点の違いによっていろいろ考えられます。重病者に抑うつを引き起こす確率を高めるであろういくつかのリスクファクターを次に挙げてみます。

まずは身体的な原因です。長く続く痛みが抑うつの引き金になることを裏づけるかなりはっきりした証拠がこれまでに出てきています。このことが示唆するのは、優れた痛みの治療がどれほど重要か（p.150）ということです。逆に、抑うつが痛みの感覚を強める面もあります。これはやっかいな悪循環（痛み→抑うつ→痛み→…）を引き起こしかねません。また、薬の中にも抑うつの原因となるものがあります。降圧剤、コルチコイド、化学治療薬などがそれですが、ベンゾジアゼピンでさえも、抑うつを引き起こす可能性があります（Pasacreta他, 2001）。そして腫瘍も例外ではありません。中でも脳腫瘍や脳転移した腫瘍は抑うつの原因となります。

ケアのときに特に気をつけなければならないことは、抑うつを招く心理社会的要素です。以前に抑うつ的エピソードを体験している人は、重病という命の危機にある今、当時と同じように反応する可能性が相対的に高いといえます。抑うつは、過去に重大な喪失を体験したり感情を傷つけられりしたことのある人、そしてそれを十分に悼み悲しむことのできなかった人に起こることが多いのです。それは仕事上のことかもしれないし、個人あるいは家庭内でのことかもしれません。とりわけ夫婦間の感情のもつれや喪失は大きく影響します。そこで抑うつとは、実現しなかったことや失望させられたこと、感情を害されたことについての古い、抑圧された悲しみであるとしばしば理解されています（Dörner他, 2004）。そうした苦しい経験（失望や侮辱）が引き金となった攻撃性

は、人から受け入れられないことが多く、結果としてその一部が、侮辱され、失望し、傷つき、あるいは置き去りにされた自分の内部へと向かうのです。つまり、抑うつはこの意味では、内部から「食い尽くす」自己攻撃の一つと考えられます。

重い病気は過去の喪失体験と侮辱を思い出させ、「準備的抑うつ」を改めて活性化するほどのつらい現実です。それは親しい人を失うことに勝るとも劣りません。ですから重病者にも遺族と同じくらいひんぱんにうつ状態が現れるのです（p.42「死に至るまでの心理段階」、p.131「悲しみ」）。

抑うつを防止する重要なものの一つが良好な社会的ネットワークです。しかし、だからこそ孤立や関係の断絶が起これば、抑うつが引き起こされたり、重くなったりすることもあり得ます。それは実際に孤立を感じている患者だけでなく、大事な人を失って取り残された遺族についても同じことがいえます。

病気の進行に伴って、いろいろなことができなくなっていくために抑うつが引き起こされる場合もあります。病気が進行するにつれてうつ状態が多く見られるのはこうした理由からでしょう。したがって、こうした患者には手厚い支援が重要となります。

また、しばらく苦痛から解放された後に病気が再発した場合、新たな不安（p.101）と自殺空想を伴った深刻な抑うつ的気分変調が現れることがあります。他の人に負担をかけていること、今の状態をどうしようもないこと、生活の質の劣悪さに耐えざるを得ないことなどが、いっそう抑うつを起こしやすくします。

みなさんは、p.211の「スピリチュアリティ」の単元で、抑うつの原因となるこれ以外の要素についても学びます。

自殺傾向を包括的に感じ取る

抑うつの場合と同じように、自殺傾向を示唆する言動に私たちが気づくのはたいへん難しいことです。なぜなら、私たちケア従事者自身が、その言動の影響を受けて不安定な精神状態に陥ってしまうからです。他方で自殺傾向は、不幸にも、重病という枠の中では何か「ふつうのこと」のようにとらえられがちです。ケア従事者の多くはこのことをよく理解できるでしょう。また、後述する積極的安楽死の願望も、やはり自殺（幇助）願望にほかなりません（p.248「積極的安楽死」）。

> **要点** 自殺傾向は、気づかれることがほとんどありません。しかし本当は、人生の危機にいつもつきまとうものであり、極限の苦しみから発せられる助けを求める叫びなのです。

自殺傾向は願望と理解してよいでしょう。耐え難くなった状態を変えたい、でもそれが無理なら手荒い方法で終止符を打ちたい、という気持ちです（Dörner他, 2004）。

抑うつ状態と自殺傾向の間には密接な関係があります。ブラウン（Brown, 1986）らは、調査した自殺願望を持つ患者すべてが、はっきりとうつ状態を示していたと述べています。したがって自殺傾向の原因を探ると、抑うつの原因と同じような要素に行き当たるのは不思議なことではありません。慢性疾患や治る見込みのない病気にかかっているだけで、自殺行為へのリスクが明らかに高まります。北米で緩和医療に携わる精神科医、チョチノフは、痛みのある患者の76%が、早く人生を終わらせたいというはっきりした願望を示したと言っています（Chochinov他, 1995）。同じ調査では、社会的支援の少なさと早い死への願望の間に密接な関係があることも示されています。調査の対象者は、病気が進行して他の人の重荷になること、尊厳を失うことを恐れていました。

ここで最後にもう一つ自殺行為に発展しかねない要素を挙げましょう。それは意識障害です。特にせん妄（p.107）は大きなリスクファクターとなります。というのは、せん妄状態にある人は、早く死にたいとはっきり要求することは少ないものの、彼らの衝動的で非理性的な行動傾向が、自殺衝動に対する抵抗感を薄くするからです。こうした人たちには特別に注意を払う必要があります。

自殺に追い込むものは何かを私たちが当事者の観点から理解しようとすれば、精神分析の視点を取り入れてもよいでしょう。すると自殺傾向は、うつと同じように、何らかの失われたものへの「禁じられた怒り」から生じた自己憎悪の一つの形であることがわかります。その怒りがやがて怒っている自分に向かっていくのです。学習理論的な視点で見ると、自殺に傾く精神状態とは、当事者が十分に克服するすべを持たない状況に対する反応と理解できます。いずれにしても、私たちは、その人が助けを必要とする極度の危機状態にあることに気づいて、重く受け止めなければなりません。さもないとその人は生き延びることができない可能性もあるのですから。

わかる

事例 看護師のビルギットは、チームミーティングに遅れてやってきました。腹を立てている上、疲れきった様子でどすんと椅子に腰を下ろしました。「またあのヴァラーさんのおかげで、気が変になりそうよ！」と憤慨しています。「もうあの部屋には入りたくないわ。だって何をしても不平ばっかりなんだもの。あの人を満足させることは無理。だから何をするにも時間がかかるのよ。まったく、べとべとのコールタールが指にくっついたみたいな感じよ！」すると、病棟の看護師長であるウシが「あなた、ずいぶんといきり立ってるけど、いったい何があったの？」と応じました。

ビルギットは一瞬たじろぎ、ためらいました。「といってもうまく説明することはできないのよ。彼女のすること全部、あれこれのささいなことまでがいやなの。あの人を相手にしていると何もかもがたいへんよ。何か提案しても、全然決めようとしないか、悲愴な声を出して拒否するか、どっちかなの。でも理由なんかないのよ。家族は優しくて気配りの行き届いた人たちなの。お見舞いに来る人もわりに多いし、体調も今はそれほど悪くないし。それなのに、私が『たまにはバルコニーにちょっと出てみましょうよ』と促すと、風が強いだの、日があまり出ていないだの、疲れているだのって。あげくに興奮して、『あなた、私のためにそんなに気を遣うことないのよ。ほかにもっとしてほしい人がいるでしょう』って。もう、すべてに腹が立つの」。

そこに兵役の代替奉仕勤務で来ているカルロが口をはさみました。「ぼくにはヴァラーさんはとてもいい人に見えますけど。自分のおばあちゃんを思い出させるようなところがあって。でも、とても悲しそうにしていることがよくありますよ。少なくとも顔の表情からはね。それに食事もまったくおいしくないようですし。あの食事、本当にどろどろのおかゆ状態のこともありますね」。

「あなたは気楽なことが言えるのよ」。とビルギットは反発します。「あなたはせいぜい彼女の食事のときしか見ていないでしょ。でも私みたいな者は四六時中我慢しなければいけないのよ。もう彼女のせいで私の気分は最悪よ！」。

「もしかすると、彼女はよく眠れないからそうなるのかもしれないわね」とベテラン看護師のエリーザベトが言葉をはさみました。「私の印象では、彼女はとても寝つきが悪いのよ。夜勤の人が何度もそう報告していたわ」。

ウシは考え込むようにして首を振って言いました。「私たち、これまで彼女のことで、うつを考えたことはあった？」ビルギットは「それはどういうこと？」とますます声を荒らげましたが、ウシの言葉に関心を持ったのか、耳を傾けます。

ウシは「彼女の気分はどんなだと思う？」と逆にビルギットに聞き返しました。こうして話は核心に迫ったのです。

抑うつ状態にある人とのコミュニケーション

うつは伝染します。これが抑うつ状態にある人との関わりをしばしば耐え難いものにします。そのような人に対したときに、私たちケア従事者自身も、気分の変調、希望の喪失、やる気の喪失、自主性の喪失、活力の喪失などを感じてしまうのです（このような状態は俗に「喪失症候群」と呼ばれることもあります）。あるいはうつ状態の人の潜在意識にある怒りが、私たちの怒りに対する覚悟や防御の姿勢を刺激するのです。これがうつ状態に気づくのを難しくさせ、それ以上に、その人とうまく関わることを難しくさせます。うつは本人だけでなくケアする者からも気力を奪ってしまいます。この無気力を感じ取ると私たちは怒りっぽくなります。自分自身に対しても、うつ状態の患者に対しても腹が立つのです。それはこのビルギットという看護師の例で見たとおりです。また、患者か看護師かを問わず、うつ状態の人の周りには、内に潜んだ怒りのようなものがあるのを感じることも珍しくありません。

そんなときには、まずうつを診断することが私たちの有効な第一歩となります。なぜなら、一つの診断が下れば、私たちは相手の患者やその苦痛からまず一度少し遠ざかって、距離を置いて見ることができるようになるからです。ヴァラーさんと直接関わったことのない病棟看護師長のウシにとっては、こうした対応がしやすかったのです。この距離は支援の第一歩となります。そこからまた新たに良い関係が始まるのです。

患者の気分の状態をはっきりつかむことは、患者と関わる上での基本です。人の話は、その人の気分によって肯定的にも否定的にも色づけされます。私たちがその事情について考えることを習慣づけるならば、今後、抑うつを見逃す可能性は減っていくでしょう。もしそれなりの根拠があって、患者の既往歴にリスクファクターを見つけたときには、うつ病の主要症状と追加症状（図8.1）に照らして患者にこう質問してみましょう。「ご気分はどうですか？」「何が楽しみですか？」「眠れていますか？」「何か特に心配なことはありますか？」「ご家族の支えをどんなふうに感じていますか？」と。そしてそのときの患者の表情、動き、反応の様子を観察しましょう。患者が質問にどのように反応するかに注意を向けるのです。患者が引いてしまうのか、それとも心の緊張やイライラを見せるのか。こうすればみなさんはこれまで以上に、重い抑うつに悩んでいる人を見つけ出すことができるでしょう。

要点 精神病施設でのケースを除外すると、抑うつの46-67％は見逃されています（Spitzer他、1994）。このことを考慮に入れましょう。

重篤な抑うつ状態に陥ると、コミュニケーションが非常に緩慢になることがあります。一言一言をむりやり引き出さなければなりません。これは骨の折れることですから、聞き手は疲れて、いきおい怒りっぽくなります。それと同時に私たちは、患者の心の中がどうなっているのかが少しわかるように感じます。心が麻痺しているような、極端な場合は完全に空になっているような印象を受けることもあります。

気分変調の程度をつかみ、抑うつの進行状態を（さらに私たちの処置の効果をも）知るには、視覚的アナログスケールを患者に渡すのも有効な方法です。気分が「最悪」と「最良」の間のどのあたりかをポールで示してもらうのです。このスケールには、「鎮痛治療」の単元で紹介するスケール（p.155図9.5を参照）を代用してもよいでしょう。

自殺傾向のある人とのコミュニケーション

重い病気にかかった人では、自殺を考えたり望んだりすることは珍しくありません（p.248の事例を参照）。よく訓練された緩和ケア従事者は、定期的に自殺傾向を調べるようにし始めてから、自殺傾向のある人を見つけることがいかに多くなったかを、驚きとともに報告しています。

要点 危機状態にある人や、あなたが気分変調の疑いがあると感じた人（その変調がごくわずかなものであっても）には必ず自殺空想や自殺衝動がないかを聞いてみるべきです。

つまり、重病者すべてに自殺の可能性について問いかけてみるべきではないかということです。でもこれを読んだあなたはびっくりしたかもしれませんね。「私たちに何をしろと言うの！」とか「そんな教育は受けていません」と、この無理な要求に拒絶反応を示す人もいるかもしれません。

しかし、次のような簡単な質問はどうでしょうか。「生きることに疲れたという思いはありますか？」またはもう少し慎重に「あなたの言うことを聞いていると、ときには生きることに疲れたと感じることもあるのではないかと思うのですが」。こう聞くのに特別な教育は要らないのではありませんか。少しの思いやりを持てばいいのです。それにいくらかの勇気も。もしあなたが勇気を出してこの質問をするなら、患者が決して大きな抵抗を示さないことにきっと驚くはずです。患者の大多数は、病気が重くなるにつれて、一度はそれに似た思いを持ったことがあるのです。患者はこう答えるかもしれません。「いや、いまのところは思わない」とか「以前はあったけれど、いまはないね」などと。

しかし多くの患者に接していると、次のような答えが返ってくることもあるでしょう。「ええ、ときどきそんなふうに思うことはありますよ。私みたいにここまで悪くなると、そう思っても不思議じゃないでしょう」。それどころか「そう、私の頭にはそれしかないんですよ」とか「たまに（自殺の）一歩手前までいくことがあります」という返事が返ってくることもあるかもしれません。さらに「もし寝ているほかないような、こんな状態でなかったら、もうとっくの昔に自殺していたでしょう」と答える患者もいるかもしれません。ここまで読んだあなたは、質問することへの自分のためらいについて理解を深めたかもしれませんね。この質問自体はそう恐れるものではないのです。怖いのは答えの方です。あなたの同僚たちの多くが患者の答えにどう対処するべきかを聞いてきます。「そういう答えが返ってきたときに、私はいったいどうしたらいいのですか？」——しかし、まずはこのテーマがあなたと患者の間で取り上げられたことが大事なのです。質問をしてその答えを聞けただけでも、患者を守るために大きな意味があります。

次に、自殺のリスクの程度を知るため、大きな敬意をもって質問を投げかけましょう。何が自殺願望を起こさせているのか？　もう具体的に自殺の手段について考えたことがあるのか？（もしあるのなら、それは警告信号であり、その患者が自殺する可能性がいかに高いかを示しています）。

中には自分から自殺願望について話を持ちかける患者もいます（p.248「積極的安楽死」）。しかし自殺を話題にすることがほとんどできない患者と出会うことも相変わらず多いでしょう。そういう患者は意見を述べることをほとんどしないからです。すっかり引きこもってしまって、薬を拒否することくらいしか、自殺傾向を知る手がかりがない場合があります。そのような患者は心配です。しかし、自殺傾向をほのめかしながら、わざと触れないようにする患者もいます。例えば、私たちが錠剤を渡すときに、ついでのように、「看護師さん、この種の薬は何錠くらいで人を殺せるんですかね？」と聞いてきたりします。こういうときはとにかく気をつけなければなりません。そして尋ねてみましょう！

「でも」とそこであなたは考えてしまうかもしれません。「私が質問したことで、かえってその人に自殺願望を起こさせる結果になりはしないか？」と。しかし、精神医学の専門文献に、それを示唆するものはまったくありません（Rosenfeld他，2000）。現実にはむしろその逆です。自殺についての質問は大きな抑制作用を現します。自殺願望を持つ人は、孤独感をきわめ、恐怖の中で見捨てられたように感じているものです。そのような人に質問することは、扉をほんの少し開けて希望を与えることなのです。自殺衝動を口に出すことができれば、患者は重圧から解かれ、気持ちが軽くなります。これは再び生きることに舵を切るための初めの大事な一歩です。

守る

要点 医療看護処置を最初に担当した人との関係が、重病者の精神療法を支援する上で最も重要な要素です（Wilson他，2000）。

患者と看護者の良好な関係は、お互いの信頼、尊敬、思いやりの上に成り立つものです。そのためには患者を全人的に受け入れる力が必要です。療養中に互いの良い関係を継続することが本質的に重要なことです。つまり患者は、病状がどう変わろうとも、看護者から見捨てられることがないという安心感を持てるのです。

さきほど提案したいくつかの質問（p.99）を患者にしてみること。それだけでも患者を守ることにつながるのです。中でも、自殺傾向についての質問をしたときにその効果が最もはっきり表れます。気になる患者にあなたが自殺傾向についての質問をしたなら、その患者の今の状態を深く理解することができます。いったい何がその患者を憂うつにさせ、自殺願望を起こさせているのかを知ることができるのです（p.248「積極的安楽死」）。もしあなたがこの問いを大きな敬意を持って患者に投げかけるなら、二人の距離はぐっと近づき、患者の力となることができるでしょう（p.36の事例を参照）。これが患者を支えるための第一歩となり、その苦しみから救い出す一つの手だてとなります（Rosenfeld他，2000）。ただし、ここで避けなければならないのは慰めることです。慰めは、患者の極度の危機状態を真剣に受けとめていないと受けとられかねません。ただ、当然ながら、患者には思いやりをもってずっと付き添い続けてください。

その次の大事なステップは、患者に安全で保護された環境を整えること、そして患者の身体的、精神的、社会的、スピリチュアルな苦しみにふさわしい対処をすることです。

うつ状態や自殺傾向にある重病者を支えるための最も重要な方法の一つが、思いやりを持って（積極的に）傾聴することです（p.51）。傾聴しながらも、ときに応じて支えや励ましとなる言葉を慎重にかけます。こうしたことは看護者のだれもができるようにしておくべきです。しかし、また違った形の看護支援も効果を上げる場合があります。中でもBasale Stimulation（p.72）、アロマテラピー、オイルの塗擦、マッサージ（p.74）などは検討に値します。

また、こうした患者の多くは、早い時期から自分の抑うつ的な気分変調を感じています。そこで、過去に変調があったときに何が効果的だったかを聞いてみるとよいでしょう。

抑うつが重くなってくると、専門的な支援がより求められるようになります。心理療法は対象者の7割に効果が認められています。その中でも認知行動療法は、抑うつの治療として特に効果の高い療法であることが証明されています（Hautzinger，2003）。さらに補助的な療法としてリラックス効果のある一般的な方法、つまり先に触れたいくつかの他、音楽療法や芸術療法なども、患者の同意が得られるなら取り入れるとよいでしょう。

要点 ケア従事者は、適切な心理療法士の助言を求めるよう促すことを躊躇すべきではありません（Newport; Nemeroff, 1998）。

高齢で、なおかつ重い病気にかかっていることが、そのような支援を断る理由になることはありません（Heuft他，2005）。

向精神薬

抑うつ症状に対して、あまりにも安易に向精神薬が処方されることがしばしばあります。あらゆる手を尽くしても効果がみられず、症状の改善が芳しくないときには、最終的に抗うつ薬が選択されます。しかし抗うつ薬の効果は、いずれにしてもそれほど高くはありません（Dörner他，2004, p.222）。病状の重い患者では、抗うつ薬の多くが副作用を起こすという問題もあります。そうなれば、病気そのものの症状を強めることもあり得ます（口渇、肝臓障害、心機能の低下、血液像の悪化など）。

向精神薬の処方にあたって気をつけなければなら

ないことは、抗うつ薬のほとんどは、効果が現れるまでに長期間（2-4週間）を要する点です。死を目前にした人にとっては、それはしばしば長すぎるのです。よく効く抗うつ薬の中で、特に副作用の少ないものにはミルタザピンがあります。1日15mgから始めて徐々に増やしていき、必要に応じて60mgまで投与します。この薬をのむと体が非常にだるくなるので、服用するのは夜が最善です。そのため、服用し始めれば、ただちに睡眠障害にも効果をもたらします。食欲が増す副作用もありますが、重病者にとってこれはむしろ好ましいケースもあります（Wilson, 他 2000）。

先述のとおり、余命がもうわずかだと思われる患者の抑うつに対処するには、効果が出るまでに時間を要する抗うつ薬では間に合いません。そのようなときは精神刺激薬を使うことも考えられます。この薬は抗うつ薬よりずっと早く効果が出るからです。特に気力の衰えが大きい患者には、場合により効果が期待できます。デキストロアンフェタミンかメチルフェニデートは、少量なら食欲を増進させる効果もあり、一定の気分改善作用を持っています。朝と昼に2.5mgずつの服用から始めます。ただ、これらの薬は、モルヒネの鎮静効果を打ち消す作用があります。効果が早く出る薬には、他にベンゾジアゼピン系のアルプラゾラムがあります。これは穏やかな抗うつ作用を示し、特に著しい不安症状に高い効果を現します。1日3回、0.25mgずつの服用から始めます（Breitbart, 2004, p.754, 755）。

結び

抑うつを治療している終末期の患者には、死を目前にしても、残りの人生に新たな意義を見い出す人が少なからずいます。抑うつ治療の目標も、他のすべての緩和的処置とまったく同じです。すなわち、患者とその家族ができる限りの幸せを手に入れることです。それは、命の終末に、限りなく尊厳に満ち、意義のある時を持てるようにするためなのです。そこで、ケアにあたる者には、抑うつ状態にある人に近づいていく勇気が特に求められます。さらに患者から逃げることなく、自分の心もできるだけ明るく保つことも忘れてはなりません。

8.1.2　恐れ、不穏、不眠

「あなたの予定表を破ってしまいなさい。
賢くなりなさい。そして奇跡を信じなさい。
あなたのことは、
とっくに大きな予定表に書いてあります。
恐れとその恐れへの恐れを
追い払うのです。」

（マーシャ・カレコ）

気づく

恐れは根本的な感情です。そこから不安や絶望、不眠、不平不満、むき出しの攻撃心などが生まれてきます。恐れは交感神経系を興奮させ、アドレナリンの産生量を増やします。それが中枢系を刺激し、動悸や呼吸困難、震え、口渇などを引き起こすことがあります。

この恐れの源は死です。しかし、この恐れは常に私たちの意識にあるわけではなく、それを直接経験することはほとんどありません。恐れとは自分のアイデンティティーや自分らしさが失われたときに生まれてくるものです。重病の床にある人があと数日の命と知ったときに、支えとなっていた骨組みと展望がことごとく崩れて消えてしまうことはよくあります。自分を見知らぬものにゆだねる道程には大きな信頼感が必要です。もしその信頼感がなければ、死の時は恐怖に満ちた時となるかもしれません。

死の前には2-3日の不穏な段階がある場合も少なくありません。何かを探すように上に手を伸ばしてつかむしぐさをしたり、名前を呼んだり、立ち上がろうとしたり、布団をはいだり、着ているものを脱ごうとしたりすることがあります。知覚が変容してしまったためです。彼らは亡くなった人の声を聞いているのです。光がまぶしい、音がうるさい、布団が重い、何もかもがきゅうくつだ、と感じているのです。こうした不穏状態には深い意味があります。患者は自分で自分を救おうとしているのです。

事例　女性患者のフリッツさんはだいぶ前から夢うつつの状態が続いていました。あるとき突然、「向こうに行かなくちゃ。道が見つからない」と言いました。それを聞いた看護師が、意識的に彼女に向かって、「フリッツさん、道は見つかりますよ」と声をかけると、しばらくして、「でもあんまり行きたくないの」という答えが返ってきました（Burkhardt, 2006）。

重病者が恐れること

重病者が抱く恐れについて、考えられるものを挙げてみましょう。

- 自分の世話を他人にゆだね、品位を失うこと
- 耐えられない痛みに苦しまねばならないこと
- 家族のこと、仕事のこと、経済のこと
- 未解決のさまざまなことがら
- 孤独
- 他の人に負担をかけること
- 世話をしてもらえないこと
- わかってもらえないこと
- 気が狂ってしまうこと
- これから起こること（動けなくなる、呼吸が苦しくなる、容姿が崩れる）
- 意思に反して生かされること
- 意思に反して死を早められること
- 最後の審判
- 自分が持っている恐怖（抑圧された戦争の恐怖など）
- 寝ている間に死んでしまうこと
- すべてを失う死
- ひとりではもはや耐えられない孤独（Körtner, 2004）

強烈な死への恐怖は、すべてが無となる、頼るものが何もないという思いと、命を奪われる脅威に抗うことができない無力さとに結びついています。

恐れ、不穏、不眠の器質的原因

次のような器質的な原因で恐れや不穏、不眠が起こることがあります。

- 薬の過剰投与。末期の患者はその排出が遅いため
- 痛み
- 出血、腫瘍の自潰、臓器不全
- 気道の狭窄
- 腫瘍の脳転移、敗血症、代謝障害による中枢神経系の変性
- かゆみ刺激
- 膀胱緊満
- 寝返りの打てない不快な体位
- 喫煙できなくなった患者のニコチンの禁断症状
- せん妄
- 動揺している患者への過度な刺激。ラジオやテレビの内容が、現実に自分の身に起きているように感じられる

わかる

私たちは、不安におびえる耳の遠い患者を、頭が混乱していると早計に決めつけてしまうことがよくありますが、それは間違いです。さらに気をつけなければならないのは、私たち付き添い者が、異なる説明をし、それどころか相反する説明や忠告や診断を患者に与えてしまうことです。

大事なことは、患者をありのまま受け入れ、患者のためを思ってケアすることです。いま患者はどこに立っているのかを感じ取るよう努め、彼らが悲しみや恐れ、痛み、敵意、攻撃心などの感情に気づき、表に出せるよう励ますのです。そのためには患者との信頼に満ちた関係が必要です。これまでに何があって、今どうなのか、そしてこれからどうなるのかについて患者が考え、口に出して表現できるくらいに体の症状がコントロールされていることが大事です。しかし、もしそれが完璧でなく、不穏な状態が高じて、私たちの言っていることが患者に届いているのかが判断できなくなったとしても、私たちの好意から出た言葉は（へたくそな歌のように聞こえているかもしれませんが）、役に立っています。私たちはとにかく患者にコンタクトをし、働きかける努力を続けましょう。そして患者には今日が何曜日で、いま何時かをいつも伝えるようにします。

コミュニケーションの不足が不安を呼び、知らされないことが恐れを招きます。患者や家族が持つ症状の評価と、医師、看護師の評価とがまったく異なる場合があります。そのとき私たちは、何が恐怖心を起こさせているかを患者たちに尋ね、答えに耳を傾けなければなりません。私たちが患者たちに、思っていることや恐怖心について話す機会を用意すれば、それだけで治療的効果を発揮します。なぜなら、私たちが彼らを大切に思い、理解しようとしていること、また私たちが彼らの重い訴えに耐えられること、そしてそれにひるまないことに患者たちが気づくからです。患者が抱える問題について話すことはたいへん有効な治療なのです。積極的傾聴（p.51）はそれを証明しています。

会話の中で私たちは、患者の人生における一つ一つの段階について、あるいは逃走、追放、空襲などの戦争体験についても理解を示しましょう（p.113「自分史を書く」）。戦争に行ったことのある男性の中には、抑圧された戦争の恐怖が表れる人もいます。彼らは人生の最後にベッドの上で横を向き、口を閉ざ

し、その恐怖をもう一度味わい、そして「戦争で」死ぬのです（Radebold, 2005）。

恐れはしばしば攻撃性となって現れます。それはあらん限りの怒りと失望と非難を込めた、過去への決別の姿勢なのかもしれません。決着のついていない心の葛藤、侮辱、罪の意識、未消化の怒りの感情、未解決の争いなど、まだ解決されていないことがらが恐怖心を引き起こすこともあります。私たちは、運動心迫、不穏、大きなうめき声、苦しそうな表情などを許容するべきです。そして理由を聞き、患者を泣かせてあげましょう。患者は、その涙の海をまだ泳いでいかなければなりません。また、患者に対して、どうやってその恐れを乗り越えたいかを聞いてみましょう。そうすれば、患者は自分が持っている精神的、社会的な力について考えるようになります。そして最後の審判への恐れに対しては、スピリチュアルな問いに向き合うよう促し、私たちが答えを探す手助けをします。

精神的に不安定な患者には特に注意を払う必要があります。そうした患者は思いもよらない力を見せることがあり、ベッドから転落したり、負傷したり、管を引き抜いたりすることがあります。こうした不穏状態は看護者と家族にたいへんな負担を強いることになります。もしも看護者や家族までが落ち着きを失ったままでいると、間違った行動をしかねません。不穏と不安は簡単に伝染し、彼らまでもが無力感に襲われたり、行動主義に陥る危険があります。付き添う側には冷静さと落ち着きが求められます。でも落ち着きは習得することができます。ただ突然の呼吸困難、ひどい出血、異常な精神の落ち込みのような極端な状況は、たいていそれらに耐える経験を重ねて、ようやく乗り越えられるようになります。

私たちが患者の不安に引きずられないようにするには、次のようなことが有効です。
- 患者との間に少し距離をおき、意識して深く、ゆっくり呼吸する。
- 地面に足がしっかりついていることを意識し、リラックスした姿勢をとる。
- 「一つずつ」とポジティブに考える。
- 荷が重すぎるときは、無理をしないで助けを頼む。

ただこれらは簡単なようでいて、なかなかできないものです。しかし私たちが落ち着いた態度を保てれば、その影響はたいへん大きいのです。なぜなら、私たちの姿勢が他の人たちに伝染するからです（Herz, 2006）。

患者が入所してくる理由には不穏、不安、不眠が多く見られます。というのも、家族が早々に「症状の伝染」と夜間の症状悪化に耐えられなくなるからです。自宅で家族が看護する場合は、緩和ケア専門職の助言が必要です。死期の迫った人は、不穏状態を自分ではまったく苦痛と感じていないことが多いものです。彼らには、この世を去るまでに決着をつけなければならないものがあるのです。鎮静処置をする前に、患者が不穏状態に苦しんでいるのか、支えを必要としているのかを見極めることが必要です（Nagele; Feichtner, 2005）。家族には、そうした苦痛の相違について知らせるべきです。家族には休息が必要です。私たちはお茶の時間を設けるなどして、家族の話に耳を傾け、支えましょう。

落ち着きと安心感を与え、よいケアを保証する看護者がずっとついていれば、患者と家族の信頼は高まります。孤独への不安が強い患者には、穏やかで経験豊かなボランティアのヘルパーの助けを借りるとよいでしょう。

守る

不穏や不眠、不安の原因が取り除けるものであれば、私たちがそれに介入するべきです。例えば鎮痛薬を使ったり、原因を取り除く手段を講じたり、ボランティアの付き添いを頼んだりしましょう。

死に対する恐怖はだれもがもっています。そこで、夜に決まった儀式をすることは、患者や家族にとって大きな助けとなります（p.66「先を見通したケア、夜間の対応へのヒント」）。儀式は日課の一つとなり、いくぶんかのよりどころと安全、安心をもたらしてくれます。すると患者らの不安感はそれなりの居場所を見つけます。私たちは、彼らの不安感とよりうまく付き合えるようになり、その心理プロセスを感覚的に理解し、付き添うことができるのです。

感情面での不安の克服

感情面での不安の克服とは、不安や怒りの感情を受け入れることです。死の恐怖に耐えかねて、死期の近い人が恐怖から逃げようとするときは、付き添う者はこれを受け入れなければなりません。恐怖を回避することは自己防衛の一つです。死への恐れを語れるまでに要する時間の長さは、死にゆく本人が決めるのです。もし本人がその恐怖について話すことができるようになったら、その恐怖感は私たちを結び

つけるものであり、究極において人間的なものであることの証です。そして本人と付き添い者の間に共通認識が生まれます。それは私たちの存在の矛盾点の受容に関すること、すなわち、高度に発達した意識と強い感情を持っていながら、あらゆる生き物と同様、必ず死ななければならないという認識です。

外が暗くなり始める頃、不安はより大きくなります。不安がぐっと迫ってきて、夜の闇の中で死の脅威に襲われます。そのようなときに、ドアの隙間から入ってくる柔らかい光と「生活音」は救いになります。そばに付き添ってくれる人がいると落ち着く患者もいます。また、夜、おしゃべりをしたくてリビングキッチンに行きたがり、朝になってようやく生活の音を聞きながら、ベッドに戻って寝るという患者もいます。聞き慣れた音楽や好きなもの(写真、動物のぬいぐるみ、十字架、天使)をそばに置くことも気持ちを安定させます。

認識面での不安の克服

事例 シュミットさんがある晩、そばにいた私に聞きました。「下のドアは開いてる?」夜になったので閉めたと私が答えると、彼女はひどく興奮して、「だめよ、開けなければ。夫が私を迎えに来るのよ」と言います。私は言葉を選びながら、ご主人は何年も前に亡くなられたと話すと、彼女はいきり立って、「ええ、ええ、わかってるわよ。いいからドアが開いているかどうか見てちょうだい!」と言って、夫が来ていないか確認するため、何度も私をドアまで行かせました。私がほんとうにドアのところまで行けば彼女は満足するのでした。そして―わずか数時間後、シュミットさんは亡くなりました(Burkhardt, 2006)。

認識面での不安を克服することも患者の助けとなるでしょう。つまり、今の状態はいずれ終わるという希望、その後にある生への期待。救いの神がいて、待ってくれている優しい人たちがいる、という確信などはそれにあたります。死期の近い人たちがこのようなことを口にしたとき、私たちはそれを疑うことなく、むしろ深く心を向けるべきです(p.214を参照)。ただ、私たちまでがその「違う世界」を見たり聞いたりしているようにふるまうことは避けましょう。

認識面での不安をより克服しやすくすることもできます。例えば患者とその家族に病状の進行過程を知らせれば、彼らは心の準備ができるでしょう。多くの患者は、病気が進むにつれて痛みがどんどんひどくなるだろうという恐れを抱きます。私たちはその不安を真摯に受け止めなければなりませんが、必ずそうなるとは限らないこと、そして対処方法があることも伝えるべきです。

恐れは将来に対して起こるものなので、患者の注意をいま、ここに向けるようなケアをすることがたいへん有効です。そうすれば患者は他のことに気づくはずです。体の移動を促したり(いすに座らせる、ベッドをバルコニーに移動するなど)、感覚を心地よく刺激したりすると、不安にとらわれている患者の気持ちが和らぎます。歌を歌う、ハミングする、祈る、朗読することも効果的です(p.79「自己暗示法を用いた安らぎの物語」)

身体への働きかけによる不安の克服

事例 看護師のベアーテが、死期の近い男性患者、ヴィンターさんの話をしました。彼は数日前からベッドの上で「自転車に乗って走り続けて」いて、鎮痛薬や鎮静薬を投与しても眠れないというのです。彼は心の中の不安にたいへん苦しめられていました。そこでベアーテは10分だけ時間を取って、自分の前腕を彼の前腕の下にさし入れました。するとヴィンターさんは、小さな声で「いい…ね、いいね…」とつぶやきながら、深く呼吸をしたそうです。やがて体の力が抜け、眠りに落ちました。ベアーテは静かにまた腕を戻しました。触れ合う面の広さがヴィンターさんの不安を取り除いたのです。

前腕を患者の前腕の下に入れ、同時にひじを支える。この方法が発揮する鎮静効果はまったく驚くばかりです。肌と肌の接触面が大きいため、患者の状態がより把握しやすくなり、患者も私たちの存在をよりはっきり感じることができます(図8.2)。体に働きかけて不安を克服する手段はいろいろあります。というのも、不安とリラックスは同時には起こらないからです。不安が襲うと随意的に骨格筋の緊張が起こります。そこで体に働きかけることによって、不安を効果的に和らげることができるのです。

体位変換 死期が近づいた患者の中には、足を床に着けたいという人もいます。そのような願いをかなえるため、看護者二人で患者を支えて、何歩か歩かせてあげることもできます。また、ベッドサイドに座らせるか、ベッドの上で足を立ててあげるだけで十分なこともあります。安定感を得た患者からは不安が消え、満足してまたベッドに横になることができるのです。

かかとを支える かかとを支えるのは、抱きしめるのに似て、落ち着きをもたらします。ケアする者は患者の足元に立ち、患者のかかとを包むように保持します(図8.3)。

ネストラーゲルング(Nestlagerung) 体の周りを取り囲むこの方法を行うには、まずロール状の枕を頭

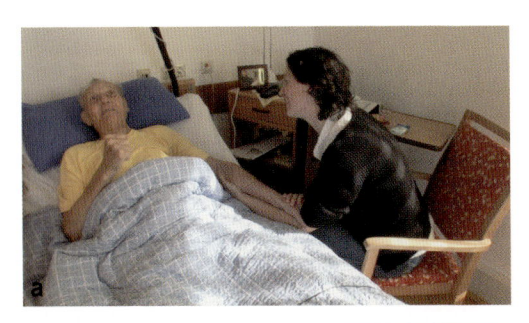

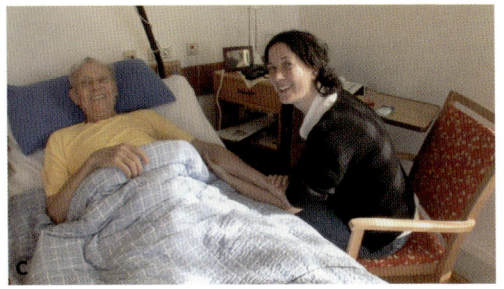

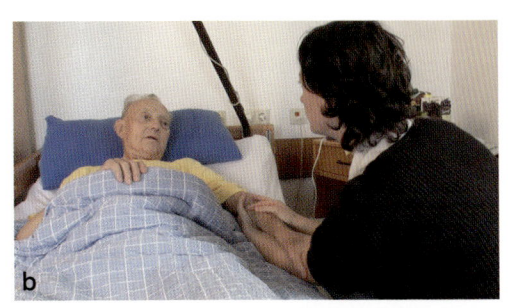

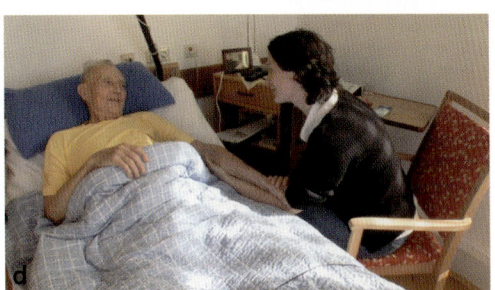

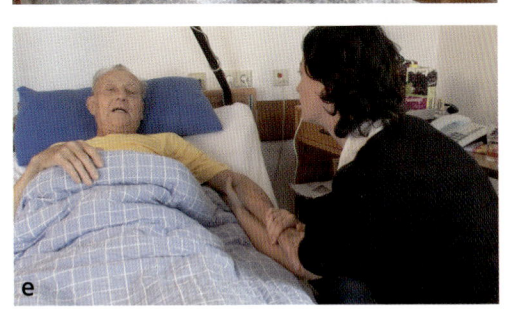

図8.2 互いの前腕を重ねると気持ちを落ち着かせる効果が大きい。
a とまどい　b 不安　c 笑顔　d 信頼　e リラックス

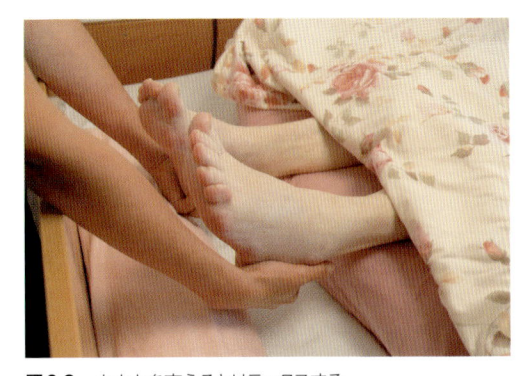

図8.3　かかとを支えるとリラックスする

の下に入れ、次にロール状にした2枚の毛布（またはロール状枕）を体の両脇に置きます。そして腕をロール状の毛布の上に置きます（p.182「運動と知覚の問題」）。この寝方は横向きも可能です。その場合は、まず患者の胸の高さから足に向かってロール状にした毛布を置きます。そして片脚をその下に、もう片方の脚をその上に置きます。さらに頭の下と背中に沿って、ロール状の毛布をもう一つ置きます。こうすると患者は体が包まれるので安心感を持ちます。

安らぎを誘う全身感知法　特に不眠を伴う不穏状態のときに向いています（p.72「Basale Stimulation」）。

足への塗擦（p.76）　リラックス効果のあるオイル（Wala社のSolum uliginosumなど）を足にすり込むとたいへん気持ちが落ち着きます。

呼吸を刺激する塗擦法　寝つきを良くする効果があります（p.73）。

湿布類

- さくらんぼの種のホットパック(p.76)
- 腹の上への温湿布(p.76)
  不穏や睡眠障害にはラベンダーかトウヒの葉のバスミルクを使うと効果的。
  湿布用溶液の作り方：キャップ1杯のバスミルクを1-2lのお湯に入れる。
- オイルを使った湿布(p.78)
  — ラベンダーのエッセンシャルオイル：不穏、睡眠障害
  — メリッサのエッセンシャルオイル：ストレス、困ぱい
- アロマランプや塗擦、入浴剤に適するリラックス効果をもつアロマオイル：ラベンダー、バラ、アイリス、シダー、ベルガモット（Mauelshagen, 2006）(p.74「エッセンシャルオイル」)睡眠障害への効果は、小規模な調査の結果から確認されている(Price; Price, 2003, p.308)。
- 乾燥ハーブの香り袋も不穏や睡眠障害があるときによく用いられる。ラベンダーやバラの花、クルマバソウ、シナガワハギ、カモミールが向いている(p.78)。
- 温かい風呂
- おいしい家庭薬：はちみつを入れた温かい牛乳。赤ワイン1/8l。オレンジの花のお茶。オトギリソウのお茶。
- 気持ちを安らかにする音楽や聴きなれた曲はリラックス効果が高い。
- 自己暗示法を取り入れた安らぎの物語：このような物語を読み聞かせる(p.79)ことは、入眠障害にたいへん効果がある。読み聞かせを家族が行うのもよい。

薬による不安の克服

精神的苦痛を薬で治療するときは、常に慎重な検討を要します。そこで適切な専属のケア担当者を配置すれば、患者にはたいへん大きな利益となるばかりでなく、薬のみで「遮断する」よりも、不安や恐怖を克服する可能性が高まります。その点からすれば、不安を薬剤で治療することは、どうしてもやむを得ざる降伏宣言か何かのようでもあります。そこで、まずは医師の処方量を患者に与える前に、患者がどこまで不安に耐えられるか、また耐えたいと思っているか、さらに看護師の方もどれだけの不安を一緒に背負えるかを考えてみるべきです。例えばそわそわといつも体を動かしている患者は、ベッドの縁に座らせたり、支えて立たせたり、歩かせたりすれば、かなり症状が落ち着くものです。

不安を取り除く薬としては、とりわけベンゾジアゼピン系(効果の持続時間が長いジアゼパム、短時間の効果を希望するときのロラゼパムなど)や抗精神病薬(特に高齢で軽い錯乱状態にあるとき)の効果が認められています。ベンゾジアゼピン系の薬を長期間服用した後に中断する場合は、脳の痙攣発作を起こす危険を避けるために、いきなり中止せず、徐々に減らしていかなければなりません(Breitbart他, 2004, p.748)。

ホメオパシー　患者の中にはホメオパシーの調剤が効果を上げるケースがあります。容体の重い患者では、中でも次の調剤の希釈度C12のものが適します。

- Arsenicum album：死への恐怖が大きく、非常に精神が不安定なとき。ひとりでいることを不安がるとき（また同時にのどの渇きがひどいとき。ただし、病人はわずかしか飲み込めない）。
- Antimonium tartaricum：寝ているときに窒息するのではという不安があるとき。ひとりになりたいが、同時にひとりでいることへの不安があるとき(ラッセル音を伴う場合)。
- Carbo vegetabilis：暗闇への不安があるとき。眠ってしまうと二度と目が覚めないのではないかという不安があるとき（血色が悪くチアノーゼ気味の顔、鼻や指などの冷え、ひどい衰弱感、息苦しさなどの症状を伴う）。
- Aconitum：突然の激しい死の不安に襲われたとき。
- Lachesis：窒息の不安があるとき（気道の狭窄がなく、絶えずしゃべっているとき）
  (Chattopadhyay他, 2006)。

このように、不安や不穏、不眠に対処する方法はたくさんあります。いちばん良いのは、私たちが患者と一緒になって、症状の原因をよく見極めることです。

8.1.3 錯乱、せん妄

事例 ある患者がこう言いました。「わかりますか、ほんとうに怖いんですよ。自分はまた頭がおかしくなったと感じるときね。でもそれよりもっと怖いのは、他の人が私をまともに扱ってくれなくなったと感じたときなんです！」(Burkhardt, 2006)。

重篤な病人や死期の近い人には錯乱、理解力の低下、意識障害がしばしば起こります。錯乱とは、時間や場所、状況、自分自身についての認識が失われることです（Grond, 2006）。急性の錯乱症状はせん妄と呼ばれ、慢性で進行性のものは認知症と呼ばれます（Wojnar, 2006）。付き添っている人は、患者の身ぶりや象徴的な言葉を理解できずに不安を感じたとき、その患者が錯乱していると誤解してしまうことがよくあります。

気づく

錯乱は次の症状を伴う脳機能障害の現れであることがしばしばです。
- 意識・注意力・思考プロセス・知覚の変化
- 認知機能（記憶・方向感覚・会話）の変化
- 情動の変化（怒りっぽくなる、困惑する、睡眠リズムの変化）
- 精神運動の変化（活動性の低下または亢進）

ただ、こうした錯乱状態には、さまざまの器質的、心理的原因があると考えられています。脳疾患では一次性の、それ以外の身体上の多くの疾患では二次性のせん妄が起こる可能性があります。また、薬剤（抗コリン薬、オピオイド、ベンゾジアゼピン）や敗血症、がんの脳転移はせん妄の主要な原因となります。薬剤が原因のせん妄は、認知症とは違って回復が可能です（Husebø; Klaschik, 2000）。強い不安、不穏、情緒不安定などの初期症状は、患者をよく知っていないと見逃しやすいものです。そこで患者の挙動の変化に気をつけたり、家族に様子を聞いてみたりするべきでしょう。

錯乱は、ふだんと違う刺激や知覚によって突然起こることがあります。例えば環境の変化や恐怖、抑うつ、消耗、痛み、便秘、尿閉、感染症、脱水、退薬などです（Müller他）。

また、心理社会的原因も錯乱を引き起こします。例えば寝たきりの状態が長くなり、患者が白い壁をずっと見続けなければならないようなときです。患者の視覚器官が刺激されなくなると、脳が自分で刺激するからです。点が見える、クモがいるなど、いろいろなことを口走ります。こうした幻覚は、患者の意識に異常がなくても大きな恐怖を引き起こすことがあります（p.182「運動や知覚に問題のある患者」）。

終末期（最後の数週間、ときには数か月）になると、症状が良好に管理されていても患者の行動はますます制限されます。この時期の特に多臓器不全による電解質や水分代謝などの代謝の変化は、脳の機能不全の最大の原因となります。

最終期に至った病人の認知能力が変化するのはごくふつうです（60-90％以上、Klaschik）（p.211「スピリチュアリティ」）。死に向かう過程で認識能力が失われるのです。死にゆく人たちが何を感じ取り、頭の中で整理しているのかは私たちにはわかりません（Nagele; Feichtner, 2005）。しかし脳機能障害がある場合は、以下の点に特徴的な徴候が出るため、患者にどう対処するべきかを判断することができます。

- 呼吸のパターン、深さ、リズム
- 汗の分泌状態
- 筋肉の緊張と弛緩
- 顔つき
- 声の抑揚

私たちがしばしば感じるのは、死が近づいた人は、その命の密度が濃くなっているということです。彼らは世界と世界の間を行ったり来たりしていて、現在と過去、そして未来を同時に認識しているように見えます。体験していることを言葉で表現することが簡単でないため、彼らは画像や象徴するもの、似ているものでそれを表現しようとします。

事例 あるホスピス看護師の経験です。錯乱しているのはどちらなのでしょうか？

「ゲプハルトさんという男性患者は長期間寝たきりになっていて、全身状態も徐々に、確実に悪化しています。彼は夜中に私を呼んで、『中央駅に電話しなけりゃ！』と言います。しばらくして、今度は『カッセル行きの列車が1時半に出るんだ。結局なるようにしかならないな。もう良くなることはないんだろうね？』と言います。そして4時にまた私を呼んでこう聞きました。『他の人は支度を何時までに済ませなければならないかわかるかね？』。

ゲプハルトさんは夜になると、何度も「助けて」と「もしもし」を繰り返し叫びます。なぜそんなに叫ぶのかと私が聞くと、『だっ

■ 8 ■ 心理社会的な面

て、交通機関に電話が通じないから……どうしても通じないんだよ！」と言うのです。
　この週末に私たちの病棟では3人が亡くなりました。ゲプハルトさんはそのことを知らないはずなのに、今朝こう言ったのです。『おれも一緒に行きたかったのに、バスが満員だった……』」(Burkhardt, 2006)。

　無条件で、心を込めて傾聴する、感受性を研ぎ澄まして耳慣れない象徴的な言葉（p.47「コミュニケーション」）をわかろうとする、非現実的だと思うことを受け止める — こうしたことが、患者とともに、付き添う者たちにも、ふだんなら閉まっているドアの向こう側を見せようとするのかもしれません。象徴的な言葉は、患者の精神の混乱を示すというよりは、むしろ付き添う者たちを混乱させるものです。

わかる

　錯乱状態がひどい患者にも敬意を持って対することは大事な基本です。患者と家族には錯乱の原因を説明し、それが一時的なものであり、強くなったり弱くなったりする可能性があることを話しておく必要があります。私たちはストレスを避け、せっかちにならず、保護者面せず、患者たちに何かを思いとどまらせることのないようにしましょう。錯乱状態にある患者も意外に多くを認識しているものです。

　患者を尊重する態度は、恥じらい、恐れ、攻撃性などの二次的な症状に対して良い影響を与えます。患者の挙動の根拠となる細かいことについて簡単な質問をしてみましょう（「だれが？」「どのように？」「何を？」「どこで？」と。ただし「なぜ？」とは聞かないこと）。また、話すよう励ましたり、反対のことや極端なことを聞いてみるのもよいでしょう。わたしたちは受け入れること、尊重すること、心を落ち着かせてあげること、体に触れること、を通じて患者の経験する世界に入っていきます。そうするとその感情がわかるようになります。患者の感情表現を認めたとき、そこに信頼が生まれます。話題の中身が過去のもので、私たちがついていけなくてもかまいません。錯乱状態にある人がたくさん表現し、やりとりするのは不安に満ちた過剰な反応なのです。でもそれは先入観なしに起こるたいへん意義の大きいものです。感情表現の言葉に耳を傾け、それを認めながら繰り返せば、患者の不信感と病気によるストレスは和らぎます。患者はコミュニケーションが取れるようになり、自分が受け入れられていると感じることができるのです。

　家族は、自分の家族の一員である患者を、この錯乱のために本当の死より前に失ってしまうのではないかと感じて絶望することがしばしばあります。そこで看護者たちは家族に、どのように意思疎通できるか、支えることができるかを知らせるべきです。コミュニケーションにおいては、言葉を介するものの割合が減ります。話す内容はだんだん短く簡単な文になります。アイコンタクトや言葉の抑揚、体に触れたりそばに寄ったりすること、はっきりした身ぶりやはっきりした状況設定が重要になります（Kostrzewa; Kutzner, 2002）。次に言葉によらず「ドアを開ける」例を二つ示したいと思います。

事例 1　あるホスピス看護師の経験です。マリアは脳腫瘍にかかっている若い女性です。私たちの病棟に来てからすでに数週間経ちました。彼女の余命はもう長くありません。かつてはあれほど活発だった彼女が、ここ数日は話しかけても、合図を送ってもまったく反応しなくなりました。母親は夜通し彼女に付き添っていましたが、今朝になって精根尽きてしまいました。でも母親は、自分が眠るために出て行ってしまってよいのかどうかがわかりません。それに娘にずっと付き添っていたいと思っていたのです。私は母親からその相談を受けたときに、あるひらめきがあってこう言いました。「お母さん、ご自分でマリアに聞いてみてください。もうしばらくマリアのそばにいて、あなたの手を娘さんの手の下に置いて、『私が休んできてもいいと思ったら、手を押してね』と言ってみてください」と。母親はまさかという表情で私を見ました。私が彼女の状況を深刻に受け取っていないと不信感を持ったのかもしれません。しかし、私の確信を持った好意的な目を見て、彼女はためらいながらも私の助言に従ったのです。
　それからしばらくして、母親は泣きながら私のところにやってきました。「マリアが私に行ってもいいと言ってくれました。私の質問に、2回も手を押して答えてくれたんです！」(Burkhardt, 2006)。

事例 2　ある作業療法士の経験です。79歳の女性、ヴィーラントさんは糖尿病があり、脚を切断したために車いすを使っていました。さらにパーキンソン病により言葉も不明瞭で、認知症も始まっています。彼女は主婦業のかたわら、公証人役場で働いていました。夫は亡くなり、一人息子も亡くなっているため、身寄りがありません。その上、言葉が不明瞭なこともあって、あまり周囲から手をかけてもらえません。また、ひどく頭が混乱しているように見えることもあります。
　彼女は絵を描くことに前向きだったため、私は家の絵を描くようにと課題を出しました。そうして描き上がった絵は、大きなドアのある家でした。窓には花が飾られ、家の前には灌木が茂っています。暖炉の煙や空に輝く太陽も描かれていました。私は、その家がとてもすてきなので、入ってみたいくらいだと彼女に言いました。すると彼女もそこに住みたいの、と言い、「やっと私のことをわかってくれる人がいたわ！」と喜びまし

た。それをきっかけに、いつもだれかと一緒にいることが好きだったこと、いつも彼女の周りは楽しい雰囲気だったことなどを話すのでした。昔の記憶がよみがえり、彼女を喜びで満たしたのです(Zeitel, 2005)。

守る

患者の家族は、ときには怒りを抱いたり、患者の認知能力の低下を恥ずかしく思ったりします。もし患者の人生の最後に互いの関係を乱すそのような感情が出てくると、患者の死後に家族が苦しむことになります。家族は、感情を表現することができ、治療対象として考慮してもらうことができれば、気持ちが軽くなるものです。そしてずっと付き添っている家族が落ち着けば、混乱している患者も安心できます。

患者を理解し見当識を与えるためには、患者の気持ちを十分に推し量る力に加え、探偵のような想像力もしばしば必要になります。次に示すことがらは、患者に最大の自律性と完全性をもたらし、苦悩を和らげる助けとなるものです。

- 薬剤はせん妄の原因となることが多いため、投与を中断するか、別の薬に変えるのが処置の第一選択(Husebø Sandgathe; Husebø)。
- 患者にベッドにいることを強制せず、付き添いながら自由に動けるようにする。運動心迫は食事への集中力を妨げることがある。フィンガーフードを用意しておけば、ちょっとした折に食べられるので、栄養不足を予防するのに役立つ (p.121 図8.6)。
- 精神的・身体的活動を促して、正常な睡眠リズムを作れるようにする。
- 安心感を与えるために次のような配慮をする：信頼できる人が付き添う。落ち着いた口調で話す。信用できる簡明な情報を与える。優しく慎重に体に触れる(p.69「慎重に体に触れる」)。環境をできるだけ変えない。日課を作って規則正しく過ごさせる。これまでの信頼関係を崩さないため、常に現実との関係を知らせるよう心がける。
- Basale Stimulationを信頼関係を作るため、安心感を与えるために役立てる(p.72)。
- なじみのある音楽、儀式、その他親しみのあるシンボル的なものを使って、気分の向上をはかる。
- 見当識を高めるため、患者の周囲をととのえる：愛着のあるもの、時計、カレンダー、日刊紙を置く。心地良い照明をつける。

これらの方法でも効果がないときは、薬による支援も考えてみる必要があるでしょう。抗精神病薬は気持ちを楽にする効果を発揮することがあります（ハロペリドールなど）。ただ、これらの薬自体がせん妄を引き起こすこともあります。

8.1.4 認知症

(この単元はカトリン・シュトゥデントとの共著です)

定義 認知症は精神活動が徐々に低下する徴候を現す疾患です。中でも記憶力、注意力、見当識、思考能力、言語能力の低下が進行していくのが特徴です。同時に日常の活動も相応に制限されていきます。ただし、情動面ではそれまでの状態が長く保たれます(Stoppe, 2007)。

この単元で述べる内容は次のとおりです。
- 認知症の診断はどのように行われるか
- 認知症を引き起こす身体的、心理社会的な原因は何か
- 認知症の人と関わるときに、「悲しみ」はどんな意味を持つか
- 認知症の人とコミュニケーションを取るにはどんな方法があるか
- 認知症の人のために利用できる心理社会的支援にはどんなものがあるか
- 認知症に有効な医療処置は何か、また有効でないものは何か

気づく

ドイツでは毎年約20万人が新たに認知症を発症しています（Weyerer, 2005, p.15）。認知症発症の要因の一つは加齢で、ドイツでは65歳以上の人の約6％が認知症にかかっています。この病気は年齢が上がるほど発症率が高まります。65-69歳の有病率が1％強であるのに対して、90歳以上になると30％以上になります。西欧工業国では平均寿命が伸びているため、この認知症がますます大きな課題となっています（Deutsche Alzheimer Gesellschaft, 2008）。認知症と診断するには次のような症状が認められることが必須です(Stoppe, 2007)。

まず第一に記憶力の低下があり、それ以外に下記の四つのうち少なくとも一つが障害されていることです。
- 言語能力

- 複合的な体の動き
- 再認能力
- 計画を立て組織化する能力

　これらの症状が少なくとも6か月続き、職業的、社会的能力が著しく低下することが要件となります。

　認知症の最大の原因は一次性の脳障害（一次性認知症）で、そのうち最も多いのが変性疾患（アルツハイマー型認知症）です。次に多いのは脳血管性認知症です。これは脳の血管に障害が起こることが原因となります。これらの認知症は、現在のところ治癒せず進行性であるとされています。他の病気（腫瘍、ビタミンB₁₂の欠乏、感染症、多発性硬化症など）が原因となるいわゆる二次性認知症は、一次性より発生頻度が少なく、原因疾患の治療がうまくいけば、認知症も軽快することがあります（Falk, 2004, p.38-39）。

　このように、認知症のほとんどのタイプは治癒することがありません。その点で、患者への対処は緩和ケアの対象となる課題といえます。緩和ケアにおける介入は、すべて苦痛の緩和を目的とするのが通例だからです（Perrar; Golla, 2009）。

　ドイツではこれまで、緩和ケアと認知症患者を結びつけて語ることはほとんどありませんでした。事実、認知症は、他のほとんどの非がん疾患（NOE）とは明らかに区別されます。認知症は確かに治癒しませんが、命取りとなる病気でしょうか？　認知症の人はそうでない人よりは寿命が短いと思われますが、では認知症でどうやって死ぬのでしょうか？　それを判断するためのデータがドイツ語圏には十分にありません。

　ブルンシュトレームとエングルンドの研究（Brunnström; Englund, 2009）を見ると、認知症の死因で最多だったのは肺炎で、次が虚血性心疾患でした。肺炎が死因となるのは、認知症の最終段階のケアと食事提供の難しさ（誤嚥や拘束など）に関係があるかもしれません。死因についての情報は、認知症患者の終末期のケアに有意義な手がかりを提供してくれます。つまりかなり進行した認知症患者でも、手厚いケアによって長く生きられる可能性があるということです。

　認知症患者の場合、死の始まりをはっきり判断するのは難しいのが実情です。訪問緩和ケアサービスや緩和ケア病棟で認知症の人をほとんど見かけないのは、こうした理由が多いからかもしれません。そこで認知症の人とその家族にも緩和ケアサービスを役立ててもらうための重要なステップと思われるのは、どのような体調の変化を目安に、余命を数週間、数か月と判断するのかを明らかにすることでしょう。これに関しては、202ページ以降で述べる予後マーカーが大きなヒントを与えてくれるでしょう。他方で認知症の人は、緩和ケアサービスをまったく必要としていない段階でも、緩和ケアの考え方にそって、ごく初期から長期間にわたってケアを受けることが有益であるといえます。

　認知症の人でももちろん痛みに悩むことがあります。ただ、認知症が進行してしまうと、正確に痛みの程度を診断することが難しくなります。痛みの診断では、認知症の人の場合であっても、何より自己評価が最も重要だからです。自己評価は、精神的な失調のない人とまったく同じ基準に従って行われます（p.150を参照）。認知症患者のコミュニケーション能力の不足を補うためには、特に視覚的アナログスケールを使うと有効です。患者はスケール上の数字を示すか、フェイススケールの絵を指し示して痛みの程度を表現できます（p.155, 図9.5を参照）。こうして痛みの診断ができたとしても、どうしても欠かせないことが一つあります。それは患者と看護者の間の忍耐強く、思いやりのある信頼関係です。

　認知症が進むにつれて、痛みの診断には、よく訓練された緩和ケアチームによる第三者の評価がますます必要となります。総じて、第三者による認知症患者の痛みの評価に対する研究は、まだ進歩の途上にあります。ケアチームによる細かい観察と正確な記録がますます求められます。基本原則は、患者の様子で気になったことすべてをチームで検討し、「その患者を苦しめているものは何か？」を考えることです（Weissenberger-Leduc, 2009）。そして患者の行動に表れる痛みの指標を観察して、痛みの状態を詳細に把握します（Schwermann; Münch, 2008）。以下にその指標を示します。

- 全身の状態（筋緊張、呼吸の変化、頻脈、血圧上昇など）
- 顔の表情（額にしわを寄せる、顔をゆがめる、不安な表情をするなど）
- 言語（突然声を上げる、うめく、嘆く、泣き叫ぶ、音を立てて呼吸するなど）
- 体の動きと姿勢（緊張しこわばった姿勢、体をかばう姿勢、落ち着きがない、痛む個所をさするなど）
- 奇異な態度（攻撃的、神経過敏、社会からの回避行動、抑うつ、ケアの拒否など）

- 日常行動の変化（食欲不振、食事の拒否、睡眠リズムの変化、活動性の変化など）
- 精神状態の変化（錯乱状態の悪化、叫ぶ、泣く、殴る、押しのけるなど）

さらに痛みの診断を難しくしているのは、認知症の進行に伴って、患者自身が痛む部位を特定することができにくくなってしまうことです（kojer; Pirker, 2002）。

認知症の人の痛みの閾値は、おそらく精神面で健康な人のそれと変わらないでしょう。ただ、認知症の人は痛みへの反応が根本的に健康な人と違うことが多いのです。認知症患者はそうでない患者と比べて、痛みの今後を考えて悩むことが少ないという一面があります。これは彼らの「忘れっぽさ」のメリットでしょう。しかし一方で、彼らの認識には現在があるだけで未来がないため、痛みが起きたときに、その痛みに終わりがあるということを考えません。

認知症患者が死に至るプロセスはきわめて多層的です。そのプロセスは身体面から始まるのではなく、認知領域の数多くの能力がしだいに「死んで」いくのです。とりわけ記憶能力が「死ぬ」ために、認知症患者は過去のことも未来のこともわからなくなります。そのかわりに、周囲を困惑させながら「いま、ここに」生きるようになります。したがって、進行した認知症患者は、死に対する恐れも持っていないと想像できます。それが大多数の大人と違うところです。というのも、死に対する恐怖は、思考・記憶能力に失調がない人ならだれもが持つということを、社会心理学者が数多くの研究によって証明しているからです。私たちが自然に持っている生き延びたいという意思と、その意思がいずれ死によって断ち切られることを見通す思考能力との間に、厳しい不一致があることが死を恐れる理由なのです（Solomon他、2004）。まさにこの先を見通す力が、認知症患者ではどんどん失われていくのです。

わかる

事例 チュービンゲンの偉大な学者、ヴァルター・イェンスは、81歳のころから認知症を患っています。このことを話題にできるのは、彼の病歴が意図的に公表され、本の形で世に出たからです（Jens, 2009a; Jens, 2009b）。彼の認知症はアルツハイマー型で、その典型である潜行性の緩慢な軽い記憶障害から始まり、しだいに悪化しました。言葉の大家であるイェンスは、当初、自身の豊富な想念を的確に引き出すことが困難になったとき、自らそのことに気づきました。そのため家族は、多くの認知症患者の場合と同様、彼の知的能力の衰えへの反応として、やや抑うつ的な気分変調が起きたと思ったのです。精神病医も、初めは彼の抑うつ症状が再発したと考えました。しかし彼があまりに「難しい」状態になったので、家族はいらいらし、腹を立てる場面も見られるようになりました。家族はこれまで見たことのない、彼の何か途方にくれた様子にいら立っていたのです。その後ようやく認知症という診断が下ったとき、家族にはほっとしたような表情が浮かびました。

認知症の発症を純粋に医学的観点から見ると、脳の一定領域の欠陥であるといえます。この見方はしかし、その欠陥を補う手段がない現実を前にした看護者や家族の、宿命論的抑うつ行動を生みがちです。そうした行動は、あきらめ、困惑、怒り、失望という悪循環につながります。これはだれのためにもなりません。それどころか、この悪循環は状況をさらに悪化させ、認知症の進行を加速させてしまいます。

ここで、イギリスの社会心理学者であり、認知症の研究者であるキットウッド（Kitwood, 2005）が展開したようなアプローチが役に立つかもしれません。彼は、認知症に環境ファクターと結びつけた単一の典型的な解釈を与えるのでなく、相互影響の観点を強調します。彼が示したのは、認知機能の低下には社会的、社会心理的ファクターが影響していることです。それに基づけば、認知症は神経病理学と社会心理的ファクターとの持続的な相互作用であると理解することができます。それは心的、社会的ファクター（喪失の悲しみなど）が認知症の発症に大きく影響することを意味します。

最近、心理社会的な認知症発症条件の仮説に対して、北米の研究グループが一つの重要な立証を行いました。彼らは65歳以上の夫婦1221組を調査しました（Norton, 2010）。その広範囲にわたる研究から、認知症の人を介護する家族は、その大きな精神的負担から、自分自身も認知症になるたいへん大きなリスクを負っていることがわかったのです。

逆に考えれば、負担を軽くし支援するファクターが認知機能の低下を食い止め、少なくとも進行を遅らせる可能性があることを意味しているといえます。

事例 ヴァルター・イェンスの息子、ティルマンは、父親の認知症発症について、独自の解釈を再三表明したことから、専門家の間に多くの異論、怒りを呼び起こしました。彼は、父親がすでに長期にわたってゆるやかな精神活動の衰弱（「mild cerebral impairment」）の徴候を見せていた可能性はあるかもしれないが、突然の精神活動力の衰えを招いたの

は、父親を極度のストレスに陥れたある出来事だったというのです。ヴァルター・イェンスは、政治と学術の分野で倫理上の原則を守るためにたたかった偉大な闘士でしたが、2003年に手ひどい非難を浴びることになりました。彼はその世代にありがちなように、若いころ（理由はどうあろうとも）自分がNSDAP（ナチ党）に所属していたことを「忘れてしまった」のでした。息子は父親のこの事実を知って絶望し、深く傷つきました。父親自身もこの「過ち」は許しがたいと思ったようです。そして（前から用意されていた）永遠の忘却への道へと突然進路を変えてしまいたいと考えたようでした（Jens, 2009a）。この体験はイェンスの息子が、新たに、深い理解をもって父親の別な一面に入っていくための入口を開くことになったのです。

ふだん認知症の患者と接するときに、すべての行動を脳の器質的プロセスによって説明することはまったく無益です。そうではなく、全人的アプローチが必要だと感じている看護者は、相互影響の意味を心に留めておくべきです。私たちが病気の人たちを認め、敬意を示し、そのことを互いの関係の中心に置けば、認知症に大きなプラスの効果が現れるでしょう。看護者が認知症患者を大きな理解をもって支えようとするなら、それは人間らしいというだけでなく、病状にも良い影響を与えることが、認知症患者と生活する上で明らかになるでしょう。

認知症患者と家族の悲しみ

認知症の人と関わる上での特殊性は、彼らの認識と家族や看護者の認識が違うことです。発症の初期には、患者は「何かがおかしい」と感じることが多くなります。意味することが理解できなくなったり、見慣れたはずのものがなじみのないものに見えたりします。そのことが患者を不安にし、落ち込ませます。家族はこの「小さな物忘れ」を慰めようと何度も試みます。「そんなにたくさんの名前を覚えている人なんていないさ」、「私の記憶力だって相当悪くなったわよ」などと、何でもないことのようにあしらうのです。

しかし、いずれその認知力の低下が看過できなくなります。そうなると家族は「気をつけてよ！　またナイフにバターがついたままよ」、とか「まったく、小さい子どもみたいにあなたのことをみていなきゃならないわ」というように、いきり立つことが出てくるかもしれません。その結果、患者はますます敏感になり、興奮し、ときには攻撃的になります。

こうして患者と家族の溝はどんどん大きくなっていきます。そして次の例のように、いつかはっきりとわかる日がくるのです。

事例　「私はパートナーを失った者です。私が愛したその人はもういないのです」。とインゲ・イェンスは2008年のシュテルン誌のインタビューで悲しみを語っています。「夫の病気は彼を別人に変えてしまいました。もう私の知っている夫ではないのです」と。ヴァルター・イェンスは「だんだん私の手の上から滑り落ちていき」、いまはもう「私が入って行けない世界にいます」。

家族の悲しみはいかばかりでしょうか。姿かたちは以前の面影をとどめていても、別の知らない人として関わらなければならないのですから。

しかし、この状態は患者の側に立ったらどう見えるでしょうか。患者は何を体験しているのでしょうか。ある新しい、知らない世界へと入り込んでいく。その世界には未来も過去も存在せず、不都合なことばかりがあるわけではないように見えます。場合によって、長期記憶の中から若い元気な頃と関連した何かが思い浮かび、患者自身が若く魅力的で有能であるという感覚を持つことがあります（Wojnar, 2006）。ですから、それが家族の認識とかけ離れているのでなければ、悲観することはないと思うべきです。

事例　ティルマン・イェンス（2009a）は、嫉妬ともいえるような感情さえ抱きながら、今の父親が、いかにこれまでと違ったことに喜びを感じているかを描写しています。その一つにこんな話があります。「父は、自分の世話をしてくれている人の家族が住む農場を訪れると、すぐさまうさぎ小屋に向かい、金網の隙間からニンジンを与える。うさぎがニンジンを好んで食べることをよく知っているか、少なくともそれを感じ取っているかのようだ。その農場で父は読書の喜びを再び取り戻した。子供向けの本をたどたどしい調子で一生懸命に読む。そして、かつてトーマス・マンやテオドール・フォンターネを好んで読んだように、いま分厚いレバーケーゼをはさんだパンを満足げに食べるのだ」。

それにしても、患者の主体的な体験と家族の患者への期待との間には何と大きな違いがあることでしょうか。これ以上の不一致はそうはありません。認知症患者と関わる中で、なぜ悲しみというテーマが大きな意味を持つかを、この不一致が示しています（Student; Student, 2010）。認知症においては、悲しみは特別な意味を持ちます。認知症の進行過程は次の四つの段階に区分することができます（Dorschner; Schäfer, 2006）。

- 生活能力の喪失（日常活動において自立できなくなる）
- 会話能力の喪失（話すことも理解することもでき

ない）
- 連続性の喪失（できごとを時間を追って把握することができなくなる）
- 一致性の喪失（体験したことが、健康な人の体験と一致しなくなる）

　これらは看護する者と患者の双方にとって悲しいことです。しかし双方の悲しみは、感じる時も違えば程度も違います。そのときどきの認識に左右されるためです。ただ、私たちには家族の悲しみのほうがずっと理解しやすいといえます。それは、これまでのところ、私たちに認知症の人の悲しみについての知識がほとんどないからです。初期の段階で認知症と告げられたときに、本人が悲しみにとらわれるのは当然ですが、病気がどんどん進むにつれて、ふつうの意味での悲しみが本人を苦しめることは減っていくようです。なぜなら、過去をふり返り、失ってしまったものを思い出す能力を持っていることがその苦しみの前提となるからです。しかしその前提が患者には成り立たなくなるのです。すると家族は、いよいよ自分だけの悲しみを抱えてひとり取り残されます。患者との間の感情的な距離に胸を痛めている場合はなおさらです。

　そこで緩和的支援に携わる者には「和解作業」が不可欠となります（Student; Student, 2010）。和解とは患者と家族が異なる現実性に歩み寄り、それを受け入れて、双方の異なる観点に折り合いをつけることです。つまり患者を外からしか見ていない家族が、その認識を相対化することです。そのために家族は、患者が主体的に体験していることを知るすべをもたなければなりません。他方で認知症の人にも、その人が尊重され、立場が理解されるような、彼らの要求に合った適切な環境が必要となります。そこで患者と家族の間に立って「翻訳」の手助けをすることがケア担当者の重要な任務となるのです。

　しかし、コミュニケーションが失われた認知症患者とその家族の間にどうしたら橋が渡せるのでしょうか。

自分史を書く――コミュニケーションの橋

　私たちは、人間どうしの敬意あふれる関わりの中心課題がコミュニケーションであることを確認しました（p.47「コミュニケーション」を参照）。ところが認知症の人の場合、まさにこの人間どうしの関わりに重要となる能力が大きく損なわれています。ごく簡単な日常会話（p.54「世間話（スモールトーク）」を参照）をするにも、私たちと相手とが最近起きたことについて最低限の共通の記憶を持つことが必要です。しかし、認知症の人が話題の事象を比較する能力を失っていれば、天気の話すらどう進めたらよいのかわかりません。単に世間話をするだけでも、認知症の人に決定的に欠けているもの、つまり記憶が必要となるのです。

　記憶は私たちのアイデンティティーの重要な鍵となるものです。私たちが私たちであることの本質的な部分には、記憶が影響しています。記憶は自己確認の決定的な要素であり、歳を重ねるほどその重みは増します。ふだん私たちは写真やみやげ物を見たり、「○○を覚えている？」という会話をしたりしてこの要素を利用しています。認知症の人の場合は、中でも古い記憶が長く保たれていることがしばしばあります。彼らの場合、まず初めに大きく損なわれるのは新しい記憶なのです。一方で、子どものころの記憶、若いころ覚えた歌などはずっと覚えています。こうした古い記憶は、私たちが認知症の患者とコミュニケーションを取るためのきっかけとなります。高齢者や認知症患者へのコンタクトのきっかけをつくる専門的な方法として、自分史の作成が知られるようになりました。この方法は、1963年にアメリカの老年学者、ロバート・N.バトラー（Robert N. Butler）によって、「ライフ・レビュー」という精神病患者に対するコンセプトとして高齢者のケアに取り入れられました。

　ただ、お互いに尊重し合い、認め合う関係を作るという目標を達成するには、その自分史作成の作業を「策略」として使わないことです。自分史の作成は、対話する両者が満足して初めて意味を持つのです。高齢者の場合は、自分のこれまでの人生の視座を通して今の生活を補うことによって、自分の一つの完成形を見い出すことに満足感を覚えるでしょう。一方、対話の相手は、そうした機会がなければ表に出ることのなかった彼らの見聞や体験を共有することによって満足感を得ます。この対話の形は、認知症患者の家族とケアに従事する人たちに再び患者との連帯を生み、患者と対等に向き合う機会を与えてくれるのです。

　認知症の場合、記憶と言葉が失われてしまったとしても、感情面での経験と記憶は長い間保たれている場合が多いものです。しかし私たち健常者（今のところは）の場合でも、記憶が感情を呼び起こすこと

は、理知的な心の衝動が起こることよりずっと無意識的で、すばやいものです。ある香水の香りが、好きだった人のことを突然よみがえらせることがあるでしょう。また、クリスマスクッキーを食べると、それがたとえ夏であっても、飾りつけられたもみの木や雪に覆われた冬の日や、ろうそくのあかりのもとで家族と過ごしただんらんのときがたちまち目に浮かんできます。また突然鳥がさえずり始めれば、反射的に暖かい春の日の記憶がわき上がってきます。あなたはざらざらしたあのフルーツキャンディーを知っているでしょうか。私はいまでもそのキャンディーを口に入れると、お店で母にねだってその甘いかたまりを手に入れたときの小さな子どもに戻ってしまうのです。これが自分史を書くということです。

認知症の人とコンタクトをするときには、専門用語でトリガーといわれるこの感覚上の作動装置（におい、味、写真、言葉、メロディー、物。p.41図5.1を参照）が、感情に触れるテーマを介して、患者と私たちの結びつきの手助けをします。そしてそこから対話が生まれるかもしれません。コンタクトをするときのコツは、相手の自分史に一緒に入り込み、その人の青春時代に感覚上何が大きな刺激となっていたのかを想像することです。先に挙げた例からわかるのは、もし私たちが患者の記憶に一緒に入っていき、ともに経験したくなるような心動かされる体験を共有するなら、そうした回想によって利益を得るのが患者だけではなく、家族やケア従事者も同様であるということです。その結果、どうしたら一方通行のケアを変えられるかを学ぶことができます。一方的に私たちから患者に対して良いこと、意味のあることをしてあげるばかりではありません。患者もその経験を通じて、彼らの思い出と私たちの思い出とが出会う機会を私たちに与え、幸せな気持ちにさせてくれるのです。ただし、その前提として、私たちは患者に対してだけでなく、自分自身、そして自分の感情にも本気で向き合わなければなりません。

バリデーション：
傾聴する・是認する・価値を認める

バリデーションの三つのステップ

1. 認知症の人の異常なふるまいがどんな感情や気分に起因しているかを直観的に把握する。

2. その判断に基づいて、認知症の人に受け入れられるような方法でそのふるまいに対処する。

3. 相手を尊敬する表現方法（例えばことわざ・慣用句など）を用いて、最終的に認知症の人のふるまいにコメントする。

図8.4　バリデーションの三つのステップ

事例　クンツェさんという女性は認知症を発症しています。娘と同居していますが、認知症患者のためのケアセンターで時間単位のケアを受けています。今日は介護の女性と実習生に付き添われ、認知症の女性グループに混じって市立博物館を訪れました。博物館内の照明は意図的に暗くしてあり、展示物が作る影で通路がよく見えません。そんな環境に入ったクンツェさんは、当初から気があまりすぐれないようにみえ、落ち着かない様子でした。ついに彼女は声を大にしていら立ちをぶつけました。「何もかもが変よ！」「こんなとしちゃいけない！」「何なのここは？」「何かが変よ！」と。実習生はクンツェさんの気をそらそうとして、「ほら、見てください。あそこに何かおもしろいものがありますよ。」、「あそこに行ってみましょうか」などと話しかけましたが、この提案はどうも彼女のいら立ちをあおる結果となったようでした。そこに介護の女性が来て、クンツェさんのひじから腕をそっとつかみ、こう言いました。「私があなたのそばについていますし、あなたを必ず家までお連れしますよ」。するとクンツェさんは落ち着きをとり戻し、博物館の見学は和やかに続きました。

いったい何がこの気分の激変を可能にしたのでしょうか。まずクンツェさんの気をそらそうとしたことは、確かにだれもが思いつくことです。クンツェさんの場合、これまではこうした対処でうまくおさまることが多かったのでしょう。ところが今回のケースではその方法が役に立ちませんでした。もし仮に付き添いの人が事情を論理的に説明して納得させようとしていたなら、彼女の場合、事態はもっと悪くなっていたことでしょう。思考力や判断力が十分に備わっていな

ければ、論理的思考を経て印象や情報を分類し、整理することはできないからです。したがってこの場合は、そうした説明をいくらしても、クンツェさんを落ち着かせることはできなかったでしょう。

クンツェさんは「非論理的に」ひどく興奮しているのが見て取れました。むかし経験した怒りか、あるいはひょっとしたら子どもの頃感じた怒りが思い出されたのかもしれません。でもそれがどんな怒りだったのかは知る由もありません。そこで対応もより深く、感情のレベルで行い、不安を拾い上げねばなりません。クンツェさんを支える決定的な力となったのは、安心を得、自分の置かれた場所を知ることへの欲求を見て取り、言葉よりも感情を表す身ぶりで応じることだったのです（Student, 2009）。こうした対応をバリデーション（Validation）と呼んでいます。

この方法はアメリカの老年学者ナオミ・フェイル（Naomi Feil, 1999）が最初に提唱し、後にその同僚であるニコール・リチャーズ（Nicole Richards）が「integrative Validation」という概念のもとにそれを発展させました（Ruff, 2007）。英語の「Validation」の概念は、「尊重」という意味と結びつけて考えればいちばんわかりやすいでしょう。この意味でのバリデーション、すなわち（相手を）尊重する接しかたの核となるのは、患者が表現したものを真剣に受け止めることです。この「尊重」の中には認知症の人と関わるための鍵があります。介護する人は、彼らが表現したものを非難してはいけません。まずどんな気持ちや気分がその大もとにあるのかを直観的につかむよう努めます。次に、その患者に受け入れられるやり方で、起きたことにふさわしい対処をします。

クンツェさんにあのような言動を起こさせたのは不安でした。介護者はそれを把握し、真剣に受け止めることによって、次の段階で理解と敬意を持って対応できたのです。この事例ではあれこれの説明をせず、安心を与える身ぶりでクンツェさんの不安に応えました。この場合、介護者はまっ先に言葉で応えてもよかったかもしれません。例えば「あなたはいま気持ちがとても高ぶっていますね」とか「不安なのですね」などと声をかけるのです。理解を示すこの一言で気持ちが落ち着くことも多いのです。

事例 マイヤーさんはケア施設で暮らしている女性です。彼女は怒って、ナイトテーブルの中に入っていた物を、清掃担当者が置き忘れた掃除用のバケツの中に全部空けてしまいました。看護師のインゲがマイヤーさんの部屋に入ったちょうどそのとき、マイヤーさんはコートを着てバケツをつかんだところでした。「何をしようとしているんですか？」とインゲがいら立って尋ねると、「もちろん家に帰るのよ」と興奮した口調で答えます。「もういつまでもここでのらくら暮らしていられないわ。家ではすぐにも私が必要なのよ」と言うのです。

あなたならこの場面でどんな反応をしますか？ 看護師のインゲにこみ上げてきた怒りを、あなた自身もいくぶんか感じることができますか？「もうこういうやっかいな話をするのはいやだ」と思うかもしれませんね。「今日の午前中だけでももう5回もそんなことがあったんです！ それに、そこでもし彼女からバケツを取り返そうとすれば、ことによったらつかみ合いのけんかになってしまいます」と。しかし、このような場面に対処するときはすぐに反応しないことが常に重要なのです。すぐ行動に移らず、介護者はまずいったん自分自身を見つめるのです。例えば仕事の支障となっている面前のことに対する自分の怒りを認識すること、あるいは予期しない行動に直面した自分の困惑を感じ取ることです。

事例 インゲはそこで深呼吸をしました。そして自分のいら立ちを感じ取ります。本当は、彼女は他の入所者の部屋に向かう途中で、いつものようにちょっとマイヤーさんの様子を見てみようと思っただけでした。ところがそのときはマイヤーさんがインゲを必要としていたのです。その場でインゲが賢明に対処すれば、それだけ早く他の任務に取りかかれるようになるのです。

あなた自身が自分の感情を意識的に感じ取り、整理できて初めて相手に歩み寄ることができ、いま目の前にいる人がだれなのかに心を向けることができるのです。認知症の患者は運動心迫の程度が大きいため、彼らに安全な範囲で十分に動ける条件を与えることが重要です。ただ、マイヤーさんの場合は運動心迫と片づけられないものがありました。多くの認知症患者と同じように、彼女はその行動に必ず自分なりの目的を持っているので、私たちにはそれを見つけ出すことが肝心です。

事例 マイヤーさんはいら立っていました。彼女の置かれている部屋の状態は彼女に合っていませんでした。自分が何の役にも立っていないように思われたのです。看護

師のインゲはそのことに気づきました。マイヤーさんは84歳になりますが、4人の子どもを育て、そのかたわらで夫の経営する手工業を助け、その事務を引き受けていました。彼女の人生は仕事だったのです。彼女には仕事しかなかった、と2年前の入所のときに彼女の娘が話していました。認知症の症状が看過できなくなったころ、彼女は自分が役に立たなくなっていくことにひどく苦しみ、施設に入ったときには深く落ち込んでいる様子だったのです。

入所前のこうした話と今の落ち着かない様子から、看護師のインゲは静かに、ゆっくりと声をかけました。「あなたは今とてもいらいらしていますね」。そして「人が義務を果たすのは大事ですよね」とマイヤーさんの目を見つめて付け加えました。混乱状態にあったマイヤーさんの手が止まり、興奮がいくぶん和らいだように見えました。そしてインゲのほうを気になる様子で見つめました。こうしてインゲは次のステップに進むことができ、マイヤーさんの願いを真剣に受け止めていることを彼女に示すことができたのです。「台所に一緒に行きましょう。いっぱい仕事が待っていますよ」とインゲが誘うと、マイヤーさんは喜んで従い、談話室に入って行きました。多くの認知症患者のための施設と同様、そこには台所が備わっていて、患者が長年してきたように、自分の可能な範囲で家事ができるのです。

この一連の会話の最後に、インゲは一つのことわざを付け足してもよかったかもしれません。例えば「『働き者には神の恵みがある』って言いましたっけ？」などと。こうしたことわざや慣用句は患者の古い知識と結びついて、その人生を話題に上らせるきっかけにもなります。患者は、話題になった自分の過去について語れるだけの言葉をまだ持っているかもしれません。それだけでなく、こうした話題は、文化的な共同社会の一員として大いに尊敬されているという感覚をも患者に与えることになります。いずれにしても、この対処方法は現在の高齢者世代に向いています。今の若い世代が将来認知症にかかったときは、ことわざよりも映画の話題やコマーシャルの宣伝文句、ヒット曲の歌詞などのほうが理解されるでしょう。

「感情が発する言葉」

進行した認知症の患者は、いつしか言語能力がほぼ完全に壊れ、意味をなす文章が組み立てられなくなります。それでもコミュニケーションはもちろん可能です。これまでに挙げた事例では、結局、患者の口から発せられる論理を私たちが理解すること、または逆に患者が私たちの論理を理解することは重要ではありませんでした。認知症患者が発する感情的なメッセージに隠れた本意は、私たちが相手と真に関わり合おうとすれば、必ず直観的に悟られるもの

です。さらにその反対のこともいえるのです。私たちは、感情的なメッセージを言葉で表そうとしがちですし、それに慣れていますが、健康な者にとっても、重要なのは言葉によらないコミュニケーションなのです（p.47「コミュニケーション」を参照）。こう考えれば、重度の認知症の患者とのコミュニケーションをもっと先に進めることが容易になるのではないでしょうか。

事例 インゲ・イェンスは、夫の認知症がかなり進行している様子にもかかわらず、ときおり言葉で働きかける様子を語っています（Jens, 2009b, p.296-）。インゲは、夫が元気だったころのように、友人たちと食卓でおしゃべりをするといいます。友人どうしのごくふつうのおしゃべりですが、夫は明らかに喜んでいるというのです。「言葉をずっと聞かせ続けていても、夫の病気がどうなるわけでもありません。ただ、彼のほうを見て、彼をおしゃべりに参加させることだけでもいいのです」と彼女は述べています。夫はもちろん何が話されているかに注意を向けているわけではありません。むしろどんなふうに話されているか、つまり言葉の抑揚、口調、身ぶり手ぶりに関心を持っているのだと彼女は言います。そして言葉を並べて会話に参加するというのです。何を言おうとしているかは理解できないものの、「会話のトーンを理解し、そのトーンに合わせる」のだそうです。インゲ・イェンスはそのとき彼が落ち着き、喜んでいるようにさえ感じるといいます。

しかしそれだけではありません。インゲはさらにその上を行きます。彼女はときどきではありますが、夫とそのような「会話」を一対一でできることを発見しました。「そこで、連想を呼び起こし、『会話』のきっかけをつかむために一つの言葉、一つの文、一つの身ぶりを探します」。彼の会話のリズムに乗れるときは、理屈などないといいます。「私には文脈は理解できません。ただ、たまに夫の頭に何が浮かんだかを察することができるのです」と。彼女の言葉のトーンが夫に「そのとおり」、「ぜひに」、「そんなことはいやだ」などの答えを促すのでしょう。こうした会話は夫がとうとう疲れて、満ち足りた様子で眠りにつくまで続くと言います。

これに類するコミュニケーションの取り方は、患者への思いやりが強い家族にはよく見られることです。家族はその方法を直観的に見つけ出すのです。そうした会話に特別なテクニックはいりませんが、健康な人たちには相当な気力が必要です。当事者でない私たちがそうした「対話」を聞くと、最初はいぶかしく思い、つらくなることさえあります。しかしそれは明らかに、私たちがきわめて個人的なプロセスに関わっていることの表れなのです。つまり患者の感情的なメッセージに近づこうとする試みといえます。そのために私たちは間違う勇気、自分を疑う勇気、心にふとわいてくる無意味にも思える表現を見つけ出

す勇気を持たなければいけません。そこで次に私たちは、ニーナという14歳の生徒が、施設で暮らすアルツハイマー病の祖母を訪ねるところに同行することにしましょう。

事例 ニーナはいつものように元気に祖母に近づいていきます。祖母はニーナを生まれたときからかわいがっていました。ニーナは祖母がまだ元気だったころ、両親が仕事で忙しいと、学校の休暇をよく田舎の祖母の家で過ごしました。だから今でも祖母に会うのが楽しみなのです。当時、祖母と過ごした時間はどれほど楽しかったことか。いま二人はただ隣り合って座っているだけのこともありますが、ニーナは祖母のために食事を介助したり、飲み物を差し出したり、トイレに行きたそうにしていると介助の人を呼んだりしています。

今日の祖母はぼんやりとしていて、ニーナの訪問にほとんど反応を示しません。ニーナはそれでも辛抱強く隣に座って、祖母の手をそっと取っています。すると祖母が目を上げました。「あなたは…?」と聞いてからしばらく言葉が出ませんでした。「おばあちゃんは私のことがわからなくなるところだったね」とニーナは笑いました。「そうそう、あの冬ね」と祖母はゆっくりとうなずきます。「あのときは楽しかったね」とニーナが応じ、「もう一緒にできないのが寂しいわ」と悲しそうに付け加えました。「何度もね」今度は祖母が笑いました。「そう?」ニーナは変に思って聞き返すと、「大きなしずく」と祖母は心配そうに言います。「ううん、もうそんなことはないのよ」とニーナは笑いました。そして「私、こんなに大きくなったのよ。見て」と言って立ち上がると、祖母はおびえたような表情を見せました。ニーナは「うそ、うそ」と言って、その手を祖母の腕の上に置きました。すると祖母は落ち着きをとり戻した様子です。ニーナは祖母の頬をなでながら、「私、ずっと前から……気になっていたの……」と沈んだ様子で口にしました。「そうでもないかもしれないわ」と祖母は言って、気づかわしげに首を振ったかと思うと、涙が頬を伝わりました。

みなさんはこの会話が理解できましたか? 何とも愚かな質問ですね。もちろん少しは理解できたことでしょう。でもニーナと祖母が話していた内容をあなたが本当に理解しかどうかはわからないはずです。私にもそれはわかりません。ただ、そのような会話の場に居合わせる特権を得た人は、そこにいかに豊かで深い相互影響が生まれているかを感じるのです。あなたも一度勇気を出して実践してみますか?

守る

緩和ケアはもともとがんの患者のために考えられたコンセプトです。がん患者の最後の数週間、数か月にこの特別なケア方法を取り入れることは、多くの場合適切といえるでしょう。ただし患者は、病気のもっと早い段階からこのケアコンセプトを受けることで効果を上げることもまれではありません。

認知症患者とその家族には、緩和ケア的支援を早期に行うことが本来のあり方かもしれません (StudentとStudent, 2010)。患者とその家族の間には、比較的早い時期から感情面でのくい違いが現れますが、家族は自分の知る人がいなくなってしまったことへの悲しみを抱きながら、ひとり取り残されてしまうのです。患者と家族の要求には早くから違いが生じるうえ、この「怖い病気」と向き合うことのできない友人たちからは、早い時期から患者と家族への接触が絶たれてしまいます。

そこで緩和ケアをまっ先にスタートさせます。しかしその目的は、できるだけ多くの患者をできるだけ早く緩和施設に入所させることではなく、患者に今いる場所で (在宅が最も望ましい) 緩和ケアを行えるようにすることです。ドイツではほとんどの患者が在宅のままケアを受けています。またそれ以外の人はたいていケア施設に入っています。どちらにおいても患者とその家族が生活しやすくなるよう、緩和ケアの知識と能力が生かされています。

医療処置

認知症においては、狭義の医療処置は、その効果が限られています。重要なことは、ともかく早い時期に精神医学上の診断をつけることでしょう。パートナーとの間で時にけんかとなり、いらいらがつのるのは、健常者が患者を理解せず、患者の「無作法」や「間違い」にかっとなり、両者の関係を悪化させてしまうことが原因です。しかし診断が出れば事情が明らかになって、今後の治療計画作りに早くから取りかかれます。この治療計画の作成には患者も同等の立場で参加します。アメリカの元大統領、ロナルド・レーガンの場合、この早期診断が大きな意味を持ったと思われます。彼は認知症の診断が下った数か月後の1994年11月に、自分がアルツハイマー病であることを自身の口から公表しました。そのことは彼の人間としての尊厳をいくぶんか守る結果となりました。

これまでのところ、薬の投与によって認知症、中でもアルツハイマー型を大きく改善させたいという望みはかなえられていません。また、進行した認知症の患者の多くは栄養障害に陥っています。なぜなら、食物摂取がうまくできなくなった認知症患者は、その理由を「食べたくない」からだと早合点されてしまうためです。場合によってはそれが「もうこれ以上生きたくない」という推定意思 (p.241-242参照) の表示と

みなされることさえあります。ところが実際には、適切に食事を提供すれば、認知症患者が低栄養で亡くなることはないとされています（Schwerdt, 2004）。例えばフィンガーフード（p.109を参照）はこうした患者には大いに有効です。患者はできるだけ長く、食べものを自分で選んで自分で食べるべきです。とろみをつけた食べものはよく食べてくれます。一方、胃ろう（PEG）による経管栄養法の効果には異論があります。胃ろうには生存期間を延ばす効果はほとんどないとみられます。それは誤嚥性肺炎で死亡する認知症患者が珍しくない（Brunnströmt; Englund, 2009）ことを考えれば理解できます。胃ろうを造設しても、誤嚥性肺炎を完全に防ぐことはできません。

抗生物質の投与に際しても、認知症の場合は患者に応じたきめ細かい対応が必要です。進行した認知症患者では、感染症の再発を抗生物質で確実に防ぐことはできません。抗生物質は寿命を延ばす効果は期待できるものの、生活の質も向上させるかどうかについては、個別のケースを厳しく検証する必要があります。下痢やアレルギー、血液像の変化、真菌性疾患などの副作用を、得られる効果と厳しく比較検討するべきでしょう。この場合、鎮痛と解熱の処置が効果を上げることもあるのです（Gerhard; Bollig, 2007）。しかしだからといって、認知症の人には原則として抗生物質を投与しないという考えを正当化することはできません。

認知症患者の痛みの診断に際しては特別なスケールが必要となります（p.110-111参照）。しかし、痛みの治療方法は、基本的には他の病気の患者の場合と変わりません（p.156- 参照）。それでも認知症患者の痛みのケアは、他の痛みを抱える患者の場合よりずっと悪条件に置かれているのが実情です。ホスピス運動と緩和ケア運動の発祥地イギリスでも、この分野は明らかに立ち遅れています。急性期病院でも、一般患者の51％に鎮痛薬が投与されているのに対して、認知症患者には28％しか投与されていません。その代わり、認知症患者では向精神薬が投与される頻度が一般患者よりずっと高くなっています。これは患者の症状を正しく評価していない証拠です（Bayer, 2006）。

適切な痛みの診断と治療は、認知症患者の緩和ケア分野での特別な課題といえます。しかし一方では、患者の苦痛を大きく軽減するためには、ケア従事者の思いやりのある手厚い看護で十分であるともいえます。

心理社会的支援

これまで述べたことから、認知症患者の場合、症状のコントロールにあたって大きな課題となるのは医療面だけでないことが見えてきます。もちろん看護師や医師たちによる手厚い身体看護が、患者の健康にとってはかり知れない値うちをもっていることは間違いありません。この医療面での貢献はまだまだ軽視され過ぎる傾向があります。しかし、身体面での苦痛が主となるがんなどの病気の患者と同様、認知症患者の場合でも、もともとの身体的病状だけでなく、精神的、社会的、スピリチュアルな状態にも留意する必要があります。コミュニケーションや助言、そして体調を良くし、コミュニケーション能力を高めるための個別の手段（バリデーション、環境づくり、ベースとなるコミュニケーション方法）などの課題は重要です。また、相手の立場に立つ能力と相手を敬う基本姿勢は、患者の症状を持続的にコントロールするために欠かせない要素です（Becker他, 2005）。

要するに、患者とその家族の双方が人格を認め合う生活を送れるような大枠の条件をととのえることが大事です。中でも重要なのは、当事者が自分のなじみの土地にできるだけ良い状態で住み続けられるようにすることです。これはケア従事者だけの課題ではなく、社会全体の挑戦です。つまり、認知症という病名から少しでも怖さが消えていけば、これまでよく見られた恐怖のシナリオとは違う認知症の像が社会に伝えられていくに違いないのです。

さらに、認知症患者の社会への受け入れを促し、保護するために重要なもう一つのステップとなるのが、ボランティアの付き添い者による支援です（p.57を参照）。言うまでもなくそれには念入りな準備と継続的な監督が必要となります。ホスピス分野で定着している通常のトレーニング内容では不十分なため、認知機能の落ちた人との関わり方のトレーニングを追加して行うことが必要です。

緩和ケアの分野と同じように、認知症患者との接し方についても、1990年代になって、慎重な評価をふまえた優れたトレーニングモデルが開発されました（Stoppe, 2009）。このトレーニングモデルは、これまでのところ緩和ケアの分野にはほとんど取り入れられていません。両方の分野が一つにまとまることが大事ですが、この取り組みはまだ始まったばかりです（Dorschner; Schäfer, 2006）。ボランティアの人の大事な役割の一つとして付け加わるの

が、患者を守ることです。それは自宅であろうと、ケア施設であろうと、また病院であろうと同じです。社会から孤立して運営されている施設や、やはり孤立している患者の家族は、患者や障害者に対する虐待などの不当な干渉に染まりやすいといえます。そこで「外の人間」が助ける側と助けられる側の両方を守るのです。

ドイツにはまだ認知症患者の死亡場所に関する確かなデータがありません。しかし、急な病気によって入院し、そこで亡くなることが少なくないと考えられます。これは認知症の患者にはたいへん気の毒なことです。というのは、人生の最後になってまで、彼らに再び極度の恐怖を味わわせ、混乱をもたらすことになるからです。

それを避けて、家で亡くなることができるようにするためには、当事者を支え、彼らに治療と緩和の可能性についての明確な情報を与えることが大事です。ただし、治癒の限界についても明らかにしなければなりません。もし家族や介護者、実習生たちに対して適切な教育プログラムを実施するなら、病院に送るケースを減らすことができ、死亡数を減らすことさえできるのです（Hertogh, 2006）。これは病気についての知識、症状コントロールの方法についての情報、それに要求を感じ取ることの経験を増やすことが、どれほど重要かをはっきり示しています。

ホスピスサービスや入所ホスピス、あるいは緩和ケア病棟の領域で認知症の患者を見ることは非常にまれです。これは一つには、認知症に特化した緩和ケアは必要ないと長い間考えられていたことによります。彼らの死は突然、前触れもなくやってくるものだったのです。しかしそればかりでなく、現行の緩和ケアサービスの主要なものの開始基準が、余命が限られている（数週間から数か月）ことを前提としているからです。余命を予測することは、認知症患者の場合特に困難です。アメリカではホスピスの専門家が関わって予後マーカーが開発されているので、これをドイツで取り入れることも一つの方法でしょう（p.202-を参照）。ただその際に重要なのは、より多くの患者を緩和ケア領域に引き渡すことではありません。患者の状態によっては入所ホスピスや緩和ケア病棟のケアに頼ることもあり得る、という認識で臨むことが大切です。

家族と介護者のための有効な三つのステップ
——安楽死の窮地から抜け出すために

```
安楽死の窮地から抜け出すための
有効な三つのステップ
        ↓
1. 勇気を持って近づく
        ↓
2. 周囲に公表する
        ↓
3. 支援を受け入れる
```

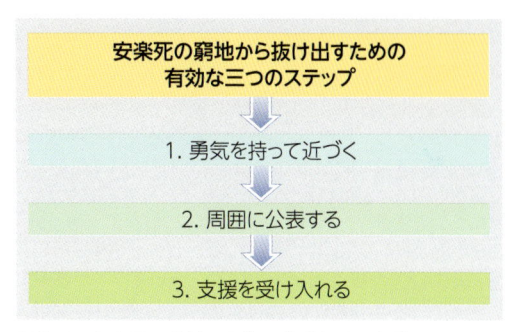

図8.5 安楽死の窮地から抜け出すための有効な三つのステップ

第1ステップ：勇気を持って近づく

事例 最後にもう一度イェンスのケースを取り上げましょう。そこには認知症を取り巻く典型が多く見られるからです。ヴァルター・イェンスは安楽死問題への立場を鮮明にしていました。彼は同僚であるカトリック神学者のハンス・キュングと共同でこのテーマについて本を書いたほどです（Jens; Küng, 1995）。イェンスは数多くの討論会やラジオ討論番組で、自分の死を自分で決める権利を繰り返し強く主張し、とりわけ家族を認識できないような状態に立ち至ったときには、この権利を要求する意思を表明していました。私たちが思い出すのは、彼との公開討論のことです。彼は怒りをあらわにしてこう言いました。「あなたは、よだれを垂らして老いぼれた私がチュービンゲン中をさまよいたいと思っているとでも言うんですか！」。これには反論の余地がないように思えました。私たちが自分にとって特に大事だと思っているもの、つまり知的能力を失ってしまうこと、しかもその姿を世間にさらすことを耐え難いと思わない人がいるでしょうか。

しかしヴァルター・イェンスにとってもその家族にとっても、安楽死というテーマは、病気の初期の混乱時にはまだ現実的ではありませんでした。なぜなら、たとえその時点で苦悩が高まっていたとしても、診断と治療への努力により、その苦悩は覆い隠されてしまうからです。その時点ではまだ病気とたたかうことが重要なのです。

積極的安楽死についての問いは、病気が進行してから急に重大性を帯びて持ち上がってくるのが特徴的です。それはいつかといえば、ヴァルター・イェンスが元気なころ強調していたように、彼が知的巨人でなくなったとき、そして最終的には、家族を認識できる状態が継続しなくなったときです。このときまさに、同情する家族と頭の混乱した患者の間に、先に述べたような溝が生じてくるのです。この時点で両者は道を分かつことになります。

一方で、そこには病気によって考えや認識がとぎれとぎれになり、すっかり変わってしまった新しいヴァルター・イェンスがい

ます。かつてトーマス・マンやテオドール・フォンターネを愛読した一人の男は、今、レバーケーゼをはさんだパンに満悦しています。この新しいヴァルター・イェンスは、彼なりにたいへん人間的な喜びを感じているように見えます。しかしその傍らには、彼をもはや父親として、または夫として認めることができなくなった家族がいます。彼がかつて人生を積極的に終わらせたいと望んだときに、それを助けると約束した家族が。

家族にとって鍵となったある場面について、ティルマン・イェンスは次のように描写しています（2009a, p.132-133）。「2007年の1月、ヴァルター・イェンスに突然、思いもかけず意識が鮮明になる瞬間が訪れた。『愛するみんな、もう十分だ。私の長い人生もここに極まった。これから旅立とうと思う』」。息子と妻は彼に異を唱えませんでした。二人は理解した、いや、少なくとも理解しようとしたのです。それは二人が最終的にヴァルターに待ち望んでいたことでした。今がその時です。ヴァルターに安楽死を施すことを約束していた家庭医に連絡しなければなりません。ところが次の瞬間、ヴァルターはふいと笑みを浮かべ、「『しかし、なんとすばらしいことだろうか！』と口にしたかと思うと、深くため息をつき、目を閉じた」（Jens, 2009a）というのです。そこにはこの偉人ヴァルター・イェンスがかつて重要な命の水と表現したその「喜び」が再び存在していました。しかしそこで、病気の進行とともに彼と家族の間で顕在化しつつあった心理的葛藤も再び現れることになるのです。

しかし今や、家族の中で何かが変わりました。家族は、家族の苦しみとヴァルターの苦しみとの間にどんな違いがあるかに気づき始めたのです。家族は、過去のヴァルターと現在のヴァルターを比べることに苦悩していたことに気づきました。しかし今は、新しいヴァルターが進んでいく道について行く心の準備ができたのです。その道とは、老人ヴァルター・イェンスが高名なチュービンゲンの大学教授であったことを忘れ、生まれ変わったヴァルター・イェンスの命の営みへの要求を満たすことができたとき、彼に満足と喜びを与えるものなのです。

「勇気を持って近づく」とは、まず自分の同情心に触れたものに対して、距離を置いたまま、ひるんで背を向けてしまうことがないようにすることです。しかしそれにとどまらず、仮に目の前の光景が衝撃的で、うろたえてしまうようなことであっても、勇気を奮い起こして相手に近づいていくことを意味しています。この姿勢で臨めば、相手の主観的な心の動きをわずかながらでも感じ取れるくらいに相手との距離が近づきます。相手の不安や絶望だけでなく、希望や喜びさえも感じ取れるようになるのです。それはしかし、自分の内面に近づく勇気を持つことでもあります。自分の不安に気づき、自分の絶望を感じ取る。そして相手のそれと区別することです。

ヴァルター・イェンスの家族は、苦しくとも彼のそばに身を置くことによって、今彼がどんな状態なのか、そしてどんな視点が今の彼の生活にとって意味があり、喜びをもたらすのかを知ることができるようになっ

たのです。

第2ステップ：周囲に公表する

重病者とその家族を安楽死へとたびたび向かわせる重大な危険要素は、ケアの現場が、閉じられたドアの向こう側にあることです。その隔離状態が仕事と生活をいかに難しくさせるかについては、患者の家族だけでなく、ケア専門職員もさかんに口にします。確かに世の中全体が、死を招く病気への驚きや認知症の哀れな姿から目をそむけているため、当事者はのけ者にされたように感じ、自身の命の価値へ目を向けることなく、そこから逃れる方策ばかりを求めるようになっています。自殺もその一つです。家族はこの下向きのスパイラルにしばしば入り込んでしまい、病人が持つ先々への不安が伝染してしまうのです。

事例 イェンスの家族は、そうした状況の中で異例とも思える行動に出ました。彼らはその事実を思い切って公表したのです。ヴァルターは1990年代に自身が重いうつ病にかかったことを公表し、話題にし、そして著述しました。家族は彼のその荒わざを手本に、同じことを敢行したのです。そのとき他の人が「精神病患者」であるヴァルターをどう思うかを考慮することはありませんでした。こうして家族は、ヴァルターの認知症について他の人と話せるようになったのです。ひそひそ話はもうなくなりました。家族はその嘆きを人の耳に届くようにしたことによって、他の人たちと悩みを分かち合う可能性を開いたのです。確かにこのやり方は衝突を生み、異議を呼びました。しかし、それもまた、何か生き生きとしたもの、孤立状態から脱出し、さまざまな関係を手に入れることであるとはいえないでしょうか？

第3ステップ：支援を受け入れる

支援を受け入れることは、多くの人にとって自信が損なわれることにつながります。現代の人々は、助けを求める人は弱者であると考えがちです。しかし実際は、助けを受け入れる才能は危機を乗り越えるために役立つ大きな強さの一つ、大事な資質の一つです。このことは危機と治療に関する研究からも明らかになっています（Grawe他, 2001）。

事例 イェンスの家族は田舎出身の率直な人柄の女性を探し当て、ヘルパーとして助けを借りることにしました。その女性は、高名で学識のあるヴァルター・イェンスのことをほとんど知らないようですが、優しい心を持ち、ヴァルターの今の状態をありのまま受け入れることのできる人です。ヴァルターの機嫌が良いときには満たされた気持ちで彼を見守り、彼の気分が優れないときには心配するというように。彼女は、病気が原因で距離ができてしまったヴァルターの家族に代わり、

広範囲にわたって彼の世話をしています。まさに彼の新しい家族といってよいほどで、患者本人だけでなく、家族の負担も軽くなりました。今ではヴァルターと家族は互いに我慢できる関係となり、より楽な気持ちで接することができるようになりました。正門が開き、安楽死という非常出口は開かれることがなくなったのです。

家族がヴァルターとともに生への道を歩むことを可能にしたのは何だったのでしょうか？ このイェンス家のケースは典型ではないと異を唱える人もいるでしょう。確かに彼らには名声があり、経済や他のさまざまな面で恵まれています。それでもやはり彼らの事例は、認知症の人とその家族に、生への道を指し示す本質的で典型的な要素を含んでいるといえます。

8.1.5 嫌悪感を呼び起こすもの

嫌悪感とは不快感、忌み嫌う感情、激しい反感と解釈されます。日ごろ私たちは嫌悪感をできるだけ回避しようと行動します。しかし、看護の世界に身を置いていると、繰り返し嫌悪感とたたかわなければなりません。

看護師は、嫌悪感を呼び起こす原因を強さによって分けています（Sowinski, 1996）。

第1段階：
- 食事のマナーが私たちの常識に合わない（ジュースをスープの中に注ぐ。食卓でむせるようなせきをする。ナプキンの上に食べ物をこぼす）。
- トイレではなく、ベッドや部屋の中で排泄する。
- 引っかき傷や炎症のある皮膚。

第2段階：
- 壊死した組織（膿、潰瘍性の傷）の除去。
- 嘔吐物や粘液の処理。

第3段階：
- 便を食べてしまった後に口から便を取り除く。

中でもひどい不快感を起こさせるのは、キスや飲食など、本来喜びにつながる口が、汚らわしいものと結びつくときです。嫌悪感そのものは正常な感情ですが、その強さと原因は異なります。

気づく

嫌悪感の多くはある場面でいきなりわき起こり、自制が難しいものです。嫌悪感を起こすものは嗅覚、視覚、触覚、聴覚を通じて認識され、私たちの全身をとらえます。私たちはそれに全身で反応します。

看護の現場にいる者は逃げることを許されず、その不快なものを取り除かなければなりません。排泄物や分泌物、腐敗したものに対する嫌悪感がいよいよ耐え難いものとなれば、それを克服する方法を探す必要に迫られます。そのためにまず必要になるのは、看護師と医師が嫌悪感を容認することです（Pernlochner-Kügler）。嫌悪感を我慢すると患者への暴力が生じやすくなります（Hofstetter, 2004a）。嫌悪感は、時間不足や任務の重さと同様に、ストレスファクターとして公に認知され、議論されるべき問題です。

嫌悪感には負い目、怒り、無力感、同情、拒絶への恐れなどがつきまとうものです。看護師は、嫌悪感が限界を超えそうな時にそれを自覚し、解決策を探すようにすべきです。また、嫌悪感の原因をその相手の人とは区別して考えることが有効です。さもないと看護師の相手に対する心理的距離が広がり、相手を物のように扱う危険性が生じます。つまり嫌悪感が患者を遠ざけかねないのです。看護師の配慮の欠落は、患者の自尊心にもろに影響を与えます。患者の方も、フラストレーションのたまった看護師に対して、恐れと攻撃心を持って反応するようになります。

病気の人たちはしばしば自分でも嫌悪感を持ちます。それだけでなく、自身の状態や外見を人前にさらすことをつらく思っているのです。彼らは恥ずかしいと感じながらも、プロの手を借りなければその状況から抜け出せません。そのため、彼らにこそ緩和ケアの大きな力が必要なのです。

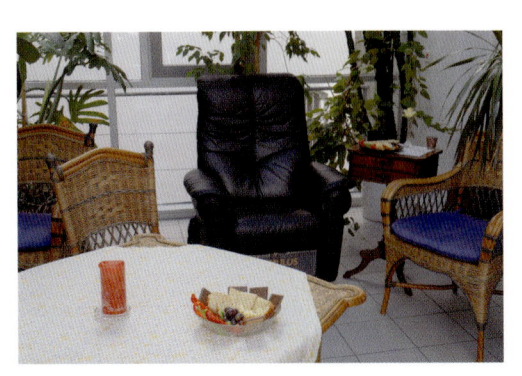

図8.6 ホスピスのサンルームに用意されたフィンガーフード

わかる

嫌悪感とうまく付き合うためには次のようなことが有効です。

- 真実を認め、率直に対応すること。私たちが患者の身になって、今の状況が患者にとってもほとんどの場合不快であることを感じ取ります。「あなたにとって不快でしょうね。それは私も同じです」。この認識によって、看護される側とする側の双方が孤立から抜け出せるのです。仮面をかぶらないでありのままの自分を受け入れることが両者を解放します。気持ちを共有できれば、不快な状況も和らぐのです。

「これがほんとのフン闘ね！」などと、ユーモアを持って応対すると良い結果を生むこともあります。

- 注意を向ける先をそらすこと。嫌悪感の発生源に対してではなく、相手の人間性に注意を集中するようにします。
- 気持ちを他に向けること。楽しかったことや思いを寄せていることについてじっくり考えてみます。人に話せるようなことならさらによいでしょう。
- チーム内で正常な嫌悪感とはどんなものかについてオープンに話し合うこと。自分の感覚が受け入れられれば気持ちが楽になり、心も洗われて、より良い対処のしかたについてのアイデアも浮かんできます。
- 他の人も同じように悩んでいると知ること。
- 限界を感じたら同僚に支援を求めること。耐えられる限界は毎日同じとは限りません。
- 二人で対処すること。一人でするよりも早く、精神的負担も少なくてすみます。

守る

次のような対処のしかたが効果的です。

- 患者との信頼関係を築くこと（Sowinski）。その際に、患者が気持ち良いと感じる処置（p.76 足への塗擦など）を取り入れると有効です。看護上の人間関係（p.22「基本コンセプト」）が良くなればなるほど、嫌悪感は少なくなります。
- 快適な職場環境を作ること。明るくゆったりとした室内、カラフルなベッドシーツや枕カバー、職員用シャワー室、仕事着の予備、光が満ちた換気の良いサニタリールーム（Hofstetter, 2004b）をととのえるようにします。
- 心地良い香りを取り入れること。ケアフォームを使う（Pernlochner-Kügler）、新鮮な空気を取り入れる、良い香りのスプレーを噴霧する、タマネギを切って死の近い患者の枕の下に入れるなどの工夫をして、腐敗臭を和らげます。
- 手の甲にレモンオイルを塗って、ひととき良い香りを楽しむこと。
- 口で息をして、悪臭から逃れる時間をつくること。
- 膿盆と差し込み便器にはガーゼか紙を敷き、内容物の付着を防いで捨てやすくすること（Pernlochner-Kügler）。
- 体液に触れるときは手袋と保護衣を着用すること。
- 時間を取って感情を意識的に認識すること。ドア枠の下に立って深呼吸し、部屋の内と外の違いを意識して、不快な状況が終わることをはっきり認識しましょう。
- 嫌悪感をもよおさせる業務の後は休養するか、少なくとも他の任務（事務、薬の準備など）に当たること（Pernlochner-Kügler）。
- 不快な業務の後に「浄化の儀式」をすること。手を意識的に洗ってクリームをすり込み、払いのけるジェスチャーをして「これで嫌悪感が取り払われた」という自己暗示をかけます。
- 潰瘍性の傷のにおいが漏れないように包帯を巻くか、場合によっては抗生物質（メトロニダゾール）でにおいを低減させること（p.194「潰瘍性の傷」）。

看護師は嫌悪感をもよおす現場に繰り返し身を置くことを余儀なくされます。それでも優しいケアをするためには、嫌悪感の原因を把握し、プロの対応をすることが大切です。看護師は人間関係の当事者であるため、その感情は看護上の人間関係に大きな影響を及ぼします。感情のストレスに気づき、それを処理するすべを持たなければ、患者の立場に立ったケアはできません（Guizμn, 2004）。

8.1.6 セクシュアリティーの問題

性は私たちの生活の質に関わる重要な要素です。多くの人が病気により性機能に重大な支障をきたしています。乳房切除、卵巣・精巣の摘出、人工肛門造設などの手術、あるいは前立腺の手術後や子宮摘出後の尿失禁、患部の形をゆがめてしまう耳鼻咽喉

部のがん、放射線療法、化学療法、そして薬の副作用などが性機能障害を引き起こす原因となり得ます。

気づく

こうした事情は、羞恥心を伴った魅力の喪失だけでなく、自己嫌悪さえも呼び起こします。体の感覚全体が変わってしまい、患者自身も自分の体を理解できなくなります。自分の像が根底から揺らいでしまうのです。体の問題は心理社会的問題に反映します。例えば抑うつ的な、不安な気分、パートナーに対する暗黙の期待、あるいはそれまで表に出ていなかった二人の関係の葛藤などが突然表面に顔を出してくるのです（Zettl, 2004）。

しかし、体は人間にとっての唯一の価値ではありません。その人の笑い声、癖、歩んできた人生など、その奥にある人となりを見い出すべきです。

わかる

看護師は、患者との間で、体の器官を失うことを話題にし、失うことを認めることによって、病気の克服を助けることができます。その器官の持つ意味を聞き取ることにより、患者に自覚的にその器官と別れを告げさせることは、患者が悲しみを受け入れる過程で助けとなります。

私たちはできるだけ早いうちに、当然ともいえる対話の提案をするべきです。「よろしければ、あなたとパートナーとの関係や体の触れ合いについて、一度ゆっくりお話したほうがいいと思いますが、いかがですか？　相手の方が同席されてもいいですよ」と。私たちは患者に手本を示す任務があります。問題点について率直に話し、当事者がためらいを乗り越えられるようはからいます。それから一緒に羞恥心、嫌悪感、不安感、自尊心への影響について話し合います。対話は長い時間でなくてよいのです。起こり得る問題を挙げることが当事者への助けとなります。その結果、彼らの問題を双方が言葉で理解し合い、困難な問題に整理をつけ、必要ならばセックスカウンセリングを受けることになります。患者は、自分の心の葛藤に対する積極的な対話の場を作ってもらえたことによって、自分が看護師からより理解されたと感じるのです。

セクシュアリティーという言葉はしばしば性交と同一視されます（Wolbring-Piehl）。器質的な機能喪失がセクシュアリティーの喪失と受け取られるのです。しかしこの単純な考えは捨てましょう。セクシュアリティーとはエロティシズム、触れ合い、親密さ、安心感、共感など、いくつもの意味を含んでいます。もっと広い意味での性生活のあり方を一緒に探すことが、性的な問題を減らすことにつながるでしょう。

病気による変化、すなわち無月経、化学療法による脱毛、性欲喪失、インポテンツ、ホルモン補充療法などへの情報の提供や、具体的な解決方法、すなわち膣の乾燥に対処するジェル、子どもを望む人への卵子・精子の凍結保存の提案などが必要になります。

看護師はセクシュアリティーに対する自分の考えや先入観を自覚するべきです。自分の限度を感じ取り、それを守ることは大事です。安心で明快な看護をするために、愛情のこもった看護とエロチックな看護の区別、思いやりのある看護と情愛のこもった看護の区別を、私たちは自分自身ではっきりさせるべきです（Wolbring-Piehl）。それでもやはり愛情を込めて看護していると、「どうか私のことを誤解しないでほしい」というブレーキがはたらく場面があるかもしれません。また、私たち自身がもし心の動揺を感じ、相手を魅力的なセックスパートナーと感じることがあれば、私たちはその感情を受け入れて自覚しながらも、その状況における限度を守るよう気を配るべきです。私たちは、患者はもちろんのこと、自分自身も包括的な人格ととらえたいし、性と無縁の生き物でありたくはないのです。

看護者も患者も口に出す出さないに関係なく、立場を超えた相手のふるまいを受け入れてはなりません。こうした「限度」についてのテーマをチーム・スーパービジョンの中で詳しく検討できるなら、そのチームは成熟しているといえます。患者に対して本物の「愛情のこもった」「思いやりのある」看護をするだけでなく、同僚の前でも同じ態度でいられることを目指しましょう。それは看護する側とされる側にとって大きな意義を持ちます。

守る

肯定的な経験を通して患者の身体意識が促されます。体に大きな傷を受けた患者は、とりわけ体のケアに対する気配りに敏感になっています。背中や手、足に心地良いマッサージを施す（p.74）ことで、心理社会的な苦痛を和らげることができます。入浴も、自分の肌でじかに心地良さを感じることができるため、良い効果を生むでしょう。

私たちは外見をケアし、自分の体を慈しむよう患者を励ましましょう。そして髪が抜け落ちてしまった患者

に似合う帽子を探すなど、好ましい服装への手助けをしましょう。

また、もし双方が望むなら、家族に対して、患者に添い寝して安心させてあげるよう促してもよいでしょう。ただそのためには規定上のしばりを解く必要も出てきます。カップルなら「入室はお控えください」という札を下げて、落ち着けるプライベートな場を提供し、二人だけの慈しみの時間、あるいは悲しみの時間を持てるように配慮しましょう（Wolbring-Piehl）。

人工肛門を着けた患者は、性交の前にガスフィルター付きのミニパウチを装着するとよいでしょう。においを防止するため、念のためメタミゾールを一錠、パウチの中に入れてもよいでしょう。さらに詳しい情報を得るには、オストメイトと腸がん患者のための自助組織、ILCOに問い合わせることを勧めます（Weissenberger-Leduc, 2002）。

また、化学療法を受けている男性患者には、相手の女性を守るために、化学療法後の数日は精液の中に薬剤が残る可能性があることを知らせておくべきでしょう。この薬剤は膣粘膜に害を及ぼすことがあります。そのため、その期間はコンドームを使用すべきです（Mendoza; Zoske）。

さらにバイブレーターやペニスポンプ、がん情報サービスの無料パンフレット「がん患者とセクシュアリティー」（コンタクト先p.137を参照）などを紹介するのも、患者と家族にとってはたいへん役に立つでしょう。

性に関する問題でもやはり文化の違いには注意を払わなければなりません。トルコでは男性が子どもを産めない妻と離婚する権利を持っています。そのことを知っていれば、子宮手術への不安を理解することができます。また、イスラム教徒の女性が婦人科の検査を受ける時には、腹や腕を覆う布を渡すようにします。それをかければ彼女たちの羞恥心が和らぎます。

8.2 家族・近親者への緩和ケア

家族または近親者とは、患者のことを自分たちの一員である関係者とみなしている人たちのことです。この人たちは患者にとって格別に重要な存在であり、緩和ケアにおいても患者と同様にケアの対象者の中心に位置します。家族・近親者に患者の情報を提供する場合は、患者からその同意を得る必要があります。

事例 緩和ケア助言チームの訪問ホスピス看護師が、患者の家族から相談を受けました。「もう先の長くない父は、家で看護するより、病院で看てもらったほうがいいのでしょうか？」

日曜日
電話で相談を受ける

ゾンマーさんという女性がホスピスに電話をかけてきました。彼女の90歳になる父、フランクさんは腎不全の状態ですが、本人と家族の希望により、透析治療は行っていません。また眠たげで、精神が不安定な様子で、病院には行きたがらないとのことです。ゾンマーさんは父親と二人だけになることに不安を感じています。また母親は、もうこれ以上負担に耐えられないので病院に入れると言い張っているとのことです。今は毎朝、教会の奉仕活動ステーションから看護師が来て基本的なケアをしてくれるそうですが、他にどんな支援があるのかを知りたいということでした。私はすぐに行くと返事をしました。

家庭を訪問する

フランクさんの自宅を訪問すると、ゾンマーさんがドアを開けてくれました。そして食卓の席を勧められました。そこには母親のフランクさんが座っていました。

私は家庭の様子をつかみたいと思い、二人に状況を話してくれるよう促しました。まずフランクさんが話し始めました。彼女はホスピスに電話をする前の午後3時ごろ、家庭医に電話をかけたそうです。すると家庭医はすぐ来て痛み止めを投与してくれました。そのときに医師は、「ご主人はもう1日ももたないでしょう」と言ったとのことです。彼女は長年診てもらっている家庭医が来てくれたことにたいへん感謝していました。家庭医は夜にもう一度来ることを約束し、近くだからいつでも連絡をくれと言ったそうです。フランクさんは、夫が間もなく死んでしまうという医師の言葉を聞き、娘を呼んだということです。

そこまで話したときに、夫のフランクさんの咳が聞こえてきたため、彼女はすぐ席を立って彼のところに向かいました。

そこで今度は娘のゾンマーさんが口を開きました。彼女は今後の父親の看護のことで母親と口論になったそうです。ゾンマーさんは、父親を望みどおり自宅で過ごさせたいと思っています。ところが、母親は父親を病院に入れたいと望んでいるそうです。ゾンマーさんは涙を流していました。母娘の関係は難しいとみえ、彼女は父親との関係のほうが、母親との関係よりずっと親密で愛情が深いものだと感じているようです。父親の死が近づき、3か月になった息子の成長を見せられなくなることがつらいといいます。その息子の誕生を父親は非常に喜んだそうなのです。

そこに母親のフランクさんが戻ってきました。するとその場

の雰囲気が一変したことに私は気づきました。彼女の口からは、娘がいても負担はほとんど減らないというぐちがこぼれました。娘は、家で死にたいという父親の願望をかなえることばかり考えていて、いつも自分がそばについていなければならない状況を理解していないと言います。母親は自身も乳がんを患っているので、看護が重荷になることを恐れているのです。肉体的にも精神的にももう限界だと彼女は言います。私は耳を傾け、何が不安なのかを彼女に聞きました。「夜、夫と二人だけになるのが怖いんです。だから病院に入ってくれるのがいちばんありがたいと思っています。夜まったく寝られないんですよ」と彼女が言うので、私は彼女に、負担を軽くするために夜間の看護をホスピスのボランティアに頼んだらどうかと提案しました。ちょうどそのときまた夫が興奮し出したため、彼女は夫の部屋へと立って行き、会話はそこで中断してしまいました。

再びゾンマーさんと私の二人だけになったとき、ゾンマーさんは私に聞いてきました。「どうやったら父とコンタクトできるでしょうか？ 私の言うことが父にはまだ聞こえているんでしょうか？ 父にこれまでの感謝の気持ちを伝えるにはどうしたらいいですか？ 死が近いことを父にどう伝えたらいいのでしょう？ 伝えるべきなんでしょうか、それとも父は自分でそれを感じているんでしょうか？ 最期の時はどのようにわかるのですか？」。

こうした質問の背景に彼女の恐怖と確信のなさがあることが私にははっきりとわかりました。私は、父親とどうしたらコンタクトを取れるかという彼女の質問に答えるため、父親と面会したいと頼みました。

ゾンマーさんと私が父親のところに行くと、彼は介護ベッドに横たわり、非常に落ち着かない様子でした。私が呼びかけてあいさつをすると、目をうっすらと開けました。私は自分がどこから来たかや、あなたがずっと家にいられるよう、あなたの妻を支えることが私の願いであることを話しました。すると彼が穏やかになるのが感じられました。さらに私は痛みがあるかと聞きましたが、答えはありませんでした。彼の息のにおいは明らかにアシドーシスを示していました。深い呼吸でした。唇と舌が乾いており、口腔粘膜は湿っていました。奥さんが小さな綿布を湿らせて彼の口を優しくぬぐいました。彼女は、夫がスプーンから水物をきちんと飲み込めなくなったので、昨日からそうしていると言います。私はそれが良い方法であり、彼女が夫の要求の変化にきちんと対応していることをほめました。娘のいるところで彼女の行為を認め、評価したことが彼女にとっては良かったようです。彼女はそこで、舌や唇が乾いているのをどうにかできないかと私に聞いてきました。それまではリップクリームを塗っていたそうですが、あまり効果がなかったようです。そこで私は、舌には彼の好みによってオリーブオイルかバターを塗るように、唇には、家庭にある保護クリームを塗るようにアドバイスしました。

そのときフランクさんが寝返りを打とうとしたので、母娘と一緒に寝返りを手伝いました。

その後食卓に戻って、三人で話を続けました。フランクさんは私の言葉を聞いているように思えたと私が話すと、奥さんもやはりそう思ったと言います。私が話しかけると、彼は明らかに穏やかになったと言うのです。私はゾンマーさんに対しては、望んでいるとおり、お父さんに感謝の言葉を伝えるよう励ましました。また、お父さんがいなくなるのは悲しいと伝えていいとも話しました。でも、もしそれができなければ、じっと黙ってベッドのそばに座り、お父さんの呼吸のリズムを感じ、心の中で自分の感情を確認するだけでもいいと伝えました。また二人には、気分転換のできる時間を作るために、交替で看病するよう勧めました。ゾンマーさんはまだ質問があるようでしたが、私はボランティアを探す時間を確保するため、その場で全部答えるだけの時間が取れなかったので、「最期の日々」（Tausch-Flammer; Bickel, 1994）という小冊子を彼女に手渡し、この中に答えがいくつか見つけられるでしょうと言いました。

私はその夜のボランティアを探すことと家庭医に連絡することを約束して、1時間半後にフランクさんの家を後にしました。私は夜にもう一度家族に電話をするつもりでしたし、家族にもいつでも私に電話するよう伝えました。

緩和ケアのコーディネーション

登録されているボランティアの中からフランク家にふさわしい人を探した結果、グリュントラーさんという女性に夜間の見守りを頼むことにしました。

家庭医へ電話連絡する

私はフランクさんの家庭医であるブレンナー医師に電話して、フランク家から支援の問い合わせがあったこと、その後訪問したときに家族がたいへん動揺していたこと、家族の負担を減らすために夜間の見守りボランティアを頼もうとしていることを伝えました。ブレンナー医師は、夜9時頃と明朝にフランクさんを訪問するつもりだとのことでした。そこで私は彼に私の電話番号を伝え、いつでも出られる準備をしておく旨を伝えました。彼は私の協力に感謝すると言いました。

夜、フランクさんへ電話する

フランクさんの奥さんは、夫が今は落ち着いていて、もうひんぱんに呼ばれることもなさそうだと言いました。私の訪問によって話ができたことで気持ちが楽になったようです。私は、9時半頃にグリュントナーさんが夜間の見守りに訪問することを伝え、私も明朝9時に訪ねることを約束しました。

月曜日
フランク家を訪ねる

奥さんは、昨夜はたいへん静かだったと言います。彼女自身もよく眠れたそうです。娘のゾンマーさんは昨日一たん家に帰りましたが、今日また来ると言っていたそうです。今ちょうど奉仕活動ステーションの看護師がフランクさんの体を洗うために来ているとのことです。また、日中はずっと、妹さんが奥さんを助けています。奥さんは今日は昨日よりリラックスして落ち着いているように見えます。夜眠れたことがよかったのでしょう。そのため、また今夜も見守りの人を頼むことを提案すると、奥さんは快諾しました。また、ご主人がカトリック信者のため、司牧者の付き添いを希望するかどうかを聞くと、妹さんがすでに司祭に依頼し、今日来てもらうことになっているとのことです。奥さんはみんなから支えてもらっていることを感じているようです。ご主人はケアが終わるととても疲れた様子で、すぐ眠りに落ちました。奉仕活動ステーションの看護師、アンゲラ

さんは、今日のフランクさんは、体のケアをしている間、昨日より意識がはっきりしていて、痛みもないようだと言います。
　私は奥さんに、午後また電話をすると約束しました。

電話連絡
　夜間見守りのボランティアによれば、フランクさんは落ち着いていたとのことです。奥さんに電話をすると、家庭医も午前の診療を終えた後に来てくれたと言いました。ご主人は呼びかけに反応し、問いかけに答えることもあるそうです。また、鼻の頭と口の周りが青白くなっているそうですが、奥さんはこの徴候の意味がわかっているとのことです。ご主人は時々苦しそうに息をするようになったとも言います。私がかけた電話で、ご主人のことを全部話せたことが、彼女にとってたいへんうれしかったようです。私は彼女に、夜間のボランティアから訪問時間を決めるための電話が入ることを伝えました。

火曜日
電話連絡
　フランクさんの奥さんから、ご主人が朝8時に静かに息を引き取ったという電話が入りました。彼女は私たちの支えに対して感謝の言葉を述べ、それまでホスピスのサービスについてまったく聞いたことがなかったが、娘が連絡を取ってくれてよかったと言いました。ボランティアによる夜間の見守りがなければ、乗り切れなかっただろうとも言っていました (Nittka, 2004)。

気づく
　家族に対する看護師の気遣いは、患者の生活の質に直接影響します。そこで私たちは、初めから家族とコンタクトするようにします。これまでの看護の様子、患者の好みや嫌いなものなどを聞きます。患者とその家族のこれまでの生活を知ることが私たちにとっては重要であり、それに合った情報を彼らに提供するのです。私たちが自分の職分を脇に置いて家族の役割に身を置いてみれば、家族が本当に望む唯一のことがわかります。それは、私たち自身がその立場に立ったときに望むであろうことなのです (Zsifkovics, 2003)。そう考えれば、重病人のためになることとは、看護師が家族とも良い関係を作り、維持することに尽きると容易に理解できるでしょう。

患者にとって家族とは
　先の例は患者に対して家族が持つ多面的な意味を示しています。患者にとって家族は大切なもの、愛情の対象、あきらめられない存在、安心、親しい仲介者、未解決の用事を解決する支援者などを意味しています。家族は患者の生活の質にとってたいへん重要な存在で、その代わりとなれる人はいません。この絆は貴重です。しかし患者はその家族に別れを告げなければならないのです。

家族の過重負担の問題
　家族には患者以上の配慮が必要になることがしばしばあります。1990年に発表されたWHOの定義にも、緩和ケアの目標は、患者とその家族に最大限の生活の質を実現することとあります。それは、家族が患者の闘病中や死後の悲しみの時を乗り越えられるように支援することです。家族の苦しみはさまざまで、きわめて強く、死活に関わることです。「何かできることはありますか？」という率直な問いは、家族の気持ちをほぐし、家族の状況やさし迫っている要求を私たちに気づかせてくれるのです。
　大半の家族は悩みを何重にも抱えています。患者を心配し、最良の支援をしなければならないという責任感にとらわれている上、日常生活の上で、子どもや仕事に支障が出ないよう気を配らなければなりません。さらに家族を失うことへの恐怖も持っています。家族は死にゆく人に付き添うだけでなく、自分の身に起こる喪失を認識し、悲しみを受け入れなければならないのです。加えて、看護者が家族に心理社会的な面、時間的な面での大きな助けを期待することも珍しくはありません。このような危機的状況に、人はしばしば何の準備もなしに直面します。過去にそうした経験がないからです。

過重な要求　過重要求はほどなく生じます。死が近づいた人のほとんどは家で死にたいと望みます。家族は望みをかなえたいと思いますが、配偶者自身もその時には助けを必要とする状況になっており、子どもたちは遠くに住んでいる、仕事が忙しいなどの事情を抱えているものです。

身体的負担　身体的な負担とはとりわけ早く向き合わなければなりません。死が近づいた人が夜も介護を必要とするようになって、家族が睡眠不足になるときです。付き添う家族は他の家族や友人たちに、その負担や不安、恐れなどをあまり話したがりません。他の人に負担をかけたくない、なんとかやらなければならない、と考えます。自分はそれに耐えなければならない、自分の義務だ、自分が相手にしてやれる最後の務めだ、と。

精神的負担　身体的な負担は精神的な負担を一層

強めます。気力があとどれくらいもつのだろう？ 病人はいつ苦しみから解放されるのだろう？ お金は足りるのか？ 家は維持できるのか？ 家族のしきたりや財産、将来のプランはどうなるのか？ という思いが生じます。

家族を不安にさせる病人の変化　死が近づくと病人の体と心に次のような変化が現れ、それが付き添う家族を苦しめます。
- 病人が精神的に不安定になり、体を変に動かしたり、逆にまったく動かさなくなったりする。
- 理解できないことをしゃべったり、まったく話さなくなったりする。
- 飲食物を摂らなくなる。
- 眠たげで、意識が混濁する。
- 妙な音を発する。
- 外見が変わってくる。
- これまでと違うにおいを発する。いやなにおいを発する。
- 肌触りがこれまでと違う。
- キスをしたときにこれまでと違うにおいがする。
- 体の機能をコントロールできなくなる。
- 不快な分泌物が出てくる。
- 体表が水分を通しやすくなり、傷が治らなくなる。
- 一人でいたがる。
- 一人になることをいやがる。

　こうした変化により、病人とのコンタクトは難しくなります (Herz, 2004)。死にゆく人は生から遠ざかっていき、多くの場合、家族の呼びかけにほとんど反応しなくなります。

　このストレスは家族間の不和を増長させる原因ともなります。その不和が病人にも伝わって、病人は落ち着きを失います。ケースによって現れ方はさまざまですが、先ほどの例では、乳がんの妻が感じていた負担の大きさと母娘の不和が、病人の不安定な精神状態の原因となっていました。

わかる

プロの支援を要請することへのためらい

　看護する家族は看護すべき課題を探すわけではなく、必要だと思ったことを、その責任感からあたりまえのこととして行っている場合がほとんどです。彼らの多くは、看護のプロにコンタクトするまでに長い時間を要します。そこには看護のプロが知っておくべきさまざまの理由があります。
- 死にゆく人が、親しい家族だけに付き添ってほしいと思っていることを察し、家族はその気持ちを尊重している。
- 家族が、自分たちの望みや日ごろの習慣をよく理解している人が他にはいないという不安を持っている。
- 病院に入れたり、胃ろうにする決断を迫られるのではないかという不安を家族が持っている。
- 家族は、死にゆく人を「押しのける」のではなく、自分の任務を受けて立とうとする。
- 自分の役割や適切な手助け、死にゆく人との関わり方などの点で、家族は不安を抱えている場合もある。また、患者の苦しみを取り除いてやれないこと、自分だけが生き残り、人生への希望を持っていることに対して罪の意識を感じることもある。家族内のタブーが表面化することを恐れている場合もあり、死について話さなければならないことへ強い恐れを抱いていることもある。

　看護のプロに頼るのをためらっているうちに、何もできないくらい疲弊しきってしまう家族に出会うことがよくあります。私たちはそうした家族に対し、ぜひ休むよう働きかけたいものです。私たちが患者の要望について家族に聞き取りをし、それを尊重した看護をするのが最も望ましいやり方です。家族は私たち専門家にとっては二役を務める存在です。つまり患者のことを知るエキスパートであると同時に、付き添いを必要とする緩和ケアのクライアントでもあるのです (Pleschberger; Heimerl, 2002a)。

耳を傾ける

　次のような姿勢を心がけて家族の話に耳を傾けましょう。
- 家族の状況がわかるような話題をもちかける。「調子はどうですか？」「何かお役に立てることはありませんか？」と聞く。
- 家族のそばにじっと座り、注意を家族に集中して、不安やわからないことを言ってほしいと促す。
- 慰めようとしないでじっと聞く。話に耳を傾けているうちに、相手の家族の中で何かが解決することを期待する。家族を泣きたいだけ泣かせることによってストレスの軽減をはかる。

情報を与える

- 診断と予後が家族にわかっているかどうか確かめること：愛する人に迫りつつある死についての知識は家族に落ち着きをもたらします。適切な情報を持たなかった家族は、その後何年も悩み続けることがわかっています。病気、不安や抑うつ、自殺の頻度が高まるのです（Student; Student, 1999, p.182）。
- 緩和ケアと補完的治療(マッサージ、体位、ホメオパシー薬、口腔ケア)の情報を与えること。
- 文字の情報も効果的(情報誌など、p.137)。

対話を続ける

対話の際には以下のことに気をつけましょう。

- 看護師は患者や家族との間でコンタクトする相手を決めておく。
- 看護師は患者の最期を看取るよう家族を励ます：それが死にゆく人と家族自身にとって、そして家族が悲しみと向き合うために重要であることを話します（p.132を参照）。看護の続いている時点では、家族はなかなかそこまで見通すことができません。
- 看護師は今の患者の状態を明らかにし、適切な言葉で家族に知らせる：すると家族は目前に迫った死について考えます。家族は病人を一人で死なせたくない、きちんと別れを告げたいと望みます。ケア施設から帰宅する家族に「容体が悪くなったら電話をください」と頼まれたときは、看護師はもっと具体的に「ご臨終が近づいたときにお知らせしましょうか？」などと尋ねてもよいでしょう。「死」と「死ぬこと」を言葉に出すことは、関係する者全員にとって現実を受け止めるための助けとなります(Herz, 2002a)。
- 家族と患者との間に伝えたくても伝えられないことがあれば、看護師がその取り次ぎ役になる：「あなたの気持ちや心配を少しでも亡くなる家族に伝えることは良いことではないでしょうか？」と促します。ただし強要してはなりません。それによっていかに気持ちが楽になるか、その後に親密さがどれほど増すかを、自分の経験から話すようにします。

衝突から逃げない・無理に相手に合わせない

看護師は家族の見方や批判的な質問に対して耳を傾け、答えを出さなければなりません。それはなかな難しいものです。

- 大きな負担を感じている家族は、そのストレスを看護師にぶつけたり、看護のしかたに不満を言い続けたりすることがあります。いら立って文句ばかり言う裏には、「十分なことをしてやれなかった」という罪悪感があるかもしれません。「どうしてもご自分でしてあげたいんですね？」などと言葉をかけてみましょう。すると家族は、多くの場合泣き出して、自分の罪の意識や悲しみを自覚するようになります。その結果、手を貸してもらうことを受け入れ、自分が背負っていた責任を他の人に渡すことができるようにもなるのです。
- 家族は死に向かう時間に付き添う中で、死にゆく人と同じような段階を経験します（p.43）。家族の怒りはあからさまな非難や監視するようなふるまいとなって示されることがあります。例えば家族が「あなたは十分に食べたり飲んだりさせてくれませんね！」と看護師を非難したとき、看護師は、「それが病人のためになると思いますか？」と聞いてみます。すると家族は、恐れが自分をいら立たせていることに気づき、私たちには別のケア方法を提案する余地が生まれます。
- 不平不満の多い家族とも対話を心がけることが重要です。「私にはそれは難しいです」とか「せいいっぱい看護していますが、病気の悪化は止められません。私たちにもどうしようもないのです」と。看護師は、その行動を納得してもらえるように根拠づけるべきです。死にゆく人に無理強いは禁物であること。彼らが口を結んでいるときは、何も口に入れたくなのだということを。その時点では、家族は自分の態度がどれほど人をくたびれさせているかに気づくことがなくても、患者が亡くなった後に、感謝の気持ちのこもったカードを送ってくることがあります。これは、不平不満の表出があっても、看護者の心遣いは受け入れられることの表れです。
- 私たちは患者に最も近い家族を主要な決定事項に参加させましょう。人生の最後に倫理にかなう決定を下すには、相手を思いやる気持ちと時間、忍耐が特に必要となります(p.246)。

多職種チームによる支え

家族の間に未解決の争いごとがあったり、家族の負担があまりに大きくなったりしたときは、専門家チー

ムの中からさらにだれか応援に入れないかを相談します。とりわけ患者の死後の傷心が懸念される家族には、患者の生前からボランティアが付き添い、死後も引き続き遺族のケアに当たることが有効であるとわかっています。

外部の機関や自助グループによる支え

家族に補完的な支援が必要な時にこうした支援を紹介します。

守る

私たちは家族のために配慮しなければなりません（Trenn, 2006）。負担を減らすための支援の情報を提供し、支援を受けられる状況にあることを家族にはっきり伝えます。私たちは他に子どもなど、当事者となり得る人がいないかを確認し、可能な支援について情報を与えます。中には休養を取るよう勧められても、ストレスの限界までがんばってしまう家族もいます。しかし、それも私たちは認めて、少しでも楽になるよう手助けします。

支援内容を具体的に示す

- 会話の中で家族のストレスへの理解を示す。
- 居間で息抜きをしたり、ゲストルームで休養や睡眠を取ったりできることを知らせ、ストレス回避の方法を示す（図8.7）。嘆き悲しめる部屋を用意する：叫ぶ、泣く、愚痴をこぼす、嘆くなど、苦しみを表現することが家族には必要です。彼らは気が変になったわけではなく、やむにやまれず心が引き裂かれんばかりになっています。その苦しみはしばしばきわめて大きいのです。したがって、その言葉をあれこれ評価したり理性的に話し合おうとしたりせず、思うまま表現させるべきです。そうした後の家族は心が軽くなり、気持ちが和らぎ、苦しみと折り合うことができるようになります。
- 子どもの世話が必要なときなどにボランティアの付き添いを手配する。
- 飲み物や食べ物を用意する：これは非常に大きな意味を持つことがあります。飲食を忘れてしまう家族もままあるので、看護を続けるためにも、家族に対してはこうした援助が必要です。
- 衣服を用意する：ベッドサイドに長く座っていると脚がむくむので、ゆったりした手術衣ズボンを勧めます。

ふだんどおりに生活する

看護師たちが死にゆく人の付き添いに慣れていることを見せれば家族は安心します。私たちは、死にゆく人とその家族にできるだけ気持ち良く付き添えるように配慮します。

- 患者の元気だった頃の良く撮れた写真をナイトテーブルの上に立てておく：この人はこんなだった、そして今もそうだなど、その人となりが患者、家族、緩和ケアチームにとって理解されやすくなります。
- 家族にふだんの習慣のまま生活を続けるように励ます：死期の近い祖母の隣に孫を寝かせてあげることもあります。
- ふだんどおりの生活音の中で過ごさせる：これは死にゆく人だけでなく、家族にとっても大事であり、自分がのけものになっていないと感じさせてくれます。
- 患者と家族と一緒に食べ、笑う。
- ふだんどおりの声と言葉遣いで話す：家族と他のいろいろな話題についても話す。
- 患者が言葉で返答できなくても患者と話す：患者は自分なりの方法で私たちの言葉を理解しています。
- 死にゆく人に触れるときは、健康な人のときと同じように自然な力で行う。
- もめ事があっても驚かず、生活はいつも和やかであるとは限らないことを理解する。
- 自分の限界を尊重する努力をする：家族は自分の限界を自分で決めます。

死にゆく人に付き添う家族の力を向上させる

看護師は家族にケアの機会を与えます（Herz,

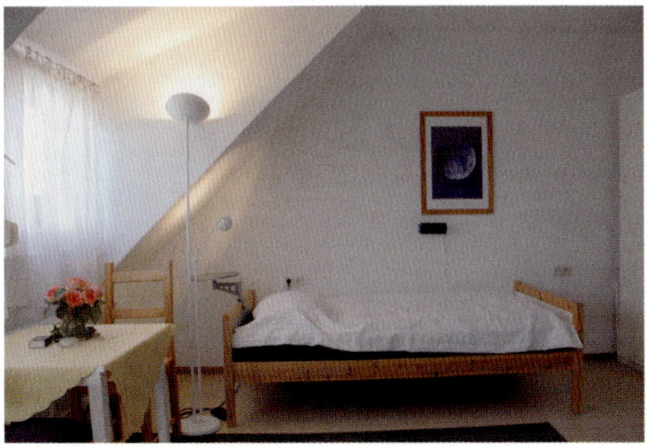

図8.7　ホスピス内のゲストルーム

2004)。家族が自分に何がどのようにできるかを知れば、死にゆく人への付き添いに確信と自信を持つことができます。

- 家族の思い出をたどる(Herz, 2002b)：家族が冷静さを失い、言葉も失って患者のベッドサイドに座っている時、これまでの人生を尋ねることによって、閉塞感から家族を引き出します。例えば、「患者さんとあなたは、知り合ってからもうどのくらい経ちますか？」「昔はどんな人でしたか？」と聞けば、思い出の一つ一つを死の床にある人も一緒にふり返ることができます。思い出を話しているときの家族は生き生きとし、患者は注意を集中するかのようにじっとしている様子がよく見られます。
- 家族をケアに参加させることによって、「もう私には何もできない」とか「この人はもう何も理解できなくなった」という絶望を未然に防ぐ(Herz, 2002b)：車椅子で庭に出る(図8.8)。冷たいタオルを患者の額にのせて、そばにじっと座っている。手か前腕を患者の手に添える。歌う。ハミングする。朗読する。口のケアをする。顔や唇にクリームを塗る。手と腕のマッサージをする。足へオイルを擦り込む。こうしたことを家族はしばしば喜んで引き受けてくれます。
- かかとを包む方法を教える：付き添う人は患者の足元に立ち、そのかかとを包んで二人が心地良いと感じる間続けます。かかとを包み込むのは抱きしめるのに似て、落ち着きを与えるのです。
- 患者にとって特別な物を持ってきて刺激を与える：好きな食べ物、動物のぬいぐるみ、ペットの猫や犬、写真、その他患者が気に入っているものを見せます。

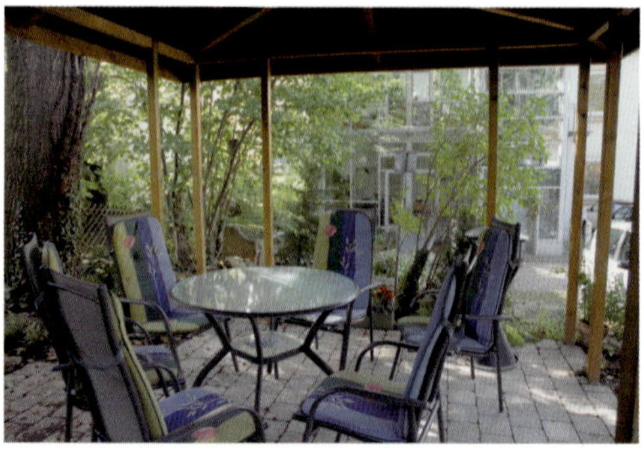

図8.8　庭にある休憩スペース

- 家族に病気の進行状態と必要なケアについての情報を与える。私たちが対処することとしないことを説明する：患者の意識状態や言語能力、呼吸などの変化について説明します。うめき声は必ずしも痛みのせいではなく、ほっとしたときや気持ちの良いときにも聞かれること。またうめくことは一つの意思疎通の形かもしれず、その声の変化によって患者と私たちがわかり合えるかもしれないことを話します(Herz, 2004)。
- 死にゆく人は、言葉で表現できなくなっても、まだたくさんのものを認識できることを家族に伝える：そこで私たちは患者と話し、患者を会話に参加させましょう。そして死にゆく人はどのようなコミュニケーションを取れるのかを話します。目で表現する、身ぶり手ぶり、表情、額を動かす、手のひらを押す、呼吸などで意思を表せることを説明します。家族は死にゆく人の意思表示の方法を認識し、その意思を正しく受け止め、それに従うことを学びます。
- 家族がじゃまされずに患者に付き添えるようはからって、異なったレベルでのコンタクトが取れるようにする。死にゆく人はしばしばスピリチュアルな力に満ちています。人とのコンタクトがまだ可能で、別れを告げたい人を待っていることも珍しくないのです。
- 死にゆく人はこちらの世界と、遠くの、いわば別の世界とを行ったり来たりしていることを家族に知らせる：肝心なのは、彼らを引き止めないことです。死にゆく人は繰り返し「異界」とコンタクトしています。このように境界の向こうを垣間見ることは、付き添う者にとって気持ちを充実させ、力を与えてくれる経験となります。
- 死にゆく人の中には、もう引き止められていないと感じたときに、ようやく旅立てる人がいることを家族に知らせる：家族がほんの少し席を外したそのときに亡くなる人は珍しくありません。それは死にゆく人にとっても旅立ちやすいときなのです。このことを家族に説明すれば、罪悪感を持つことを防げます。

他の入所者・患者の参加を促す

　ケア施設とホスピスでは入所者どうしが互いにとって大切な存在となっていることがあります。入所者たちは同じ所で長く一緒に生活していると、しばしば強いつながりを築きます。死が近づいた入所者のこと

は、看護師が他の入所者に適切な手段によって伝える時間を作るべきです。私たちは、つながりの深い入所者にその患者の部屋を見舞うよう誘い、それに付き添うようにします。他の入所者がそばにいて、気持ちを理解し、慰めてくれることが患者本人と家族、そしてケアチームを支えてくれます。

死を認識するときの支え

家族の死を認識することは、悲しみと向き合う作業の初めの大事な要素です。そこから悲嘆の通常のプロセスが展開していくのです（Worden, 2006）。看護師たちは、家族の了解のもとに、ホスピス内で内輪で故人にお別れをします。両者が協力して遺体をととのえ安置する過程で、少しずつ死を認めていくことができるのです（p.218「遺体の処置」）。遺族は亡くなった家族の姿を見、了解し、現実を認識します。そして心の中にあるその人の姿とともに生きていきます。亡き人が変わっていく様（体が冷たくなる、肌の色が変わる）は、気持ちを切り替え、悲嘆と向き合うプロセスを容易にします（p.132を参照）。

最期を看取る家族に付き添う看護者は、家族に信頼感を与えます（Plenter; Uhlmann 2000, p.85の調査を参照）。その信頼感のもとに、遺族は心の痛みと悲しみを抑えることなく表現できるのです。感情を抑えてしまえば、残された家族には悲しむばかりの日々が続くことになります（p.82「別れの儀式」）。

8.3 悲しむ人たちへの緩和ケア

「人はそのような喪失の後に来る
強い悲しみがいつかは薄れていくことを
知っているが、心は慰むことがなく、
喪失を埋め得るものは決して手に入らない。
その境遇に寄り添うどんなものも、
そしてそれがその境遇を完全に
埋め合わせるものであろうとも、
やはり何かが違っている。
そう、もともとそういうものなのだ。
それが愛を継続する唯一の作法なのだ」
（ジークムント・フロイト 1929年4月12日）

気づく

近しい人を失う、あるいは仕事や理念を失うなどの大きな喪失を味わうと、私たちは精神の均衡に深刻な打撃を受けます。そのとき精神は、悲嘆というつらいプロセスを経て新たに均衡を取ろうと試みます。

定義 悲嘆とは、喪失によって深刻な打撃を受けた精神の均衡を再び取り戻すために、私たち人間が辿らなければならない道です。その意味で、悲嘆は健全なプロセス、少なくとも健康になろうとするプロセスであるといえます。

私たち人が経験する最大の喪失は、近しい家族を失うことでしょう。同時に、それはほとんどの人にとって回避できない経験でもあります。そのため、他の人の悲しみにもたいへん心が痛みます。なぜなら、私たち自身が自分の喪失体験を呼び覚まされたように感じるからです。しかしそれが他の人の悲しみとの付き合い方を難しくします。それは、他の人の悲しみが私たちの間にあった距離をなくしてしまい、その人の痛みに私たち自身が入り込んでしまうからです。したがって、私たちが家族の悲しみを考えたり語ったりするときには、まず私たちが自身の悲しみと、それに付き合う方法についてよく考えることが必要です。

悲しみはだれもが関わるテーマであることから、どの文化も、共同の視点を取り入れた悲しみの表現手段を発展させてきました。そのため、悲しみの儀式は常に共同で行う儀式となっています。しかし20世紀に入ると、欧米の先進工業国では、そうした共同の悲しみの儀式が著しく失われてしまったといわざるを得ません。その結果、「悲しむこと」が下手になり、人が共同生活を営む上でさまざまな支障を起こすほか、個人の健全な成長にも否定的な影響を及ぼしています（Mitscherlich; Mitscherlich, 2004）。死や悲嘆に触れることを避けていれば、私たち自身が大きな不利益を被ることになります。もし深刻な喪失に見舞われたときに、私たちは完全に無防備で無力となってしまうのです。私たちには、自分に対しても他人に対しても役立つ痛みの克服手段が欠けています。その代わりに痛みをできるだけ避け続けようとする結果、身体的、精神的な健康を大きな危険にさらすことになります。

日ごろ私たちが簡単に「悲嘆」と表現していることは、実はきわめて複雑な現象であり、とても一つの

型におさまるようなことではありません（Wortman; Silver, 1989）。死にゆく人の場合（Kübler-Ross, 1969）と同じように、悲嘆の中にある人にも、反復的に起こる典型的な反応が見られます（Bowlby, 1983; Kast, 1982, 2006）。ショック段階に続いていろいろな感情の嵐が見舞います。怒りや攻撃心のみならず、深く、非合理に思えるような罪悪感がとりわけ大きな部分を占めます。この感情の嵐は、何らかの新しい方向づけがなされるまで止むことはありません（p.42「死に至るまでの心理段階」）。しかしその程度、期間、順序に厳密な規則性は見られません。指紋が一人ひとりみな違うように、遺族の反応も人それぞれだからです。そして再び新しい、愛情に満ちた関係を結ぶ行動に踏み出せるまでには、限りなく長い時間が必要になります。

「悲嘆する」とは、必ずしも「悲しみ嘆いていること」とは限りません。悲嘆はむしろ怒り、絶望、罪悪、恥、恐れといった気分の波を表す言葉です。その波の強さと周期は予測できません。そしてこの波は当事者に、自分の身にコントロール不能な何かが起きているという不安感を呼び起こします。この深刻な不安感は精神面に大きな打撃を与え、重いうつ病や自殺傾向を生じさせる原因となります（p.95）。しかし、精神面・自律神経面への影響だけでなく、身体面にも影響を及ぼすことがわかっています（Joraschky; Köhle, 1981; Hartmann他, 2002）。最も軽い症状としては、抵抗力の低下や腕に現れやすい神経障害などがありますが、重大で死に至る心臓病、がん、エイズのような病気もこの不安感によって引き起こされることがあります。近年の精神神経免疫学の研究から、徐々にいろいろな影響が解明されるでしょう。

悲嘆の中にある人の死亡率が、他の同年齢の人たちに比べて明らかに高いことは、証明されたと言ってよいでしょう。死亡リスクが最も高いのは、悲しみの原因となった死の直後の数週間から数か月の間です。配偶者を亡くした男性、それも若い年代の男性のリスクが、女性のそれよりも高いようです。死因で多いのは心疾患、自殺、不慮の事故、肝硬変となっています（Stroebe; Stroebe, 1993）。

遺族の自殺のリスクは、家族の死後数年間は通常の5倍に上るといわれます。同様のことは、他の精神面での問題にもいわれています。近親者の死後13か月が経過してもなお50%の遺族が不眠や無気力、心の不安定を訴えるということです。また、飲酒量や喫煙量、トランキライザーや睡眠薬の服用量が増えることもわかっています（Zisook, 2000）。

要点 遺族の悲しみに上手に付き添うことが、こうした諸問題を軽減することにつながります。それはまた、遺族の健康保持への大きな貢献であり、ひいては国民の健康への重要な貢献となります。

わかる

悲嘆と悲嘆する人たちにうまく付き添うことは、常に私たち自身から始まります。助ける側の私たちが、自分自身や自分の悲しい経験と良い関係を保てれば、相手の家族の悲しみにもきっと進んで寄り添うことができます。人生における危機にはいつも言えることですが、悲嘆は強力な感染力を持ったプロセスです。私たち助ける者もそれを感じ取ります。その人との出会いを通じて、自分の未消化の古い悲しみが再びこみ上げてくることに気づきます。それが怖いのです。そのため私たちが悲しみを抱えている人から身を引いてしまう恐れもあります。付き添う者は「いったいどんな言葉をかけたらいいのだろう？」と時に悩み、動揺します。そして、「でも本当に慰めることができるものなどない」と思うでしょう。事実、悲しみを取り去ってくれるような慰めは存在しません。だからこそ、私たちもこうした慰めの試みは厳に慎まなければならないのです。そうした試みは家族を傷つけるだけです。しかしだからといって私たちが沈黙し、ましてや後ずさりするならば、残された家族をもっと傷つけることになります。

悲嘆について研究している北米のウィリアム・ウォーデン（William Worden, 2006）は、悲嘆に寄り添うためのいくつかの有用なステップを紹介しています。彼は、悲しんでいる人は克服すべき課題を持っているということを出発点としました。この考え方は、遺族をどちらかといえば受け身で耐え忍ぶ者とみなして説明する「悲嘆の段階」の考え方よりも優れているように思われます。課題を持つこと。それは付き添い者だけでなく、当事者をも巻き込み、両者を活動的にし、硬直状態から引き上げてくれます（図8.9）。

悲嘆に寄り添うためのその課題を手がかりにして、意思疎通がはかれ、遺族のためになる付き添い方について以下に述べていきます。

1. 死の事実を遺族がはっきり認識できるようにする

この課題は一見無意味とも不必要とも思えます。

というのも悲しみの原因はまさにその死の事実ではありませんか。それ以上に何をしようと言うのでしょうか？

しかし考えてみましょう。悲しみが始まるのは、自分の家族の死の事実を遺族が本当に、全身の感覚によって十分に認識したときからです。不幸にも、私たちの社会ではこの死の認識の機会を回避しようとする傾向があります。亡くなった人は数時間後にはもう病棟から運び去られてしまいます。突然死の場合、家族は救急処置室から遠ざけられてしまい、不慮の事故による死の場合には遺体が検察によって留め置かれることもあります。交通事故で死亡した人の遺族に、医師や葬儀社の人が思いやりから「故人のお元気だったころの姿を胸にとどめておかれるといいですよ」と言葉をかけることもあります。さらに医師の中には、配慮が過ぎて、ショックを受けている家族に鎮静薬を処方する人もいます。しかし、処方された家族が、その後何年、何十年と鎮静薬依存症の治療を受けなければならなくなるケースもあるのです。

遺族はこうした場面では気持ちが弱くなっているので、そうした不幸な結果を生む助言も受け入れてしまいがちです。その結果、悲しみが延々と続くことも多いのですが、遺族はそこまで予想しません。この特に傷つきやすい段階になおざりにされたことが、後々大きな代償を強いることに気づかないのです。そこで付き添う者に不可欠な課題となるのは、遺族が遺体に触れられる機会を作ることです。彼らなりの方法で故人に別れを告げることができるように、あらゆる機会と時間を遺族に用意するのです。遺族には、その際第三者により必要な手助けを受ける権利があります。私たち援助する者には、その場の遺族の態度の良し悪しを判断したり評価したりする権利はありません。遺族にとって何が良いことかは、私たちにはわからないのです。

要点 病院であれ、ケア施設であれ、ホスピスであれ、最期を看取る施設においては、遺体を扱うときに、遺族の参加のもと、細心の心配りを約束することが求められていると認識すべきです（p.218「遺体の処置」）。

このような支援が持つ意義は、自分と他者の痛みを解放することにあります。したがって、助ける側自身が逃げずにこうした痛みを知ることが重要になります。その際に私たちが考えなければならないことは、悲しみがまさに始まったこの時に、遺族を感情面の負担からしっかりと守ることです。遺族がしばしばこの時に入り込んでしまう霧を私たちはショックと呼びます。遺族はいつになく冷静に見え、事情を理解しない人からはなんと冷淡な人かと思われることもあります。私たちの課題はこのショックを予防することではなく、遺族がこれから悲しみと向き合うために必要としている精神面の栄養を補給することです。

2. 遺族に悲嘆の苦痛を経験させる

嘆きに満ちた場面を覆っていたこの霧は徐々に晴れていき、心をふさいでいたショックは薄れていきます。それは数時間後のこともありますが、たいていは数日後、また時には何週間も後になることもあります。その時になって遺族は、悲しみが薄らぐどころか、かえって深くなることに驚くかもしれません。しかしそれならば、私たちは悲嘆の苦痛を経験させるというよりは、むしろその悲嘆から遺族を守るべきではないでしょうか？　優れた鎮痛治療が良い緩和ケアのしるしではないのでしょうか？　その恐ろしい出来事について一言も触れないように気を配って、遺族をいたわるほうがよくはないのでしょうか？

遺族から返ってくる答えはしかし、むしろその逆なのです。彼らは他の人がその悲しい話題に触れないようにしていることを気に病み、近所の人や友人までが時には遺族との接触を避けたり、遺族とはち合わせしないように道の反対側を通ったりすることに心を痛めています。そうすれば遺族がそのつらい出来事を忘れるのではないか考えているなら、それはいかに浅はかなことでしょうか。実際はその反対で、遺族はいつも亡き人のことを思い出させられると感じるのです。遺族のつらさを和らげるには、その故人への思いを許容することです。遺族は何度でも亡くなった人のことを話し、過ぎてしまったことをもう一度よみがえらせたいという痛切な欲求を感じています。それがどんなにつらいことでも、良かったことも悪かったことも話

1. 死の事実を遺族が
   はっきり認識できるようにする
2. 遺族に悲嘆の苦痛を経験させる
3. 家族を失った環境で
   新しい方向づけをしやすくする
4. 新しい、愛情に満ちた関係を結ぶよう
   勇気づける

図8.9 ウィリアム・ウォーデンによるグリーフカウンセリングの4段階（2006）

したい、思い出をまた生き生きとよみがえらせたいと思っているのです。こうした気持ちがすべて押さえつけられてしまえば、悲しみはもっと深くなるでしょう。

「遺族に何か慰めの言葉をかけたいけれど、そういうときに慰めになるのは何でしょうか？」と困り果てたケア担当者から聞かれることがあります。しかし、遺族が今望んでいることは、そのような無意味な慰めでないことを忘れているのではないでしょうか。遺族は胸を痛めています。そしてその痛みを他の人と分かち合いたいのです。何が遺族を助けるのか、それはごく簡単な質問であることが多いものです。「ご機嫌はいかがですか？」「最近はどう？」「あなたのご主人が亡くなられたと聞きました。どんな様子だったか話してくれませんか？」と声をかけるのです。もちろんそうした質問を遺族がそっけなく拒むこともあるでしょう。それどころか怒り出す人もいるかもしれません。そのときには、怒りが悲嘆の一部であることをどうか思い出してください。あなたの質問は、少なくとも彼らが怒りの一片を外にはき出す手助けをしたのです。そして忘れないでください。もう少し後になってあなたが改めて質問をするとき、その人は今度はあなたに深い感謝の気持ちを抱くかもしれないことを。

とはいえ、大多数の遺族は、自分を悩ませ続けている事情をだれかに聞いてもらえることをありがたいと思うでしょう。もしかすると、あなたの気遣いによって、悲嘆にくれている人たちが多くの涙を流すかもしれません。そのときは泣きたいだけ泣かせてあげてください。それは開かれた弁によって心の超過圧が逃がされるのと同じことです。他人の話に耳を傾ける（p.51「積極的傾聴」）ことを習得したなら、それはすなわち悲嘆する人たちを助けるために必要なことをすべて身につけたことといえるのです。

一般に「喪中の年」と言うように、泣き、嘆く時間は長く続きます。20世紀の前半には、まだ田舎の多くの地方では、遺族が1年間喪服を着続けていました。それは支えがほしい、家族を亡くしたことに触れてほしいという意思表示でもあったのです。しかし実際には喪の期間に定めはありません。1年よりずっと長い期間を必要とする人もたくさんいます。それは亡くなった人との関係によって違います。関係が近ければ近いほど、喪の期間も長くなります。

それに加えて死因も影響します。突然死は、長患いの後の予期できた死よりずっとつらいものになります。自殺による死は遺族にとってさらに深刻です。しかし何といっても遺族に最大の心労を与えるのは、殺人による死です。

3. 家族を失った環境で新しい方向づけをしやすくする

徹底して嘆き、涙を流す段階の後の新しい方向づけは、いくつもの顔を持っています。新しい方向づけがされたからといって、嘆きがすっかり収まるわけではありません。しかし目的を探そうとすれば新しい刺激が入ってきます。この段階により自覚的に、家族の死をめぐる新しい経験に立ち向かう力が生まれることがあります。再びいろいろな要求が出てくるようになり、故人がかつて携わっていた課題に取り組もうという気持ちがめばえることさえあります。例えば残された妻が、亡き夫が心配していたほどのこともなく、無事に納税申告をすませることができたり、妻を亡くした男性が、孫の誕生日の贈り物を探す楽しみを知ったりという発見があるかもしれないのです。

遺族の中には、まるで暗い穴からはい出たように、こうした新しい課題の領域に入って行く人がいます。外の明るい光に目がくらみながらも、そこには同じようにかつて人生に意義を持ち、そしてこれから改めて持つであろう人がいることを、いくぶんの驚きをもって確認するのです。そこで、私たちは言葉を選んで慎重に聞いてみてもよいでしょう。「もし私が同じようなつらい経験をしなければならないとしたら、私には、その経験にも何か良い面はないかと考えてみる権利があります」というように。こうした質問は、つらい経験をしてからまだ日が浅い人をひどく傷つけることになりかねません。しかし、すでに長い間悲しみが続いている人は、この言葉に気持ちが少し楽になることもあるのです。

ところが驚くことに、この段階まで来てもなお、クリスマスや故人の誕生日や命日になると、遺族はかつての激しさで悲しみに襲われます。それはあの始まりの日とほとんど変わらない、深く黒々とした穴がまた現れたかのようです。でもかつてとは何かが違っています。その何かとは、それまでの間に、配偶者を失った妻や夫として、また親を亡くした娘や息子としての新しいアイデンティティーの一部となったものです。そして苦しみはまたいつか和らいでいくことを遺族は経験したのです。

時には、まったく新しい挑戦を始める人も出てきます。若い遺族の中には、まるで何かから解放されたように見える人がいます。それは亡くなった人からの解放のようにも見えます。ようやく今、そうした新しい

目標を自分に課すことが可能になったかのようでもあります。この段階では、そうした新しく自立した道を堂々と歩いていくために、遺族はとりわけ励ましを必要としています。

中にはまた笑うことができた自分に気づき、驚く遺族もいます。「夫を亡くしたのに笑ってもいいのかしら？」と遺族は自分に問いかけます。それはどうでもいい問いと映るかもしれません。しかし、「もちろん、笑っていいんですよ！」と肯定するその一言が、いま遺族には必要なのです。

ではそれで遺族はようやく解放されたのでしょうか？　ときおり周囲の人が口にする「もうそろそろ自由になりなさい！」という言葉に、非常に多くの遺族がいら立ちを覚え、傷つき、大きな重荷を感じます。事実、この「解放への促し」は、悲嘆を扱ったやや古い文献の大部分を貫く考え方です。ところが悲嘆に関する近年の研究では、これが本来の課題ではないことが示されています。悲しみにくれる人たちへの本来の課題とは、故人とのつながりをずっと持ち続けることなのです。それ以前とは別の条件のもとで、故人との関係の意味が変化した中で、つながりを持ち続けることです（Silverman他, 1996）。亡くなったという理由だけで、その人を愛することをやめてはならないということです。

そうすれば、かつて遺族が経験した困ったエピソードやうれしいエピソードが、まったく新しい次元を獲得します。そうしたエピソードに、遺族は、故人にもう一度出会うような印象を持ちます。それは、愛情に満ちていた関係、あるいはこじれていた関係を、その人が亡くなった今、あえて新たに作り直す手探りの試みと理解されます。

悲しみに付き添うためのこの第3の課題は、ある意味では関係を明らかにすることといえるのではないでしょうか。故人との関係を整理し直すことが必要となるからです。故人がより近い存在になったのか、それともより遠くなったのか。その問いに答えを出すのはあくまでもそれぞれの個人であって、その答えに正解も不正解もありません。

4. 新しい、愛情に満ちた関係を結ぶよう勇気づける

近しい人の死がきっかけとなって生じる最大の精神的トラウマの原因は、おそらく大きな愛情が裏切られることでしょう。亡き人は私たちを置き去りにした、つまりある意味では、愛を裏切ったことになります。私たちの心の中には依然その人の姿があるのに、現実には存在しなくなります。そんな取り決めはしていなかったではないか、と遺族は言いたいでしょう。このトラウマは、離婚を始めとする深刻な別れによるトラウマに匹敵するものです。そんなときにあえて新しい関係を築き、またそれを失う経験をする勇気など起こらないことは、わかりすぎるくらいわかるのではありませんか。

悲しみは愛の代償です。新しい愛が新しい悲しみのリスクに他ならないことは、悲しみにくれる人たちにはよくわかっています。しかし、時が過ぎ、たくさん涙を流し、多くの苦しみを味わい、何度も道に迷った末に、新しい喪失のリスクを再び引き受ける気力が高まる時がくるかもしれません。もしそのような心の動きや問いが当事者自身から生まれたなら、ケアに携わる者は、彼らが新しいリスクに踏み出すことを励ましましょう。ただし、そのケア従事者自身も同様の喪失体験を持っていて、同じ立場で話ができることが前提です。

守る

「悲しみはとことん悲しみ抜かねばならない」とグリーフカウンセラーのジョルゴス・カナカキス（Jorgos Canacakis, 2006）は記しています。この言葉は逆説的に聞こえますが、進んで悲しむことによって、悲しみが和らぐことを示唆しています。私たちは遺族の苦しみを引き受けることはできません。しかし、自分が悲しみの中で孤立してはいない、その悲しみを一緒に背負ってくれる人たちがいる、という感覚を遺族に与えることはできます。

悲嘆の時期をできるだけうまく乗り越えてもらうための大切な支援は、死への看取りの時からすでに始まっています。悲嘆を研究するイギリスのマレイ・パークス（Murrey Parkes）は、優れたホスピスケアを受ければ、遺族は悲嘆をより健康的に乗り越えられること、そしてホスピスで家族を看取った人たちのほうが健康を害する割合が低いことを、1983年にはすでに指摘していました（Cameron; Parkes,

1983)。

　言うまでもなく、悲しみはケアをする者にも襲ってきます。そのため、死に立ち会う機会の多い施設の職員たちもまた、ストレスを十分に和らげる機会を持たなければなりません。先述した共同で行う儀式（p.85）もその一助となるでしょう。しかしその他にもいろいろな手段によって、ケア従事者が悲しみを表に出す場を設けることが必要です。例えば、職場のミーティングで定期的に亡くなった人の思い出を話す、ナースルームに故人の名前を記した小さなプレートを置くなどします（図8.10）。そして自分の悲しみとうまく付き合っていけるようになって初めて、他の人の悲しみに際しても、その人が自身の体を気づかえるように支援することができるのです。

　この上ない悲嘆の中にあった人たちも、ほとんどは自力でなんとか感情的・身体的問題と折り合えるようになります（Zisook, 2000）。したがって、悲しむ人すべてに強力な支援を提供することは、よけいなおせっかいともいえるでしょう。ただ、私たちはすべての遺族について、悲しみを和らげる手段が十分にあることを確認しておくべきです。

　また、経験上、悲嘆を増大させるようなリスクファクターには特に気をつけるべきです。それは14歳以下の子どもが家事を担っていること、遺族に学業や職業面での教育が行き届いていないこと、遺族が失業していること、社会との関わりが薄いことなどです。悲しみが複雑に発展していく可能性を示唆することとしては、遺族がケア担当者に頼りきっていること、抑うつや攻撃の徴候が強く長く続くこと、強い自己非難の傾向を示すことなどが挙げられます（Dyne, 1981）。

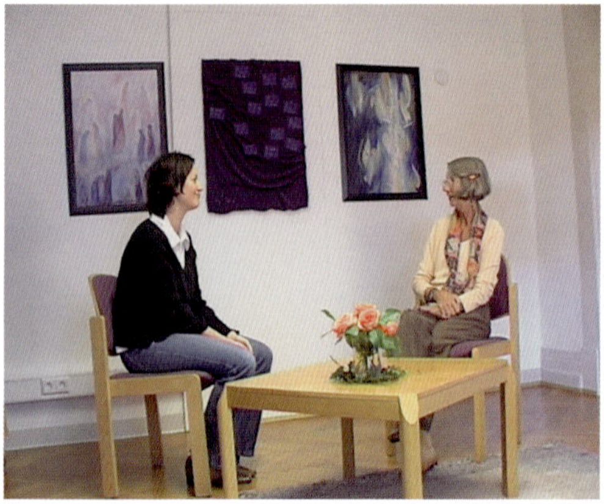

図8.10 壁面中央に飾られたプレートのビロード地に、故人の名前を記したカードが貼られる

男性のほうが一般的にリスクは高く、中でも若年者や社会から孤立している人はより高リスクであるといえます。

　そこで、悲しむ遺族へのケアは段階を追って行うことが効果的です。

第1段階

　どんなケースであっても悲しみのアフターケアをするべきです。それは気軽にコンタクトできる環境をつくることであり、家族のいちばん近くにいた看護師が行うのが最良です。その看護師ができれば葬儀に参列し、その後も2-4週間ほどにわたって遺族と電話で連絡を取り合い、彼らの状態を把握し、自殺傾向などに注意を払うこと（p.99）が望まれます。その後も故人の命日や誕生日、大晦日、主な宗教的祝祭日（クリスマス、復活祭など）に連絡を取るようにすれば、たいていの遺族は歓迎してくれます。そのときに看護師は今の支援で足りているか、それともさらに追加の支援が必要かの感触を得ることができます（Zisook, 2000）。

第2段階

　遺族を支える社会的ネットワークがなければ、遺族はその喪失体験について継続的に話す機会を持つことができません。その機会がないときには、悲しみを経験した人たちが作るグループに参加することも有益です。そこには同じような体験をした人が集います。専門知識を持った進行役のもとで、参加者それぞれが心の痛みを話し、悲しみの道程の一部を共に歩むのです。ホスピスや教区、市民大学などにもそのようなグループを設けているところがあります。

　一方で、そうしたグループを断固拒否する人たちもいます。その人たちは自分の悲しみを、人前で話すことがはばかられるような、きわめて個人的な経験だと考えているからです。そうしたケースでは個別の支援が適当かどうか考える必要があります。ホスピスの中には、悲嘆に関する専門の知識と経験を持ち、訓練を受けた優秀なボランティアを置いているところがあります。本人が望めば、彼らが助言するほか、定期的に家庭訪問をして長期にわたる支援を行うことも可能です。

第3段階

　幸いなことに、病気になったり、長期にわたって耐え難いほどの苦しみを抱えたりする遺族は比較的少

数です。しかし、もしそのような状態が見られたら、精神医学や精神療法の分野に支援をゆだねるべきでしょう。

要点 施設が行う悲嘆のアフターケアの質には、緩和ケアのコンセプトをその施設がどれだけ真剣にとらえているかが表れます。このことは患者の場合と同じように、遺族にとっても重要な意味を持ちます。死にゆく人は、自分の死後に自分の家族もまた十分にケアされることを確認したいと思っています。それができて初めて患者はケアする人を心から信頼できるのです。

学習を深めるための参考文献

抑うつと自殺について

Dörner, Klaus; Plog, Ursula; Teller, Christine: Irren ist menschlich. Lehrbuch der Psychiatrie und Psychotherapie. Psychiatrie-Verlag, Gütersloh 2004

Jost, Klaus: Depression, Verzweiflung, Suizidalität. Ursachen, Erscheinungsformen, Hilfen. Ein praxisorientierter Überblick über depressive und suizidale Störungen und Krisen. Matthias-Grünewald-Verlag, Mainz 2006

インターネット

Das Kompetenznetz Depression: http://www.kompetenznetz-depression.de/

恐れ・不穏・不眠について

Davy, John; Ellis, Susan: Palliativ pflegen. Sterbende verstehen, beraten und begleiten. Hans Huber, Bern 2003

Glaus, Agnes: Müdigkeit oder Fatigue - eine Herausforderung in der Palliativarbeit. In: Metz, Christian; Wild, Monika; Heller, Andreas (Hrsg.): Balsam für Leib und Seele. Lambertus, Freiburg im Breisgau 2002, S. 60-72

Hempel, C.-Maria: Agitation. In: Knipping, Cornelia (Hrsg.): Lehrbuch Palliative Care. Hans Huber, Bern 2007, S.316-323

Herz, Adelheid von: „Wie wird das sein, wenn er stirbt?" Pflegepraktische Aspekte der Begleitung von Angehörigen krebskranker Sterbender. Mabuse, 138 (2002a)53-57

Ochsmann, Randolph: Angst vor Tod und Sterben. Beiträge zur Thanato-Psychologie. Hogrefe, Göttingen 1993

錯乱・せん妄について

Feil, Naomi: Validation in Anwendung und Beispielen. Der Umgang mit verwirrten alten Menschen. 3. Aufl., Ernst Reinhardt, München 2001

Kojer, Marina (Hrsg.) Alt, krank und verwirrt. Einführung in die Praxis der Palliativen Geriatrie. Lambertus, Freiburg im Breisgau 2003

Müller, Monika: Dem Sterben Leben geben. Die Begleitung sterbender und trauernder Menschen als spiritueller Weg. Gütersloher Verlagshaus, Gütersloh, 2004

セクシュアリティーの問題について

Yaniv, Haya: Sexualität in der Palliativmedizin. In: Aulbert, Eberhard; Zech, Detlef (Hrsg.): Lehrbuch der Palliativmedizin. Schattauer, Stuttgart 2000, S. 780-788

Zettl, Stefan: Krankheit, Sexualität und Pflege. Kohlhammer, Stuttgart 2000

Zettl, Stefan; Hartlapp, Joachim: Krebs und Sexualität. Ein Ratgeber für Krebspatienten und ihre Partner. Weingärtner, Berlin 2002. Im Internet: http://www.krebsinformationsdienst.de/

家族への緩和ケアについて

Schaup, Susanne: Elisabeth Kübler-Ross. Ein Leben für gutes Sterben. Kreuz Verlag, Stuttgart 1996

Wilkening, Karin; Kunz, Roland: Sterben im Pflegeheim. Perspektiven und Praxis einer neuen Abschiedskultur. Vandenhoeck & Ruprecht, Göttingen 2003

情報冊子類

Deutsche Krebshilfe e. V.: Hilfen für Angehörige. Informationen, Anregungen und Gesprächshilfen für Angehörige von Tumorkranken. ISSN 0946-4816

Husebø Sandgathe, Bettina; Husebø, Stein: Die letzten Tage und Stunden. Palliative Care für Schwerkranke und Sterbende. service@grunenthal.de

Tausch-Flammer, Daniela; Bickel, Lis: Die letzten Wochen und Tage. Eine Hilfe zur Begleitung in der Zeit des Sterbens. Veröffentlicht vom Diakonischen Werk der EKD und Krebsverband Baden-Württemberg 1994. Kostenlos erhältlich beim Krebsverband Baden-Württemberg e. V. Adalbert-Stifter-Straße 105, 70437 Stuttgart, Tel.: (0711) 848-10770, E-Mail: info@krebsverband-bw.de

悲しむ人たちへの緩和ケアについて

Canacakis, Jorgos: Ich sehe deine Tränen. Lebendigkeit in der Trauer. Kreuz Verlag, Stuttgart 2006

Kast, Verena: Trauern. Phasen und Chancen des psychischen Prozesses. Kreuz Verlag, Stuttgart 1982

Paul, Chris (Hrsg.): Neue Wege in der Trauer- und Sterbebegleitung. Gütersloher Verlagshaus, Gütersloh 2001

Smeding, Ruthmarijke, Heitkönig-Wilp, Margarete (Hrsg.): Trauer erschließen - eine Tafel der Gezeiten. Der Hospiz Verlag, Wuppertal 2005

Worden, J. William: Beratung und Therapie in Trauerfällen. Ein Handbuch. 3., unveränd. Aufl., Huber, Bern 2006

8.4　悲しむ子どもたちへの緩和ケア

気づく

事例　祖母が突然入院したのは、ミリヤムが9歳のときでした。二人の間には特に深いつながりがありました。ミリヤムは家にいづらくなると、まっ先に近くに住む祖母のところに逃げ込むのが常でした。いづらくなるのにはたいてい理由がありました。ミリヤムが人一倍活動的で、衝動に走りやすい少女だったので、姉や両親とすぐぶつかってしまうのです。祖母はミリヤムの怒りや失望、自分が不当に扱われているという不満を、いつも親身になって聞いてくれました。祖母は彼女を辛抱強く見守っていました。祖母は小さくて、ときになんとも生意気にふるまうその少女が好きでした。ひょっとしたら、祖母の小さい頃もそんなふうだったのかもしれません。

ミリヤムは学校から帰宅し、祖母の病気のことを知ると、すぐにも病院に行きたいと言い張りました。ところが父は、「でもおばあちゃんは今、安静にしていなければいけないんだ」と彼女を諭しました。ミリヤムは、「おばあちゃんのところでは、私はいつもとっても静かにしているんだから」と言って譲りません。

病棟で父が目にしたのは、慣れないにおいと、恐ろしげな機器類が置かれた異質な環境の中で、暗然とベッドサイドに立つミリヤムの姿でした。祖母はそのベッドに青白い顔で静かに横たわっていました。ミリヤムはそっとその手をさすりました。すると祖母の顔にかすかな笑みが浮かびました。

しばらくしてから、父とミリヤムは廊下に戻りました。するとミリヤムは心配そうに父に尋ねました。「でもおばあちゃんはきっとまた元気になるよね？」。父はためらいがちに、「本当にそうなってほしいよ。でも病気は重いと先生はおっしゃるんだ」と答えました。ミリヤムは不安が募ってさらに聞きました。「でも死ぬことは絶対にないよね？」。「絶対とは言えないよ…」。父の答えは慎重でした。ミリヤムは父の心配そうな顔を見つめていましたが、何も言わずに引き返し、走って祖母の病室に入っていきました。父はその後をゆっくり追いかけました。病室ではミリヤムがベッドのふとんに頭をうずめるようにして泣いていました。「おばあちゃんが死んじゃうなんて、いやよ！」。祖母はミリヤムの髪を弱々しくなでました。するとミリヤムは目に涙を一杯にためて祖母の方を見ました。そして祖母の耳元で何かをささやいたのです。再び祖母の顔に一瞬笑みが浮かびました。ミリヤムはそれからもう一度祖母の方をしばらく見つめていましたが、悲しそうな表情をして父の方をふり返りました。

夜中になって病院から電話が入りました。祖母が急に息を引き取ったというのです。ミリヤムがどうしてもと望んだため、父は万が一祖母の容体が悪化したら、たとえ夜中でもすぐ彼女に教えると約束していました。二人は黙ったまま車で病院に向かいました。ミリヤムがしゃくりあげる声がときどき大きく聞こえてきます。父は固い表情のまま道路を見つめていました。

祖母は青白い顔で横たわっていました。父は夜勤の看護師に、自分たちだけにしてほしいと頼みました。ミリヤムは祖母の顔に触れ、「眠っているだけじゃない？」と聞きます。父が首を振ると、「だってまだすごく温かいよ！」といきり立ちます。「そうだとしても…」と父が言いかけると、ミリヤムは絶望のあまり祖母の体の上に身をかがめ、「おばあちゃんは死んでないよね！」と言いながら、祖母の体に腕を回して体を起こそうとしました。が、やがて力なく腕を下ろしました。そして「これからはだれが私の味方になってくれるの？」と弱々しい声でつぶやき、再び身を震わせて泣きました。そして顔を祖母の顔に近づけて何度もキスをしました。父は祖母の足元にあった椅子に腰を掛け、涙をこらえていました。しばらくして父がミリヤムの背中を優しくさすると、彼女は首を振って、「まだ行かない」と言います。そこで父は「もう少しおばあちゃんと二人でいさせてあげようか？」と聞きました。ミリヤムが強くうなずいたので、父はドアに向かいました。

15分ほどしてミリヤムは病室から出てきました。「それじゃ、行く？」と父の手を取りました。二人は黙って出口に向かいました。

ミリヤムはまだ祖母との接触を断ちたくありませんでした。両親が親戚を遺体の安置されている葬儀場に案内するときに、一緒について行くと言い張りました。「おばあちゃん、すごく冷たくなってる」。葬儀場で再び祖母の体に触れたとき、ミリヤムは言いました。それから3日後、彼女は父に向かって、「おばあちゃんの顔がどこか変よ。生きている人とぜんぜん違う」と言います。それ以降、ミリヤムはついて行こうとはしなくなりました。そして「おばあちゃんはもう本当に死んでいるんだと思う」と悲しそうに言ったのです。「何かわからないけど、もうあのおばあちゃんじゃないのに」と。

ミリヤムは現在、20代半ばになっています。当時をどんなふうにふり返るのかを尋ねると、彼女の顔には憂いが浮かびます。「祖母が突然自分の周りからいなくなったのは、私にはつらいことでした。私にとって祖母は安全な避難場所のような存在だったのです。あの時、少なくとも祖母が本当にいなくなったことを感じられるまで十分にお別れができたことは幸いでした。でもその後何年も、祖母がくれたロザリオを枕の下に置いていました。私はそのロザリオの存在を感じるたびに泣いていました。本当に祖母の存在は大きかったのです。今でもときどき祖母のお墓まで散歩するんですよ。一人で行くのがいちばん好きです。とにかくほっとするんです。悲しいというよりは慰められる気がします。たまに祖母と会話することもあるんですよ。何年か前にボーイフレンドが事故死したのですが、あの祖母の死の体験がなかったら、私はここまで生き延びられたかどうかわかりません。祖母の死以来、どうお別れをすべきかがよくわかるようになりましたし、そのようなときに何が自分にとって良いことか、自分がその後も生きていくために何が必要かがわかってきました。そう言いながら、やっぱり涙が出てきてしまいました」。

家族の一人が亡くなると、程度の差はあれ、家族全員が強い悲しみに襲われます。ただ、それぞれにそれぞれの悲しみ方があります。つまり、家族のだれもが自分のことで頭が一杯になり、他の人のことを考える余裕をなくしているともいえます。この状況は子ど

もにとっては大きなストレスです。というのは、そうした悲しみの場の経験が子どもたちにはほとんどないからです。もしかしたら初めてそのような強い感情に直面して、たった一人取り残されたように感じているかもしれません。そんなときに、当事者でありながら顧みられることの少ない子どもたちのつらさに心を配れる支援者が必要です。

子どもの多くは、彼ら自身の悲しみの中にすっかり姿を消してしまいます。まるで自分を見えなくしてしまいたいと思っているかのようです。子どもたちは大人の悲しみを感じ取るものの、それを理解できないか、できたとしてもそのごく一端に限られます。そのため、自分がほうっておかれているような、ほとんど気にかけてもらえないような気持ちになるのかもしれません。しかしだからといって、自分に注意を向けさせることもできないことが多いのです。さらに大人の悲しみや、亡くなったこと自体までもが「なんとなく」自分の責任ではないか、という理に合わない感情にたいへん苦しみます。罪の意識は、悲しい出来事には常についてまわるものです（p.132を参照）。子どもたちはこの感情に対してとりわけ無力です。「私があんなに騒いだせいで、おばあちゃんは死んじゃったの？」、「ママが死んだのは、テレビゲームを取り上げられたとき、僕が『ママなんか死んじゃえばいいのに！』って怒ったから？」、「お父さんが事故に遭ったのは、私がお父さんのことをあまり考えていなかったせい？」。子どもたちはこうした問いを自分だけに向けて、他の人には話さないのがふつうです。恥じる気持ちが口にふたをしてしまうのです。

これらはすべて子どもたちが殻に閉じ込もる理由になります。おとなしい子どもたちを見て喜ぶ大人もいるかもしれません。ところが、子どもたちはこうした方法で「自分は必要とされない」、「気遣いを求めない」という感情を伝えているのです。

しかし、ときには悲しみの場面でまったく逆の反応を示す子どももいます。そのふるまいはきわめて目立ちます。ただし泣いたり嘆いたりするのではなく、反抗的な態度を取る、攻撃的になる、落ち着きがなくなる、といったことがほとんどです。怒りは正常な悲しみの一部であり、そうしたふるまいとなって現れるのです。また、あたかも大人の叱責を求めるような様子を見せることもあります。ひょっとしたら、そうして「罪」を償おうとしているのでしょうか？ 結果的に、黙っている子よりも大人の注意を引くことはできますが、大人がその子の気持ちをいつも正しく理解してい

るかといえば、決してそうとはいえないのです。

事例 5歳のフェリックスは父親が亡くなって以降、幼稚園で乱暴な行動を取るようになりました。他の子の遊び道具を取り上げることもあれば、コップを割って笑うこともあります。教諭たちはひどく腹を立て、母親に息子のこの「過激な妨害行為」について繰り返し対応を求めました。母親はついに息子の心理サポートを外部に求めざるを得なくなりました。

フェリックスには3歳の弟、マックスがいます。彼の場合は兄とは対照的でした。日に日に顔色が悪くなり、遊びをしなくなり、部屋の隅に座ってTシャツの襟をかんでいることが多くなりました。ただ、だれかのじゃまをするようなことはありません。教諭たちはよく理解を示し、「マックスもお父さんを亡くしてつらいのね。でもきっとまた元気になるわよ」と話し合いました。ところが半年経ってもマックスの様子は変わりません。そこで初めて教諭たちは母親に伝えたのです。「もしかするとマックスにもサポートが要るかもしれませんね。フェリックスにはあなたがつけた心理サポートの効果がありましたから」と。

もともと、「うるさい」子のほうが「おとなしい」子よりもずっと早く支えを得られるものです。彼らのふるまいが大人に何らかの対応を強いるからです。子どもの場合、そうした目立つ行動が見られるのは家族が亡くなってからとは限りません。その家族の容体が重くなった段階ですでに見られることが多いのです。

近親者を亡くした子どもの反応は主に次の二つの要素に影響されます。
- 家族を亡くしたときの条件
- 子どもの年齢と死への理解力

1. 家族を亡くしたときの条件

家族を亡くしたときの条件は、子どもや青少年にとってはとりわけ大きな意味を持ちます。中でも次の要素は特に影響を与えます（Worden, 1996）。

死亡時の状況と死後の儀式

子どもにとって特に大きなストレスとなるのは、家族の死が突然、予期せずに訪れたときです。殺人や自殺、事故などがそれに当たります。あらゆることへの準備の時間がないだけでなく、大人もまた自分の精神状態と向き合うのが精一杯で、子どものことを思いやる余力がないからです。また、仮に長患いの後の死であっても、子どもが長期間、漠然と家族の病気の恐怖にとらわれ続けた場合には、やはり子どもは貴重な心の準備期間と別れを告げる機会を奪われることになります。

その一方で、強い痛みとさまざまな苦しみのうちに

死が訪れる様子を目にした子どもたちも、やはり恐怖心を強めます。心身には好ましくないさまざまな反応が現れ、それが後々まで尾を引くこととなります。したがって手厚い緩和ケアは、子どもたちにとってもまた、悲しみを和らげる効果の高いプロセスといえます。

子どもたちが葬儀や哀悼の儀式に適切に関わることの意義については後述することとします（p.143-144）。

亡くなった人と子どもとの関係

故人との関係が近ければ、子どもたちの悲しみが深くなるのは当然です。けんかをしたり、激しく対立したりという関係でも同じことがいえます。親をうっとうしいと感じる思春期に、なぜ親の死がとりわけ大きな精神的負担をもたらすかも、そう考えれば理解できるのです。

残された親の養育能力

ほとんどの子どもにとって、母親の死の方が、父親の死よりも心に負う傷は深くなります。自分の面倒をよく見てくれるのはたいてい母の方だという認識が関係していることは間違いありません。父親に同じことができないわけではありませんが、私たちの社会では、子どもの世話はほとんど母親の役割となっているのです。

家庭内の親子関係

家庭内の環境は、家族を亡くしたときに子どもが示す反応を左右します。大人と子どもの関係が良いほど、またコミュニケーションがオープンに行われているほど、そして家族が悲しみとの向き合い方を理解しているほど、子どもが自分で進むべき道を見い出せる可能性が高くなります。

こうした事情を重視する看護者は、その家族が特にどんな支援を必要としているか、そして悲しみを克服するための家族の自己治癒力がどのくらいあるかを探り出します。

同年代の友達によるピアグループと家庭外の組織による支援

青少年にとって、同年代の子の役割は年齢とともに重要さを増していきます。とりわけ思春期には、どんな解決法があるか、どんなふうに行動したらよいかを判断するときに、親よりも同年代の子たちの考えを基準とすることが断然多くなります。したがって、学校や同級生の果たす役割はたいへん大きいのです（p.146-を参照）。

年齢・性別・自己認知力・死への理解力などの特性

子どもは一人ひとりみな違います。つまり、これという悲しみの克服手段は存在せず、だれに対しても万能な支援システムもないのです。家族と子どもが一緒に進むべき道を探ること。それが悲しむ子どもや青少年を救う方法です。その意味では、これまで示した解決方法はみな、ケア担当者がそれぞれの状況に応じて取り入れるべき提案事項にすぎません。

2. 死についての子どもの理解力

子どもは、悲しみに対して大人と同じような反応を

年齢による死の理解力の違い	
0-3歳：	死は一時的な不在と同じ。
3-5歳：	死んだ人はどこかに存在し続け、また戻ってくることができる。
5-9歳：	死は擬人化され、「何らかの方法で」避けることができる。
9-10歳：	死は避けられず、だれにもいつかやってくるものと理解し始める。ただ、うまくすれば避けられるとも考える。
10-14歳：	死に対する理解は大人とほぼ同じ。「死は自分自身にも訪れる。自分も必ず死ぬ」と考える。

図8.11　年齢による死の理解力の違い

見せることがあったとしても、年齢によって悲しみの程度が大きく違います。それも子どもが小さな大人ではないことのあかしです。子どもは年齢によって死についての理解に差があるのです。

子どもの年齢による死のとらえ方についての知識は、ハンガリーの心理学者、マリー・ナジ（Marie Nagy）の研究に大きく負っています。彼女は1948年に自分の出身地の3歳から10歳の子ども378人を調査し、そこで得られた知見と、スイスの発達心理学者、ジャン・ピアジェの研究結果とを組み合わせました（Nagy, 1959）。このテーマを論じるときは今もなお、ナジの研究をその基礎に置いています。そこにイギリスの精神分析学者、ジョン・ボウルビィ（John Bowlby, 1978）の考え方を取り入れると、次のような像が浮かんできます。

0-3歳 この年齢の子には、死は「ある時間そこにいないこと」と何ら変わりがないようです。仮に母親から一時的に離されたとしたら、それはすでに非常事態であり、母親の「小さな死」に匹敵します。J. p.エムスワイラーとM. エムスワイラー（J.p.Emswiler; M. Emswiler, 2000）は、その研究から、3歳未満の子どもは一時的な不在と死による不在の区別ができないと推測しています。

空腹のために泣き叫んでも何の対処もしてもらえない乳児には、あるいは死の恐怖のようなものが生まれるのかもしれません。なぜなら、乳児は母親（もしくは相応の世話をする人）のゆるがない愛情を知る十分に確かな経験（基本的な信頼感）をまだ持っていないからです。

母親（もしくは相応の人）を亡くした乳児は、初めは激しく抗議します。しかし、この抗議が実を結ばないときは、悲しみで意気消沈し、感情を示さなくなってしまいます。

3-5歳 この年齢の子どもは、死を話題にすることはあるものの、死んだ人はまた戻ってくると考えています。死んだ人はどこか別の所で生きていると思っているのです。こう考える子どもは、死は回復可能な出来事、つまり死んだ人は生き返ると考えます。かわいがっていたペットが死んで土に埋めた後、数日してから掘り起こし、また走れるかどうか確かめようとするなどはその例です。そして子ども自身は自分が死ぬとは思っていません。死んでいる状態には期限があるという考えから、死を、遠く離れること、静かになること、休養すること、眠ることに近いイメージとしてとらえています。

またこの年齢の子どもは、物事を神秘的にとらえ、自分を中心に置いて考えます。自分の願いが事物に反映されると思っているのです。例えば石やボールなど命を持たないものにも、自分の力で命を与えられると考えます。投げることによって石やボールに動きが生まれます。それを見た子どもは、自分が死に対する影響力を持つと信じるようになるのです。たとえ人が死ぬとしても、その人はその状態のままずっとあり続けるか、何か別の形となって再び生き返ると考えます。

5-9歳 この年齢の子どもは、人の死は避けられるものととらえています。子どもは、死に対してまだある程度の影響力を持っているのです。しかしいずれにしても、死は子どもにとって「他人事」であるため、まだ自分のこととして考えていません。ただ実際には、この年齢になれば、死が取り返しのつかないこと、亡くなった人はもう戻ってこないことが認識できるようになります。

さらにそれ以上の知識も加わります。死は動きを失うことだけでなく、息をすることも、食べることも、感じることもできなくなることだと理解するようになり、大人が持つ、死という現象への現実感がいくぶんかわかるようになります。また、死は年齢によるものだけに限らず、病気や事故によってももたらされることを学びます。この年齢の子どもたちは原因と結果について質問します。そして人が手術、事故、大災害、戦争、殺人など、外的な作用によって死ぬことを知るのです。

この年齢の子どもの3分の1が死を擬人化しているとされます。その子たちは死を闇や夜と結びつけてとらえます。死は避けられないけれど、死ぬのは「魔物」につかまった者だけだ、と。それから逃れれば、死なないですむと考えるのです。

9-10歳 死は避けることができず、だれにも訪れることを理解します。成長するにつれて、死に対する考えが徐々に大人のそれに近づいていきます。しかしそれでもなお、うまくすれば死から逃れることができるかもしれないという意識は残っている可能性があります。

10-14歳 死に対する大人の認識にさらに近づきま

す。死は回避できない、生を断ち切る最終的な出来事である、そして体から力が失われ、機能が停止してしまうことであると認めるようになります。そして死は自分にも訪れることをはっきり現実として受け止めます。「いつか自分も死ぬんだ……。ただし、それは年を取ってからの話だ」と。

この年齢になると、死への関心は棺や墓といった目に見えるものだけにとどまらなくなります。子どもたちの関心は、しだいに死とはどういうものか、死後はどうなるのかに向くようになります。死そのものを考えるようになるのです。10歳から14歳までの子どもは、生きることの意味を問うようになり、死後の生はあるのだろうかと自問します。

3. 子どもや青少年の悲嘆の特性

子どもや青少年は、私たち大人とは異なる方法で悲しみを表現します。これまで述べたことから明らかなように、死に対する子どもの気持ちや反応を理解することは、大人にとってたいへん難しいことが多いのです。子どもと大人の違いは、単に死への理解力だけでなく、悲しみの表現のしかたにも見られます。

事例　「うちの息子は父親が死んだというのに、まるで動じる様子がないんです」と15歳のマティアスの母親は言います。「毎晩のように友達と出かけてしまって、学校のことはもう頭にないんですよ。私が意見しようとすると、ものすごく抵抗します。父親のことなんかとても私と話す気はないようです。なんだか息子は死んだ父親に腹を立てているように見えるんですよね。でもそれはふつうじゃないですよね！」。

事例　「カタリーナにいったい何があったのか、私にはわからないんです」と、幼稚園の教諭は憤然としています。4歳のカタリーナは、急に言うことを聞かなくなり、攻撃的な態度を見せるようになりました。理由もないのにけんかをふっかけたり、他の子の遊びをじゃましたりするのです。カタリーナの祖母が最近、脳卒中で亡くなったことを教諭は知っていましたが、そのことと彼女のふるまいとを結びつけることはしませんでした。そしてやはりこう言ったのです「これはふつうじゃないですよね！」。

事例　ルーカスのクラス担任は、母親を学校に呼んでこう切り出しました。「ルーカスはこのままではだめですよ。前はとてもまじめな生徒だったんですが。今の状態ではギムナジウムへの推薦ももらえるかどうかわかりません。そればっかりじゃないんです。彼はとにかくすっかり変わってしまいました。初めはお父さんを亡くしたせいだろうと気遣っていたんですが、もう何か月も経ちましたから。これはもうふつうじゃないですね！」

いいえ、そんなことはありません。マティアスの母親、カタリーナの先生、ルーカスの担任が経験したことは全部ふつうのことです。なぜかといえば、人それぞれ悲しみの乗り越え方が違うことにもよりますが、それだけでなく、マティアスの例では少年に典型的な行動が率直に現れたからです。その行動は、悲しいときにはより強く表に出るものなのです。

これから紹介するのは、フィリス・シルバーマン（Phyllis R. Silverman）とウィリアム・ウォーデンが中心となって進めた『Harvard Childhood Bereavement Study』によって明らかにされた専門的な見解です（Worden, 1996）。その研究は、子どもの悲嘆の特性について行われたこれまでの広範な学術調査に関するものです。対象となったのは70の家族とその125人の子どもたちで、うち20家族は母親を亡くしたケース、残りの50家族は父親を亡くしたケースでした。またそのような事情のない70家族を対照群として比較しています。いちいちことわってはいませんが、本単元で述べた内容の多くがこの調査結果を根拠にしています。

子どもや青少年は悲しみを「小出し」することが挙げられます。気分の変化がはっきりしているのがふつうで、気分がふさいだままの状態が長く続くことはあまりありません。彼らはしずくが一滴また一滴とたれるように嘆き悲しみます。例えば一気に激しく2、3分泣いたかと思うと、何事もなかったかのように遊びに戻ります。

また子どもが小さければ小さいほど、腹痛や頭痛などの心身の不調が現れやすくなります。おねしょや指しゃぶりが再び始まることもあります。これらは子どもたちの苦しみの現れなのです。

子どもや青少年たちは、親をさらに悲しませるようなことをしたくないと思っています。そこで彼らなりのやり方で大人をいたわろうとします。彼らが近親者の死に対して無関心にふるまったり、心の負担を感じていないように見せたりする理由の一つはそこにあります。そして親よりもむしろ第三者に対して苦しみをうち明けようとするのです。第三者とは優しい隣家の女性のこともあり、友達のお母さんや自分を理解してくれる教師のこともあります。

また彼らは奇抜な行動によって悲しみを表現することがあります。そのような行動は、すでに死の前から目立つこともありますが、死後になって激しさを増すのです。活発な子どもが突然「ADHD（注意欠陥・多動性障害）児」とみなされる場合もあります。また、も

ともと内気で控えめの子は、近親者の死をきっかけにすっかり心を閉ざしてしまったり、話さなくなったり、孤独を深めることがあるかもしれません。感情の激しい子どもは、騒がしく、攻撃的になり、理由もなくけんかを始めたり、クラスの友達と殴り合いをしたりするかもしれません。また学校の成績の良かった子たちが、急に成績を落とし、その状態が長く続くこともあります。できることなら、その期間には知能テストを行わないようはからうべきです。年少者はその精神状態がテストにも影響し、本来の能力を発揮できないからです。

子どもや青少年は総じて予想外のことをするものです。青少年たちは、ディスコにひんぱんに足を運ぶようになる、飲酒やドラッグを求めるようになる、などの変化を見せるようになります。

彼らが近親者の死に対する罪悪感を表現することはまれにしかありませんが、だからといって大人ほど苦しんでいないという考えは当たりません。この罪悪感は、私たち大人から見れば何とも非合理なものです。しかし子どもたちは、家族の死に対してしばしば言いようのない罪の意識を持ち、自分の考えやちょっとした行動が死の原因となったと信じてしまうのです。このような時は、仮に罪悪感を見せていなくても、彼らには罪がないとの確信を持たせてやることが重要です。

わかる

こうした特性は、子どもの悲しみに対して私たちがどれほど無力感を抱くか、また子どもの悲しみへの支援がいかに難しいかを私たちに知らしめます。そのための対処法を示す何らかの手引きがあれば、私たちにとって大きな助けになるでしょう。もちろん、そうしたパターン化にリスクが伴うことは承知の上です。

悲嘆の境遇にある子どもと青少年が持つ課題

子どもの悲嘆と大人の悲嘆には多くの違いがあるものの、大人に向けた悲嘆克服のための課題は子どもにも当てはまることをウィリアム・ウォーデン (1996) は示しています。そこで次に、子どもと青少年の視点で悲嘆克服のための課題を見ていくことにしましょう。

課題1. 死の事実を子どもたちがはっきり認識できるようにする

子どもたちがまず何よりも必要としているのは、あくまでも偽りのない本当の情報です。それがないと子どもたちはストーリーを自作し、「ホラー映画」を作り上げてしまうかもしれません。また、子どもたちに情報を与えるときは、適切で、彼らがよく理解できる言葉を用いるようにします。さらに情報は正確でなければならず、言いつくろうような言葉は避けるべきです。

例えば、「おじいちゃんは眠ってしまったのよ」と話した場合、それを聞いた子どもは眠れなくなるかもしれません。なぜなら、眠ることは怖いことだと思ってしまうからです。また、「カールおじさんは連れて行かれちゃったんだ」と聞いた子どもは、恐ろしい人さらいを思い浮かべて、自分も連れて行かれるかもしれないと怖がるでしょう。だからといって、「お父さんはがんで死んだんだよ」と事実を伝えるだけでは不十分です。がんとは何かというていねいな説明が子どもには必要です。

子どもがイメージしていることを私たち大人が探り出すためには、情報を与えるだけでなく、思っていることを口に出すように子どもを繰り返し勇気づけることが大切です。例えば「おばあちゃんはどうしたんだと思う？」などと問いかけます。そのようにしていま子どもが思い描いている世界を知ります。ときには子どもたちが出す答えの中に、私たちに慰めを与えてくれるものもあるかもしれません。

子どもはしばしば同じことを繰り返し聞いてきます。そのことに大人はいらいらしたり、情報を与えても解決しないことにフラストレーションを感じたりします。しかし実際は、子どものそうした質問の繰り返しは、まったく違う意味合いを持つことがよくあります。それは死が関係する場合に限りません。一つには、子どもは何度でも確かめたい、もっとはっきりさせたいと思うことです。そのときは、私たちが辛抱強く答えるようにして、子どもに確信を持たせます。

しかしその一方で、大人の答えをまったく期待することなく、答えの出ないような質問をすることもよくあります。そのようなときは子どもに聞き返すと効果的です。「じゃ、君はどう思うの？」「どんなことを想像する？」と聞いてみましょう。すると初めは「わからない」という答えが返ってくるかもしれません。しかしさらに答えを促すようにもう一度聞いてみます。すると、多くの子どもが進んで答えてくれることにあなたはびっくりするでしょう。さらに彼らの思い描いていることに驚き、感動し、慰めさえ与えられることにも驚かされるでしょう。

しかし死の事実を認識するには、言葉による説明だけでなく、死を物理的に知ることも必要となります。私たち大人は、子どもに死の本当の姿をはっきり見せ

ることには慎重になるかもしれません。子どもはそれが事実かどうかを、彼らの能力の範囲内で見極めなければなりません。それは大人とは比較にならないほど難しいことです。ただ、子どもの未熟さが、彼らを心の大きな負担から守ってくれます。そこで、子どもたちが了解するなら、そばに付き添って、亡くなった人を見せ、体に触らせる機会を与えることです。

子どもたちに葬儀に参列する機会を与えることは重要です。子どもたちは事前に、葬儀でどんなことが行われるのか、どんな作法があるのか、大人が悲しみをどのように表すのかについて詳しく話しておきます。

課題2. 子どもたちに悲嘆の苦痛を経験させる

言うまでもなく私たちは、子どもたちを死というつらい経験からできるだけ守ってやりたいと思っています。しかし、大人にも言えることですが、その気持ちが結果的に子どもたちの心の痛みと動揺だけを強めてしまいます。

子どもの心理は私たち大人と同様です。怒り、罪の意識、不安、悲しみなどは子どもにも認められ、涙もひんぱんに見せます。他の人が泣いているのを見るとなおさらです。彼らにとってそれは良いことです。ほとんどの子は時とともに泣くことが少なくなっていきますが、一年以上たってもなお、週に一度くらい、それどころか毎日泣いている子もまれではありません。

中にはそのような境遇に置かれた自分の安全について不安を持つ子もいます。「ぼくにはだれがいてくれるの？　だれがぼくの面倒を見てくれるの？」というきわめて実利的な疑問を持ち、見放されないという大人からの確証を常に求めるのです。

子どもは悲しみ方も大人を見習います。ですから両親が負う責任はひととおりではありません。親のふるまいが子どもの手本となるのです。大人が感情を思い切って表に出せば、子どももさまざまな感情を表現しやすくなり、心が解放されます。大人が子どもの前で涙を我慢することは特によくありません。

子どもの感情表現にあれこれ口を出すのも控えるべきです。子どもが否定的な感情を見せたときに、お説教じみた言葉をかけるなどはもってのほかです。例えば、自分を置き去りにして死んでしまったという怒りを子どもが感じているなら、それを表現できるようにしてやることが大事です。

また、別の形の感情表現も子どもには必要です。絵を描くこと（亡くなった家族のための墓石をデザインしてもよい）、粘土などで形を作ること、人形を使って演じることなどです。こうした手段を使えば、子どもたちは自分の感情と向き合うことができるでしょう。子どもの絵に黒がたくさん使われていても、それは悪い兆しではありません。紙が黒く塗られる方が、心の中に黒い色が隠されているよりもましなのです。そして、もしも楽しい絵を見せてくれたなら、もちろんそれはいうことなしです！

もう少し年長の子どもの場合には、日記や手紙を書くこと、亡くなった人の「思い出ノート」を作ることを勧めます。また子供向けの本を読み聞かせるのも悲しみを癒す手段の一つです。

課題3. 家族を失った環境で子どもたちが新しい方向づけをしやすいように配慮する

家族を失った後、子どもにプラグマティズム（実用主義）が見られることがあります。大人はそれに困惑するかもしれません。

事例 10歳のニクラスにとって、兄の事故死は言うまでもなくたいへんなショックでした。ところが数か月を過ぎると、彼は兄が使っていたゲーム機を使わせてほしいと両親に求めるようになったのです。初めは恐る恐るでしたが、しだいに強気になっていきました。「お兄ちゃんはもう使わないじゃないか。あれがあればまた友達を呼んで遊べるのに」と言います。両親は兄の部屋には一切手をつけず、生前のままにしておきたいと思っていました。このニクラスの要求は、両親にはとんでもない反抗と映りましたが、しぶしぶ認めるほかありませんでした。

しかし、ニクラスの頼みには決して冷たい心が表れていたわけではありません。彼は、兄が亡くなってつらいことばかりだけれど、何か自分にとって良いことはないのかと実利的に考えただけなのです。彼が自分の「利益」を無邪気に喜んだことが両親をいら立たせたことは、ニクラスにはなかなか理解できませんでした。

事例 12歳のニコーレは、母親が亡くなった当初はすっかり引きこもってしまい、他の人を寄せつけないような態度を見せていました。ところが父親はしだいに、母親がしていた家事を彼女が黙って引き受けていることに気づくようになったのです。ニコーレは買い物のリストを作り、食器洗い機から食器を取り出して片付け、えらそうな口ぶりで母親のように弟や妹の世話をします。弟や妹が言うことを聞かないときには怒りを爆発させ、父親に食ってかかりました。

このニコーレの行動は父親にとってもちろん好まし

くないはずはなく、むしろほっとさせるものでした。彼にはようやく少しずつわかってきたのです。娘が過大な任務を自分に課していたこと、そして彼女が、その年齢にはとても適切とはいえないような役割をこなし始めていたことが。父親には別の思いもありました。母親としょっちゅうけんかをしていたニコーレは、罪悪感のようなものをそうした方法で埋め合わせてもいたのではないか、と。

　子どもが、亡くなった親の役割の一部を引き受けることは珍しくありません。しかしそれは健全なことでしょうか？　もちろん子どもたちは、家族の暮らしを助けるために新しい任務を担わなければならないでしょう。でもそこには十分な配慮が必要です。子どもたちの任務は、何よりも年齢に合ったものでなければなりません。それまでの家族の関係は、新たに結び直されるべきです。また彼らは年齢に合ったふるまいを許されるべきです。言うまでもなく、家族の死ははかり知れない大きなトラウマですが、同時に、しばしば感情面に明らかに大きな成長をもたらします。ただしそれは人間性の成長を意味するのであって、大人と同じ役割を果たせるという意味ではありません。そこを取り違えないようにするべきです。

課題4. 新しい、愛情に満ちた関係を結ぶよう子どもたちを勇気づける

　子どもがこの課題に取り組むことは、事情によっては大人ほど簡単ではありません。祖父母の死ならまだ「当然のこと」として受け入れられたとしても、親やきょうだいの死を乗り越えることは並大抵ではありません。

　他の人と新たに信頼し合える関係を結び直すというこの課題は、多くの子どもたちにとって難問と言わざるを得ません。「意地悪な継母」が登場する数多くの童話は、時として、亡くなった親の「代わり」が来たときに子どもが経験する困難を反映してもいるのです。

　近しい家族の死が子どもにもたらすそうした適応の苦難は、その後の人生においても何度となく現れます。特徴的なことは、人としての成長の節目にその苦難がよみがえることです。思春期、青年期、結婚、子育てはもとより、老いまでが試練となり、そのつど家族の死が再び痛みを伴ってありありと思い出されるのです。「母が生きていたら僕の結婚相手をどう思うだろう」、「父は自分と同じ年にはどんな風貌になっていただろう」。こうした問いは、早くに家族を亡くした人の人生についてまわります。それは異常なことでも何でもないのです。異常だと言うなら、私たちの社会にそうした質問を許すゆとりがほとんどないことこそを指摘すべきでしょう。

守る

　もし悲嘆の中にある子どもたちとコミュニケーションが取れたなら、そして子どもたちが大人の配慮のもとに情報を与えられ、感情を表に出すことを許され、家族を亡くした新しい世界に慣れることができたなら、その子どもたちを守る任務は十分に果たせたといえます。特に子どもたちは、苦しさと付き合うために、ストレスの少ない「わき道」を必要とします。それが奇抜なふるまいや身体面の症状となって現れるのです。

1. 特有のリスクの確認

　これらの支援にもかかわらず、心痛があまりに大きいとか、支援が行き届かないなどの理由で、児童・青年心理学者や心理療法士による専門的な助力を必要とする子もいます。米国児童青年精神医学会（American Academy of Child and Adolescent Psychiatry）は、専門家による継続支援が必要な児童・青年を見分けるための推奨事項を発表しました。次のような目立つ行動が一つまたはそれ以上、長期にわたって見られることが継続支援の要件とされています。

- 重い抑うつ的不調があり、日常活動にほとんど関心を示さない。
- 睡眠障害、摂食障害、ひとりでいることを怖がる。
- 実年齢に比べて幼稚な行動を取る（退行）。
- 亡くなった人のふるまいをそっくりまねる。
- できることなら亡くなった人のところに行きたいと繰り返し口にする。
- 友達や遊びに関心を示さない。
- 学校の成績が急に下がる、または登校したがらない。

2. 悲嘆の中にある子どもの学校生活

　学校は子どもや青少年の生活において、最も大きな試練の場といえます。このことは、学齢に達すると、児童青年精神科医や家庭相談所に紹介される子どもの数が劇的に増える実態からも明らかです。一方で、学校は子どもにとって保護され、世話を受ける場所でもあります。子どもに良く目を配っている教師が、まず最初に子どもの行動の変化に気づくかもしれ

ません。そのとき教師は、学校内だけでなく、家庭でも重大な事態が起きていないかどうかを慎重に確認して、子どもとその家族を励まし、支援します。

悲嘆の中にある子どもと関わるうちに、学校の場では好ましい効果が生まれます。悲嘆の初期に思いやりを示すこと、学校で亡くなった人を悼む式を行うこと、悲しみについての授業を設けること。これらは今日では珍しいことではなくなっています。しかし、未だに多くの学校が対応に苦慮している理由は、こうしたケアが長期にわたること、そして悲嘆が引き起こす問題行動についての知識が不足していることです（Nitsche, 2010）。

事例 リヌスの母親は、彼が12歳の時に交通事故で亡くなりました。リヌスは元気の良い利発な子で、小学校の終わりには、ギムナジウムへの推薦も確実と思われていました。スポーツが得意な彼には決まった友達グループがあり、父親は「息子のことはまったく心配いらないでしょう」と言っていました。

母親の死によってリヌスの周りでは多くの変化が起こりました。しかし彼にはそれが理解できませんでした。彼の成績は急降下してしまいましたが、それでもまだ進級が危ぶまれるほどではありませんでした。教師たちは彼の落ち着きのなさを指摘し、とんでもなく反抗的だとさえ見るようになりました。「あの子はADHDに間違いないよ」と体育の教師は言います。リヌス自身はといえば、クラスメートが自分を無視すると悔しがっています。結局、クラスメートからあれほど好かれていたリヌスに、誕生日会への誘いがぱたりとなくなってしまいました。

初めのうちは教師たちもリヌスの困難な状況を思いやっていました。ところが、半年経っても何の変化もないため、教師の多くは腹立たしく感じるようになりました。「甘やかすのももういいかげんにしないと。ここらへんで、自分のふるまいの結果をわからせてやらないと図に乗っちゃうよ！」と。

父親はリヌスに一生懸命言い聞かせる一方、教師たちにも息子の苦しい状況をわかってほしと求めました。しかしそれも徒労に終わりました。教師からの警告がたび重なり、出席停止になりかねない事態に至ったため、ついに父親は児童青年精神科医に助言を求めました。その後精神科医の提案に従って、医師と学年担当の教師たちで話し合いが持たれました。その場で明らかになったのは、ほとんどの教師に、死の悲しみの経験がいかに乏しいかということでした。教師たちの間では、「そうした悲しみはもちろんつらいだろうが、いつかは終わるはずだ」という一般にありがちな考えが支配的だったのです。

専門家との話し合いの中で、教師たちは「悲嘆」の道のりが、とりわけ子どもの場合いかに複雑であるかに気づきました。そしてリヌスの目立つふるまいが実は「正常」なことであり、並外れた大きな喪失に対する典型的な反応だと理解するようになったのです。リヌスの反抗的な態度が怒りの表れであること、その怒りのもとは学校ではなく、彼の置かれた状況であり、わけても何の予告もないまま彼を置いていってしまった母親であることを教師たちは理解したのです。この絶望が生む怒りははけ口を求めます。したがって学校側が厳しく対応すれば

するほど、リヌスの怒りの矛先は教師に向かっていくのです。

「そうは言っても、いつかは止むはずでしょう。いったいいつまで我慢すればいいんですか？」と物理の教師が憤慨して聞きました。専門家の答えは、そのような悲しみが人生を決定してしまうこともある、もし影響が年を追うごとに和らいでいったとしても、結局はリヌスの人生の一部として残り続ける、というものでした。それを聞いた教師の顔には深い当惑の色が浮かびました。

そこで教師たちは、リヌスの荷を軽くしてやる方策を講じることにしました。音楽の教師は、リヌスが落ち着きをなくしていることに気づいたら、「外に出て階段を何回か上り下りしてきなさいよ」と言って「タイムアウト」を取らせてやることを思いつきました。またクラス担任は、リヌスと合図の取り決めをしようと考えました。彼のノートの脇に赤いカードが置かれていたら、「今日は特に気分が悪い」という意味だというように。さらに、以前はリヌスと特に良い関係だった歴史の教師は、今こそ一度彼の悲しみについて直接聞いてみようと考えました。「君のお母さんが亡くなったことは知ってるよ。僕はいま君がどんな様子かと思ってね。どう？ 話してくれる？」と。また宗教の教師は、それなら授業で遠慮することなく悲しみをテーマに取り上げることができる、と肩の荷を下ろすことができました。そこでリヌスと、祖母を亡くしたばかりのもう一人の男の子に「エキスパート」として経験を話してもらうことはできないだろうかと考えました。もちろん彼らの気持ち次第ですが。

このテーマはPTAの会合でも取り上げることになりました。話し合いの最後にクラス担任はこう言いました。「リヌスがよけい悲しむかもしれないから、楽しいことに呼んではいけないよ、と子どもたちを諭してリヌスを『大事にする』ことは彼のためになりません。それを父母も学ばなければなりません。その代わりに父母は、リヌスをまたふだんどおりの活動にもっと参加させるべきなんです」。

それから数週間を経ると、リヌスの行動は落ち着いてきました。リヌス自身が変わったというよりは、自分の目立つ行動が、教師たちからこれまでと違う評価をされていることに彼が気づいたからです。これがきっかけとなって、リヌスも自分自身を違う目で見られるようになりました。怒り、罪悪感、そこからまた生まれる攻撃性、という悪循環は少しずつ解消していきました。

学校は、児童・生徒にとってごく「正常な」場所となれるのです。つまり、彼らが「正常に」、年齢相応にふるまうことができ、死を絶え間なく思い出さずにすむ場所です。学校にいれば、悲しみや喪失の痛みをいつでもどこでも感じるということはありません。それが家と違うところです。ただしそうあるためには、悲しみが正常なことの一部として認められなければなりません。すなわちその子にとって、悲しみは「ねばならない」ことではなく、もしやって来たときには（それはたいてい不意に来る）「してもよい」こと、そしてその悲しみの居場所があることを感じられるようにすべきです。

家族を亡くした子どもが教師の思いやりを感じ、さ

らに教師が葬儀に参列している姿を見ることは、その子に良い影響を与えます。それを教師が理解していれば、子どもは起こったことについての疑問を言葉にすることができ、次の第2の課題に移ることができます。また、教師がクラスの子どもたちにクラスメートの家族が亡くなったことを伝え、その子とどう接したらよいかをあらかじめ話しておけば、その子はクラスに戻ったとき早くなじむことができます。このような対応を身につけている教師は、近親者を亡くした子どもにとって休日や休暇の時期が特にストレスとなることを知っています。子どもは家族がいない現実にどうしても直面せざるを得ないからです。

このような教師は、クラスの中に当事者と同じような困惑を見せる子がいることに気づくでしょう。教師がクラスメートの家族の死を伝えたことによって、クラスに連帯感が生まれたのです。また、家族を亡くした子は、何らこだわりを持っていないどころか、遊びたくてしかたがありません。それでも突然、不意に落ち込んで、悲しみと不機嫌に沈んでしまうことがあります。教師は、そのこともクラスの子たちにわからせる必要があると理解するはずです(Hogan, 2002)。

3. 機会をとらえて行う喪失への備え

多くの子どもにとって、喪失の悲しみはこれまで経験したことのない、理解しようのない感情の不意打ちといえます。もし子どもたちが適切な時期に「小さな喪失」の悲しみを、しかも守られた環境で経験できるなら、いつか起こるであろう(そしてできるだけ遅く起こってほしい)「大きな喪失」に多少の備えを持って身をゆだねることができるのではないでしょうか。つまり私たちは、子どもたちが「小さな喪失」を経験したときに適切な対処をしなければならないということです。もし子どもが人形をなくしてしまったとき、またはおもちゃの車が壊れてしまったとき、私たち親は子どもを守ろうとする傾向があり、できるだけ早くその喪失を忘れさせるために、同じものを買い与えることによって子どもを慰めようとします。しかしそれは結局うまくいきません。というのは、テディベアにしても人形にしても、子どもにとっては唯一無二の存在だからです。それは、子どもが私たちにとって唯一無二の存在であることにほぼ等しいと言ってよいでしょう。

事例 母親が家に帰ると、6歳の娘、シャルロッテと8歳の息子、エリアスが泣きながら居間の床に座り込んでいました。そこには二人が飼っていた小さなカナリアが死んで横たわっていました。二人はしゃくり上げながらその出来事を母に話しました。カナリアはいつものように元気に部屋中を飛び回っていたけれど、突然、大きな音とともにものすごい勢いで窓にぶつかって、床に落ち、死んでしまったというのです。母親は二人をそっと抱き寄せ、話を聞きながら慰めるように頭をなでました。それでも二人をとらえた絶望感は和らぐことがありません。

しばらくして母親は部屋を出て行き、段ボール箱を手に戻ってきました。そして「カナリアを埋めてやったらどうかしら」と言いました。子どもたちは驚いたように母の顔を見ていましたが、やがて熱心にその作業に取りかかりました。二人は浴室から脱脂綿を持ってきて、ていねいに箱に詰め、そこにカナリアをそっと横たえました。シャルロッテはバラの花びらを取ってきて、何かをつぶやきながらカナリアの上にていねいに散らしました。またエリアスはお気に入りのカラフルなステッカーを何枚か持ってきて、箱に貼りました。そして二人は箱をそっと閉めて、確かめるように母親を見て言ったのです。「これでもうカナリアを埋めていいかな?」。子どもたちは真剣な面持ちで庭に出て行きました。エリアスが箱を抱え、シャルロッテはおもちゃ箱から出した小さなシャベルを二つ手にしていました。母親は、二人が一生懸命になって「棺」を埋めるための穴を掘っている姿を窓から見守っていました。箱を埋めた後、シャルロッテはさらに土を盛って、小山を作りました。エリアスが小さな木の棒2本を草の茎でしばって十字架を作り、墓の上に立てました。

二人はじっと祈りを捧げるようにそこに立ち、いとおしそうな眼差しで墓を見つめていましたが、しばらくするとふり返り、母親を見つけて手を振りました。二人はほっとした様子で戻ってきました。シャルロッテは母親に「何かおいしいものない?」と聞きました。

子どもが喪失体験をしたときに、その子が身をもって悲しみ抜くことができるよう、私たちは守ってやる必要があります。私たちは子どもの涙、怒り、絶望に耐えなければなりません。そして子どもにそれらが許容されること、悲しいのはあたりまえであること、そしていつかはその苦しみが和らぐことを教えるのです。

子どもが一生懸命に、ほとんど楽しむかのように、しかし真剣に死んだ動物を埋葬している姿を見たなら、大人であるあなたも何か救いのようなものを感じることでしょう。

「もし私たちがグランド・キャニオンを暴風から防ぎ守ろうとするなら、私たちはその美しさを決して見い出すことができないだろう」。これはエリザベス・キューブラー・ロスがかつて記した言葉です。これにならえば、もし私たちが子どもたちを死の重荷から遠ざけるなら、彼らの学習・経験・成長の大事なチャンスを妨げることになる、といえるでしょう。このテーマにおいては、何も子どもたちが私たちから学ぶばかりとは限りません。子どもたちの率直さや好奇心、そし

て彼らが死に遭遇したときの機敏なふるまいから、私たち自身もまた学ぶことがあるかもしれないのです。

学習を深めるための参考文献

American Academy of Child and Adolescent Psychiatry: Children and Grief. Facts for Families, Washington 5 (2008)

Bowlby, John: Verlust - Trauer und Depression. Fischer, Frankfurt 1983

Emswiler, James P.; Emswiler, Mary Ann: Guiding Your Child Through Grief. Bantam, New York 2000

Hogan, Nancy: Helping Children Cope With Grief. FOCUS ON PRE-K & K, 15 (2002) 1, S.3-6

Nagy, Marie H.: The Child's View of Death. In: Feifel, H. (Hrsg.): The Meaning of Death. McGraw-Hill, New York 1959, S. 79-98

Nitsche, Norbert: Ergebnisse einer Umfrage über die Trauerarbeit von Eltern und Geschwistern nach dem Tod ihres Schulkindes. Dissertation Universität Ulm 2010

Worden, William j.: Children and Grief. The Guilford Press, New York u. London 1996

9 身体的な面

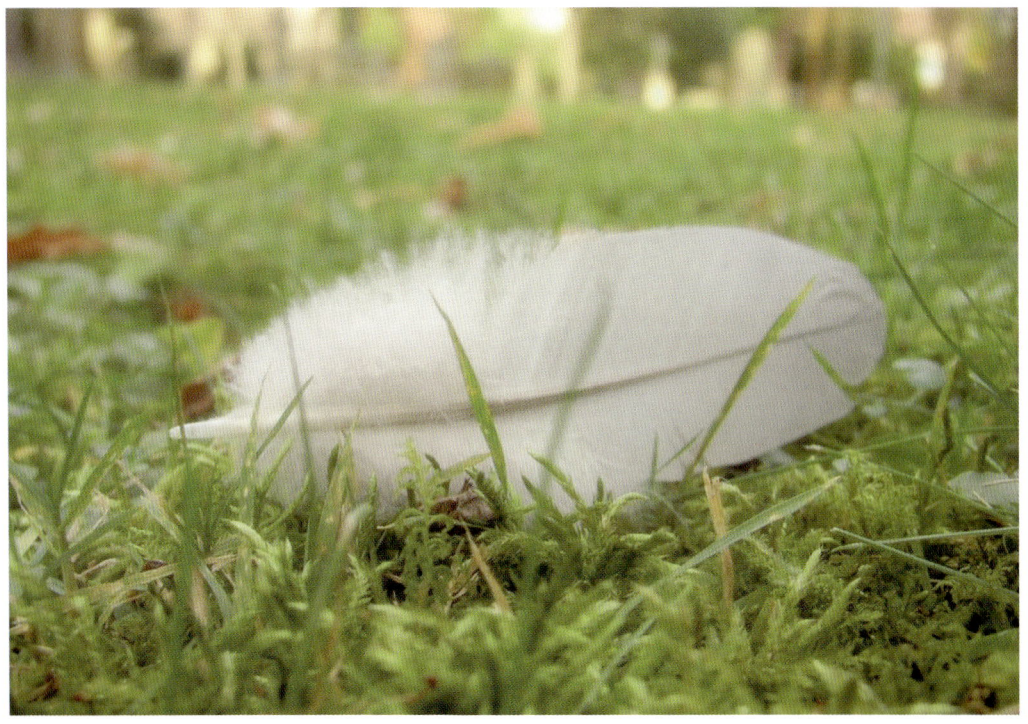

9.1	**痛み**・150	9.3.5	胸やけ・174
	気づく・151		気づく・174
9.1.1	痛みと何か？・151		わかる・174
9.1.2	痛みのさまざまな面・152		守る・174
9.1.3	痛みの評価・153	9.3.6	しゃっくり・174
	わかる・154		気づく・174
9.1.4	コミュニケーションの形式としての痛み・154		わかる・174
	守る・156		守る・174
9.1.5	鎮痛治療のケア的・心理社会的処置・156	9.3.7	下痢・175
9.1.6	薬による鎮痛治療・157		気づく・175
9.2	**口腔粘膜の問題**・163		わかる・176
	気づく・163		守る・176
	わかる・164	9.3.8	便秘・176
	守る・164		気づく・176
9.3	**食事の問題**・167		わかる・177
9.3.1	食欲不振と悪液質・167		守る・177
	気づく・167	9.3.9	腸閉塞・178
	わかる・168		気づく・179
	守る・169		わかる・179
9.3.2	上腹部の症状・170		守る・179
	気づく・170	9.3.10	終末期の脱水症・180
	わかる・170		気づく・180
	守る・170		わかる・181
9.3.3	吐き気と嘔吐・170		守る・182
	気づく・170	9.4	**運動と知覚の問題、体位**・182
	わかる・171		気づく・182
	守る・172		わかる・183
9.3.4	嚥下障害・173		守る・184
	気づく・173	9.5	**呼吸の問題**・187
	わかる・173	9.5.1	呼吸困難・187
	守る・174		気づく・187

	わかる•189
	守る•189
9.5.2	せき•192
	気づく•192
	わかる•192
	守る•192
9.5.3	死前喘鳴•193
	気づく•193
	わかる•193
	守る•193
9.6	**皮膚の問題•194**
9.6.1	潰瘍性の傷•194
	気づく•194
	わかる•194
	守る•194

9.6.2	かゆみ•196
	気づく•196
	わかる•196
	守る•196
9.6.3	リンパ浮腫•197
	気づく•198
	わかる•198
	守る•198
9.7	**どのように、どんな病気で死ぬのか──緩和ケア特有の視点•199**
	この単元で学ぶこと•199
9.7.1	どこで死ぬのか•200
9.7.2	どんな病気で死ぬのか•200
9.7.3	いつ死ぬのか•201
	学習を深めるための参考文献•208

　身体面においては、身体にまず現れる症状を把握します。この単元では、病気の進行した患者にしばしば見られる代表的な苦痛や障害について説明していきます。身体面からのケアを通じて、看護師と患者の距離はぐっと近づき、それはたいてい信頼関係の構築にうまく作用し、より深みのある対話へとつながっていきます。症状を和らげること、すなわち症状コントロールは、身体的な面だけを含むものではなく、看護上の人間関係（p.22「基本コンセプト」）の上に成り立っているのです。

9.1 痛み

「痛みは死よりも恐ろしい君主である」
（アルベルト・シュヴァイツァー，1926）

事例　ホスピスで受け入れたとき、フリードリヒ・グロースさんの様子は、すでに死にゆく人のようでした。「死の間際になって、患者にこのような変化を強いるよりも、病院にずっといた方がよかったのでは」ある看護師はそう思いました。グロースさんは小柄な男性で、以前はどちらかといえば小太りの体型でした。それが今や、身体は骨と皮ばかりになり、顔は青ざめ、弱々しい声はほとんど聞き取れません。グロースさんは、もうほとんど意識がないようにも見えました。

　病院のカルテによれば、グロースさんは、かなり進行した前立腺がんで、がんは骨に転移していました。ここ数日で容体は急速に悪化し、話しかけることもできないような状態だったそうです。それゆえ病院では、グロースさんを苦しめている痛みの状態がはっきりとはつかめず、痛みをコントロールすることができなかったのです。

　今グロースさんは、まるでもう何も見聞きしたくないというように壁に顔を向け、ホスピスのベッドに横になっています。ベッドの傍らにはグロースさんの奥さんが座り、頭を左右に振りながら、「こんな終わり方をしなくちゃならないなんて」と、繰り返しつぶやいています。グロースさんの身体に触れることはできません。触れられるたびに、グロースさんの痛みは増していくようでした。

　4日後、もうそれがグロースさんだとは、ほとんど認識できませんでした。しかし、依然としてベッドの中の姿は弱々しいままでしたが、食欲が出てきたグロースさんは、奥さんの作ったスープをゆっくりと口に運んでいたのです。グロースさんの表情は生き生きとして見えました。

　2週間後、グロースさんはまだベッドの中でしたが、生活への積極的な関心を示すようになりました。部屋にテレビを入れてもらい、ナイトテーブルの上には自動車新聞が置いてありました。「ええ、車です」奥さんは言います。「前から主人は車に夢中だったんですよ」すでにグロースさんは、看護師に、こんなストレートな質問をぶつけていました。「私はもう一度、家に帰ることができるんでしょうか？」グロースさんはこの質問を、奥さんにはあえてしませんでした。「あいつはとにかく、物事をすべて悲観的に考えるからなあ」またグロースさんは、夜勤の看護師に、秘密をこっそりと教えたりもしました。もう一度小型車を運転したいという秘密を。「私にまだ運転できるだろうか？」

　6週間後、娘の夫に車いすを押してもらい、グロースさんはエレベーターに乗り込みました。奥さんは、グロースさんが後にそう呼んだ、彼の「家財道具」がいっぱいに詰まったかばんを抱えていました。「夫を家に連れて帰るという判断は、正しかったんだろうか」このときもその思いは彼女の中にありましたが、訪問緩和ケアサービスの看護師の「さあ、とにかく一緒にやってみ

1. 痛みを真剣にとらえる
2. 痛みの状態を説明してもらう
3. 痛みの原因を全人的に把握する
4. 痛みに対して包括的な（多様な）回答を与える（全人的な鎮痛治療）
5. 治療処置を精確に調整する（適合させる）
6. 注意を常に怠らない態勢を維持する

図9.1　痛みに苦しむ人との接し方

ましょう」という、責任を分かち合う約束の言葉が、彼女に夫の退院を決断させる決定打になったのです。

2か月後、グロースさんの葬儀が行われました。あれから小型車の夢は実現しませんでしたが、奥さんの心配していた合併症もなく、とりわけ痛みはうまくコントロールすることができました。最終的に、グロースさんはとても安らかに息を引き取ったのです。(最初はかなりためらいましたが) 訪れた「悲しみを分かち合う会」で、グロースさんの奥さんは、自宅で死を迎えたいという夫の望みをなんとかかなえてやれたことについて、自分はとても誇りに思っているということを話しました。思いを口にしたことで、グロースさんの奥さんは、悲しみが和らいだような気がしました。

もちろん、このように容体が劇的に回復するという例は、緩和ケア施設でもそう見られるものではありません。しかし、グロースさんの物語は、適切な鎮痛治療がもたらすものを明らかにしてくれます。痛みとは、単なる一つの症状ではなく、全体としての人間が常にとらわれている一つの病気です。この単元では、グロースさんの助けとなったことについて、より深く理解することを学んでいきます。この事例は、図9.1に示したやり方に基づいて対応がなされたのです。

気づく

9.1.1 痛みとは何か？

定義　「およそ痛みとは、出生、成長、そして病気の典型的な同伴者であり、人間の本質と緊密に絡み合って」います (Fink; Gates, 2001)。また痛みは、「組織の損傷と結びついた、感覚的、感情的な経験である」と解釈されています (International Association for the Study of Pain, 1979)。そしてとりわけ重要なことは、「たとえそれがどんなときであっても、人が痛いと言ったとき、それが痛み」なのです (McCaffery, 1968)。

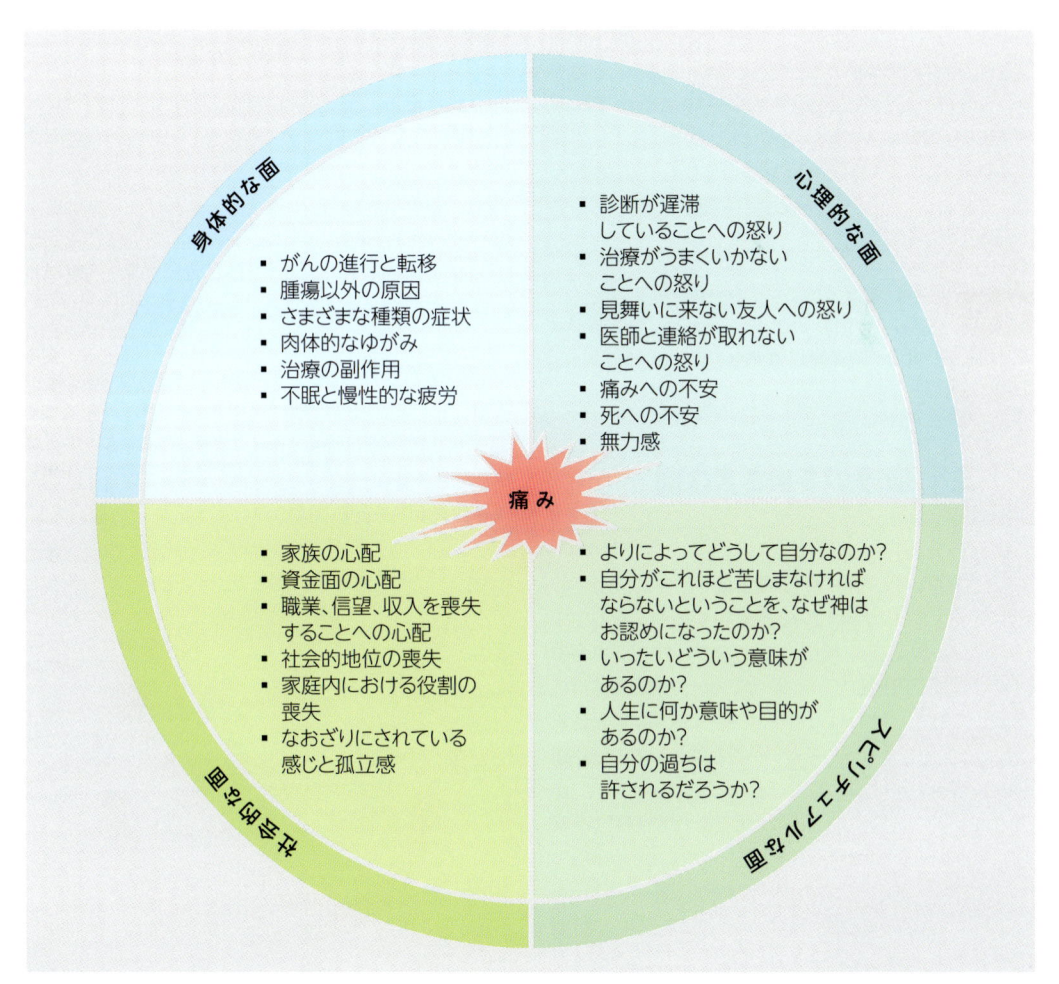

図9.2　全人的な痛みの把握

痛みとはすなわち、全体としての人間のすべての面にかかわる現象です（図9.2を参照）。また痛みとは、きわめて主観的なものでもあります。つまり、ある人にとっては「蚊に刺された」程度にしか感じられないものが、別の人にとっては死にたいと思わせるようなものであるかもしれないのです。当事者は、しばしば痛みをきわめて不安なものとして体感しているのです。

第三者である私たちには、他人の痛みの経験について判断を下す権利はむろんありませんが、社会的なモデルが他人の（もちろん私たち自身の）痛みとの接し方に影響を与えているということは受け入れざるを得ません。「インディアンは痛みを知らない」このことを、痛みを個人的な過失としてとらえ、口に出さないというやり方で取り入れている人も少なくありません。そして私たちは、「あらあの人、またあんな大騒ぎしているわ！」とか「また注目してもらおうと思っているんだろう」などといった言葉を、病院の廊下でなんとたびたび耳にすることでしょうか。このことはまた、「今日の私たちには効果的な鎮痛治療の手段が数多く用意されているにもかかわらず、依然として痛みを抱えながら十分な治療を受けていない人の数が驚くほど多い」ということの理由を明らかにしているのかもしれません。

要点 痛みは、緩和ケアサービスを受けるきっかけとなる最も多い理由の一つです。それゆえ痛みの症状は、緩和ケアにとって非常に重要なのです（Weissman; Griffie, 1994）。

9.1.2　痛みのさまざまな面

痛みの発生には、常に多くの要素が存在します。すなわち痛みは、大きく身体的要素、社会的要素、心理的要素、スピリチュアルな要素から発生するのです（図9.2）。教育上の理由から、本書の中でこれらの要素を分けて説明している場合でも、このことは常に意識しておかなければなりません。この異なる要素がともに作用し合っているということは、いわゆる「痛みのスパイラル」において、より明らかになります。当事者にとって、通常、（原因が何であれ）痛みは不安を生みます。それが筋肉の硬直へとつながり、より力を増して再び痛みへと作用するのです（図9.3）。

このような痛みの悪循環は、特に痛み発生の初期に現れます。そこで痛みが止まないと、このやっかいなスパイラルはいわば独り歩きを始め、不安感（心配、恐怖、パニックなど）から、あるいは筋肉のある緊張状態（運動上の制約を受けているとき、寒さなどで歯をガチガチ言わせているとき、強い防御姿勢をとっているときなど）から、新たな痛みを発生させる可能性があります（McCaffery他, 1997, p.255）。

痛みは常に全体としての人間である私たちのもとに届き、私たちの精神状態を変化させます。痛みによって得られる喜びはほとんどなく、痛みは私たちをいらいらさせ、意気消沈させ、疲れさせ、不安にします。痛みは私たちを、私たち自身から遠ざけるのです。

痛みの心理社会的な要素とスピリチュアルな要素

私たちは、身体に何か苦痛を覚えたときのみ、痛みを感じるのではありません。社会的、あるいは精神的な組織において何か苦痛を覚えたときにも、痛みを感じるのです。

社会的な痛み　私たちはこの痛みを、例えば、つらくとも愛する家族と別れざるを得ないときなどに感じます。このとき、痛みは私たちの「心に重くのしかかり」、「胸が締めつけられる」思いがします。まるで「こん棒で殴られ」、「胸に刺すような痛み」を感じるのです。死を経験するということは、常にこのようなつらい別れの経験をするということを意味します。そしてときには、実際の死の局面よりもかなり前に、この別れの場面が訪れることがあります。つまり、看護師や医師、その他の支援者たちが、不安に駆られ死にゆく人との交際を避けた場合や、家族が死にゆく人に本当のことを言ってよいかどうかわからず、ときとして病人をいたわろうとする思いから、会話を一切避けた場

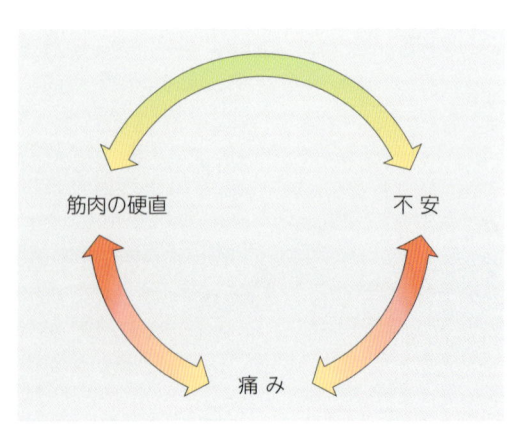

図9.3　痛みのスパイラル

合などです。ドイツでは、依然として多くの人が、あまりなじみのない、孤立させられた環境、つまり病院やケア施設などで亡くなっており、たいていの人が家族とのつらい別れをただ耐え忍ぶしかないのです。

精神的な痛み　痛みの精神的な面とは、例えば、「当事者と家族にとって、片づいていない問題を処理し、解決していない争いを首尾よく終わらせるチャンスが、今やもう一度しかない」といったようなつらい経験をすることを意味します。このような未処理の問題を解決するのは、これまでの長い人生においてもなかなかうまくいかなかったことでもあり、きわめて困難を伴うことがしばしばです。つまりそれは、相手の感情を傷つけたり、なおざりにしたり、不当な言動をとったりといった、痛みを伴うことについて話すということになるからです。しかし、この痛みを伴う話し合いの過程を受け入れ、消化することに成功したとき、最終的に、そこには確実にまた別の発見があります。つまりそのとき、「たとえ罪や恥ずかしさ、また怒りの感情の下に埋もれていたことがたびたびあったとしても、今や目の前に現存しているであろうたくさんの愛を発見する」ことになるのです。

スピリチュアルな痛み　この痛みは、要するに人生の意味への問い、すなわち生きることの意味、死ぬことの意味、そして人間の存在そのものの意味、への問いから発するすべての痛みと理解されます(p.211「スピリチュアリティ」)。「自分の人生にはどれだけの価値があったのか？」「自分の人生にはどんな意味があったのか？」こうした問いかけをするということは、「周りの反応につらい痛みを感じ、自分自身の存在に疑問を投げかけている状態にある」ということを意味します。ときには「その後」のことについて、つらく、不安を感じさせるような質問がなされる場合がありますが、それは「信仰している宗教上の観念がその支える力を失い、そして崩壊していくような体験をした」ということを意味しています(p.212の事例を参照)。

痛みの身体的な要素

急性の痛み　この痛みの多くは、組織の損傷や炎症に至る短期的な病状の経過と結びついており、また外科的な介入により誘発されます。痛みの持続する期間は比較的短く、数時間から数日、あるいは長くても数か月程度です。急性の痛みは、たいていが警告徴候です。長くは続かないものの、身体に何か不具合があるということを、急性の痛みは私たちに教えてくれます。

慢性の痛み　慢性の痛みは、時の経過とともにむしろ強くなり、症状は悪化します。痛みは数か月から数年、場合によっては一生持続するケースもあります。要因には例えば、腫瘍性疾患やエイズ、関節炎、慢性肺疾患、神経性疾患、糖尿病などがあります。また慢性の痛みは、けがとの関連の中でも発生します。例えば脊髄損傷や幻肢痛のように、その痛みの症状は比較的長く続きます(Fink; Gates, 2001)。

侵害受容性の痛み　この痛みは、人間の身体の痛覚受容体が直接刺激を受けることにより発生します。この痛覚受容体が、皮膚や骨格筋、腱、関節などに位置するとき、この痛覚受容体を原因として生じた痛みは、部位が特定できるほどその範囲は限定され、また刺すような痛みを覚えます。この痛みのことを、ここでは「体性侵害受容性の痛み」と呼びます。これに対し、痛覚受容体が内臓(胸部、腹部、骨盤部)に位置するとき、これを原因として生じる痛みのことを「内臓侵害受容性の痛み」と呼びます。この痛みは通常、部位が特定できるほど明確ではなく、引っ張られるような、あるいは圧迫されるような痛みを覚えます。

神経性の痛み　神経性の痛みは、末梢神経や脊髄神経節、脊髄、視床などが、圧迫あるいは刺激を受けることにより発生します。この痛みは、激しく流れ込んでくるような、あるいは切りつけてくるような、刺すような、そして攻撃してくるような痛みを覚えます。しかも神経性の痛みは、焼けるような、穿たれるような持続性の痛みも伴います。またときには、これが一種の過敏症(知覚過敏)や、別の種類の異常な感覚の状態(知覚異常)などにつながることもあります(Husebø; Klaschik, 2006, p.205-)。

> **要点**　侵害受容性の痛みと神経性の痛みを見分けることは、それにより有効な治療上の結果が得られるという観点から、とりわけ重要です。

9.1.3 痛みの評価

患者の痛みを包括的に理解しようと思うならば、まずは病歴のしっかりとした調査を行わなければなりま

せん。加えて、患者と緊密にコンタクトを取り、患者の視点から物事を見るように努める必要があります。ここで重要なのは、あらゆることがどのように始まり、また苦痛がどのように推移してきたのかを知ることです。さらに、現在の苦痛の質や、それがどこに現れているかについても知っておかなければなりません。そして最終的には、患者自身がこの状態をどのように解釈し、理解しているかを知ることが大切です。その際患者は、自分の痛みに罪の意識があったり（「あのときもっと気をつけていれば、今ほど悪くはならなかったのに」）、あるいは痛みの原因が他人にあると思っていたり（「あのときに失敗されてから、もうどうしようもなくなってしまった」）するかもしれません。

包括的に痛みを知覚するためには、いつ痛みが強くなるのか、何が痛みを和らげるのか、といったことについて知ることももちろん重要になりますが、そのとき、治療処置のことだけではなく、どんな状況のときに患者は痛みの変化を感じるのかという点についても、常に念頭に置いておかなければなりません（患者の発言の例「孫が来ているときは、痛みをまったく感じないんです」「ベッドから出なければと思うだけで、もう身体じゅうが痛いんです」）。私たちはこのような発言から、何が患者の生活に意味を与えているのか（孫）、どこにいるときに患者は気分のよさを感じ安心感を抱いているのか（ベッド）、といったことについて学んでいくのです。このようにしてじっくりと考えながら、患者の痛みの状況を把握していくわけですが、その際患者に、「自分の苦痛を真剣に考えてくれていないのではないか」あるいは「自分の苦痛は単なる心身医学的なものとして処理されているのではないか」といった思いを抱かせてはいけません。苦痛を完全に理解していく過程で、患者と緊密にコンタクトを取るという行動は、反対に、私たちがその患者の苦痛に注意を注いでいるということを示すものなのです。みなさんは、これから「痛みはさまざまな条件によって決定づけられている」ということを身をもって知るたびに、感嘆の声をあげることになるでしょう（図9.2を参照）。

ヒント 「痛みの日記」をつけることも、痛みを評価する上で有益な手段であることがわかっています。

とはいえ、もちろん私たちは、患者との対話の中から、患者の現在の苦痛の状況を知ろうとします。それには、「痛みの把握の手引き」が役に立つかもしれません（図9.4）。また、痛みの強さを把握するには、「痛みの評価スケール」が有効であることがわ

患者にこう尋ねます
… 痛みを言葉で言い表してください（例えば、焼けるような、刺すような、激しく流れ込んでくるようななど）
… 強さを教えてください
… 痛みの場所を教えてください
… 痛みの続く時間と痛みの質の変化を教えてください
… 何が痛みを強め、何が痛みを弱めるのか、教えてください
… 全般的に、痛みがどのような影響を与えているのか、教えてください（睡眠、食欲、気分、人間関係などへの影響）

図9.4 痛みの把握の手引き（Fink; Gates, 2001, p.55より）

かっています。この「痛みの評価スケール」では、自分の痛みの感覚がスケール上のどこに位置しているのかを、（「痛みなし」から「耐えられないほどの痛み」までの間で）患者の主観的な判断で申告します。なお、このスケールの例は、図9.5の中で紹介しています。このスケールを活用することで、看護師や医師だけでなく、患者にとっても痛みの経過を把握することが容易になります。

これらすべての対話や調査は、一度だけではなく、定期的に行う必要があります。特に途中、何か変化があったときには、改めて行わなければなりません。

わかる

9.1.4 コミュニケーションの形式としての痛み

「もしかすると、痛みをコミュニケーションとして、そしてどうすることもできない状況の中で取りうる人間の手段として理解することが、最も重要なことなのかもしれません」（Husebø, 1999, p.26）。看護師は、このコミュニケーションシステムの中で、非常に重要な役割を担っています。患者のすぐ近くにいて、意思疎通も頻繁に行う看護師には、患者の反応を観察し、気づく機会が集中しているのです。

たとえ正気であったとしても、患者が自分の痛みを説明するのには、しばしば困難を伴います。痙攣などで多くの箇所に痛みが生じていると、患者は痛みの場所を正確に説明することができません。また、身体を動かしているときは痛いのですが、横になるとそれを忘れてしまうため、回診に来た医師に、痛みはない

痛み ■ 9.1 ■

数値的評価スケール (NRS: Numerische Ratingskala)

痛みの強さを数字で示してください。

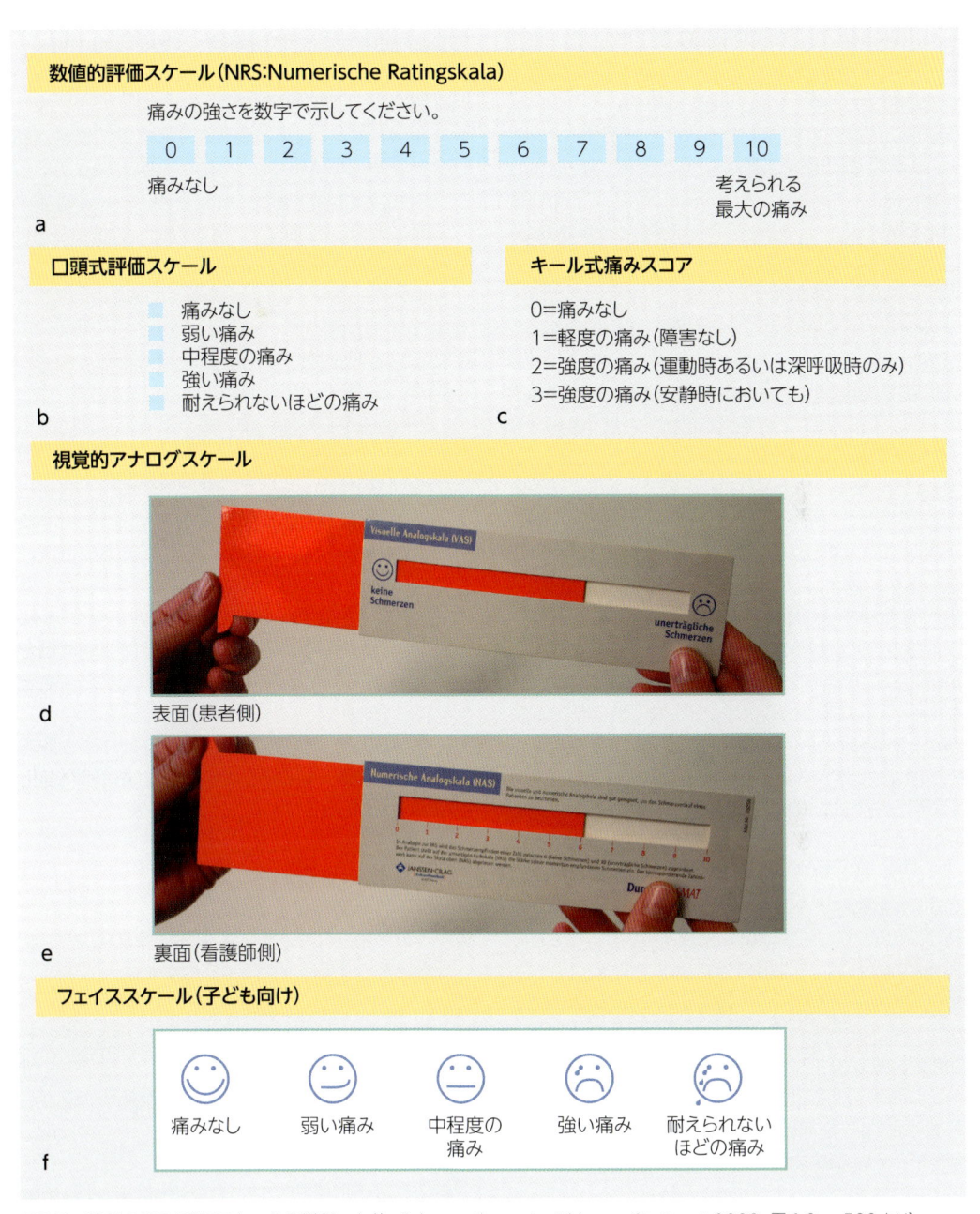

0　1　2　3　4　5　6　7　8　9　10

痛みなし　　　　　　　　　　　　　　　　考えられる
　　　　　　　　　　　　　　　　　　　　最大の痛み

a

口頭式評価スケール

- 痛みなし
- 弱い痛み
- 中程度の痛み
- 強い痛み
- 耐えられないほどの痛み

b

キール式痛みスコア

0＝痛みなし
1＝軽度の痛み（障害なし）
2＝強度の痛み（運動時あるいは深呼吸時のみ）
3＝強度の痛み（安静時においても）

c

視覚的アナログスケール

d　表面（患者側）

e　裏面（看護師側）

フェイススケール（子ども向け）

痛みなし　弱い痛み　中程度の痛み　強い痛み　耐えられないほどの痛み

f

図9.5 現状の痛みを測るスケールの例（Beck 他: Schmerztherapie. Thieme, Stuttgart 2002, 図6.2, p.500より）

と答えてしまうような場合もあります。ケアにあたるみなさんでさえ、経験豊かな権威ある医師を前にして、「相変わらず薬が効かず、患者の状態がよくならない」ということを、思い切って口に出せないこともあるのです。

基礎的なケアを行う中で、身体的なコミュニケーション（触る、動かす）を取ったときに患者を観察することは、とりわけ症状コントロールを行う際の重要な基礎となります。生活の質の低下は、基礎的なケアを行う中で明らかになってきます。ケア行為につい

3 状況に即した緩和ケア ● 155

ての患者の発言、身体の硬直、運動上の制限、呼吸・脈・皮膚の変化などは、痛み、さらには不安を示しているかもしれないのです(Herz, 2002)。

さらに、過去の痛みまで包括的に理解するためには、以前患者の治療に携わっていた人や、現在ともに治療にあたっている人、つまり前に入院していた病院の治療者や紹介元の家庭医、また現在治療にあたっている医師、そして同僚などと、緊密に連絡を取り合うことが必要となります。

痛みとは、患者自身だけにかかわるものではなく、家族や支援者といった周囲で生活しているすべての人に影響を及ぼすような根本的な現象です。したがって、支援者としての私たち自身が、自らの痛みに対する考え方をしっかりと認識しておくことが、一方で重要になります。私たちは自らの痛みに耐える力をどのように評価しているのでしょうか？(その際、自分が痛みについてどういうことを口にしているのかに注意します。例えば、「痛み止めの注射がなかったら歯医者なんて絶対に行かない」「頭痛ほどひどい痛みはないわ」「体調が悪いとちょっとした痛みでもすっかりやられちゃう」「痛みは生活の一部だから頑張らなきゃ」「夫に腹が立つとすぐ頭が痛くなるの」など)私たちには、他人を一緒くたに扱ったり、自分の考え方を基準として他人の考え方を測ったりする傾向がありますが、それらは本来、その背景を吟味した上で評価しなければなりません。常に相手の役に立つように付き添うには、自分と他人の考え方をしっかりと区別することを学んでいくことが大切です。自分の痛みは自分なりのやり方で受け止め表現する、患者にもその権利がなければならないのです。

自分の痛みに耐えるのは難しいことですが、親密な人の痛みに対してなすすべもない状態にあるというのは、それ以上につらい印象を与えることがあります。痛みを訴える患者のそばで、家族はその痛みに共感しますが、家族はまた、患者の身体と心の変化にも苦しんでいるのです。この単元の最初で紹介したフリードリヒ・グロースさんのことは覚えているでしょうか？ 痛みは、(病気にもかかわらず)しっかりとした意識の残っていた人間を、もはや口頭でのコミュニケーションも取れず、今にも死にそうな状態の(本人も死を望んでいたのかもしれませんが)、ただ苦しむだけの人間に変えてしまいました。「もう知っているあの人じゃない」なすすべもなく頭を左右に振る奥さんの姿は、こう言っているのです。

慢性的な痛みを抱える人の多くは、抑うつ状態に陥り、自殺のことを考えるようになります(p.95)。しばしばここから、「『もういい加減に終わりにしてくれ』ということに注意しなければならない」という、家族や支援者にとっては重い要求が生じます。患者が積極的な安楽死を希望するようになるのです(p.248)。このように、ともに体験した無力感というものは、すべての関係者を、絶望的な、望みのない状況へと追いやります。

もはや(はっきりと)考えを言葉にできない人と接する(p.110も参照)ということは、特別な挑戦を意味します。とはいえ、死の3日前には、ほぼ半数の患者がこれに該当します(Lynn他, 1997)。その際、患者のことを以前からよく知っていて、患者の反応や痛みの表現(例えば、顔をゆがめる、防御反射を示すなど)などもよく見ており、そこから患者が今まさにどう感じているのかを推測できるならば、対応する上で非常に有利になります。さらに家族の観察情報は、いっそう重要なヒントを与えてくれます。意識が混濁している中で最も気づきやすいのは、急性の痛みの発作です。これに対し慢性的な痛みは、しばしば外側からはわからず、自律神経などにも徴候は見られません。患者はそれに「慣れて」しまっているのです。したがって、それを明確に否定するような根拠がなければ、意識のない状態であっても、これまでと同じ鎮痛薬を同じ用量で、引き続き投与することになります。

守る

この単元の最初の事例と212ページの事例は、治療が十分に施されていない痛みが、いかに破壊的な、いや致命的な影響を及ぼしうるのかということを示しています。こうならないように、常に患者を守るということが、私たちの責務なのです。

9.1.5 鎮痛治療のケア的・心理社会的処置

適切な鎮痛治療というと、とりわけ適切な薬物治療のことだと考えられがちです。しかし実際には、慢性的な痛みの原因と治療の本質的な部分は、身体ケアの領域、ならびに魂への配慮の領域、そして心理的、社会的な領域の中にあります(図9.2を参照)。痛みを訴える患者の言葉に熱心に耳を傾けることが、すでに治療の一部なのです。患者をまっすぐに見つめ、患者の声に耳を傾け、患者の気持ちになって考え、専門的な質問を行うことで、私たちは患者に確かさと信

頼を伝えます。このことは、患者をリラックスさせ、痛みの悪循環（痛み→不安→緊張→痛み→不安……）を断ち切ることに役立ちます。その際、患者に対してだけではなく、痛みの悪循環に強くとらわれることの多い家族に対しても、しっかりとしたコミュニケーション能力(p.47)を示す必要があります。また、積極的な傾聴 (p.51) や自分史の作成 (p.40) などを駆使し、患者の象徴的な言葉を認識するとともに、必要に応じて家族と話し合いの場を持つことを提案します。

より狭い意味でのケア的処置では、相手の立場に立ったオープンなコミュニケーションのほか、この本の中で取り上げた次のような専門知識が応用されます。それは、体位を変えることによる負担の軽減、モビライゼーション（可動化の処置）(p.79「キネステティク」)、塗擦とマッサージ(p.74)、湿布類(p.76)、呼吸療法 (p.73)、Basale Stimulation (p.72)、ヒーリングタッチ(p.187)、音楽によるリラックス処置(p.72)、香り(p.74)、安らぎの物語(p.79)、安心のできる環境づくりなどです(Nauck他, 2007)。

また多くの看護師は、リラックスさせ痛みを和らげるようなイメージを含み、それによって処置の効果を高めるような表現を、自分の言葉の中に取り入れています。「今お薬は、これから消してしまおうとしている痛みを探して、身体の中をゆっくりと流れていますよ。だんだんと気分がよくなりますからね」こう言うことで、鎮痛薬の効果を高めることさえあります。

痛みのスパイラルは、いろいろな場所で断ち切ることができます。感覚をさまざまに刺激することで、リラックス感が増すとともに不安の低下が促され、結果として痛みの感覚を軽減させます (p.68「緩和ケア療法」)。感覚の刺激はリラックスにつながり、痛みのスパイラルを断ち切ります。またリラックスは睡眠を促し、活力をもたらします。この活力によりポジティブな思考が意識へと届き、問題解決プロセスが改善され、患者を自分自身へと導きます。シシリー・ソンダースいわく、「ケアのやり方次第で、心の奥底にまで到達することができる」のです(Saunders, 1988)。

ほかにも次のような方法は、痛みのスパイラルを断ち切るのに役立ちます。それは、見舞いによる気分転換、好きな動物、会話、描画、読み聞かせ、ゲーム、笑い、体験談、ハイキング、テレビ、ラジオなどです。

緩和ケア療法(p.68)は重要な補完療法であり、薬の必要量を減らすこともできます。

9.1.6 薬による鎮痛治療

最初の事例で挙げたグロースさんの場合、鎮痛治療の処置が迅速かつ的確に行われました。さっそく念入りに行われた痛みの履歴の確認も、治療にあたっての重要な処置でした。グロースさんは、自分の痛みが真剣にとらえられ、自分を支えるために大きな努力が払われているのを感じました。それまでグロースさんは、もうすべての望みを捨てていたのです。また、奥さんにこの治療に関与してもらったことは、彼女をなすすべもない絶望の状態から救い上げました。ただ頭を左右に振るばかりでなく、彼女は夫に与えられるものを再び手に入れたのです。グロースさんは、痛みを強めるものを避け、痛みを和らげるものを取り入れることによって、自分自身で痛みの緩和に貢献できることを学びました。このようにグロースさんは、彼にとって大切な自律性の一片を取り戻したのです。

グロースさんには、薬による鎮痛治療も、これと同時に速やかに行われました。このことが重要なのは、それにより多くの場合、患者の信頼が生まれる、あるいは再び患者の信頼を得ることができるからです。そして、いくつかの基本的なルールが守られたなら、薬による鎮痛治療をうまく行うのは、実際きわめて簡単なことなのです(図9.6)。

鎮痛治療で用いられる薬には、いくつかのグループがあります。そのうちとりわけ重要なのが鎮痛薬です。この鎮痛薬は、さらに、オピオイド鎮痛薬(オピオイド)と、非オピオイド鎮痛薬(非オピオイド)の二つのグループに分けられます。鎮痛薬以外では、いわゆるアジュバント(鎮痛補助薬)があります。

オピオイド

オピオイドは、身体の中でオピオイド受容体に結合して反応する鎮痛薬です(オピオイドは、その大半がアヘン(オピウム)から得られるモルヒネ系で、オピオイドという名前もそこから来ています)。オピオイドは、特に中程度から高度の痛みに使用されます(Paice他, 2001)。それゆえオピオイドは、緩和ケアにおける鎮痛治療の主流を占めています。ただドイツでは、もうかなり以前にオピオイドの使用制限が緩和され(もちろん医師は麻薬法の規定を守らなければなりません)、現在さまざまな種類の薬剤が用意されているにもかかわらず、国内でのオピオイドの利用は、依然として十分だとは言えない状況にあります(図9.6)。

オピオイドに対する先入観　図9.7に挙げたような点は、相変わらず存在するオピオイドに対する先入観に、その責任があります。とりわけ精神的・肉体的な依存性と耐性、それに呼吸抑制の3点は、オピオイドを正しく扱っている限り、神話の世界の話だと言えます。まず、依存性が仮に発生したとしても、きわめて症状の重い患者にとっては何の意味も持ちません。次に耐性（薬に慣れることにより効力が低下すること）は、鎮痛治療が作用している場合にはほとんど現れることはありません。必要な薬の量が増加する原因は、むしろ腫瘍の増殖により起こる痛みの増大にあります（Nauck他, 2006）。そして、かなり恐れられている呼吸抑制は、結局のところ、極端に過剰な量を投与したときにしか発生しません。

投与と配量

速放性の薬剤　モルヒネ自体は、依然として腫瘍を原因とした鎮痛治療の「ゴールドスタンダード」です。通常（非常に抵抗力の弱っている患者を除き）、1日あたり30-60mgの量から始め、必要に応じてこの量を増やしていきます。実務的には、配量に関する上限はありません（Radbruch, 2006）。モルヒネは（ほかの鎮痛薬も同様ですが）、患者の痛みを速やかに軽減するため、痛みに対して「滴定」されます。このことはつまり、最終的に痛みのない状況に達するまで、モルヒネの用量の適合化が、徹底してていねいなやり方で行われるということを意味しています。そのためには、初めは徐放性の薬剤ではなく、できるだけ速放性の薬剤を用います。その結果、期待通りに

---

1. **患者のすべての痛みが生命をおびやかすような病気からのみ生じている、ということを出発点にしてはならない**
   多くの患者が、これ以外にも、便秘や膀胱炎やリウマチなどによる痛みに苦しんでいます

2. **患者の感情にも注意を払わなければならない**
   不安、怒り、悲しみ、退屈などは、痛みの原因となったり、痛みの発生を促したりする可能性があります

3. **鎮痛薬は、決して「要求に応じて」配量してはならない**
   その原因にかかわらず、慢性的な痛みは、常に規則的、予防的な治療を必要とします

4. **鎮痛薬は、常に適切な量を処方しなければならない**
   患者が飲む薬は、弱い鎮痛薬があまりに大量でも、強い鎮痛薬があまりに少なすぎてもいけません

5. **まず、弱い鎮痛薬で試してみなければならない**
   軽い痛みは、アセチルサリチル酸、あるいはパラセタモールを規則的に投与することで抑えることができます。またアセチルサリチル酸は、強い骨の痛みにも、補助薬として有効です

6. **麻薬法に規定されているような強い鎮痛薬に不安を抱いてはならない**
   経口により（口から）規則的に投与されたモルヒネは、依存症も慣れ（耐性）も発生させません

7. **痛みを抑えようとする際、鎮痛薬だけに手段を限定してはならない**
   適切な鎮痛治療を行うためには、薬の副作用に関する処置、理学療法的な処置、視覚的な方法、人と人とのつながり、なども必要です

8. **同僚に助言を求めることを恐れてはならない**
   経験豊かな医師も知識の限界に達することがあります。適切な鎮痛治療を行うためには、放射線専門医、腫瘍専門医、麻酔専門医、神経精神専門医など、さまざまな専門家との協力がしばしば必要です

9. **家族全体がサポートされるよう配慮しなければならない**
   患者の死を受け入れることができるように、（広義の）家族はサポートされなければなりません。そうしなければ、家族も患者も苦しめることになるのです

10. **穏やかで信頼に満ちた雰囲気を作り、慎重でありながら楽観的な空気を醸し出さなければならない**
    夜は再び眠り、日中は依然として残っている運動能力を何の痛みもなく享受できたとき、その人にとって人生における最後の日々は、まったく新しい表情を持つようになるのです

図9.6　鎮痛治療における10の決まりごと（Twycross, Robert G.: Principles and Practice of Pain Relief in Terminal Cancer. In: Corr, Charles A., Corr, Donna M.: Hospice Care. Springer, New York 1983, p.55-72より）

作用しているか、あるいは量を増やさなければならないのか、といったことが即座にわかるのです。このルールから外れるのは、あったとしても、在宅緩和ケアの分野で、かつ中程度の痛みが問題となっている場合だけです。その場合もまた、徐放性の薬剤を用いて、すぐに滴定手続きに着手します（Ostgathe他，2007）。

規則的な薬の投与　適切な鎮痛治療を行うにあたって最も重要なことは、とりわけオピオイドについては規則的な薬剤の投与です。「要求に応じて」モルヒネを配量していた時代はとっくに終わっています。それは結局、患者の苦痛を増すばかりで、実際に依存症を引き起こします。速放性のモルヒネは、その鎮痛効果がおよそ4時間持続します。それゆえ、新たな痛みを発生させないように、4時間ごと、きわめて規則的にモルヒネを投与します（予防的投与）。これは夜間にも適用されます。

滴定　滴定は、例えば最初の用量を5-10mgから始めます。最初の投与から30分後、本質的な痛みの改善が見られない場合には、もう一度最初と同じ量を患者に与えます。それから、満足すべき鎮痛作用が現れるまで、4時間の間隔をおいて用量を増やしていきます（Ostgathe他，2007）。多くの場合、この方法により、満足のいく結果が24時間以内に得られます。

　良好な鎮痛効果が得られたならば、すぐに徐放性

誤解	事実！
がんとエイズによる死は、長引き、痛みを伴うものである	いいえ。大部分の患者は、痛みがコントロールされるか、あるいは完全に痛みが取れ、活発な精神状態を保ちます。また、まったく痛みを感じない場合もあります
「要求に応じて」モルヒネを配量することで、満足のいく結果が得られる	いいえ。慢性的な痛みを抱える患者にこのような配量を施すことは、非科学的で効果がなく、また非人間的です
モルヒネ耐性は、鎮痛治療が失敗に終わる最も多い原因の一つである	いいえ。モルヒネが適切に投与されている限り、耐性は問題になりません
モルヒネ依存は、しばしばきわめて重い症状の患者に見られる	いいえ。依存の症状は、誤った処置を施された患者にのみ見られます
呼吸障害は、モルヒネを使用した結果として避けられないものである	いいえ。経口により、適切な量のモルヒネが投与されれば、呼吸障害は現れません
モルヒネを使う限り、吐き気と嘔吐を抑える薬が必要不可欠である	いいえ。モルヒネを使用した結果として、嘔吐は不可避のものではありません
患者は強い薬により鎮静化させるのが最も良い	いいえ。それが誰の役に立つのでしょうか？患者でしょうか、それとも看護師でしょうか？過度に鎮静化の処置が施された患者は不快感を覚え、家族にとっても非常に負担となります
患者は死に至るまで完全に意識がある	いいえ。多くの患者は次第に意識がもうろうとしてきます。中には終末期の不穏から、軽い鎮静化処置が必要となる場合があります
患者の世話に関して、非医療系の職員の出る幕はない	誤りです。彼らが患者の声に耳を傾け、毎日の楽しみを作り出すことは、計り知れないほどの価値があります
医師と看護師は決して病気になることはなく、永遠に生き続ける	単なる噂です！　たとえそれが事実であったとしても、患者の苦痛を和らげるという責務から、私たちが解放されるわけではありません

図9.7　死にゆく人の看護における鎮痛薬の取り扱いに関する想像と事実（St. Christophers Hospice, London, 1984インフォメーションより）

の薬剤に切り替えることも可能です。例えばこれまでの1日分の用量を、徐放性の薬剤2服分に分配することもできます。この場合、服用回数を原因とする患者の煩わしさはより少なくてすみます。

要点 オピオイドは原則として、経口で投与します（WHO, 1996）。

経口投与 オピオイドは経口投与が基本です。経口投与は、通常、患者にとって最も好ましい投与方法です。嚥下障害がある場合には、直腸内投与に切り替えることも可能です。また、患者の身体に胃管が通っている場合には、例えば溶性の（同じく徐放性の）顆粒薬を用います。

貼付剤による経皮投与 いくつかの地域では、経皮投与（「貼付剤」）による方法が、非常に人気があります。ここで言う貼付剤には、フェンタニルあるいはブプレノルフィンが含まれ、これらの物質は皮膚を通して身体の中に取り入れられます。しかしこの貼付剤の使用が有効なのは、痛みの状態がきわめて安定している（すなわち、さほどの変動もなく痛みがうまく抑えられている状態）と同時に、経口による方法が取れない場合（嚥下障害で胃管なし）に限られます。また貼付剤は、たいてい3日ないし4日おきに取り換えるだけですむので、健忘症の傾向のある一人暮らしの人にとっても、この方法は検討に値します。

いずれにしろ経皮投与は、まさに人生の最期に臨んでいる人にとっては、重要な欠点を抱えています。つまり、作用のスピードが非常に緩慢なのです。12-24時間後に初めてその効果が現れ、それに対応する時間をかけて、今度はゆっくりと消えていきます。このことが、用量の適合化を非常に難しくしています。皮膚の傷や過温状態（熱があるときなど）は、吸収のスピードを加速させる危険性があります。反対に、皮膚の血行が悪かったり、皮下脂肪が少なかったりすると、薬剤の吸収が強く制限されます（Hanks 他, 2001; Nauck 他, 2007）。それゆえ私たちは、通常、この貼付剤の使用を断念しています。

皮下投与 経口による鎮痛治療ができない場合（例えば、口腔経路の遮断、嚥下障害、意識障害、継続的な嘔吐など）、あるいは（在宅ケアの場合などで）患者の協力が十分に期待できない、繰り返し突発的な痛みが生じる、など、とりわけ速やかに高用量の投与を行うことが望ましい場合、いわゆる鎮痛薬用ポンプ（PCAポンプ）を使った皮下投与による治療が有効であることが実証されています。鎮痛薬用ポンプは、バンドを首にかけて持ち運びのできる、バッテリーで動く小型のポンプで、交換可能な薬剤用のリザーバーがついています（図9.8）。薬剤は、長時間その状態を保つことのできる細いカニューレを通して、皮下投与されます。

PCAポンプは、患者に負担をかけることはほとんどなく、加えて一定の限度で患者自らがコントロールできます（自己調節鎮痛法）。つまり、必要な場合には（例えば突発的な痛みなど）、あらかじめセットしておいた間隔で、患者自ら追加投与（ボーラス投与）ができるのです。最初の事例で挙げたグロースさんにとって、PCAポンプを使う機会が得られたことは、速やかな効果を実感できたとともに、「自律性」を取り戻したという感情が呼び起こされたという点で、非常に有益でした。このことは彼にとって、常に大切なことであり続けたのです（鎮痛薬用ポンプについてはp.80「皮下療法」も参照）。

副作用

主作用のあるすべての薬がそうであるように、モルヒネにも副作用があります。このうち最も不快で定期的に現れるのが便秘です（p.176）。便秘は最初のオピオイド投与のときから、緩下剤によってすぐに処置しなければなりません（比較的重い下痢症状のある人だけは例外です）。そのほかの副作用は、図9.9に示している通りです。

その有益な効果に比べれば、モルヒネの副作用は、総じて取るに足らないものだと言えます。それどころかモルヒネには、しばしば生命を伸ばす効果さえあります。つまり、不十分な痛みの緩和は、患者が死

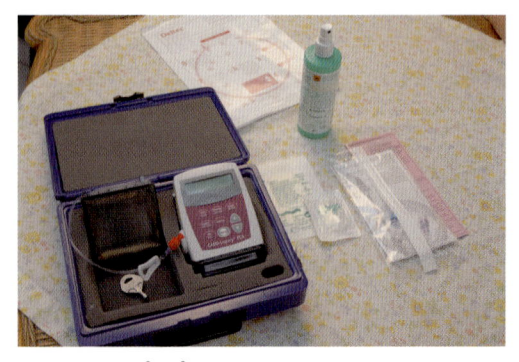

図9.8 PCAポンプ

よく起こる副作用
- 便秘（たいてい全使用期間中）
- 吐き気と嘔吐（たいてい最初のみ）
- 鎮静状態（たいてい最初のみ）
- 口渇

まれに起こる副作用
- 錯乱、せん妄、幻覚、悪夢
- 発汗
- かゆみ
- 尿閉
- ミオクローヌス

図9.9 オピオイドの副作用（Hamks他, 2001; Nauck他, 2007; Ostgathe他, 2007）

へと向かうスピードを加速させるからです。痛みに誘発されたストレスは免疫システムを弱らせ、痛みに伴い低下した可動性は肺炎と血栓塞栓症の発生を促し、高められた呼吸活動は心臓の酸素消費量を増加させます。そして何より、痛みはすべての生活の質を劇的に低下させるのです（Paice; Fine, 2001）。

非オピオイド

非オピオイドとは、モルヒネ系以外の鎮痛薬のことです。非オピオイドは弱い痛みのときに用いられ、とりわけ侵害受容性の痛み（p.153）に有効です。この薬には次の二つのグループがあります。
- 非ステロイド性抗炎症薬
- 解熱鎮痛薬

非ステロイド性抗炎症薬　非ステロイド性抗炎症薬には、例えばアセチルサリチル酸があります。非ステロイド性抗炎症薬は、特に骨および軟部組織の痛み（例えば骨への転移など）に効果があり、主な副作用としては胃の障害（潰瘍や出血まで）が挙げられます。

解熱鎮痛薬　解熱鎮痛薬には、例えばパラセタモールやメタミゾールなどがあります。パラセタモールの多量での頻繁な使用、かつ（あるいは）長期間にわたる使用、すなわちパラセタモールの過度の使用は、肝臓に持続性の障害を引き起こす可能性があります。一方メタミゾールは、その鎮痙性の特性から、内臓の痛みに効果があります。もっとも、メタミゾールには免疫システムへの有害作用もあるため、まったく危険がないわけではありません。それゆえ多くの国では（ス

ウェーデン、イギリス、アメリカ、カナダ、オーストラリアなど）、メタミゾールはもはや購入することができなくなっています。メタミゾールは、強い痛みで、ほかに薬の選択肢がない場合以外は使用するべきではありません（Reuter, 2003）。加えて、血液像についても、定期的にコントロールしていく必要があります（人生の終末期、静脈穿刺の方法により、この煩わしさを回避すべきだということになった場合には、間接的安楽死の可能性の意味において、私たちの視点から、患者の状態を明らかにしておく必要があります。p.247）。

鎮痛補助薬（アジュバント）

鎮痛補助薬（アジュバント）とは、もともと鎮痛治療のために考案された薬ではないにもかかわらず、ある一定の条件のもとで（鎮痛薬と併用することで）、鎮痛効果が得られる薬のことを言います（Lussier; Portenoy, 2004）。この鎮痛補助薬の最も重要なものに、以下のものがあります（Nauck他, 2007）。
- 抗うつ薬
- 抗痙攣薬
- コルチコステロイド

三環系抗うつ薬　三環系抗うつ薬（アミトリプチリンなど）は、特に神経性の痛み（p.153）に効果があることが実証されています。三環系抗うつ薬の鎮痛作用は、少量の投与で、抗うつ薬よりも速やかに現れます。（鎮痛治療で抗うつ薬の一種を投与する場合、患者のことを精神的な病気だとみなしているわけではない、ということを患者によく説明しておくことが重要です！）副作用は、血液像の変化のほか、眠気、口渇、便秘、不整脈などが挙げられます。したがって、特に高齢の患者の場合には、配量を慎重に施さなければなりません。全体として、投与量は少しずつ増やしていきます。

抗痙攣薬　抗痙攣薬には、カルバマゼピンやフェニトインなどがあります。これらは特に、激しく流れ込んでくるような「電気を帯びたような」特性を持つ神経性の痛みの際に投与されます。抗痙攣薬には、抗うつ薬と同じような副作用があり、抗うつ薬と同様に、投与量は少しずつ増やしていくことが大切です。

コルチコステロイド　コルチコステロイド（とりわけデキサメタゾンの効果が実証されています）は、特にその浮腫緩和作用が利用されます。すなわちコルチコ

ステロイドは、腫瘍の増殖に起因して組織が圧迫されることにより生じる痛みに効果を発揮します。もちろん長期間にわたる投与と多量の投与を行う場合には、相当な副作用を覚悟しなくてはなりません（例えば、胃および腸の潰瘍、浮腫、糖尿病、血栓症、精神的な変動など）。また、身体的な変動（「満月様顔貌」）も多くの患者に多大な負担をかけます。したがって、薬を投与することによって得られる利益と照らし合わせながら、関係者も交えて慎重にその投与を検討する必要があります。

鎮痛治療における WHO の 3 段階ラダー

すでに1986年、鎮痛治療における薬資源の最適な利用を可能とすべく、（腫瘍の）鎮痛治療のための段階的なプランが、世界保健機関（WHO）の緩和ケアに関する専門家委員会から提示されています（図9.10）。その原則は、がんの痛みにおいては、その原因よりも、まずは痛みの強さが鎮痛薬を選択するための規準になる、というところにあります（Hanks他, 2004）。この規準を適用するだけで、およそ70-90%のケースが痛みの鎮静化につながっています（Zech他, 1995）。

第1段階 弱い痛みには非オピオイドを投与し、場合によって、鎮痛補助薬により補完します。例えば、腕神経叢の領域に放射線治療を行った後、腕に軽い痛みがあるような場合には、三環系抗うつ薬との組み合わせでパラセタモールを用います。

第2・第3段階 この段階ではオピオイドが投与されます。今日では、第2段階と第3段階の区分にあまり意味がなくなり、弱いがんの痛みのときには第1段階の薬が投与される、といったように単純化して言われることが多くなってきています。期待された効果が現れない、あるいは中程度から高度の痛みがある、という場合には、効力の強いオピオイドを用います（Hanks他, 2001）。その際、まず顧慮しなければならないのがモルヒネで、場合によってはオキシコドンやヒドロモルフォンなども念頭に置いておく必要があります。そして図に示したように、痛みが治まるまでこれらの薬の量を増やしていきます（滴定）。さらに、非オピオイドを投与することも可能です（例えば、骨への転移に誘発された痛みの場合には、非ステロイド性抗炎症薬など）。それでも十分でない場合には、追加で鎮痛補助薬を用いることを検討します（骨への転移による痛みの場合、コルチコステロイドなど）。

突 出 痛

基本的に満足のいく鎮静状態が得られてはいるものの、その合間を縫って突発的な痛みが繰り返し現れる、という症状を持つ患者は、相当数にのぼります。この突発的な痛みは、何らかの活動により誘発されます。この場合、たいていは基本投与しているのと同じ種類のオピオイド（もちろん速放性です）を投与するのが有効です。ここでもやはり、できるだけ予防的な処置を講じておきます（すなわち、例えば体位変換を行うときなど、予期される痛みが生じる前に）（p.66「先を見通したケア」）。

「自然発生的に」、すなわち原因がわからずに起こる突出痛の場合、神経性の痛みであれば鎮痛補助薬を投与してもかまいませんが、それ以外の場合には、速放性のオピオイドを用意しておかなければなりません（例外的に、一度「要求に応じて」投与されます）。

また、鎮痛薬の次の投与前に痛みが現れることがありますが、これは血中濃度が急速に低下している合図です。この場合、持続的に投与している鎮痛薬の量を増やすことも有効です（Paice; Fine, 2001）。

すべて効果がなかった場合（侵襲的な方法）

WHOの3段階ラダーにしたがって、薬による鎮痛治療のあらゆる手段を尽くしても、痛みが十分に取れない患者が、今日ほんのわずかですが（5%以下）存在しています（Radbruch, 2006）。このような場合には、専門的なセンターの支援が必要となります。そこで例えば、脊髄付近へのオピオイドの投与、あるいは神経ブロックといったような、生体内に侵襲する特別な処置が行われることになります。

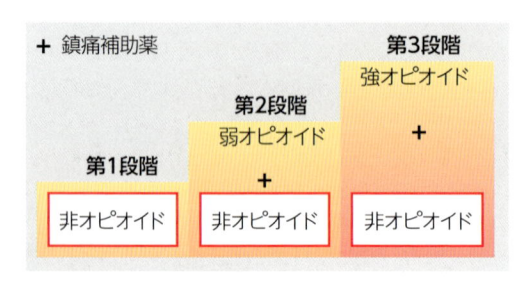

図9.10 WHOの3段階ラダー

まとめ

「痛みは我々を屈服させる支配者であり、我々を孤独にする炎である」（Hesse, 2000）1933年、ヘルマン・ヘッセは、このような強く訴えかけるような調子で、癒されない痛みが全体としての人間にどのような影響を与えるのか、ということについて述べています。今日では、ほんのわずかな簡単な原則を守りさえすれば、現代の全人的な鎮痛治療の手段によって、痛みの治療は非常に簡単なものとなっています。

次の点については心に留めておく必要があります。
- 痛みの問題が解決する前に（少なくとも痛みの緩和が達せられる前に）、日没を迎えてはならない
- 常に包括的な痛みの診断を行う
- 鎮痛薬はできる限り経口で投与する
- 鎮痛薬は常に規則的に、また予防的に投与し、「要求に応じて」投与してはならない
- 中程度から高度の痛みには常にオピオイド（特にモルヒネ）を投与し、必要な場合には非オピオイドや鎮痛補助薬と組み合わせる
- モルヒネには基本的に投与量の上限がないことに注意する
- 薬による鎮痛治療に加え、身体ケア、心理社会、スピリチュアルな面においても緩和手段を講じ続ける
- 目的は「痛みのない状態」であり、単に痛みを弱めることではない、ということを念頭に置いておく
- 看護師は、痛みのない状態という目的を達するまでは、休んではならない

「でも、薬による鎮痛治療は、まずは医師の仕事ではないのですか？ 私たち看護師に何の関係があるのですか？」ここで、この単元で薬による鎮痛治療をこれほど多く取り上げたことに、反論する人もいるかもしれません。もちろん看護師として、みなさんは鎮痛薬を処方することはできません。しかし、あらゆる鎮痛治療において、みなさんは根本的に重要な任務を担っており、それを果たすことによって、患者に決定的な保護を与えることができるのです。つまり、

- みなさんは、患者が痛みを訴える最初の人であるかもしれません。高齢の人に限って、医師に尊敬の念を抱くあまり、自分の痛みを医師に直接相談できないことが多々あるのです
- みなさんは、たいてい患者のことを最もよく知っていますから、きわめて詳細かつ網羅的に痛みの評価を行うことができます。つまりみなさんは、患者をはじめ家族や同僚など、すべての関係者との接点を持っているのです
- みなさんは、施された処置や処方された薬が作用しているかどうかを感じ取り、また、副作用や追加的に現れた障害を聞き知ることのできる最初の人でもあります
- みなさんは医師と接点がありますから、医師に痛みの問題に関心を抱かせ、必要な場合には専門家の意見を聞くことを促すなど、患者の代弁者として、迅速な痛みの除去が図れるよう力を貸すことができます

適切な鎮痛治療は、緩和ケアの中でも、とりわけ十分に果たすべき任務の一つです。適切な鎮痛治療ほど、患者の生活の質を即座に、そして持続的に改善させる処置は、ほとんどないのです。

9.2 口腔粘膜の問題

気づく

口は、私たちの身体の中で最も敏感なゾーンの一つです。このことはつまり、口はとても痛みを感じやすい、ということを意味します。「ペインフルマウス（痛む口）」という言葉は、患者の痛みの感覚を強烈に表しています。加えて口と唇は、人間のごくプライベートなゾーンでもあります。これは、口のケアはとりわけ慎重に行わなければならない、ということを意味しています。

定義 終末期の脱水症（p.180）とは、死にゆく人がもはや十分な水分を摂取できる状態にないとき到達する状態を言います。

ゆっくりとした脱水の症状は、まず口渇を引き起こします。口渇は、たとえ水分のバランスが調整されていたとしても、重病の患者や死にゆく人の場合、ごく普通に、しかもかなり高い頻度で症状が現れます（Ellershaw, 1955）。この口渇は、生活の質を著しく低下させるため、入念かつ頻繁な口腔ケアが重要な予防処置となります。口腔ケアの手段は、患

者の好みに合わせて選択しなければなりません（図9.11）。また飲み物の容器も、患者の能力に相応するものである必要があります(Franke, 2007)。

口渇は、次のことを原因として発生します。
- 水分摂取の制約（終末期の脱水症）
- 唾液分泌の減少
- 唾液の過蒸発（口呼吸）
- 抗うつ薬や抗精神病薬、オピオイドなど、薬の副作用
- 熱
- 加湿器なしでの酸素吸入
- 恐れ(p.101)

口渇は、次の点を通じて健康状態を低下させます。
- のどの渇き（終末期には弱まります）
- 食欲不振と味覚の低下
- 口腔の知覚異常
- 義歯に対する誤った許容
- 嚥下障害
- 口臭
- 舌苔
- 粘膜障害
- 口腔粘膜の炎症
- 口腔カンジダ症
- 口の痛み
- 話す際の障害

要点 口腔ケアに関しては、本人の希望を尋ねた上で、口腔粘膜の定期的な評価を行っていきます。

わかる

口の領域の問題は、終末期のかなり前から、会話と食事を行うことを阻害します。コミュニケーションの制約は、社会的な孤立を意味します。これは、例えば読み聞かせを行うボランティアや、一緒に絵を描いたり音楽を演奏したりする療法士などの力を借りて、適切に対応しなければなりません。

また、死にゆく人の大部分は、ほんの少しですがまだ食事をとることができます。口を開いたり、顔をむけたり、唇を固く結んだり、といった身ぶりによって、のどが渇いているかどうかといったことを、彼らは私たちに示しているのです。

死にゆく人の中には、不快な口腔ケアでいやな思いをし、それゆえ口腔ケアを拒む人も少なくありません。口腔ケアを行う際には、患者の希望を尊重しま

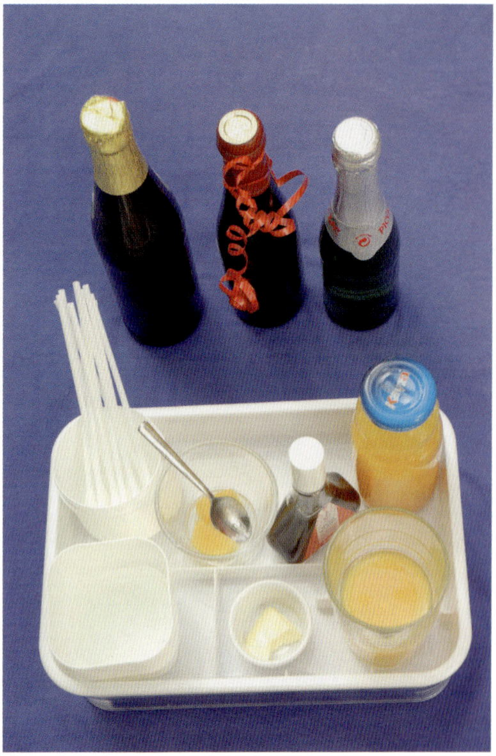

図9.11 患者の希望に応じた口腔ケアの道具類

す。そうすることで、患者が口を閉ざすことはなくなり、口腔ケアと心地よさを患者が結びつけるようになるのです。

患者の好き嫌いについては、しばしば家族が重要な情報を提供してくれます。死にゆく人が食事がとれなくなったということに苦しんでいる家族は、教えてもらった口腔ケアを行うことを通じて、まだ自分は患者のために愛情に満ちた行動がとれるのだ、ということを知ります。そしてその際、患者が家族にいかに依存しているか、ということも明らかになります。家族は、自分の存在と、自分の支えの大切さに気づくのです。こうしてしばしば、献身的な懸命さで、家族がこの役目を引き受けます。

守る

緩和処置の効果は、1時間しか持続しないこともあります。したがって、のどの渇きを避け、状態を良好に保つには、集中的かつ頻繁な口腔粘膜の加湿と、規則的な唇のケアが必要不可欠です。また、口腔内細菌の状態維持や、唾液分泌の活性化、感染の予防、舌苔の除去、口臭の予防、痛みの緩和なども試み

ます。

ヒント 口内で直接作業するときには、使い捨ての手袋を使用します。吐き気が現れたときには、チーム内で協議します(p.121「嫌悪感」)。

ヒント 液体以外の薬とともに綿棒とハンカチを口の中に入れる場合、綿棒とハンカチは事前にお茶で湿らせておきます。

要点 唾液分泌の活性化と味覚の向上を図るために、口腔粘膜を1時間（30分）ごとに湿らせます。その際、グリセリンを含む綿棒は使ってはいけません！　グリセリンは口腔粘膜を乾燥させるからです！

口渇

口渇には、次のことが有効です。

- 患者自身が選んだ少量の飲み物を与える(スパークリングワイン、ビール、フルーツティー、ハーブティー、レツィーナ、ブイヨンなど)
- シュガーレスガムを与える(可能であれば)
- ラムネ分を含むスティックキャンディを与える
- 小型のフローズンフルーツを与える(パイナップルや、缶入りのレモン、オレンジなども)。パイナップルは、酵素により特に唾液の分泌を盛んにします。しゃぶることで、同時に舌苔も浄化されます
- 飲み物を凍らせた小型のアイスを与える（例えば、オレンジジュース、アップルジュース、スパークリングワイン、コーラ、ビール、その他のフルーツジュースなど）。知覚異常のある患者の場合、アイスを布のハンカチやガーゼなどでくるんでから口の中に入れ、両端は口の外に出しておきます。たいてい患者はなめ始めますから、自ら口腔ケアを行うことになるのです
- 好みの液体を、口腔粘膜と舌へスプレーする(リンドナースプレー(Lindner Sprühsysteme))。細かい霧が、心地のよいさわやかさとしっとりとした感覚を残します
- 唾液腺の放射線治療や除去などにより、唾液が作れなくなった場合、人工唾液を施す。グランドザーネスプレー(Glandosane Spray)、アルティザルスプレー(Artisal Spray)
- バター、クリーム、オリーブオイルを与える。これらは、口の中で液体よりも長く湿度を保ち、口あたりも心地よく感じられます
- 例えば、ベパンテン軟膏(Bepanthensalbe)を使って唇のケアを行う
- 口の方向に向けて顎へのやさしいマッサージを施す。これは、唾液の分泌を活性化させます
- 患者自身による口腔マッサージを促す。意識して舌を口腔のまわりに沿って動かしてみたり、口を感じてみたり、ピチャピチャと音を立ててみたり、噛んでみたり、吸ってみたり、あくびをしてみたり、こういったことを患者に繰り返し行うように勧めます
- 義歯を掃除し、潤いを与える
- レモンやオレンジのオイルを使ったアロマランプを施す。これは、空気中の良好な湿度をもたらします(Schwenzer, 2005)(p.74「エッセンシャルオイル」)

口内炎

スプレー用洗浄液については、次の通りです。

- ティーツリーオイルの口腔ケア洗浄液　250mlの温かいお湯にティーツリーオイルを1-2滴加えます。乳化剤としてクリームを少し加えると、オイルのよい分散が得られます
- 緩和ケア用の口腔ケア洗浄液の調合　この洗浄液は、どの薬局でも簡単に作ることができ、希釈してもそのままでも使用することができます
  - プロピレングリコール 15ml
  - ベパンテン溶液(Bepanthenlösung) 20ml
  - サルビアチモール(Salviathymol) 4ml
  - オイカミラート(Eukamillat) 2ml
  - 蒸留水 100ml（DGP, 2004g）
- 粘膜炎用洗浄液の調合　この洗浄液を潰瘍に吹きかけ、作用を確認した後、水ですすぎます
  - パントカイン(Pantocain) 2ml
  - ヒドロコルチゾンアセテート 1ml
  - プロピレングリコール 30ml
  - アツォロンリキッド(Azolonliquid) 4ml
  - パンテノール5% 40ml
  - ブレンドエーメドゥ溶液(Blendamed-Fluid) 8ml
  - 蒸留水 200ml（Christophorus Hospiz Verein, 2004）

お茶による口へのスプレー、すすぎ、ぬぐい清めは、1時間ごとに2回行う必要があります。お茶の種類は変化をつけた方が有効です。複数のスプレーを用意しておくと、処置がより楽になります。最適なお茶は次の通りです。

- **カモミールティー** 炎症を抑え、鎮静化する効果がありますが、乾燥もしやすくなります。ティースプーン1-2杯のカモミールの花に150㎖の熱湯を注ぎ、10分間蒸らしてから注ぎます。
- **セージティー** 炎症を抑えるとともに、収斂作用もあります。口内炎や、口腔・咽頭腔の腫瘍の増殖、腫瘍の崩壊の際の補助的な治療に用いられます。ティースプーン1-2杯の刻んだ葉に150㎖の熱湯を注ぎ、3分間蒸らしてから注ぎます。
- **タイムティー** 炎症を抑え、血行を促進します。口腔カンジダ症と口臭の際の補助的な治療に用いられます。ティースプーン1杯のタイムに150㎖の熱湯を注ぎ、5-10分間蒸らしてから注ぎます。
- **マリーゴールドティー** 炎症を抑えるとともに、治癒作用もあります。ティースプーン1杯のマリーゴールドの花に150㎖の熱湯を注ぎ、5分間蒸らしてから注ぎます。(DGP, 2004g)

口臭

口臭は、患者を不安にし、孤立へと導く可能性があります。したがって、以下の方法により、効果的に治療を行う必要があります。
- 定期的な歯の衛生処置
- タイムティーの供与（上記参照）
- 溶解性の板状ミントの供与（食料品店で購入）
- ベータイソノーダ口内消毒液（Betaisodona Mund-Antiseptikum）の使用
- 全身性抗生物質の投与。例えば、ソベリン（Sobelin）、クロント（Clont）など
- クロロフィル糖衣錠（舌を緑色にします）の投与。例えば、腸閉塞を原因とした消化管の障害による口臭にも効果があります

舌苔

患者の好みに応じて、次の処置を施します。
- 軽く泡立つ液体（アップルジュースのソーダ割りなど）で粘膜を洗浄する
- パイナップルやサラミ、固いパンの皮などを嚙ませる
- バター、クリーム、ハチミツ、砂糖、オイルなどを塗る
- 炭酸飲料（コーラ、スパークリングワイン、ごく小さなビタミンC発泡錠）を与える。舌苔は炭酸飲料に溶けます
- 柔らかいブラシでこまめに舌を掃除する
- ベパンテン溶液（Bepanthen-Lösung）を使用する

要点 注意！ビタミンCは傷ついた粘膜にヒリヒリとしみます。

口腔カンジダ症

免疫システムの障害により、真菌感染症にかかりやすくなります。この場合、念入りな口腔ケアに加えて、例えば、ナイスタチンやアンフォモロナール（Ampho-Moronal）、アンホテリシンなどの、経口抗真菌薬による治療を行う必要があります。義歯は徹底的に洗浄し、アンフォモロナールに一晩つけておきます。

口の痛み

口腔粘膜の亀裂は、しばしば放射線治療や化学療法の後に現れ、飲食物の摂取を妨げます。また、口腔・咽頭腔の炎症と腫瘍の増殖も痛みにつながります。この場合、次のことが有効です。
- 食前に局所麻酔薬を塗る（ムンディザールジェル（Mundisal-Gel）、ディネクサンジェル（Dynexan Gel））
- 食前に、例えばドロドベンダン（Dolo Dobendan）のような、麻酔性のトローチ剤を服用させる
- 以下の通り調合したスティック状のアイスを与える
  — ジュース100㎖（パイナップル、レモン、あるいはアップル）
  — スクラルファート4㎖（液状のウルコガント（Ulcogant））
  — キシロカインビスカス5㎖（Xylocain viscös）(Tanzler; Mörtl, 2002, p.99)

まとめ

口腔ケアにおいては、規則的に短い間隔でこれを行うことが大切です。患者の好みに耳を傾けることで、ポジティブな記憶と結びついていた味を、ここでまた患者に体験してもらえるチャンスが得られるのです。

9.3 食事の問題

食事の問題は、しばしば患者とその家族に大きな負担を強います。次に挙げる看護師の例は、よく相談のある事例の一つです。

> **事例** 終末期における食事の問題についてのある家族の相談（図9.12）

ALS（筋萎縮性側索硬化症：Amyotrophe Lateralsklerose）に苦しむ63歳の母親に、経管栄養法での栄養補給面で問題が生じたため、フレッヒさんはホスピスに支援を要請しました。

最初の家庭訪問で、これまでの病歴と現在の身体的、精神的な問題をていねいに尋ねてみると、家族の希望と患者の要求との間に、はっきりとした違いがあることが明らかになりました。つまり、母親の体重が明らかに減り、このままだと餓死してしまうのではないかという思いから、フレッヒさんはかなり心配していたのに対し、母親の方では、栄養物の食道への逆流や吐き気から負担を感じていて、栄養物の注入を少なくしてほしいという切なる願いをもっていたのです。

その後の協議で、まず看護師から、体位の変換や栄養補給周期の変更、薬による処置などを行うことにより、患者の負担を軽減してはどうか、という提案がなされました。

付き添いを重ねていく中で、患者のたっての希望通り、栄養物の量は少し減らされました。これによって患者の気分は改善し、体重も、カロリーの量が減ったにもかかわらず、一定の水準を保ち続けました。

さらに訪問を重ねるうちに、心理社会的な問題と倫理的な問題が話題にのぼることが、次第に多くなってきました。その際、フレッヒさんと彼女の母親を交え、事前医療指示書や予防的代理権の問題について協議し、家族にはALSの自助グループとコンタクトを取ることが勧められました。こうして、とりわけフレッヒさんの母親は、自分の状態について家族の理解がより深められたということを知り、負担が軽くなったように感じました。

数週間が過ぎ、この間、患者とのコンタクトも明らかに減らせる状態になっていました。そんなとき、合併症が発生したのです。患者にはALSに特有の呼吸障害が現れていました。再び、看護師の助言が患者と家族の負担を軽くします。看護師は、呼吸を楽にする方法を家族とじっくり話し合い、ベッドの周辺をしかるべき環境に変更させ、適切な酸素の吸入方法について協議するとともに、家族に緊急時のプランを策定するように助言しました。その際重要になったのが、人工呼吸も病院への入院も望まない、という患者の意思を尊重することでした。

その後、（しばしばあることなのですが）よりによって祝日に、患者の身体をさらなる危機が襲いました。看護師はこれを、家庭医と協力して乗り切りました。突然襲った痛みと水腫は、薬により除去しました。同時にケアサービスによる看護態勢も強化し、患者の容体は再び安定しました。2日後、患者は自宅で亡くなりましたが、呼吸困難も痛みもなく、安らかに息を引き取ったのです。(Fischle-Brendel他, 2005, p.27-)

9.3.1 食欲不振と悪液質

食事の際の障害は、多くの人にとって、生活の質がひどく侵害されることを意味します。食べられるということは、生きられるということと同等なのです。食べることに制約がある、あるいは食べることができないならば、「生活が崩壊した」ようにも感じられます。しばしば患者は、もう楽しく食事ができなくなってしまったということを嘆き悲しみます。日々の食事は一日に構造を与えます。このいつもの構造が不要のものとなったならば、それは支えを失ったということに等しいのです。

気づく

食欲不振は、進行した（腫瘍の）病気を持つ患者が、最も嘆かわしいと思う症状の一つで、栄養摂取の減退や体重の減少から、衰弱、悪液質までの、一連の症状の始まりを示しています。患者はしばしば、悪液質を基礎疾患ではなく、食欲不振との因果関係において関連づけようとします。楽しく食べるということは、たいてい自分自身の健康と緊密に結びついています。もう十分な食事ができないということは、死ななければならないということを意味しているのです。食欲不振という概念ではなく、死が間近に迫っているという認識を持つというのは、当事者にとってかなり重いものです。ここでは、スピリチュアルな面と心理社会的な面が、前面に出てきます。

悪液質は患者の外見を変え、患者は悪液質によってその「刻印が刻まれます」。患者は、家族がもうほ

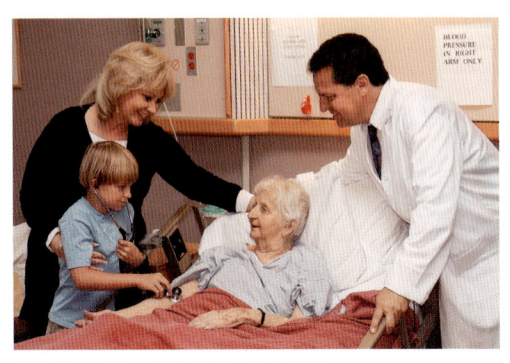

図9.12　人生の初めと終わりとの交流

とんど自分のことを認識できなくなっていることに気づきます。この病気による刻印と、次第に進んでいく病気と患者との従属関係は、雰囲気を悪化させ、すべての人にとって耐えがたく、受け入れがたいものとなります。

原因　たびたび起こる食欲不振には、多くの原因が考えられます。つまり、
- 薬や放射線治療の結果としての一時的なもの
- 疲れや身体の機能が次第に低下していった結果としての持続的なもの
- 嘔吐や吐き気、あるいは口腔の痛み（炎症、虫歯）への不安や、飲み込むときの心配によるもの
- 口渇、口内炎、味覚の変化、嚥下障害、胃炎、吐き気、満腹感、便秘、消化管閉塞によるもの
- 嗅覚の低下、傷の臭い、失禁によるもの
- 悲しみ、不安、孤独感、拒食症、抑うつによるもの
- 生体固有の反応としての内因性物質（悪液質のメディエーター）、あるいは腫瘍によるもの

食事に関する経歴　包括的な知覚のためには、食欲不振の原因を認識し、食事に関する経歴を確認することが必要不可欠です。つまり、
- 栄養状態の把握。栄養は十分か、栄養不良か、あるいは栄養不足か？
- 食事をどれほど重要視しているか？
- 何度の食事が希望なのか？
- いつ食事をとるのか？
- どれだけの量を食べ、飲むのか？
- 食事の希望は何か？
- 食事の際の補助は必要か？
- 何が食事を妨げているのか？
- 栄養摂取の不十分さが問題となっているか？
- 栄養摂取の不十分さは誰にとっての問題となっているか？

わかる

シュトゥットガルトのホスピスでは、大きなテーブルのあるリビングキッチンが入所施設の中心となっています。テーブルには、ボランティアの人たちの手により、花とろうそくとナプキンが整えられ、そこでみんなでとる昼食は、私たちの日課の中でとても大切な機会となっています。患者も私たちや家族とともに食事をし、私たちはそれぞれの能力に応じたやり方で、この共同生活を分かち合えることの楽しみを味わいます。

このことは、気分的に相当ポジティブな作用を及ぼします。仲間との食事は食欲を促し、私たちの生活の質を高めます。家族やボランティアの人たち、それにホスピス中から集まってくる職員の人たちは、患者に多くの変化をもたらします。その中で患者は、歓談する人もいれば、その話に静かに耳を傾ける人もいます。このテーブルで、自ら食べたり飲んだりするということは、症状の重い患者にとって非常に重要です。そのために私たちは、こぼしても大丈夫なように、大きくて厚いナプキンを準備しています。もちろん、食事の際に補助が必要な人には、ていねいなサポートを行います。

一緒に食事をするということは、社会生活の主要な要素です。それゆえ、患者に家族がいない場合には、ボランティアの人たちが病床の患者の相手を務め、食事の際のサポートを行います。

患者には、食欲不振の原因として考えられる、医師からの正確な情報が必要です。そして患者と看護師と医師は、統一的な目標を設定しなければなりません。すなわち、食欲不振を受け入れ、それに伴う症状は緩和する、あるいは、食欲の活性化を試みる、などといった共通の目標を設定するのです。ここで絶対に欠かせないのが、付き添いをしている家族をここに引き入れる、ということです。患者には病状経過を説明することにより、「飢え死にするのではないか」という恐怖を取り除いてやらなければなりません。患者の状態は、謎に満ち、不可解で、驚かせるようなものであっては、決してならないのです。

食べるかどうか、食べる場合、何を、いつ、どのくらい食べるかということは、患者自身が選択します。食事においては、個々の希望が決定的に重要です。ホスピスの大きな調理場で作った料理に加え、しばしば家族は患者の好きな食べ物を持参します。私たちがケーキを焼くこともあれば、ある男性の患者が、私たちのサポートを受けながらケーキを作ることもあります。

家族へのサポートも欠かせません。栄養の問題、とりわけ食欲不振は、しばしば家族にとっての問題ともなります。「食べなさい。そうすればまたよくなるから」死にゆく人にこう話しかける家族も珍しくはありません。栄養をとるということが、健康を保証するもののように思えるのです。食事の世話をしてあげるとき、家族は患者のために何かしてあげたいと願います。しかし、一向に治らない食欲不振と悪化していく悪液質の状態を、ただ見ていることしかできない家

族には、これが過大な要求となることもまれではありません。ときには、死にゆく人に家族が食べ物を「詰め込み」、それを看護師が再び患者の口の中から取り出す、といったことが起こることもあります。こうすることで、家族は死にゆく人を引き止めようとしているのです。

サポートの方法　家族が患者の世話をしているとき、また死にゆく人のために、今何ができるのかを家族が感じているとき、家族にはサポートが必要となります。家族をサポートする方法としては、次のようなことが挙げられます。

- 自身が抱えている困難について家族に話してもらう
- 自分が食べるように家族に促す。家族にも元気をつけてもらうことが必要です
- 精神的な重圧は食欲不振の状態を悪化させるということに加え、症状の重い患者の場合、あまり量を食べないのが普通であることを説明する
- 栄養供給には、吐き気や嘔吐などの追加的な問題を誘発する可能性があることを説明する
- 患者の負担を軽減するための助言を与えることにより、「飢え死にするのではないか」という不安を、家族から取り除く
- 患者へのほかのサポートの方法を家族に提案する。例えば、口腔ケア、身体ケア、散歩、会話、読み聞かせ、慎重な身体へのタッチ(p.69)など

守る

悪液質の患者が体格の変化に向き合ったとき、サポートが必要となります。つまり、

- 絶対に必要な場合以外、体重のコントロールは行わない。体重の減少が著しい場合には、このことについて説明します
- 身体面が崩落していくことへの患者の悲しみを素直に受け入れる
- 敬意と愛情を込めたケアを通じて、患者が、愛すべき大切な、唯一無二の存在であるということを伝える
- 以前の写真のことを尋ね、それを飾ることを勧める
- サイズの合った服を買うことを勧める

悪液質の患者には、以下を行うことが必要です。

- こまめに体位を変えることによる、ていねいな床ずれの予防(p.182「運動の問題」)
- 念入りな口腔ケア(p.163「口の問題」)

ある程度のカロリーをとっている人は、比較的、病原菌に対する抵抗力があり、日常の仕事にも耐えられ、生活の質もより高くなっています。それゆえ、もし死が目前に迫っていないならば、食事の問題の解決に努め、悪液質を予防することが重要となります。

食欲不振の際の緩和ケア

食事の提供は、症状の重い患者や死にゆく人に対して、食べるよう説得することが目的ではありません。次に挙げる処置により、患者の健康を促進させることが重要です。

- 食欲を増進させるものとして、食前酒を食事の30分前に提供する。低アルコール飲料、デザートワイン（ペプシンワイン）、アマラ液（Amara-Tropfen）（ヴェレダ(Weleda)）など
- 拒否反応がないにもかかわらず、患者が何も食べられない場合、例えば次のような方法で適切な食事を提供する
    - こまめに少量で、きれいに盛りつけて提供する
    - バラエティーに富んだ食べ物の中から、希望の品を提供する
    - 希望した食べ物を噛んで味わってもらい、再び吐き出させる
    - ジュース、牛乳、(モルツ)ビール、かゆ、アイスなどを提供する。これらは多くの患者に受け入れられやすく、消化にかかる力を抑えることができます
    - 乳児用食品（ガラス容器のまま出してはいけません！）、野菜ピューレを提供する
    - 口に痛みがあるときには、重湯を提供する
- ストローつきの飲み物を提供する。患者の負担が軽くなります
- いわゆる「宇宙飛行士用」の食品を提供する。これは非常に吸収性の高い飲み物です。フレスビン（Fresubin）インシュアプラスドリンク(Ensure Plus Drink)など
- 患者がもっと食べたい、もっと空腹感を覚えたい、といった場合には、食欲増進薬の処方を検討する。デキサメタゾンとオメガ3脂肪酸を1日2mg
- 食事がおいしくないと感じたときには、塩や香辛料、あるいは砂糖をふる。味覚を失っている場合

には、微量元素の亜鉛が味覚の改善を促す可能性があります
- 食事の際の姿勢に注意する。食事はできるだけ、（車）イスに座って、そうでなければベッドに座ってとらせます。経管栄養法の場合にも、可能な限り患者を座らせ栄養を供給します。食事の際、姿勢を正して座らなければ、満腹感は得られません
- 口から栄養をとることができなくなった患者に、経管栄養用の人工栄養物の代わりに普通の食品を提供する。患者がこれを口にした場合、大きな喜びを感じることが珍しくありません。患者は好きな食べ物の匂いを嗅ぎ、指をつけ、なめることができます。患者が確認した後で、経管栄養用にそれをピューレにしたり、薄めたりします
- 匂いに不快感を覚えた場合は、次のように対処する
  — 換気をする
  — 消臭効果のある活性炭を置く
  — 必要な場合、ていねいな身体ケアを行う
  — 味覚と嗅覚を刺激する(p.71)
  — 口腔ケアを行う(p.163「口腔粘膜の問題」)

薬を用いた治療法は次の通りです。
- 制吐薬、消化管運動促進薬（パスペルティン(Paspertin)、モティリウム(Motilium)）、制酸薬、緩下剤、抗生物質などを用いた原因療法
- 痛みのある場合には鎮痛治療(p.156)
- コルチコステロイド、プロゲステロン、抗ヒスタミン薬、制吐薬の投与（Aulbert; Zech, 2000）

9.3.2 上腹部の症状

定義 心窩部痛症候群では、上腹部の苦痛が問題になります。

気づく

患者が上腹部に漠然とした不快感を覚え、それを訴えることがよくあります。そのとき患者が訴えるのは、膨満感、むかつき、ガスがたまっているような不快感です。

原因 この原因には、以下の通り、身体的なものと精神的なものがあります。

- 便秘、腹水
- 食欲不振、潜在的な不安・抑うつ
- 運動不足、寝たきりの状態（Weissenberger-Leduc, 2002）

わかる

ここでは次のようなものがあります。
- 付き添い、耳を傾ける
- 食べたいものを一緒に考える
- 散歩やドライブをする
- その問題に取り組む
- ボランティアと交流する

守る

次のような処置が有効です。
- 薬をもう一度確認する
- ガスがたまっているような場合、
  — アニス・フェンネル・キャラウェイティー（Anis-Fenchel-Kümmeltee）を飲ませる
  — 湯たんぽや温湿布を施す(p.76)
  — 腹をやさしくマッサージする(p.176「便秘」)
  — ひざを立てることにより、横になっているときの腹壁をリラックスさせる

9.3.3 吐き気と嘔吐

吐き気と嘔吐はしばしばセットで起こります。嘔吐のない吐き気はなく、吐き気のない嘔吐もありません。がんの進行した患者のおよそ50-60%が、慢性的な吐き気に苦しんでいます。吐き気と嘔吐は、不穏、恐怖、不眠、痛みといった、ほかの症状を悪化させます。

気づく

食欲不振に苦しむ重い症状の患者は、このほかにしばしば、吐き気と嘔吐にも悩まされます。吐き気の症状だけで、すでに患者は、苦しみや負担、そして制限された生活を味わいます。絶え間なく続く吐き気は、絶望から引きこもりへとつながり、患者に社会とのコンタクトを断念させます。また食べ物の匂いは、たいてい吐き気を増幅させます。

吐き気と嘔吐は、しばしば悪心、蒼白、冷や汗、下痢、頭痛、心頻拍の症状を伴います。患者は死にそうなほどの気分の悪さをたびたび覚え、この吐き気と

嘔吐を不治の病を測る尺度として体験します。

　嘔吐により症状が緩和されることもありますが、しばしば嘔吐は、周囲の人々に不当な要求をしたような感情を、患者に呼び起こすことがあります。というのも嘔吐は、看護師や家族に不快感を起こさせる可能性があるからです。せっかく用意してくれた食べ物をとどめておくことができなかったことに対し、患者は罪の意識と自らの無能さを、たびたび感じるのです。

原因

　できるだけの原因療法を行うためにも、まずは原因をしっかりと確認することが重要です。そして、原因が十分に治療できない場合、症状を緩和し生活の質を改善するという目的に沿って、処置を講じなければなりません。

食事面に起因する原因には次のものがあります。
- 食事が合わない
- 経管栄養法の栄養物。注入のペースが速すぎる、あるいは量が多すぎる
- 食欲をそそらないような盛りつけの食事
- 食べ物の臭い

治療面に起因する原因には次のものがあります。
- 薬（原則として、ほぼすべての薬が対象となりますが、特に、細胞増殖抑制薬、ホルモン剤、アヘン剤、非ステロイド性抗リウマチ薬、ジギタリス剤、抗生物質、カルシトニン、抗炎症薬）
- 放射線治療「放射線宿酔」

精神面に起因する原因には次のものがあります。
- 不安（次回の化学療法への不安、痛みの再発への不安、今後の病状経過への不安、体重が減り続けていることへの不安、今後の治療処置への不安、ありがたくない回診への不安）
- 興奮
- 痛み
- 疲労
- 不快感
- 生活状況（「実に不愉快な状態」）

　嘔吐は合併症を明らかにします。すなわち、

腫瘍に起因する原因には次のものがあります。
- 消化管：胃の過伸展、胃の消化不良、狭窄症、肝腫大、肝転移による圧迫、上腹部の腫瘍、便秘、腸閉塞、腹水、しゃっくり、咽頭のカンジダ感染症など
- 中枢神経系：脳転移、脳浮腫、頭蓋内圧亢進、前庭器官の障害（運動時の嘔吐）、嚥下障害
- 気道：強いせき、過形成粘膜、粘液痰
- 痛み

代謝に起因する原因には次のものがあります。
- 肝不全、腎不全
- 電解質異常
- 高カルシウム血症（特に、乳がんや気管支がんのような上皮細胞から発生した腫瘍の場合）
- 低ナトリウム血症
- 尿毒症

わかる

　患者にとって吐き気は、嘔吐よりも本質的に負担が大きいことが多いものですが、周囲の人たちは、むしろ目に見える嘔吐の方に目が行きがちです。この吐き気の強さを把握するために、痛みの評価スケール（図9.5を参照、p.155）を応用して、「吐き気なし」から「これ以上ないほどの吐き気」の範囲で患者に申告してもらってもいいでしょう（Nagele; Feichtner, 2005）。正確な状況の把握は、原因の帰納的推論と吐き気の緩和的な処置を可能にします。私たちはこの目的に沿った、適切な対応を心がけなければなりません。

病歴　吐き気と嘔吐の病歴は、次のように把握します。
- スケール上で患者の主観的な評価をつかむ
- 吐き気はいつから生じているのか？
- 何が吐き気につながったのか？（誘発要因。例えば、食べ物、薬、運動、飲み物（アルコール！）など）
- 継続的か、断続的か？　頻度はどの程度か？
- 随伴症状はあるか？（胃痛、嚥下障害、口腔カンジダ症、便秘、腸雑音、腹部の圧迫感。著しいのどの渇きは、場合によっては高カルシウム血症に注意します）

評価　嘔吐と嘔吐物の評価は次の通りです。
- どんな嘔吐か？
- 嘔吐はいつ起こるか？　早朝か？（尿毒症）（朝

の頭痛を伴う激しい嘔吐は、頭蓋内圧亢進を指摘している可能性があります）食後か？　食後しばらくたってからか？（胃のうっ血）
- 嘔吐物の外観と量はどうか？（消化されていない食物、消化された食物、粘液、胆汁、鮮やかな赤い血、黒っぽい血など。吐糞は亜イレウス、あるいは腸閉塞であることを指摘しています）
- 嘔吐後の精神状態はどうか？
- どうしたら楽になる（なった）のか？

情報　この症状は家族に相当な負担をかけ、また家族は、吐き気と嘔吐を病状経過の尺度として経験します。家族は一方で同情しながらも、同時に、それが後に罪の意識を誘発する不快感を覚えることも少なくありません。また家族は、健康促進のために、愛情をこめて準備した食事による好意が、反対に、このような結果につながってしまったことに、しばしば失望を覚えます。

私たちは、患者と家族に、病状経過と現在の状況に関する情報を継続的に提供し、講ずべき処置についてともに協議します。こうすることで、患者と家族の心の中にある不安と、無防備のままさらされているという感情を、和らげることができるのです。

サポートと手ほどき　患者と家族に対して、次のようにサポートと手ほどきを施します。
- 嘔吐の際の適切な支援方法について手ほどきをする
- さまざまな体位のとり方について手ほどきをする
- 「シックサック（Sicsac）」（しっかりとした円形開口部のついたハンディーサイズの不透明な使い捨てエチケット袋）の使い方について手ほどきをする
- 吐き気と嘔吐の考えられる原因について情報を提供する
- 特に栄養面の処置について情報を提供する
- 食べてよいということは、食べなくてはならないということではない、ということを説明する
- 家族によるサポート方法の可能性について話し合う（読み聞かせ、手と足の塗擦）(p.74)
- 心配や不快感を話してもらう機会を提供する

食事面の問題では、栄養士に協力してもらうことが非常に有益です。症状の重い患者の多くが、食物不耐性に悩んでいます。乳糖、脂肪、乳製品などは、摂取直後、吐き気や腹痛、下痢といった不耐性反応につながる恐れがあります。栄養士は、患者と一緒になって個々の希望に応じた食事を作り、看護師、医師、家族には情報を提供することができます。

守る

嘔吐の際の補助は次の通りです。
- その場にいる
- 座った姿勢をとらせる、あるいは横向きにする
- 膿盆、シックサック（Sicsac）（臭いの広がりが少ない）、ガーゼタオル、ゴミ袋などを、患者の手の届くところに用意する
- 安心させるような言葉をかけ、頭や肩を支える
- その後で、口腔ケアを施し、顔などを洗い、シーツなどを新しいものに取り換える

嘔吐では、専門家自身も不快感に直面します。この感覚を受け入れ、チームの中で話し合ってみるのもいいでしょう(p.121「嫌悪感」)。

吐き気と嘔吐の治療

リラックスさせるための処置には、次のものがあります。
- 平穏な状態に配慮し、興奮やあわただしさを避ける
- 心づかいと思いやりを示す
- 新鮮な空気を取り入れ、食事の匂いはさせない。アロマテラピーを行う。ナナミント、ラベンダーオイル、レモンオイル（p.74「エッセンシャルオイル」）
- 空想旅行、音楽、読書、描画、会話、テレビなどにより、気分転換を図る
- 顔と首を、水あるいはお湯で洗う
- うがいをさせる
- 便秘を解消する(p.176)
- 呼吸を刺激する塗擦を施す(p.73)
- 足、手、腕のマッサージを施す(p.74)
- 心地よい体位をとらせる。頭蓋内圧亢進のある患者の場合、上体を30度の角度で起こします。意識のもうろうとしている患者は横向きにします
- 吐き気、嘔吐、しゃっくりに効く指圧のツボ（心包経PC6：Pericardium Meridian 6）を押す。このツボは、前腕の内側、手首より指2-3本分下、2本の腱の間にあります（Nagele; Feichtner, 2005）（図9.13）

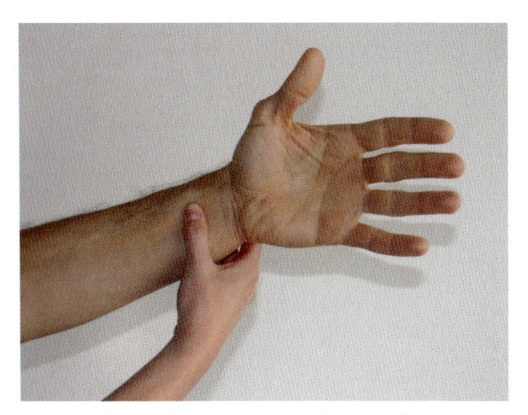

図9.13 内関。吐き気と嘔吐に効く指圧のツボ

- さくらんぼの種を入れたホットパック（p.76）、あるいは湯たんぽを腹の上にのせる
- 消化活動を促進させるために、時計回りに腹をやさしくマッサージする
- 温浴をさせる

食事の処置には次のものがあります。
- 食事を強要しない。食事を部屋の中に置いたままにしない
- 希望の食事を提供する
- 甘い食べ物、油の多い食べ物、匂いや風味の強い食べ物は避ける
- クネッケ（クラッカー状に焼いたライ麦パン）、トースト、ビスケット、じゃがいもを提供する。これらはたいてい許容できます
- すっぱい食べ物を試食させる。リンゴ、ピクルス、すっぱいボンボン菓子
- 冷たい飲食物を提供する。しばしば温かいものよりも許容できます
- 少量の食べ物（1回あたり2口分）を大きな器で提供する
- 経口薬は十分な水分とともに、姿勢を正した状態で飲ませる（DGP, 2004h）

負担軽減のための処置には次のものがあります。
- 膿盆は、手は届くが、患者の目に入るところには置かない
- 胃管を提案する
- 胃ろう（PEG：Percutaneous Endoscopic Gastrostomy）のチューブに注入容器を接続する

制吐薬による処置には次のものがあります。
- 中枢神経と抹消神経に作用：メトクロプラミド（パスペルティン（Paspertin））
- 中枢神経に作用。特に、オピオイドに起因する吐き気に効果：ハロペリドール（ハルドール（Haldol））
- さまざまな箇所に作用。特に、頭蓋内圧に効果：コルチコステロイド（フォルテコルチン（Fortecortin））
- （一般に用いられているさまざまな制吐薬の一覧は、「Schuler他, 2007」を参照）

診断 正確な診断は、医療上の処置の一部です。必要であれば、電解質やカルシウム、尿素など、血液の再検査を行います。できる限り原因療法を行いますが、それができない場合には、制吐薬による治療を行います。オピオイド治療においては、初めは制吐薬を予防的に投与する必要があります。制吐薬がうまく吸収されるように、適切な投与方法の選択が確保されていなければなりません。

9.3.4 嚥下障害

気づく

嚥下障害は、終末期の患者の12-23％がその症状を訴えていますが、これを耳鼻咽喉と食道の領域に進行した腫瘍を抱えている患者で見ると、その割合は80％に達します。飲み込むという行為が、腫瘍そのものにより（腫瘍の浸潤と妨害）、また腫瘍に関連して（炎症、口渇、不安、衰弱）、あるいは治療に起因して（手術、放射線治療、薬物療法）、阻害されるのです。

また、ALS（筋萎縮性側索硬化症）の患者にも、この嚥下障害は現れます（Hartenstein, 2000）。

患者はほんのわずかしか飲み込むことができず、たびたび飲み込むときに痛みを感じます。そしてこのことが、飲み込むことへの不安や、窒息するのではないかという恐怖につながります（Weissenberger-Leduc, 2002）。また嚥下障害は、嘔吐のほか、唾液や消化されていない食べ物の逆流を伴う場合があります。

わかる

耳を傾け、患者のそばにいて、付き添います。患

者の不安や心配を感じ取り、患者と家族に、病気とその緩和手段についての情報を提供することが大切です。

守る

次の処置が有効です。
- 逆流を防ぐため、食事をとるときや薬を服用するとき、また食事が終わった後は、上体を立てた姿勢をとらせる
- 食前に、必要であればストローを添えたり、嚥下障害者用のカップを用いたりして、何か飲み物を与える（Franke, 2007）
- 柔らかく、どろどろとした食べ物を与える。かゆは薄め、ジュースはとろみをつけます（増粘剤）（Franke, 2007）
- 口腔ケアを行う（p.163「口腔粘膜の問題」）
- 必要であれば、放射線治療により腫瘍を小さくする
- グルココルチコイドを投与し、腫瘍の圧迫を鎮め、食欲を刺激する
- 唾液分泌過多に対し、抗コリン薬を投与する
- 生活の質に与える利益と不利益について、患者と家族と協議の上、必要であれば、胃ろうやブジーを検討する

9.3.5 胸やけ

気づく

胃の酸性内容物の食道への逆流により、胸骨下部の裏に、焼けるような痛みが起こります。この胸やけは、げっぷや逆流、嚥下障害などを伴うことがあります。逆流は、のどに焼けるような、ひりひりする痛みを誘発します。

原因 次のようなことが原因として考えられます。
- 薬の副作用
- 上腹部を占拠している腫瘍
- 腹水
- 空気嚥下症（不安を感じたとき、ガムを噛んだとき）
- 食べすぎ
- 括約筋を緩めるものとして、アルコール、脂っこいもの、ミント、アニス、イノンドのような香辛料、炭酸飲料など

わかる

考えられる原因とその緩和手段について、患者に情報を提供します。

守る

次の処置が有効です。
- 可能であれば、原因療法を行う
- ビーチチェア位をとらせる
- 毎食前30分前にゲンチアナのお茶を飲ませる（血圧の高いときは不可）
- シマセンブリのお茶を砂糖、ハチミツ抜きで飲ませる（Weissenberger-Leduc, 2002）

9.3.6 しゃっくり

気づく

定義 しゃっくりとは、横隔膜が不随意に素早く収縮することです。その際、声門が閉じることにより、吸気の流れが突然妨げられます。

しゃっくりが一日中続くと、非常に苦しく疲れます。患者は飲むことも食べることもできず、意思疎通も図れなくなります。

原因 次の通り、さまざまな原因が考えられます。
- 機械的な原因：腫瘍、腹水、肝腫大
- 神経的な原因：横隔神経や迷走神経の刺激、脳転移
- 化学的な原因：尿毒症、低カルシウム血症、毒素、薬
- 感染的な原因：敗血症、帯状疱疹、インフルエンザ
- 心理的な原因：ストレス（Weissenberger-Leduc, 2002）

わかる

しゃっくりは、非常に負担の重い症状として、真剣にとらえなければなりません。

守る

次の処置が有効です。
- 可能であれば、原因療法を行う
- さまざまな家庭薬を試す

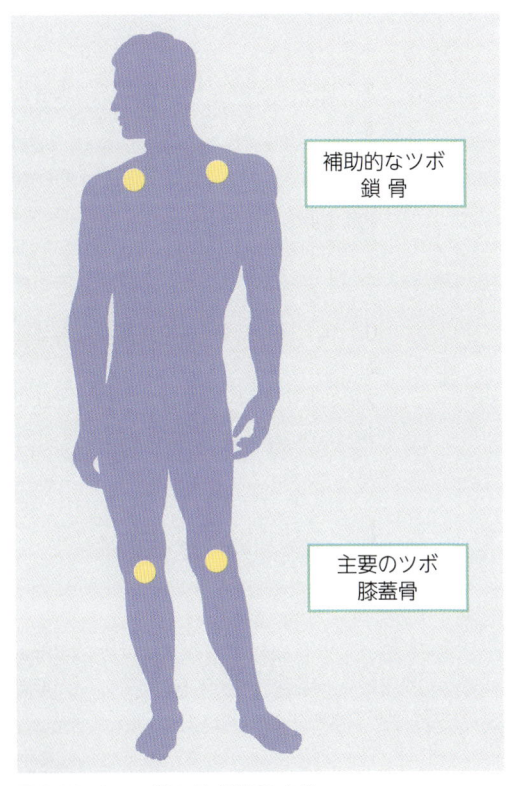

図9.14 しゃっくりに効く指圧のツボ

― 舌を外へ大きく出す
― 頭を前に曲げ、首筋を伸ばす
― 水をコップに2杯、一気に飲む
― ティースプーン2杯の砂糖をなめる
― 下部胸郭に温湿布をする
― 肋骨弓の最下部に氷のうをあてる
― イノンドの種からいれたお茶を飲む。カップ1杯にティースプーン山盛り1杯のイノンドを入れ、熱湯を注ぎます。30秒蒸らしてから濾し入れ、甘味料を何も加えずに飲みます（Mendoza; Zoske, 出版年なし）
■ 指圧のツボを押す
― しゃっくりの場合、膝蓋骨の下外側の骨の上をやさしく円を描くように指圧する。また、鎖骨の下側のくぼみを外側に向かって押しながら刺激する（図9.14）
― しゃっくり、吐き気、嘔吐の場合、心包経PC6のツボを指圧する。このツボは、前腕の内側、手首より指2-3本分下、2本の腱の間に

あります（図9.13を参照、p.173）
■ 薬による治療を施す
― 抗精神病薬
― 抗痙攣薬
■ ホメオパシー薬を投与する
― ベラドンナ（Belladonna）D6（次の随伴症状のとき。動悸、のどの渇き、発赤）
― ヒヨス（Hyoscyamus niger）D4（次の随伴症状のとき。不安、蒼白、神経過敏）
― 銅（Cuprum metallicum）D6（次の随伴症状のとき。夜間の症状悪化）（Gawlik, 2001）

9.3.7 下痢

気づく

原因 次のような、さまざまな原因が疑われます。
■ 宿便がある場合の逆説性の下痢。宿便があると細い便が排出されます
■ 薬の副作用（化学療法、抗生物質、下剤の過投与）
■ 消化機能の低下（腸腔から血管やリンパ管への吸収機能の障害）
■ 消化管領域の放射線治療の結果
■ 胃腸の腫瘍、腸膀胱瘻
■ 胃腸炎
■ 膵臓の機能低下。これは脂肪の消化不良につながります。これによって便が液状になります
■ 経腸経管栄養。管の不適切な状態、冷たすぎるあるいは速すぎる栄養物の注入、消化しにくい栄養物

病歴 次の点について、把握しておかなければなりません。
■ 今の排便の状態はいつからか、頻度はどのくらいか？（どんな薬を服用しているのか？）
■ 性質、混入物
■ 腸雑音の聴診（亜イレウスの状態にはないか？）
■ 健康状態全般への影響（血行、脱水、電解質の喪失）
■ 生活の質への影響（腹痛、衰弱、時間的・社会的な制約、食欲不振）（Weissenberger-Leduc, 2002）

わかる

後述する「便秘――わかる」の項を参照してください。

守る

できる限り原因療法を行いますが、それができない場合には、緩和処置を講じます。

- 触診の結果、大腸内に糞石(濃縮された糞)がある場合、
  — 例えばモビコル（Movicol）のような下剤を投与する
  — 糞石を手によって除去する。これはかなりの痛みを伴うため、除去前に局所麻酔薬(リドカインジェル（Lidocain Gel）など)を使うか、鎮静薬を投与します（除去方法はBeyer他, 2004, p.294を参照）
- 毎排便後のていねいなケア。肛門には亜鉛を含んだ撥水性の軟膏を塗ります
- 消臭効果が高く、皮膚にやさしい吸収性パッドの使用
- 換気に留意する
- 腹痛がある場合、
  — 湯たんぽを使用する
  — 腹に温湿布を施す(p.76)
  — ラベンダーオイルによる湿布を施す (p.78「オイルを使った湿布」)
  — ひざ下にクッションをあて、腹の筋肉をリラックスさせる

食事面では、次の点が挙げられます。
- 少量の軽い食事にする。乳製品や刺激の強いものは避けます
- 触診の結果、大腸内に糞石(濃縮された糞)がある場合には、以下のものを与える
  — ブイヨン、お茶、重湯など、多くの水分
  — すりつぶしたリンゴ
  — 煮てピューレにしたじゃがいも

薬による治療では、次の点が挙げられます。
- ロペラミド塩酸塩、コデインリン酸塩、モルヒネを投与する
- 下痢の原因が脂肪便である場合、脂肪便の治療のために膵臓酵素薬を投与する。これの欠点は、しばしば吐き気と嘔吐を伴い、シーツ類をきれいに保つのが難しいことです（Weissenberger-Leduc, 2002, p.85-）
- ホメオパシー薬を投与する。希釈度Ｃ12のオコウバカ（Okoubaka）

9.3.8 便 秘

気づく

重い症状の患者に、便秘は非常に頻繁に発生します。規則的な排便は、健康のための本質的なものですから、効果的に便秘を阻止することが大切です。通常、1日1-3回から週2回までが、正常な排便の頻度です。便秘とは、便が滞留しているという解釈だけではなく、便が硬くなったことにより排便が滞り、排便の際、痛みを伴う症状である、とも理解されます。

原因　便秘は次のことから起こります。
- 器官に起因するもの。腫瘍、憩室炎、巨大結腸、内分泌・代謝・神経面の障害、肛門部の炎症、直腸・肛門の病気
- 状況に起因するもの
  — 寝たきりの状態、麻痺、運動不足
  — 衰弱。トイレに行く力がない
  — 便意を催したときに誰もいない
  — 差し込み便器を利用する際の恥ずかしさ
  — 排便時の痛みへの不安。肛門部の亀裂、痔
  — 失禁ケア製品。例えば、おむつやパッドは便秘の発生を促すので、必要がなければ使ってはいけません。一方で失禁ケア製品は、それがあれば自分でトイレに行く必要がないので、患者の生活の負担を減らします。また、患者が失禁ケア製品を選ぶのは、周りに迷惑をかけたくないという思いからでもあります。このことは、オープンな対話がいかに必要不可欠なものであるかということを示しています
- 食事に起因するもの。少ない食事、少ない水分、繊維質の少ない食べ物は、便を硬くします
- 薬に起因するもの。例えば、オピオイド、三環系抗うつ薬、フェノチアジン、カルシウム拮抗薬などの副作用（Husebø; Klaschik, 2000）

便秘の病歴　関係者全員のもとで、恥ずかしさを避けるような行動をとることは、症状コントロールがおろそかになることにつながり、問題を悪化させるだけで

す。便秘のことについて、あからさまに意見を述べるとき、最も気まずい思いをするのはそれを述べた看護師ですが、こうすることにより、患者も同じように便秘のことを話し、必要な処置について議論することが可能となるのです。

病歴については、次の点を確認します（DGP, 2004e）
- 便秘の期間
- 今までの便の状況（頻度、硬度、量）
- 今まで受けた消化促進処置、あるいは薬
- 食事習慣
- 便秘についての患者の考え
  — 腹部の痛み、排便時の痛み
  — 満腹感
  — 残便感
  — 触知できるような大腸の下垂症状
  — 下腹部の膨張
  — 大きく頻繁な腸雑音
  — 落ち着かない、気分がすぐれない
  — 場合によっては、尿閉
- 錯乱、不穏、拒食などの状況。これらは、とりわけもう話すことのできない患者では、排便に問題がある可能性を指摘しています

直腸検査 明らかな便秘の場合、直腸検査によって、直腸に手で処置できるような閉塞があるかどうかが明らかになります。直腸に腫瘍がある場合には、直腸検査は医師が行わなければなりません。直腸に何もなければ、腸閉塞の可能性は（臨床検査、超音波検査、レントゲンを通じて）排除されます。

わかる

下痢、便秘、腸閉塞のケアでは、しばしば患者にとってのタブーの領域が侵されます。通常プライベートの領域で行われる行為や機能が、他人に見られ、話され、支えられるのです。排便の試みがほかの患者や看護師に見られ、排便時の音と臭いが広がっていくのは、大部分の人にとって非常にいやな思いがするものです。患者と看護師には、恥ずかしさと、不快感と、気まずさの感情が伴う、非常にプライベートな場面でのケアが生じます。これには、相手を尊敬する態度を示し、ケアを円滑に遂行するための準備をして、対処しなければなりません。

この領域で助けが必要であるということは、隷属感情を最大にします。便の問題のことで頭がいっぱいになるのは、排便の状況を尋ねることによって、それがいっそう促されたことの結果かもしれません。患者は施されている処置の「成果」に責任を感じるようになります。たいていの患者は、できるだけ一人で普通にトイレに行きたい、と強く思っていますが、病気が進行すればするほど、ますますこの領域でも支援を受けざるを得なくなります。満足のいく個々のやり方に達するためには、多くの対話が必要です。患者は排便の際、誰にも邪魔されたくないと思っていますし、いつもそのことばかり尋ねられたくないとも思っています。多くの患者には、できるだけ長く持ち続けていたい自分の儀式というものがあります。それは例えば、ブラックコーヒー、起床前のタバコ、ぬるめの水、新聞、ある一定の時刻、といったようなものなのです。

便秘は家族の不安を高めます。家族は便秘の原因を、少ない食事や運動の中に見出します。このテーマは家族にとっても恥ずかしさを伴うものですが、この恥ずかしさを克服したとしても、便秘はつらく苦しいメインテーマとなりえます。責任が求められる下剤投与後の状況観察の中で、あるいは湿布の処置や、場合によっては浣腸を行う際に、家族に具体的な手ほどきを施すことによって、家族の患者への思いやりの心が支えられるのです。家族には、患者にとっての便秘の意味を理解してもらうとともに、家族の持つ不安や不快感、無力感が理解されているということを感じさせ、これらの感情を表現する機会を与えることが必要です。

守る

次の処置が有効です。
- 規則的な排便に留意する。週に2-3回
- 可能であれば、便秘につながる薬を排除する
- 便意を催した場合はすぐに反応し、我慢させない
- ひざを立てることにより腹圧を支える
- もうトイレに行くことができない場合は、差し込み便器よりもイス型のポータブルトイレの方を用いる
- 恥ずかしいという感情とプライベートの領域の希望を尊重し、支援する

食事面では、次の点が挙げられます。
- 可能であれば、飲み物の量を増やす
- ジュース（フルーツジュース、ザウアークラウトジュース）、コンポート、カットリンゴ、スープを多く与える
- 繊維質を多く含んだものを食べさせる。液体に

浸したミューズリー、漬け込んだ乾燥プラム
- フォルティメル（Fortimel）、バイオソーブ（Biosorb）などの補助食品を与える。これらには繊維質が濃縮して含まれ、さわやかな涼しい味がします。繊維質の豊富な食べ物を与えるときには、十分な水分量のことも考慮しておかなければなりません。さもないと、便秘を再び引き起こす結果となります
- 朝の空腹時に、薬局で作ったイチジクのシロップを飲ませる
- 朝の空腹時に、ぬるめの水を1杯飲ませる
- 水に乳糖をティースプーン1-2杯入れ、日中何回かに分けて飲ませる
- ガスがたまりやすく腹が詰まりやすい食べ物は避ける

肛門のケア　肛門部の亀裂や痔がある場合には、次のようにします。
- 排便の都度、柔らかいトイレ用ウェットティッシュできれいにする
- 排便の前後に痛みがある場合、局所麻酔薬を塗った膏薬を貼る。この膏薬が冷えていると、いっそう効果が高まります
- 通常の座った姿勢のときは、下に円形のエアークッションを敷く

便通を催させるための処置方法　どの方法が、患者の負担が最も少ないかを考えます。
- 直腸だけ空にすればいいのか（座薬、小型の浣腸）、それとも消化管全体を活性化させる必要があるのか（下剤の経口投与）？
- 下剤では十分ではなく、直腸に便がいっぱいに詰まっている、あるいは患者が鼓腸にひどく苦しんでいるといった場合には、浣腸が有効になります

鼓腸がひどいときには、イレウス管による処置（20-30分）や、クミンなどのエッセンシャルオイルを使った温湿布、メリッサのエッセンシャルオイルを使った湿布などが有効です（p.78「オイルを使った湿布」）。

浣腸液　催下浣腸には、次の液体を用います。
- 牛乳とハチミツ（温かい牛乳0.5ℓとハチミツ大さじ2杯）
- 1ℓの温かいお湯と20mℓのグリセリン（DGP, 2004e）

湿布　次のものが適しています。
- さくらんぼの種を入れたホットパック（p.76）
- 腹への温湿布（p.76）

便秘と鼓腸には、セイヨウノコギリソウやカモミールの花を用いた湿布が効果を発揮します。溶液は次のように作ります。大さじ2杯のセイヨウノコギリソウあるいはカモミールの花に250mℓの熱湯を注ぎ、5分間蒸らしてから濾し入れ、さらに250mℓの熱湯を注ぎ足します（Sonn, 2004）。

マッサージ　次のものが有効です。
- 腸の活動を促進させるため、腹を時計回りにやさしくマッサージします。場合によっては、プチグレン（ビターオレンジ）を用います（Price; Price 2003, p.293）。キャリアオイルの作り方についてはp.74「エッセンシャルオイル」を参照
- 足の反射区マッサージ
- 横隔膜呼吸
- 可能な限りの運動

手を使った除去処置　直腸検査や手を使った除去処置を行う前には、局所麻酔薬（リドカインジェル（Lidocain Gel））を用いなければなりません（除去方法はBeyer他, 2004, p.294を参照）。

薬による治療　一部の胃腸閉塞を除き、次の段階的なプランの有効性が確認されています。
- 第1段階：刺激性下剤（蠕動運動性）。ビサコジル（ドゥルコラックス（Dulcolax））など
- 第2段階：刺激性下剤＋浸透圧性下剤。ラクツロース（ビフィテラル（Bifiteral））やマクロゴール（モビコル（Movicol））など
- 第3段階：刺激性下剤＋浸透圧性下剤＋便軟化剤。パラフィン（オブスティノール（Obstinol））など（Schubert 他, 2007）

9.3.9　腸閉塞

定義　胃腸の閉塞あるいはイレウスでは、腸の内容物の末端方向への移動が阻害されます。移動は、部分的に、あるいは全面的に、また継続的に、あるいは断続的に阻害されます。

気づく

原因 消化管内の移動が阻害される原因として、次のことが考えられます。
- 便秘（上記参照）
- 麻痺性イレウス（腸麻痺）
- 機械性イレウス。組織内や組織外からの圧迫による腸管腔の閉塞

症状 次のようなものがあります。
- 幽門部の閉塞：たいてい消化されないものを嘔吐します
- 小腸の閉塞：上腹部や臍傍部の仙痛、嘔吐、鼓腸。軽い症状としては、のどの渇き、口渇、脱水などがあります
- 大腸の閉塞：嘔吐（吐糞）、臍傍部や下腹部の痛み、下腹部の膨張。のどの渇きや脱水を避けることと、腸粘膜との間には、十分な関係があります

ガスの排出は、腸閉塞が全面的なものか、あるいは部分的なものかということについて、手がかりを与えてくれます。腸閉塞はまた、急に現れたり、ゆっくりと進行したり、断続的であったりします。治療を行わなくても、自然に症状が消えてなくなることもあります。

わかる

しばしば患者は、惨めな自分を感じ、不安な思いになります。患者に付き添い、耳を傾け、状況の説明をしてあげることが大切です。

家族への教育として、患者にとって腸閉塞がどんな意味を持つのか、ということについて情報を与えます。家族には口腔ケアに参加してもらいます（p.163）。p.177「便秘——わかる」の項も参照してください。

守る

すべての消化管運動促進薬と下剤の使用を中断します。手術をするための判断基準は次の通りです。
- 単独の腸閉塞であること
- 比較的身体の具合がよいこと
- 腹腔に大きな腫瘍がないこと
- 腸係蹄による明らかな鼓腸は、むしろ狭窄症を指摘しています
- 手術をしてほしいという、患者のたっての希望（Hartenstein, 2000）

著しい腹膜がん腫症や大きな腫瘍塊のような、進行した腫瘍の病気の場合、しばしば孔を通しての緩和手術はもはや不可能であるか、患者から拒絶されます。

腸閉塞の患者は、手術をしなくても、数日から数週間は、まさに良好な生活の質を維持したまま生活を送ることができます！ その生活の質を維持するための症状コントロールでは、腸閉塞が全面的なものか、あるいは部分的なものか、ということが重要になります。すなわち、不完全性の腸閉塞の場合には、下剤による処置と、腸を楽にする薬と、十分な鎮痛治療との間で、適切なバランスを見つけることが重要になります。一方、不可逆性の全面的な腸閉塞の場合は、すべての処置の目標を適切な症状コントロールを行うことに置きます。薬に起因する腸閉塞の症状の悪化は、腸痙攣を避けるためならば甘受できます（Husebø; Klaschik, 2000）。

次の処置が有効となります。
- のどの渇きと空腹を避ける
  — 氷片をなめるのはのどの渇きに有効です
  — 吐き気と嘔吐がうまくコントロールできていて、腸閉塞の部分がかなり末端であるならば、患者に飲食を促します。このとき十分な水分摂取を行っても、まったく問題はありません。嘔吐が3日以上ない場合は、薬の経口投与へ治療法を切り替えることも可能です
  — 腸閉塞の部分が近位にあり、吐き気と嘔吐がうまく治まらない場合、胃管や胃ろう、あるいは静脈への補水が必要であることを示しています
- 分泌物の排出のため、胃管あるいは胃ろうの導入について患者と協議する
  — これは消化管の負担を軽くするためです。例えば、吐糞が始まったときなど
  — これは頻繁に起こる激しい嘔吐を和らげるためです。なお、多くの患者が、胃管による連続的な負担よりも、1日に1-2回までの自然発生的に起こる嘔吐の方をより好みます。患者はかろうじて少量の食事を口にしているような状況ですが、このことが人生の喜びという意味において、患者にとっては非常に重要なものなのです（Weissenberger-Leduc, 2002）
- 口腔ケア（p.163「口腔粘膜の問題」）

薬による治療 全面的な腸閉塞の薬による治療で

は、嘔吐や腸の分泌を抑える薬と鎮痛薬を、必要に応じて組み合わせて用います。多くの患者では、非経口（皮下）での投与が選択されます。モルヒネ、ハロペリドール、シクリジン、オクトレオチドは、混合注入（例えばポンプにより）を行います（Ripamonti; Mercadante, 2004）。医療的なやり方については「Husebø; Klaschik（2006, p.288-）」を参照してください。

腸閉塞の部分がかなり末端にあり、吐き気と嘔吐がうまくコントロールできている場合、患者はほぼ好きなものを食べたり飲んだりしてかまいません。近位の腸閉塞で、症状コントロールがあまりうまくいっていない場合には、慎重に水分を補う必要があるため、非経口注入を行います。このような場合、非経口による栄養補給は、たいてい生活の質には何の利益ももたらしません（Ripamonti; Mercadante, 2004, p.504）。

9.3.10 終末期の脱水症

事例 ベールマンさんには明確な目的意識がありました。より正確に言えば、かすかにきしむ板張りの床とオレンジ色の薄手のカーテンを備えた、別荘風の入所型ホスピスに足を踏み入れたとき、ベールマンさんにはまだ明確な目的意識があるように見えました。この70歳の男性は、すでに前立腺がんの手術を一度とさまざまな化学治療を受け、もうそれに耐えきれなくなっていました。骨に転移したがんの痛みは、これまでの鎮痛薬ではどうにもならないような激しいものでした。入所時の面談では、ベールマンさんはこのような病状にふさわしい機嫌の悪さでした。

「もう自分でどうにもできないなら、死なせてもらいたい。薬をください」こうベールマンさんは言いました。「ここでは誰も死なせたりはしません。ともに歩んでいきましょう」この回答に、もちろんベールマンさんは満足しませんでした。かつて高級官僚だったベールマンさんは、初めは感じがよいどころか、官僚らしい高圧的なところを持っていました。まるで、今後どうすればいいのか、秘書にそれを言う権利があるかのように、自分が他人の思い通りにされるなど、ベールマンさんには想像もできなかったことでしょう！

しかし、身体が弱っていくにつれて、ベールマンさんの安楽死を望む気持ちも次第に弱まっていきました。ベールマンさんがようやくわかってくれた様子は、ホスピス長にも感じられました。ベールマンさんは、自分や自分の希望を尊重してもらうためには、もう自分はボスであってはならないし、すべてを自分でコントロールしなければならないのだ、ということを理解したのです。その後、おむつが必要になったときでも、ベールマンさんは状況コントロールができなくなるようなこともなく、威厳を失うこともありませんでした。おむつはベールマンさんの希望する頻度で交換されました。「世話をされるのをベールマンさんが受け入れられるようになったことは、とても感動的でした」ホスピス長はそう回顧しています。また、ベールマンさんには、のどを鳴らすネコのようなところもありました。ベールマンさんは生涯にわたって自らを酷使してきました。決定権を持つということは、絶えざる酷使でもあるのです。家族にも、以前は誰も意見することなどできなかったベールマンさんが、今はまるで別人のように見えました。ベールマンさんの体調がいいのは、これが人生で初めてであるかのようでした。

がんの脳への転移により、ベールマンさんの言っていることはもうわかりにくくなっていました。もうろうとしている時間が次第に長くなり、もう食事も欲しがりませんでした。初めは流動食を与えていましたが、それも中断されました。経管栄養の方法も取られませんでした。「私たちは死を早めることも、遅らせることもしません。死に干渉しないことが、より安らぎにつながるのです」

しかし、飢え死にするのを放置しておくことが許されるのでしょうか？　意識のあるときに患者がはっきりと別の方法を指示せず、今や死にゆく状態にあるのなら、ホスピス運動の答えはイエスです。人は昔からずっとこのように死に、今日でもなお、自分の家ではこのようにして死んでいくのです。次第に意識がなくなっていくときに、むりやり食べさせたり飲ませたりすることなどできるはずがありません！　ましてや2リットルの液体を身体の中に入れるのは、死にゆく人の血液循環に大きな負担をかけるのです。

「重い症状の患者からゆっくりと水分がなくなっていくのは、決して不快なことではありません」緩和医療を行う医師はこう言います。「患者は、照りつける太陽のもとで砂漠をやっとの思いで進んでいるのではなく、しっかりと世話をされた状態でベッドに横になっているのです」不快なのは粘膜の渇きだけです。それゆえ、ビールであれワインのソーダ割りであれ、心地よいと感じられる飲み物で口の中を湿らせます。そして、それで湿らせた脱脂綿を患者が吸い始めたら、それがまさにのどが渇いているという合図ですから、そこで水分を追加します。患者を「いっぱいに満たす」のではなく、ちょうど死を和らげてあげるだけの量を与えるのです。

これはつまり、ケアの基礎を意味しています。ドイツ連邦医師会が最期をみとるための医療上の諸原則の中で的確に述べているように、重要なのは空腹感やのどの渇きを和らげることで、むりやりカロリーの高いものを与えたり、2リットルの液体で満たしたりすることではありません。最終的には、自然に死んでいく権利を誰もが持っています。しかし、ラインラント＝プファルツ州のあるアンケート結果によれば、死にゆく人への人工液体栄養物の投与を中断することに許容できるという医師は、全体のわずか3分の1にすぎません。

ベールマンさんのホスピス生活は4週間でした。ときどき湿らせた綿球を吸ったりもしていましたが、意識のない状態がだんだんと深まり、いつしか息を引き取りました（Holch, 2003）。

気づく

脱水症は、水分の喪失（嘔吐、下痢、発汗、頻呼吸、分泌物の排出）、そして（あるいは）水分摂取の減

少によって起こります。脱水症では、次のような症状が現れます。
- 先行して起こる体重の減少
- 骨の周りの皮膚のしわ、張りのなさ
- 粘膜の渇き

終末期の脱水症には、このほかに次の原因があります。
- 不安
- 薬の副作用
- 口腔カンジダ症

下痢や出血による急性の脱水症か、持続性の脱水症か、あるいは終末期におけるゆっくりと進行する脱水症かを見分けることが重要です。終末期の脱水症では、死にゆく人の大半がこれを避けられないため、問題の多くが互いに関連し合っています。

人生の最終段階にある人には、以下の相反する二つの望みが存在しています。
- 食べたい、飲みたいという望み
- もう食べたくない、飲みたくないという望み

これらの望みは尊重しなければなりません。死にゆく人の、もう何も食べたくないという望みは、私たちの文化では、多くの人にとって受け入れがたいものに思われるかもしれません。これまでしばしば、死にゆく人は人工的な補水によっていっそう苦しめられてきました。「あらゆる手段を尽くそう」とするばかりで、生命活動からの撤退は自然なことである、ということを見落としていたのです。終末期における積極的な水分供給は、根本的に重要な事象に対する非生理学的な反応、と言っていいでしょう。

わかる

まずは症状の緩和という観点から、脱水の三つの原因を区別する必要があります（Klie; Student, 2006, p.44-）。

1. 特に、命にかかわる病気において人生の終末期に臨んでいる患者の、本人の意思による十分な水分量の拒絶。このような行動は、かつて普通に行われていたまさに死の儀式であり、「死の技法」の一部です。
2. 終末期の患者の意識の混濁が進むことによって生じる、明確な意思のない水分摂取量の減少。人生の最終段階に、意識の混濁した患者の水分や食物の摂取量が徐々に減っていくことは、（それが麻酔薬によるものでない限り）非常に自然な現象です。次第に身体全体の機能が停止し、それとともに必要な水分と食物の量も減っていきます。思考力の確かなときに、患者がはっきりと何かほかの指示を出していなければ、無理な水分供給をやめることが今や患者の意思と利益にかなっている、という前提に立つべきです。
3. 特に、口やのど、食道などを通過する際の障害に起因する、死にゆく患者の水分摂取能力の欠如。この状況は突然起こるのではなく、ある程度、その前段階の期間があるのが普通です。相応する閉塞症の恐れのある患者の場合、早めにこのことについて説明し、それにより必然的に起こる結果について、すべての患者と詳細に議論をしておくことが必要です。その際、間近に迫った死についての対話が、本質的な役割を果たします。これに基づき下された患者の決断は、どんな場合でも尊重されなければなりません（p.241を参照）。

ここで明確に顧慮されていない問題が残っています。それは、（例えば昏睡により）自発的な水分摂取も、このことについての意思表明もできない状態にありながら集中治療を受けている患者に対して、注入療法の中断をするかどうかという問題です。慢性疾患の患者における胃ろうの問題も、これとまったく同様になります（p.226「倫理」）。

こうしてみると、補水の利点と欠点については、入念に検討が重ねられる必要があります。また、乱れた水分バランスの修正を決定するにあたっては、患者や家族、それに専門家との綿密な討議が行われなければなりません。そうすることで、この決断を参加者全員で分かち合うことができるのです。

死にゆく人に人工的に水分供給を行うべきかどうかという問題が、今日たびたび議論されています。というのも、大半の人が自宅ではなく、病院やケア施設で亡くなっているからです。それらの施設では、補水の効果や安全性が立証されていないにもかかわらず、持っているだけの技術を投入する習慣があります。しかし、判断能力のある患者が要求したならば、医師には、延命処置を放棄し、これまでに行ってきた処置を中断する権利が認められているのです。患者がそれを希望するならば、一度開始した非経口あるいは経管での栄養補給をやめることももちろん可能です。予防的に取りつけられた胃ろう、あ

るいは薬剤投与のための中心静脈カテーテルは、栄養補給や補水のために決して利用してはなりません（Weissenberger-Leduc, 2002, p.76）。

　家族にとって、水分摂取が終わりを迎えるということは、感情面で大きな負担になります。この分野では、もう家族のできることはありません。別れへの一歩を踏み出したこのとき、家族には聞き手が必要になります。場合によっては、口腔ケアや手・腕・足の塗擦、また読み聞かせや歌など、ほかの思いやりの示し方を見つけるためのサポートが必要となることもあります。

守る

　しばしば患者は口渇に苦しみますが、のどの渇きと口渇は同じものではありません。死にゆく人の大半は、のどが渇くと、少量を飲み込んだり、ガーゼをしゃぶったりすることができます。注入を行っても、必ずしも口渇は改善されません。重要なのは次の点です。
- 口渇とのどの渇きの治療のために、念入りかつ頻繁に口腔ケア（p.163「口腔粘膜の問題」）を行う
- 少量の水分を与え、口を開いたり、唇を固く結んだり、顔をそむけたりといった、死にゆく人の身ぶりに注意する
- 利尿薬の投与を中止する
- 鎮痛治療の適切な滴定を行う
- 軟膏により目、鼻、生殖器の粘膜のケアを行う
- 冷却用噴霧器で加湿を行う
- 恐れ（p.101）と口腔カンジダ症（p.166）の治療を行い、薬の副作用にも注意する

　人生の最終段階で死にゆく人が望む、次第に脱水症が進んでいくことの利点は、次の通りです。

- 胃液の分泌が減ることにより、嘔吐の回数が減少する
- 気道の粘液の分泌が減ることにより、せきこむ回数が減少する。気道の吸引頻度が減り、患者の負担が減少する。不快な呼吸困難を伴う肺水腫の危険性が減少する
- 足の浮腫、腹水、腫瘍の浮腫が減ることにより、全体的に苦痛が減少する
- 尿が減ることにより、パッドは1枚ですみ、トイレや差し込み便器、あるいは留置カテーテルにかかる労力が不要になる
- 眠気の増加、内心の不安の減少
- エンドルフィンの分泌が増えることによって、自然な痛覚消失の状態になり、健康な感覚が生まれる

　次第に脱水症が進んでいくことの問題点として、次のことが考えられます。
- 床ずれの危険性の増加
- 電解質のバランスが崩れることにより起こる筋肉の痙攣
- 腎不全による薬の蓄積
- 便秘と、場合によっては乾いた粘液
- 意識障害、嗜眠、衰弱
- 無力感、錯乱
- 家族とチーム内の不安感の増大
- ときどき現れる熱の症状

　薬の蓄積、筋肉の痙攣、錯乱と不穏の場合、皮下への補水を試み（生理食塩水500mlを24時間）、その後で改めて、これが健康状態の改善につながったかどうかを評価します。

9.4 運動と知覚の問題、体位

　運動は生活のリズムの一部です。運動の制限は、認識面、感情面、社会面において深刻な結果をもたらします。身体活動は、たとえそれが懸命の努力をせずに、あるいは受動的に行われても、患者の健康と、知覚・運動の協力性の能力、ならびに認識能力に影響を与えます。Basale Stimulationと厳選した体位により、看護師は、重い症状の患者と死にゆく人の生活の質を決定的に高めることができます。

気づく

　人生の最終段階では、患者の生活空間は次第にベッドの上に限定されていきます。一人でベッドを離れることができないということは、家族や看護師を頼るまでの一歩が、遠く、しばしば苦痛に満ちた一歩になる、ということを意味しています。患者は、今や愛おしくなった日常のたくさんの些細なことや、自然の中に身を置くことや、友人を訪ねることや、あるいはともに食卓を囲むことなどに、決定的に別れを告げなければ

なりません。病気に対する主観的な苦しみも、著しく増大します。

ときには、ベッドは最期のプライベートルームとして、いっそう適切な形で「設備」されます。多くの患者には、それが彼らにとっての方向感覚となる眺望があります。ベッドを整える際には、このことに配慮することが大切です。

身体の動きは、生きているという感覚と緊密に結びついています。次に紹介するトレーニングは、知覚にとっての運動の意味を明らかにしてくれます。

ヒント　トレーニング　目を閉じている人の手に、ある物体を置き、その物体について説明してもらいます。初めは、物体の温かさや輪郭について知覚し、その説明があるかもしれません。しかし、物体が動かないことにより、感覚的な印象が急速に失われていきます。すると、物体をまったく、あるいはほとんど感じなくなります。

このような差異を認識しないという感覚は、すべての感覚の領域で起こりえます。例えば私たちは、換気装置の音や、いやな臭いには慣れてしまっています。変化と動きが、情報を知覚するための基礎となります。動かない人は、自分の身体や周囲の環境になかなか気づきません。そういう人には、感覚的な印象が欠けているのです。したがって、寝たきりの患者からは、積極的な運動能力だけではなく、身体の感覚も次第に失われていきます。このことが、たちまち錯乱や孤独感につながる可能性もあります（Zagermann, 2005）。身体感覚の喪失は、患者の行動の中に現れます。掛けぶとんをいじったり、不安げに手を求めたりといったような、死にゆく人に特定の身ぶりは、患者が知覚を改善しようと試みている、ということを示しています（図9.15）。

多くの患者が最大限の平穏を望んでいます。体位の変換は、困惑させるもの、あるいはおびやかすものとして感じられ、強い不穏を誘発する恐れがあります。しかし、動きたいという衝動が高まり、立ち上がろうと常に試みる段階も存在します。死にゆく人の多くは涼しさを求め、ふとんをはねのけ、服を脱ごうとしますが、一方で、ふとんや抱きまくらを手放そうとしない人もいます。このような患者は、それらを身を守るカバーとして必要としているのです。

知覚の障害は、コミュニケーションの障害にもつながります。運動、知覚、コミュニケーション、これらはBasale Stimulationでは、人間の存在における互いに密接に関連し合う要素である、と見なされます。つまり、すべての感覚を調和させた状態で刺激したときに、健康な状態が生じるのです。そのためには、私たちが聞く、嗅ぐ、味わう、見る、感じることができること、そして私たちが自分自身と相手のことを知覚し、互いにコミュニケーションが取れることが必要になります。

死に向かって進んでいくにつれて、総じて死にゆく人の周囲への関心は薄れていきますが、皮膚感覚と触覚、それに聴覚は機能しています。皮膚を通して、私たちは温かさや冷たさ、また圧力や痛みを感じ、触れることで、多様な深みのある感覚を呼び起こします。死にゆく人は、「形を変えて起きて」います。看護師は、死にゆく人の変化に注意し、コミュニケーションを適合させ、自らの感覚を患者の感覚に近づけることにより、死にゆく人と家族の間における感覚の仲介と確認をサポートします（Rest, 1989, p.138-）。

Basale Stimulation（下記参照）を行うことによって、患者の触覚の拒絶反応と孤独感を減らし、身体感覚を維持するための手助けをすることができます。

わかる

床ずれと拘縮の予防法についての看護師のスタンダードは、緩和ケアにおいては、別の方法で評価されなければなりません（Augustyn; Kern, 2006）。

例えば、運動トレーニングやモビライゼーションのような拘縮の予防法は、重い症状の患者や死にゆく人の生活の質の観点から、患者の希望に応じて行う必要があります。

患者に不動状態を強いるような重い病気は、容易に床ずれにつながります。長く持続したままの圧力は、血行を妨げ、組織の故障を引き起こします。床ずれの予防と治療は、緩和ケアにおいても重要な任務です。多くの患者は、床ずれがあるにもかかわらず、車いすに乗り、家族とともに病室を離れたがりますが、一方で、かなり疲れるという理由から、床ずれ予防の

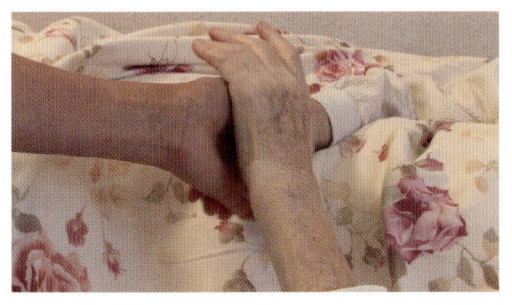

図9.15　「求める手」

ための定期的な体位変換を拒絶する患者もいます。

患者の要求を優先する緩和ケアにおいては、予防法を放棄することのリスクについて、患者とじっくり話し合います。それは患者が決定することです！　患者だけが、自分の生活の質について判断できるのです。このことは、徹底的に患者個人を尊重していることを意味し、ケアの質が不足しているということにはあたりません。緩和ケアにおいては、この優先順位によって、スタンダードな方法を少なからず捨てる必要があります。これは決しておろそかにするということではなく、患者の意思を尊重し、それを真剣に受け止め、責任ある行動をとる、ということを意味します。予防法よりも生活の質を優先させるという個々に下された決定は、チーム内で共有し、家族とも十分に協議の上、証跡化されなければなりません。

在宅ケアにおいては、次第に進んでいく患者の不動状態は、本質的に家族のさらなる負担となります。毎晩の体位変換とベッドでの完全ケアは、家族にとって、すぐに重すぎる要求となります。家族には専門的なサポートが必要です！　寝たきりの患者のケアには、身体的にかなりの近さが要求され、援助する人と援助が必要な人の役割を非常に明確にします。この依存関係と義務感は、両者にとって、これを維持するのはしばしば容易なことではありません。このとき看護師は、当事者の重要な聞き手になります。

患者が話せなくなったときには、患者のこれまでの生活ぶりに関する家族からの情報が、例えば、寝るときに好む体勢や思考の方向性などについて、重要な手がかりを与えてくれます。

守る

体位の変換は、必ずしも不快なものではありません。例えば、呼吸障害や痛みのときなど、症状に対応した体位変換は健康状態を高めます。呼吸を助ける横向きの体位は、分泌物の排出を容易にし、はっきりと聞き取れるほどの気道の解放が得られます（p.187「呼吸の問題」）。

*Basale Stimulation*による緩和ケア

触れることと体位を変換すること、たとえそれが受動的な運動であっても、それは患者の知覚能力維持のために役立ちます。Basale Stimulation（バザーレ・シュティムラツィオン＝基礎の刺激）によるケアを行うことで、死にゆく人に、安心感と健康な気持ちを与えることができます。

Basale Stimulationは、たいてい肩へのタッチから始めます。決して顔にやってはいけません！　手のひらではっきりと開始の合図をしてから、穏やかに始めます。Basale Stimulationは、身体に沿って一定の圧力で行いますが、表面をかすめるようなタッチや局地的なタッチ、またとぎれとぎれのタッチや分散したタッチは、触覚の拒絶反応を誘発するため避けなければなりません。もし患者に、自分自身についてのはっきりとした情報を得させたいならば、Basale Stimulationを行う際に、浴用のタオル手袋や靴下を使うのが有効です。こうすることで、患者は自分自身の身体に集中できるようになります。最後は片手ずつ、慎重にやさしい力を加えて終わります。両手を同時に離すと、まだ心の準備が整っていない患者に、見捨てられたような気持ちを抱かせてしまいます（p.72「Basale Stimulation」）。

刺激による身体全体の知覚

事例　ある作業療法士の報告です。「ヴィッヒマンさんは92歳の女性で、3度目の脳卒中を発症し、右片麻痺と軽い失語症がありました。彼女には3人の息子がいましたが、ケアの方法や施設について、3人の意見は一致していませんでした。初めての訪問で、私は、ヴィッヒマンさんが相当にぼんやりしている、という印象を受けました。ヴィッヒマンさんは『どうでもいい、どうでもいい』という言葉をたびたび口にしました。最近、ケア施設に入所して以来、ヴィッヒマンさんはベッドの中にじっと横になったままで、すべてのことに対して受け身でした。私が自己紹介をしても、反応はありませんでした。私は身体に触らせてほしいとお願いし、ヴィッヒマンさんからうなずきの許可を得ると、彼女の肩、腕、手、足に、手のひらで刺激を加えました。その間私は、ヴィッヒマンさんの様子をしっかりと観察しました。ヴィッヒマンさんは手に痛みを感じやすく、また、どの程度で不快感を覚えるのか、ということもこの中でわかりました。ときおりヴィッヒマンさんの口からは『いいわ、いいわ』という言葉も出るようになりました。とても暑い日だったので、私は冷たいタオルでヴィッヒマンの額と顔を拭いてあげました。『いいわ、いいわ』ヴィッヒマンは、またそう口にしました。

2度目の訪問時、私を覚えていたヴィッヒマンさんは笑顔を見せました。私は前回と同じやり方で刺激を加え、活性化を試みました。ヴィッヒマンに活気が出てきたので、私は自分の役割を説明し、これからも一緒にやってみませんか、と彼女に尋ねました。ヴィッヒマンはこれに同意しました。

3度目の訪問では、前回と同じやり方に加え、運動トレーニングも行いました。『さすってもらうのが一番いいわ』ヴィッヒマンさんにはやる気が感じられました。私が自分のグループの中で行われていることを話して聞かせると、今や単語ではなく文章で話せるようになったヴィッヒマンは、自分は素人細工に

凝っているのだ、ということを話してくれました。以来、ヴィッヒマンさんと打ち解け、彼女はとても協力的になったのです」
(Zeitel, 2005, p.6-)

　この身体全体を知覚させるための手法は、毎日、数回行うと効果的です！これにより、モビライゼーションが容易になります。

方法　例えば次のように行います。
- 始まりのあいさつとして、手を肩に置く
- 髪の中央の分け目から始め、身体に沿って平行にさすっていく。髪、頬、肩、腕、腰、脚の外側、足
- コンタクトを維持したまま3回以上の処置を加え、再び手を上方へと戻す。これを全部で3回行う
- （始まりのあいさつと同じように）別れのあいさつとして、手を肩に置く

バリエーション　これは次のようなものです。
- 座った状態でも、患者は自分の身体の領域を意識することができます。これを患者は、非常に心地よく感じます
- 患者が自分自身に触れるのをサポートします。自分自身に触るということは、触られるということよりも、より強い効果があります。その都度向かい側から、患者の手を髪、頬、肩、腕へと導きます（座っている状態であれば、腰や足などへも）。こうすることで、患者は両側とも自分で触り、知覚することができるようになります
- その際に、患者により強力なサポートが必要であれば、靴下あるいは乾いたタオルを使って同じトレーニングを行うこともできます。患者とともに手を靴下の中に入れ、患者の手を上から支えながら、このトレーニングを行います

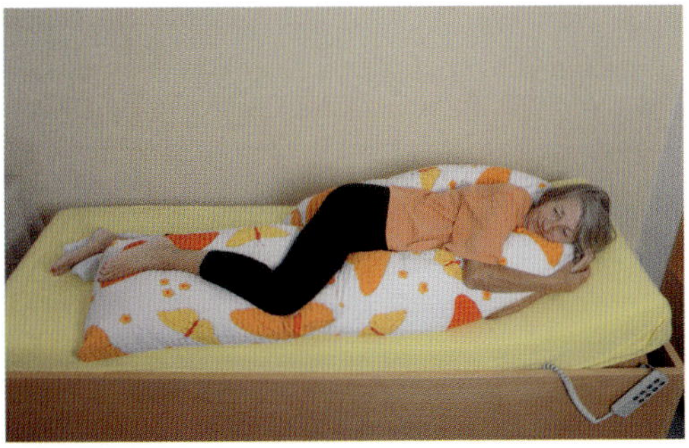

図9.16　横向きのネストラーゲルングも心地よい

要点　注意！
- 患者は、私たちがその身体に触れ、そこで実証したものだけを感じます
- 自分自身の身体の緩みに注意します。つまり、自分の身体もともに動いていなければならないのです
- 質の高いタッチには、手の向こう側の人間とこちら側の人間を、ともに知覚することが含まれます

安らぎを誘う全身感知法
p.73「緩和ケアの総論」を参照してください。

適応症：不穏、不眠障害、痛み

ネストラーゲルング（身体の周りを囲む方法）
　他人に身体をすり寄せるという行為は、乳児のとき以来、私たちを最も安心させてくれる原体験の一つです。私たちは腕の中で揺り動かされ、なじみの匂いや音を感じ、安心感を抱きました。Basale Stimulationは、この考え方を取り入れています。重い症状の患者や死にゆく人の場合、触ることと身体を近づけることは、しばしば、なお安心感を得るための唯一のコミュニケーションの手段となります。

　ケア施設の入居者が、夜になると安心感を求め、ほかの入居者のベッドの中に入るということがたびたびあります。

　ある看護師は、良好な関係にあった、一人の死にゆく患者の状況について、次のように述べています。

事例「死の数日前、どうやら彼女は私にベッドに入ってきてもらいたいようでした。私をベッドへと引き寄せると、彼女は私にしがみついてきました。彼女は私をしっかりと抱きしめ、それでも私がそのまま動かないことがわかると、完全に落ち着きを失ってしまいました。結局私は、彼女のベッドに入りました。彼女は私の腕にぴったりと身を寄せ、私の匂いを嗅ぐとすぐにおとなしくなりました。数分後、彼女は深い眠りに入りましたが、頬は赤く、表情はとても満足そうでした。私の横で、彼女はすっかりリラックスしていて、身体をちぢこまらせていたのが、今では背中と足をまっすぐにしてゆったりと寝ていました。それから何度か、私は、彼女が明らかに切望している寄り添いを与えるために、彼女のとなりに横になったのです」
(Gutenthaler, 2003, p.172)

　このような寄り添いの行動は、確かに基本的には、看護師に期待されるものではありませんが、私たちはこのことをしっかりと考え、チーム内で協議することが大切です。もし患者がこの寄り添いを必要としていて、「専門家グループ」に囲まれて自分に自信の持てない家族がいたならば、その家族を勇気づけ、

ベッドに入るよう促してもいいでしょう。

　ロール状のまくらと毛布で身体の周りを囲むというやり方（ネストラーゲルング）も、この代わりとなる重要な解決方法です。ネストラーゲルングは、自分の身体領域の感覚をサポートします。不安を持つ患者は、このかくまわれた状態を非常に心地よく感じます。この方法は、ロール状にした毛布（あるいは授乳用まくら）を頭と肩の下に置き、ロール状にした毛布あるいはまくらを身体のわきに密着させます。腕はわきに置いた毛布の上に乗せ、足はしっかりとしたまくらをあてがうか、下腿部を舟型のまくらの中に入れます。

　横向きのネストラーゲルングでは、ロール状にした毛布を両足の間にはさみ、患者の身体の前に置きます。頭と背中も同様に、毛布で囲みます（図9.16）。

　また、重い症状の患者と死にゆく人の多くが、毛布でしっかりとくるまれるのを好みます。看護師は、患者の身体をわきから毛布でくるみ、患者の身体に沿って毛布の上からさすっていきます。これは、患者に支えと安らぎを与えます。

　体位に関連する用具の素材は、患者の身体とのコンタクトにおいて、決して皮膚にしわをつけるようなものであってはなりません。ネストラーゲルングにおいては、床ずれの危険性がほかの体位に比べ本質的に高く、またロール状にした毛布によって、耳も床ずれの危険性にさらされています。このことは、体位の決定はきわめて慎重に行い、その後も注意深く観察していかなければならない、ということを意味しています。

安心をもたらす体位変換

　体位変換を患者におびやかすものとして経験させないように、また、抵抗を生じさせることなく、より患者の協力が得られるように、安心をもたらす体位変換の方法が発展してきました。具体的には、

- 始まりのあいさつとして、肩に手を置きます
- 掛けぶとんを身体に押しあてながら、少しずつゆっくりとはがしていき、ロール状になった掛けぶとんをベッドの右サイド、看護師の側に置きます。こうすることで、患者に支えを与え、不安を軽減します
- 患者の右腕を両手でさすり、その右腕を上、あるいは下、あるいは外側に置きます
- 患者の左腕を両手でさすり、患者の左手を右側の肩に置きます
- 患者の左脚を両手でさすり、その脚を（足の裏はシーツの上に乗せたまま）立てます
- 右手を患者の大腿部の上に、左手を患者の肩に置き、右側に向きを変えます

身体感覚の維持のためのやさしい体位変換

　死にゆく人にとって、しばしば体位変換は、かなりつらく負担の大きいものとなります。まくらの上からベッドの下手への移動や、小さなまくらを場所を変えながら身体の下で出し入れすることなど、わずかな体位の変化でも、それは身体の知覚をサポートします。また、腹の上に手を置いてもらうのもいいでしょう。自分の呼吸を感じることは、身体の方向感覚をサポートします。

前庭感覚と振動感覚の刺激

　前庭感覚への刺激は、空間知覚と身体知覚を助けます。位置感覚と運動感覚は空間的な方向感覚を助け、体位変換により誘発された刺激は身体知覚をサポートします。車いすや安楽いすへの移動、ベッドの中でのさまざまな体位の局面、ベッドの中でのひざを立てる動作、イスにつかまりながらベッドの縁に座る行動などは、身体感覚を通じて安心感をもたらします。

　振動感覚への刺激は、健康状態を高めます。患者の身体を揺り動かしながら抱きしめ、「好意的にささやきかける」ことは、安心を与えてくれる乳児時代の「生物学的なこだま」を患者に思い起こさせ、患者もそれを喜んで享受します。看護師がこの近さを構築できていない場合には、家族にこういった対応を取るように促してもいいでしょう。また、子守唄をリズミカルに繰り返し歌うことは（場合によっては、例えば「シュラーフ・キントライン・シュラーフ（Schlaf Kindlein schlaf）」の初めの一節だけでも）、死にゆく人と付き添う人に安心感を与えます。

　視覚を刺激することの重要性は、「視覚を刺激する」の単元で触れています（p.70）。

　また、「キネステティク」の単元では、患者の動きのシグナルに、よりうまく気づくための方法について解説しています（p.79）。キネステティクによる呼吸のサポートについては、以下で述べます（p.190）。

9.5 呼吸の問題

　ヒーリングタッチは、手でやさしく触れることにより、人間のエネルギーシステムを調和させる試みです。アメリカでは、看護師を対象とした多くの大学で、ヒーリングタッチが教えられています。緩和ケアとヒーリングタッチを学ぶ、ある看護師の例は、吸引についての一つの効果的な選択肢を示しています。人に触れるこの穏やかな方法は有効である、というのが私たちの印象です (Nelson, 1996を参照)。

> **事例** ヒーリングタッチ (HT：Healing Touch) による窒息死への不安の鎮静

　「金曜日、夜勤で出勤すると、ちょうどそこに主治医が来たところでした。粘液がひどく、死が目前に迫っていたブレンナーさんのところに呼ばれたのです。私は主治医に同行しました。主治医は、ブレンナーさんの不安状態に対してはバリウム（精神安定剤）を、足の水腫に対しては利尿薬を注射し、粘液で気道がふさがれたことに対処するため、『しっかり吸引するよう』指示しました。『もうほかにやることはない。溶液はそのままゆっくりと流しておくように』

　こういう病気の扱いには慣れているのだ、といったように、ブレンナーさんには同情のまなざしを、私には期待に満ちたまなざしを向けながら、主治医はあっという間に去っていきました。このようなことは、ケア施設内の回診でもしばしば見られました。

　ブレンナーさんにとって、こういった医師の指示は満足すべきものではありませんでした。バリウムも効きませんでした。ベッドの中でヘッドボードにもたれ、頭を軽く横に傾けて座るブレンナーさんの黄色っぽい額には、小さな汗の玉が浮かんでいました。足の一部には青みを帯びた大理石のような模様がつき、乳色の目は不安げに窓の外に向けられていました。やせ衰えた顔は、鎮静化の処置にもかかわらず、引き続き不安を物語っていて、とがった鼻は、もうすぐ彼が目的地に達するであろうことを示していました。また、非常に息切れもしやすく、呼吸も浅くなっていました。ブレンナーさんは、一方ですでにこの世から遠く離れてしまったという印象を与えましたが、他方、耳はまだよく聞こえ、呼びかけにも反応していました。

　しかし粘液の分泌がひどくなると、すぐに目が際立って目立つようになり、吸引の後によく見られるように、ブレンナーさんの意識は完全な覚醒状態になりました。身体は棒立ちになり、差し迫る窒息の危険に不安を抱いていることは、繰り返し胸郭を反らすような行動や青みを増していく表情からも明らかになりました。こうしてベッドにもぐりこむ頃には、ブレンナーさんは完全に消耗しきっていました。粘液の症状はますます頻繁に現れるようになりました。多かれ少なかれ、ブレンナーさんは常に粘液で気道がふさがれている状態だったので、看護師は病室を離れることができませんでした。

　私はブレンナーさんに、吸引のことについて質問し、今後、鎮静と緩和のためのエネルギー治療を私が行ってもいいかと尋ね、併せて、この治療はエネルギー領域に対して手を使って行うものであること、そしてこの治療により身体の負担を軽減することができること、などを説明しました。ブレンナーさんは軽くうなずき、私は治療の許可を得ることができました。

　治療を行っている間、つまりやさしく触れている間は、粘液の増加は起こりませんでした。その結果、吸引によってこの治療が妨げられることもありませんでした。これまでは、5分経つともう吸引しなければならない、という印象だったのです。呼吸はやや深くなり、表情も穏やかになりました。ブレンナーさんは私の目を求め、目で同意の合図を送ってきました。治療後、ブレンナーさんの目は固く閉じられ、それは眠り込んでしまったかのような印象を与えました。20分間の処置を終えると、私は安心して病室を後にすることができました。

　午後に数回、私は決まった間隔をおいて、ブレンナーさんの病室を訪ねました。ブレンナーさんの手に自分の手を重ね、私はここにいますよという合図を送ると、ブレンナーさんの手の軽い力が私の手に感じられました。もう粘液を吸引する必要はありませんでした。ブレンナーさんは苦痛を乗り越えたかのように、ゆっくりと、浅く、静かな呼吸をしていました。ヒーリングタッチによる治療にかかわらず、私はときどき、呼吸管の病気を持った人が人生の最終段階でこのような呼吸をするのを見ていました。3時間後、ブレンナーさんは亡くなりました。まくらの上の表情はとても穏やかでした」(Kraume, 2004)

9.5.1 呼吸困難

> **定義** 呼吸困難は、客観化された原因のあるなしにかかわらず、十分な呼吸が行えないという主観的な感覚です。

気づく

　呼吸困難は、入所型緩和ケア施設が患者を受け入れる際の最も多い理由の一つです。「症状の伝染」により不安になっている家族にとって、緩和ケア専門家の助言がない中で、夜間に患者の症状が悪化していくことは、すぐに過大な要求となります。

　呼吸困難は、その重みが患者本人にしか評価できない症状です。痛みのときのように、呼吸困難を訴える患者の言葉に疑問を差し挟んではいけません。呼吸困難は、私たちが測ったり、見たり、数えたりするものではなく、たとえ普通に呼吸をしているように見えても、それが呼吸困難であることがあるのです。

　十分な蓄えがない中で、一段と呼吸の活動が高まったとき、呼吸困難を覚えます。呼吸困難は、空気飢餓、息切れ、息苦しさによって際立ちます (Nagele; Feichtner, 2005)。呼吸困難はまた、非常に急速

に発生するとともに、徐々にも発生します。また、呼吸困難は、自覚している、あるいは無意識に存在している窒息への不安を誘発し、その不安がさらに呼吸困難の度合いを高めます。どうすることもできない周囲の人々は、まったくなすすべもない無力感を覚え、不安を増大させます。しばしば呼吸困難は、強度の死恐怖症や不穏の原因ともなります（p.101「恐れ」）。呼吸困難は持続することもあれば、発作によって強められることもあり、また発作的に現れることもあります。身体的な負担（トイレに行く）と、精神的な負担（家族との衝突を原因とする「よどんだ空気」）は、容易に呼吸困難発作の原因となります。

緩和を行うという立場からは、通常、大がかりな診断は放棄して構いません。というのも、そこから有意義な治療上の結論が得られることは、まずないからです。

診断の処置によって、症状優先の治療を遅らせるようなことがあっては絶対にいけません。「呼吸困難→不安→さらなる呼吸困難→さらなる不安」という悪循環は、できるだけ早く断ち切る必要があります（Roller, 2001）。

呼吸困難の器官に起因する原因

肺に起因する原因　次のものがあります。
- 気管支の腫瘍による閉塞
- 無気肺
- 胸水
- がん性リンパ管症
- 肺塞栓症
- 気胸
- 胸壁浸潤
- 肺炎
- 慢性閉塞性肺疾患
- 肺線維症（放射線治療後）

心臓に起因する原因　次のものがあります。
- 左心不全
- 心膜血腫
- 心膜浸潤
- 上肢静脈の還流障害

神経筋に起因する原因　次のものがあります。
- 筋萎縮性側索硬化症
- 悪液質における筋肉の衰え

その他の原因　次のものがあります。

- 貧血
- 腹水
- 肝腫大
- 上気道の閉塞
- 熱（Binsack, 2000, p.601）

孤独、興奮、不安、暗さ、狭さなどは、心理社会的な原因として、呼吸困難を悪化させたり、呼吸困難の最初の原因になったりします。

中枢性呼吸障害（頭蓋内圧）は、たいてい呼吸困難の主観的な感覚ではなく、客観的な呼吸抑制や混濁、呼吸麻痺などにつながります。

呼吸困難の評価基準

評価基準には次のものがあります。
- 呼吸回数と呼吸の深さ
- 呼吸音
- 皮膚の色
- 意識の状態
- 表情（不安、ストレス）
- 呼吸困難の始まりと長さ（DGP, 2006）

呼吸パターン

例えば、アシドーシスのときの深くなる呼吸や、熱のあるときの頻呼吸など、患者は変化したすべての呼吸パターンを、呼吸困難だと感じているわけではありません。また、死の前の変化していく呼吸パターンも、呼吸困難が不安への関与度合いを増していることを示しているものではありません。呼吸中枢の障害により、死の数時間前から数分前まで、チェーンストークス呼吸が現れます。これは、その間に呼吸停止を含みながら、頻度と深さの増減を周期的に繰り返していく呼吸のことを言います。チェーンストークス呼吸は、しばしば死の直前に起こるあえぎ呼吸の前に現れます。その後、長い呼吸停止の間に、あえぐような単独の呼吸、すなわちあえぎ呼吸が起こります。

二酸化炭素麻酔

呼吸不全が進むと（例えば、筋萎縮性側索硬化症のとき）、しばしば高炭酸ガス血症が現れます。これによって患者は次第に眠くなり、最終的には意識がなくなり、いわゆる二酸化炭素麻酔にかかった状態になります。このとき、呼吸はさらに弱まっているので、しばしば眠っている間に死が起こります。この状態になると、もう生きるために必要な酸素が十分ではなくな

り、眠っている間に静かな死が訪れるのです。死にゆく人は、この死へとつながる酸素不足の意識があまりありません。患者が何かほかの方法を望まない限り、治療は不要です。

わかる

落ち着いた会話の中から、どんな状況（例えば、往診時、移動時、体位変換時など）で呼吸困難が強くなるのかがわかります。たいてい呼吸困難にも、考慮に値する精神的な側面があります。しばしば患者には口頭でのコミュニケーション能力がないため、精神的な負担が重くなります。したがって、患者に対して、もう今日では誰も窒息に苦しむ必要はないのだ、ということを明らかにしておく必要があります！　重視しなければならないのが、ベッドわきに必要な薬を準備しておくことにより、迅速なサポートができるようにしておくことです。たとえ薬が必要にならないとしても、薬について知っておくことは安心につながります。

肺に関連した病気や呼吸困難を誘発するような病気の場合、治療のオプションについて、早めに患者とその家族を交え、話し合っておく必要があります。特に、気管挿管や気管切開、人工呼吸などの問題は、呼吸困難の状況に至る前に協議しておかなければなりません。

呼吸困難は社会的な領域にも伝染します。私たちの呼吸は、呼吸困難の患者のそばにいると、自然と早くなります。顔に恐怖の色がはっきりと表れ、苦しそうに、早く、そしてときに大きな音をたてながら呼吸をする患者の姿は、家族を愕然とさせます。家族はすぐに助けたいと思い、知らず知らずのうちに、早い呼吸のリズムと、それに結びついていた恐怖感を患者から引き受けることになります。家族には、これがやがて過大な要求となるため、専門家のサポートが必要です。家族には自らの印象を語ってもらい、看護師は家族に、呼吸困難とサポート方法について、情報を提供しなければなりません。

看護師は、この「伝染の危険性」を意識しておかなければなりません。そうすることによってのみ、早い呼吸リズムの引き受けと、患者の呼吸困難を悪化させてしまうような不安の発生を、回避することができます。専門家らしい態度は、患者と家族に安心感を与えます。この安心感を発する態度が取れるように、看護師は自分の不安や行動戦略についてよく考え、自分の呼吸のリズムを意識して保つとともに、患者の呼吸困難と家族の緊張を真剣に受け止め、サポートの手段にも精通しておく必要があります（Sorge in Metz他, 2002）。

呼吸困難の補完的な治療として、呼吸療法士、心理療法士、芸術療法士、音楽療法士などに治療に参加してもらうのも有効です。意識のない患者や認知症の患者には、とりわけ音楽療法士や呼吸療法士による言語手段を用いない方法が効果的です（p.59）。

最小限の身体を伸ばす運動は、それが受動的なものであれ能動的なものであれ、呼吸にいい刺激を与えます。いくらかの手ほどきを受ければ、多くの患者がこの運動を呼吸療法士なしで自ら行えるようになります。これにより、呼吸困難の症状は和らぎ、健康状態が改善されます。

守る

呼吸困難は、患者の呼吸を早めます。しかし酸素交換は、肺の中で分岐したきわめて小さな空間の中で行われます。つまり、気管の中で早くて浅い空気の流れが起こっても、それは酸素交換の役には立たないのです。患者は非常に早い呼吸をしているにもかかわらず、空気の困窮度は増し、血液は十分な酸素で満たされません。以下で述べる処置は、深くて長い呼吸を可能とするものです。

「呼吸困難→不安→さらなる呼吸困難→さらなる不安」悪循環を断ち切る

これには次の処置が有効です。

- 看護師は自分の呼吸に注意し、深くリラックスした呼吸をしてみます。しっかりと地面に接しているかに注意し、ゆっくりと動き、静かに話します。同席者には、例えば、窓を開ける、飲み物を取ってくるといったような仕事を割り振ります。看護師は、注意をほかのものに向けさせるよう努める必要があります（Herz, 2006）
- 気道を空けておきます
- 呼吸の動きをサポートすることにより、呼吸活動をやりやすくします

呼吸の動きのサポート

注意深く触れる──
呼吸困難発作に備えたトレーニング

触られることを怖がる患者でも、その多くは「処方されたタッチ」は許容します。患者はこのタッチがリラックスできる心地よいものであることに驚き、再び

呼吸が流れるようになったならば、そこに喜びが生まれます。

呼吸困難発作が起こった場合、次のようにして緩和処置を施すことができます。

- 両手をそれぞれ患者の腸骨の上に置き、患者にその手を感じてもらうように言います。非常にゆっくりと、円を描くように手を動かすと、患者の知覚を助けることができます
- 患者のかかとをそれぞれ手の中に入れ、かかとに寝床を与えた状態にします。かかとを手で包むことを通じて、患者に息を吐くよう促します

次に挙げる運動トレーニングは非常に効果があります。

- 手を下腹部に置かせ、意識して呼吸の動きを感じてもらうように言います
- 手を下腹部に置かせ、息を吸う動きを感じてもらうように言います。そして、唇をとがらせて「フー」と流れるように（圧迫を加えないように）長い息を吐いてもらいます
- 手を下腹部に置かせ、呼吸のたびごとに「安らぎ」という言葉を念じてもらうように言います

このトレーニングがマスターできたならば、呼吸困難発作の際、患者自身で対応することができます（Eisele他, 出版年なし）。

キネステティクによる呼吸のサポート

呼吸を楽にするためには、筋肉の負担を軽減することが重要になります。呼吸に関与している筋肉は、主に腹部（例えば横隔膜）、胸郭、肩、首の領域にあります。また、背中、骨盤、四肢の筋肉も、その関与が知覚できます。緊張した筋肉は、呼吸の動きを妨げ、酸素をさらに消費します。キネステティクのプログラムを用いて、患者の運動能力（p.79）をできる限り維持します。また、呼吸をサポートするために、次の点について自分と患者に問いかけます。

- すべての重みを支持面に預けることができるだろうか？　私たちの場合、小さなまくらや折りたたんだハンカチで補助し、再び質問しています
- 動くときや、部位から部位への体重移動を行うときのためのスペースは、すべて空いているだろうか？　ここでも私たちは、ちょっとした運動能力のサポートを行っています（Herz, 2005）

呼吸を楽にする上体を起こした体位

これは自由なリラックスした呼吸を行うための特別な体位です。アームサポート付きのイスにくつろ

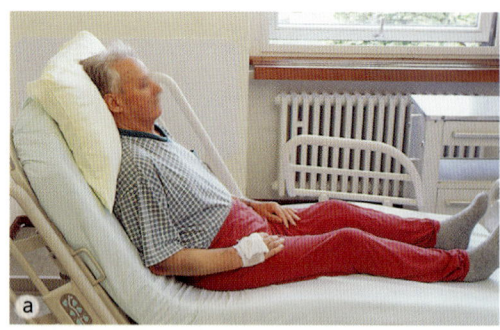

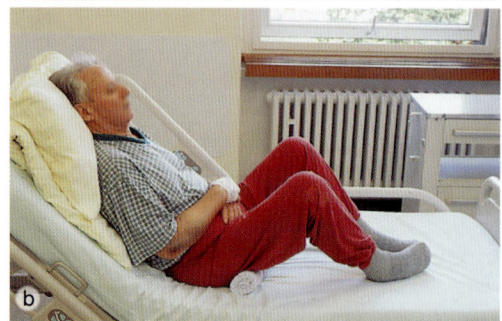

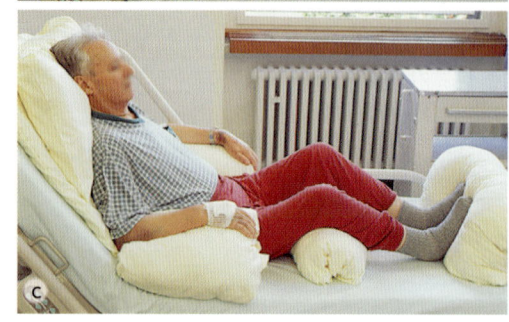

図9.17　a　上体を起こした体位　b　「滑り止め」のセット
c　呼吸が苦しいときの腕の支え（Kellnhauser他, 2004）

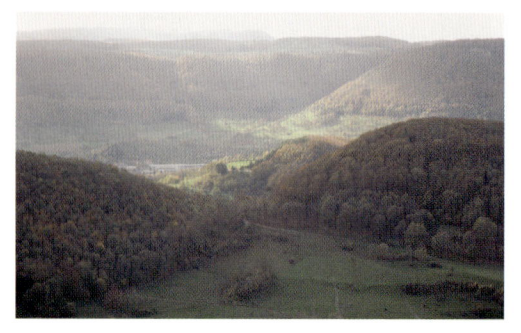

図9.18　「空間をつくる」例えば、自然を写した写真の掲示

いで座っていられるような状態で、患者の身体を支えます。ベッドの中で、患者の上体を起こし、腕はボールあるいはクッションで支え、ひざは体重が預けられるように下にロールクッションをあてがいます（図9.17）。窮屈に感じる恐れがあるので、あまり多くの補助具は用いません。キネステティクのコンセプトを顧慮してください！(p.79)

穏やかで安心ができ、広く心地よい雰囲気をつくる

これには次のような処置があります。
- 一人置き去りにされているのではない、という確証を与える
- ケア行為と移送は、慎重に計画し調整する
- 労力のかかる課題の場合、患者に休憩を与える
- 加湿、口と唇のケアを行う。希望に応じて、例えば、オレンジ、レモンユーカリ、ラベンダー、メリッサのようなエッセンシャルオイルを使ったアロマランプを施します(p.74「アロマランプ」)
- 送風機をつける。空気の流れを起こすことにより、十分な空気が得られたような感覚を与えます
- 新鮮な空気を取り入れる、窓・カーテンを開放する。外が見られるようにして、部屋は暖めすぎないようにします
- 空間をつくる。軽めの掛けぶとん、軽めの衣類、家具の少ない大きくて明るい部屋、窓方向への視線の設定、滞在用に自然を写した写真の掲示（図9.18）。看護師、家族の雑多なケア用具は、あまり「身体の近くへ寄せてはいけません」

リラックス

リラックスを与えるのに適しているものとして、次のものがあります。
- 安らぎを誘う全身感知法と沐浴(p.73)
- 足のマッサージ。患者はしばしば窮屈感から触られるのを嫌がります。しかし、足は胸郭から十分に離れているため、患者は足のマッサージを味わうことが可能となります(p.76)
- 自己暗示法を取り入れた安らぎの物語（p.79読み聞かせのために）
- 呼吸を刺激する塗擦法（ASE：Atemstimulie-rende Einreibung）。ASEは背中に行うもので、患者の規則的で落ち着いた、深い呼吸を助け、たいていの患者は非常に心地のよいリラックス感を覚えます(p.73)。ラベンダーを加えると(p.74「エッセンシャルオイル」)、鎮静作用が高まります

呼吸困難の薬による治療

呼吸困難の緩和治療を始める前に、可逆性の原因については排除、つまり治療しておかなければなりません。また、緩和的な放射線治療、レーザー治療、ホルモン治療、化学治療、あるいは穿刺法なども、ときに効果がある場合があります。

意識を失う前に、多くの患者は呼吸困難と窒息の不安を非常にはっきりと感じますが、これは呼吸中枢を落ち着かせるとともに、不安を低下させる作用のある薬によって、緩和することができますし、またしなければなりません。呼吸困難発作には、ほとんどの場合、持続的な投薬と速放性の薬が必要となります。つまり、

- 持続的な治療では、オピオイド薬が最初の選択肢となります。ここで最もよく使われるのがモルヒネです。患者がこれまでモルヒネを使ったことがない場合は、少ない量から始め(2.5mg)、それから満足のいく緩和効果が得られるまで、徐々に量を増やしていきます（痛みの際のこれに相応するやり方はp.158「モルヒネ治療」）。すでに痛みに対してモルヒネを使ったことがある場合には、モルヒネの量をこれまでより50%増やします(Husebø; Klaschik, 2006, p.278)
- 明らかな不安の要素がある場合は、ベンゾジアゼピンで補完するのも効果的です。ただしベンゾジアゼピンは、しばしば障害の原因となる粘液の分泌増加をもたらします
- ステロイドは、がん性リンパ管症や、強度の炎症あるいは水腫の要素のある病気のときに、選択されます
- 呼吸困難発作には、タボールエクスピデット（Tavor expidet）を用います。これは舌の上で溶け、すぐに効き目が現れます(Eisele他, 出版年なし)

酸素吸入

呼吸困難は、ほぼすべての患者において、二つの要因、すなわち動脈を流れる血液中の二酸化炭素濃度の上昇と不安とが組み合わさることで起こります。二酸化炭素の増加は、それを吐き出そうとすることによって、早くて浅い呼吸を引き起こします。つまりそのとき、酸素欠乏が生じているわけではないのです。

ALS（筋萎縮性側索硬化症）の場合、酸素吸入は

禁忌です。呼吸不全によって患者に生じているのは二酸化炭素の増加であって、酸素欠乏ではありません。酸素吸入を行うと、呼吸の動因を低下させる恐れがあります。

酸素欠乏(チアノーゼ)の際の酸素吸入は、呼吸困難の症状を和らげます。最終的に、酸素吸入が有効であるかどうかは、患者の主観的な容体が決定的な意味を持ちます。

酸素吸入は、それゆえ呼吸困難の場合、反射的に行うべきではありません。たいていは、例えばモビライゼーションを行う前など、断続的な吸入で十分です。酸素吸入の欠点としては、次のものがあります。
- 酸素吸入器への精神的な依存
- 酸素マスクによるコミュニケーションの阻害
- 粘膜の乾燥
- 血液中の低酸素分圧への不適合 (Eisele 他, 出版年なし)

酸素吸入をしなくても、小型の送風機が多くの場合有効です。これにより、患者は誰にも依存することなく、この機械を適切な形で使用することができます。

9.5.2 せき

定義 せきとは、随意あるいは不随意に起こる、気道の防御的な反射のことを言います。

気づく

せきは、生活の質を著しく侵害します。緩和ケアを行う中で、このせきの最もよく見られる原因としては、腫瘍、感染症、気道の放射線線維症、心臓疾患が挙げられます。

喀血は、気道領域における腫瘍からの出血や血液凝固障害、また気道領域における炎症や肺塞栓症、結核などがある場合に起こります。

わかる

せきの原因がわかったならば、それを患者と家族に説明しなければなりません。家族は患者のせきを、患者がせきで何か言おうとしているかのように、そして(あるいは)自分を避けようとする行動であるかのように感じ、それを自分への攻撃だとして理解している場合があります。その場合、家族にこの感情について話してもらい、患者との関係についての誤った認識を取り除いてあげるのがよいでしょう。

喀血は、患者と家族に恐怖を呼び起こします(p.101「恐れ」)。したがって、喀血の意味については、しっかりと説明しておかなければなりません。

守る

次の処置が有効です。
- 新鮮な空気を保つ
- ほこりを避ける
- 医師の指示に基づき吸入処置を行う
- 例えば海塩を使って加湿を行う
- エッセンシャルオイルを使って、胸への湿布を行う(p.78)。しばしばラベンダー、メリッサ、タイムは、非常に高い評価を受けています
- 胸と首への塗擦(p.73)に、50mlのキャリアオイル(例えばアプリコットシードオイル)と8滴のエッセンシャルオイルを用いる。例えばユーカリオイルは、心地よい香りを放ち、感染への抵抗力を高めるとともに、粘液の溶解に作用します(Sonn, 2004)
- 呼吸療法を行う(p.59)
- 呼吸をサポートする楽な体位をとらせる(p.190)
- 逆流に起因するせきのときは、上体を起こした体位(p.190)をとらせる
- せきによって誘発される咽頭の炎症の緩和には、砂糖水(水100mlに砂糖ティースプーン1杯)を少量飲ませる
- 姿勢を正した状態で、食事や薬を与える

湿性せきの場合には、
- 十分な水分を与える
- 粘液溶解作用と去痰促進作用のあるオオグルマのお茶を与える
- 理学療法を施す
- (ALSの)患者がせきをして吐くほど衰弱している場合には、分泌を抑えるためにスコポラミンを投与する
- 場合によって、抗生物質を投与する

乾性せきの場合には、
- 鎮咳薬(コデインを含んだせき止めシロップ)を投与する
- 鎮咳作用のあるモルヒネを投与する。場合によっては、モルヒネの量を増やすと効果が上がります
- 鎮咳作用のあるコルチコステロイドを投与する
- 局所麻酔薬を吸入する

9.5.3 死前喘鳴

事例 ある訪問緩和ケア担当者の事例
すでに形質細胞性腫瘍の診断を受けていた85歳のマルティンさんが、脳卒中に襲われました。これより前、マルティンさんと奥さんは、もう入院はしないということで合意していました。家庭医もこれについては了解し、これ以上の薬による処置も行っていませんでした。その日の午後、それでも訪問緩和ケアサービスに支援の要請がありました。マルティンさんは熱が高く、ゼーゼーと苦しそうな息をしていました。話しかけられるような状態ではなく、身体の動きもありませんでした。マルティンさんの身体のケアがすむと、奥さんは、「一晩中、主人のそばにいてあげたいが、この『奇妙な呼吸』が心配だ。主人はその間に窒息してしまうのではないかと思うと恐ろしい」ということを、看護師に向かって言いました。看護師は奥さんに、「これは変わった呼吸だが、たいてい人生の最期を迎えた患者には起こるもので、影響もほとんどないため、粘液を吐き出すようなこともないだろう」ということを説明しました。看護師は患者を横向きにすると、奥さんに口腔ケアのやり方を教えました。その後で、娘さんにも今夜は同じようにここにいてもらうように話をしました。マルティンさんは、その晩亡くなりました。次の日、娘さんはこう話してくれました。「父のあえぐような息遣いを聞いているのはとてもつらい経験でした。でも、その理由を知っていたから乗り切れたのです」(Sailer, 2004)

気づく

死前喘鳴は、しばしば死の段階で現れます。意識の混濁した、あるいは意識のない患者は、もう唾液や粘液を反射的に飲み込んだり吐き出したりできる状態にはありません。分泌物は気管や口腔、咽頭腔に集まり、それが音を伴った呼吸につながります。気道の軽い閉塞が、この呼吸音の原因となります。

要点 死前喘鳴の際、通常患者には、呼吸困難は起こっていません。このことは、たいてい患者がリラックスした表情でいることからもわかります。しかし家族は、この死前喘鳴に苦しみます。家族には、死前喘鳴と呼吸困難と窒息とが結びついているのです。

わかる

死前喘鳴については、特に家族と、場合によっては隣のベッドにいる患者に、繰り返し情報を提供する必要があります。家族は起こりうる苦しみの違いについて理解していなければなりません。理解が多いほど、不安や無力感は減少するからです。息を吸うときには何の問題もなく、息を吐くときに音がするだけだという説明も、家族を納得させます。家族にはまた、一息つくことも必要です。自分の呼吸リズムに注意し、それを維持するよう促します。家族の声に耳を傾け、食べたり飲んだりすることを通じて健康を促進させることによって、私たちはさらに家族をサポートすることができるのです。

守る

次の点に留意する必要があります。
- 死前喘鳴の際、分泌物の排出が容易になるように、患者の身体を軽く横向きにします
- 注入の処置について検討を重ね、場合によっては注入を停止します
- 死前喘鳴の際の薬（例えばスコポラミン）による治療は、通常、患者にとっては意味がなく、せいぜい家族のためになるだけです
- 分泌物を吸引することにより呼吸音は一時的にやみますが、粘液が継続的に分泌されている状況では、吸引の効果は非常に限定的です。繰り返し吸引を行うと、粘膜が刺激されることによって、粘液の分泌が増加します。また吸引は、患者にとって非常に負担が大きく、痛みや絞扼反射、そして不安を引き起こします（図9.19）。話しかけられないような患者の場合、身ぶりなどによる拒絶反応にも注意しなければなりません。このように、吸引器の使用はきわめて慎重に行う必要があります。なお粘液が口腔にある場合は、患者に大きな負担をかけることなく吸引することができます（p.187「呼吸の問題」の事例を参照）

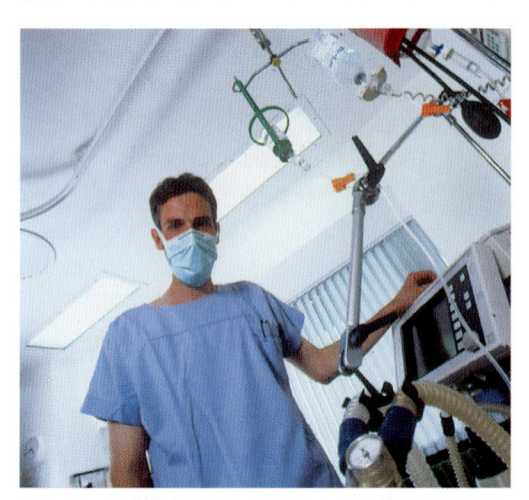

図9.19 吸引が間近に迫っていることを知ったときの患者からの光景 (Kellnhauser他, 2004)

9.6 皮膚の問題

9.6.1 潰瘍性の傷

潰瘍性の傷は、とりわけ耳鼻咽喉部の腫瘍や皮膚への転移、潰瘍状に崩壊していく腫瘍、床ずれなどに現れ、二次感染や出血、敗血症を伴います。

気づく

潰瘍性の傷は病気の進行を示し、患者と付き添い者にとっては大きな負担となります。崩壊していく潰瘍は見た目に汚く、しばしば吐き気（p.121「嫌悪感」）を催させる悪臭を放ちます。

患者は失われてしまった自分の元の身体のことを思い、嘆き悲しみます。患者は傷つきやすく、周りの人が自分にどういう反応を示すのかをしっかりと観察しています。また、潰瘍性の腫瘍は常にこういった症状を伴い、患者の中で自分の身体に対する嫌悪感が生じる恐れもあります。患者は自分に恥ずかしさを覚え、周りの人にも負担をかけたくないという思いから、しばしば孤独を求めるようになります。相当に湿った傷口から出る分泌液は、患者にはどうすることもできませんが、シーツを汚したくないという思いから、患者が不動状態に至ることも珍しくありません。

効果的な処置の見きわめができるように、傷の病歴調査と資料による確認は入念に行う必要があります。

わかる

次の点に留意する必要があります。
- 生活をともにする人のよそよそしい接し方は、たいてい患者に伝わり、その感情は患者の方でも認識しています。したがって看護師は、その状況を見過ごすことなく、このテーマについて取り上げ、感じていることを患者に話してもらう機会を提供しなければなりません
- 患者と家族に、傷とその治療についての情報を提供します
- 攻撃、抑うつ、引きこもり、絶望、恥じらいなどを悲嘆の反応と認識し、それらを真剣に受け止め、患者に感情表現の場を与えます

患者のなすすべもない無力感を軽減するために、患者の資源を取り入れます。つまり、患者と一緒になって緩和処置を考えていくのです。具体的には、
- 包帯交換は、できるだけ負担の少ない方法で行います。交換の時点、頻度（できれば1日1回）、交換にかける時間とやり方など
- 臭いの広がりを抑え、見た目も許容できる包帯を使用します
- 社会的なコンタクトを容易にし、自尊心を高めるため、患者が動きやすい対応を取ります

潰瘍性の腫瘍は、すべての関係者にとって大きな負担となります。したがって、
- 可能であれば、家族にケアに参加してもらいます。ただし、家族の負担限度は認識し、尊重します
- 無力感、不安、不快感などについて、家族に話してもらう機会を提供します（p.121, 124）
- ストーマ療法士や、その他の傷に詳しい専門家の意見を聞くなど、外科的ケアの手段についての情報を得ます（Müller他, 出版年なし, p.166）
- なお、非常に進行した腫瘍を抱える患者の場合、床ずれは、必ずしもケアの落ち度というわけではありません（Augustyn; Kern, 2006）（p.183）

守る

緩和的な傷のケア　傷が治癒しないということが見て取れた場合、治療の処置（例えば、絶え間のない体位変換、頻繁な傷の治療処置、傷の開放療法など）を行っても、それは患者の生活の質をいたずらに侵害するだけです。患者は貴重な人生の時間とエネルギーを、とりわけ家族、あるいは車いすでのドライブのために必要としています。緩和的な傷のケアでは、生活の質の向上のため、痛みの緩和や臭いの食い止め、それに包帯の外観の改善が、重要な位置を占めます。

必要に応じた鎮痛治療　これには次のものがあります。
- 場合によって、傷のケアを行う前に、速放性の鎮痛薬を投与します
- 深くてきれいな傷には、ナチュラルヨーグルトあるいはハチミツを毎日塗ります。これは、かさぶたの形成を促し、焼けるような局所的な痛みを鎮めます（Weissenberger-Leduc, 2002）

分泌性・瘻孔性の傷　次のようにケアを行います。
- 吸収性の高い素材の包帯を使用します
- 組織を傷つける恐れがあるので、できるだけ分泌物を分散させないようにします
- 亜鉛華泥膏を傷の周りに塗るか、周囲の皮膚にパンテノール軟膏を塗る、あるいはストーマケア用の皮膚保護プレートを貼ります

壊死性の傷　治癒の見通しによって、次の処置をとります。
- 治癒の見通しがある場合、壊死組織を除去します
- 緩和処置をとる場合、乾いた包帯でできるだけ乾燥させます（DGP, 2004b）

悪臭のある感染性の傷　この傷の治療には次のものが含まれます。
1. 傷の洗浄。規則的に、水で慎重に洗い流します。場合によっては、体温と同じ温度の生理食塩水（NaCl 0.9%）を用いて傷の汚れをぬぐいます（場合によって、入浴やシャワーなど）
2. 感染と消臭の治療。局所的な抗生物質による治療は、病原菌を減少させることにより、臭いを抑えることにつながります。具体的には、
   — メトロニダゾール注射液をスプレー容器に入れ、これを手の触れにくい傷やくぼみ、瘻孔、裂け目などにスプレーします
   — メトロニダゾール注射液は、超音波噴霧器を使うことにより、吸入が可能となります。これにより、耳鼻咽喉領域と肺における腫瘍の臭いを弱めることができます
   — メトロニダゾール剤をストーマ袋に入れてもよいでしょう
   — 膣の崩壊していく腫瘍には、メトロニダゾール膣座薬を用います
   — メトロニダゾールの全身投与を行います
   — メトロニダゾールが患者の身体に合わない場合、きれいな乾いた傷には、水酸化アルミニウムや水酸化マグネシウム、あるいはクリンダマイシン（ソベリン（Sobelin））を用いて臭いを弱めることができます（Weissenberger-Leduc, 2002）
3. 傷の保護と臭いの食い止め。具体的には、
   — 包帯が傷に貼りついてしまうのを防ぐために、作用物質の含まれていない傷用ガーゼを傷口にあてます

— 場合によっては、2.5％の濃度のクロロフィル水溶液をしみこませたガーゼを、傷口にあてます。これには、強い消臭・殺菌効果があります
— 吸収性の高い包帯で保護します。例えば、すりつぶした炭のタブレットを吸収性の高いガーゼの中に入れ、それを傷口にあてます。炭は、吸水性・吸臭性に優れています
— 亜鉛華泥膏を傷の周りに塗り、臭いを通さないように、包帯越しに家庭用ラップをあてます
— 傷口に合わせて形を整えた使い捨てのパッド（モルテックス（Moltex））を患部にあて、ネット状の包帯で固定します
— 必要に応じて、包帯の上にニルオダー滴薬（Nilodor-Tropfen）（人工の除臭液）をたらします
— 部屋を換気します
— 新鮮なオレンジやレモンのスライス、あるいはハーブの香りのするクッションなどを置きます（Kern; Nauck, 2000; DGP, 2004b）

出血性の傷　出血性の傷は不安を引き起こしますが、失われた血液の量については、そのほとんどが高く見積もられすぎているというのが実情です。予防的な処置としては、次のものがあります。
- 包帯が傷に貼りついてしまうのを防ぐ
- 貼りついてしまった包帯を、セージティーをしみこませたガーゼをあててはがす
- 血管に近い傷や血管が破裂する恐れのある場合には、出血を予想する。その際、
   — 患者と家族への情報提供を徹底して行い、適切な緊急時の処置について協議する
   — 病室内で緊急時の投薬（例えば、ジアゼパムの座薬。これは患者から不安を取り除きます）が行えるよう準備する（激しい出血で意識が急速に失われていく場合など、めったに必要とはなりません）
   — 万が一、呼吸困難が起こった場合のために、モルヒネを用意しておく
   — 血を拭きとるための暗い色のタオルを準備する（Feichtner, 2007a）

これらの処置は、食道静脈瘤の破裂による出血の場合にも有効です。

次の処置に止血作用があります。

- 出血している傷口の圧迫
- アドレナリン（1：1000の割合で希釈）を直接傷口に塗る、あるいはそれをしみこませたガーゼを表在性の毛細管出血の上にあてる、などの方法による血管の収縮。ただしこの効果は、たいてい急速に失われていきます
- しばしば包帯交換の際に生じるような、再発性の腫瘍の出血の場合、止血薬を用いた止血（例えばカルトスタット(Kaltostat)）
- 硝酸銀棒の使用
- 膣の出血の場合、氷水による洗浄やタンポン法 (Feichtner, 2007a)

9.6.2 かゆみ

かゆみとは、たいてい掻くことによってそれに反応する不快な感覚のことを言います。掻くことにより皮膚の損傷が発生し、さらにそれが炎症につながります。かゆみは相当な苦痛を伴う感覚であり、生活の質は著しく侵害されます。

気づく

かゆみは、不穏や不眠、あるいは不安など、ほかの症状を悪化させ、そのことがさらにかゆみを強めます。ときおり患者は、ほかのことにほとんど集中できなくなります。

原因 かゆみの原因として、しばしば次のものが挙げられます。
- 皮膚の乾燥（水分補給の不足、寝たきりの状態、皮脂が元の状態に回復する前に頻繁に身体を洗う行為、石けんやアルコール性溶液の使用、暖房のきいた部屋）
- 接触アレルギー（香料、軟膏の成分、消毒剤、ラテックス、金属）
- 薬と注入（どの薬を使っても感作につながる可能性はあります）
- 代謝障害（糖尿病、尿毒症、胆汁うっ滞、甲状腺疾患、高カルシウム血症、鉄欠乏症）
- 悪性の疾患（白血病、皮膚のリンパ腫、ホジキンリンパ腫、神経内分泌腫瘍）
- 皮膚の特殊な病状（間擦疹、真菌症、アトピー性湿疹、疥癬）
- 精神的なストレス（不穏、不安、退屈、抑うつ）

要点 かゆみは、夜、温かいとき、そしてアルコールを含む溶液と接しているとき、さらにひどくなります。

わかる

かゆみのことは、かなり真剣に受け止める必要があります。かゆみの病歴は、さまざまな原因を限定するのに役立ちます。つまり、
- いつ、何との関係で、かゆみが発生するのか？
- かゆみの頻度、長さ、強さはどうか？
- 現在の皮膚の様子はどうか？
- 以前から皮膚に問題があったのか？ 問題があった場合、何がその問題を緩和したのか？

精神的なストレスは、積極的な傾聴(p.51)と気分転換で緩和します。

かゆみは絶え間のない身体的な緊張につながり、しきりに掻くことは恒常的な不穏を引き起こします。掻くという衝動と不穏は、付き添い者に伝染します。やがて付き添い者はこの苦しみに耐えられなくなり、怒りっぽくなります。また、掻くことにより発生した皮膚の損傷は、身体と下着類に血痕を残します。患者にとってこの光景が、触れられることに対して嫌悪感を覚えるほどの吐き気(p.121「嫌悪感」)につながる恐れもあります。

このかゆみの「伝染」については、しっかりと理解しておくことが大切です。看護師には、チーム内で自分の置かれている状況を報告し、精神的な立場を明確にする機会が与えられなければなりません。また、看護師が自分の皮膚に対して非常にていねいなケアを行うのも有益でしょう。家族には理解のある態度で付き添い、彼らの消極的な感情を言葉に表す場を提供する必要があります。症状についての情報を与え、家族にもかゆみの治療に参加してもらいます。

守る

緩和ケアを施している患者の場合、かゆみのすべてを除去することはほぼ不可能です。それだけに、取りうる緩和手段をいかに見出すかがいっそう重要になります。速やかに、かつできるだけ効果的に、負担となっている症状の治療を行うことが大事であるとともに、緩和ケアを施している患者の場合、しばしばさまざまな要素がかゆみの原因となります。したがって、予防的なアプローチが有意義なものとなります (Volkenandt, 2001)。

ここでは、かゆみを誘発する要因を極力排除しま

す。アレルギーの疑いがある場合には、薬、軟膏、身体ケア用品、洗剤、柔軟剤などを再点検することにより、アレルギーを引き起こしている原因を探ります。

避けるべきこと　これには次のものがあります。
- 無用な薬の投与
- 熱めのお湯での長い入浴
- 重い掛けぶとんときつめの衣類
- 汗
- アルコール（フランスブランデー）による塗擦
- 香料を含むクリーム、石けん、シャンプー
- ヘアスプレー
- 香水
- 装身具
- ウールとの直接の接触

一般的な処置　これには次のものがあります。
- できるだけ補水を行う
- 掻くのを避け、代わりに皮膚を軽く圧迫する
- 指の爪を短く切り、夜用に綿の手袋を渡す
- 極力、綿の衣類を身につけさせる
- 患部に涼しい空気をあてる
- 短期的に痛みを和らげ、かゆみを取る効果のある、ほどよい冷たさの湿布を施す
- 加湿する（Weissenberger-Leduc, 2002）

皮膚のケア　これには次のものがあります。
- 洗うときに爽快感を与える
- 洗浄水に果実酢を入れる
- かゆみに効くパンジーのお茶で洗う（Mauelshagen, 2006）
- 皮膚が乾燥している場合、脂分を与え乾燥の状態を緩和させる効果のある洗浄剤を加える。例えば、オリーブオイル、ハチミツ入りのクリーム、テプファーバート（Töpferbad）、バルネオヘルマールバートF（Balneo Hermal BAD F）、オレガノオイル
- 皮膚が湿っている場合、入浴剤としてオーク樹皮のお茶を加える

　洗浄、シャワー、入浴後は、皮膚を軽くたたくようにして乾かします。
　その際、必要に応じて、以下の処置を施します。
- 脂分と潤いを与えるクリームを薄く塗る。例えば、尿素軟膏、リノーラフェット軟膏（Linola-Fett-Salbe）、純粋扁桃油、ホホバオイルにレモンのエッセンシャルオイルを加えたもの
- 酢を加えた水や、レッターシュピッツ（Retterspitz）、紅茶などを含ませた包帯で、爽快感を与える
- 200mlの水に大さじ2杯のリンゴ酢を混ぜたものを皮膚にスプレーする
- 濃い紅茶で冷湿布を行う
- 涼しげなパジャマと冷凍庫で冷やしたタオルを用意する
- 塩浴を行う。1lのお湯に10-30gの食塩を加え、30-35℃のお湯に10分間浸します。それに続けて紫外線療法を行います
- かゆみの鎮静作用のある皮膚ケアオイルを施す。このオイルは、70mlのセントジョーンズワートオイルに30mlのホホバオイルを加え、さらに以下のオイルを加えます
  — メリッサ2滴
  — ローズ1滴
  — ラベンダー7滴
  — ティーツリー5滴
  — ローマンカモミール3滴（DGP, 2004f）

薬による治療　ポリエチレンラップを使った密封包帯による短期的な局所ステロイド治療は、効果を何倍にも高めます（Feichtner, 2007b）。具体的には、
- 鎮静薬としてのロラゼパム（タボール（Tavor））は、ときに症状の緩和をもたらします
- 抗ヒスタミン薬を経口投与します（例えばジメチンデン）
- 胆汁うっ滞性のかゆみの場合には、抗うつ薬のミルタザピン、あるいはオンダンセトロンを投与します。場合によっては、いわゆる胆汁酸の交換樹脂、すなわちクヴァンタラン粉薬（Quantalan Pulver）も用います
- 夜間の執拗なかゆみには、抗精神病薬（例えば、レボメプロマジン、ヒドロキシジン、プロメタジンなど）を投与します

9.6.3　リンパ浮腫

定義　リンパ浮腫は、リンパ液の流れに障害が起こることにより発生します。

　リンパ液の滞留は、炎症や腫瘍、放射線治療、外

科的な介入などにより生じます。この滞留した組織液の多くは、四肢あるいは生殖器を襲い、頭部がこれに見舞われることはめったにありません。リンパ浮腫は、腫瘍の病気ではよく見られる症状の一つです。

気づく

リンパ浮腫は、緊張性の痛みと運動制限をもたらします。滞留したリンパ液は、組織内に炎症反応を引き起こし、それがしこりにつながります。加えて、緊張した皮膚は、感染性の傷を負いやすくなります。

外見の大きな変化を受け入れるのも、そう簡単なことではありません。特に顔のリンパ浮腫は、周りの人にショックを与え、患者は「顔を失う」という苦痛を味わいます。患者は引きこもるようになり、孤立します。リンパ浮腫によって、生活の質が大きく侵害される恐れがあります。

わかる

病歴 次の点を確認します。
- リンパ浮腫の評価と場所の特定
- 最初の発生状況
- これまでの治療と症状の緩和手段
- 患者の経験

看護師は、患者と家族の苦しみの重みを十分に承知しています。したがって、看護師は患者からの質問をオープンに受け入れ、患者本人に絶望の声を語ってもらいます。また、家族には、自身の驚きの気持ちと消極的な感情を話してもらうための場所と時間が必要です。看護師は、症状が患者に与える影響についても、家族と十分に話し合います。

複合的・理学的うっ滞除去療法（KPE：Komplexe Physikalische Entstauungstherapie）を行うリンパドレナージセラピストに、治療に参加してもらうのも効果的です（KPEのセラピストのリストはURL: www.dglymph.deを参照）。

患者と家族には、治療の可能性と領域についての情報が提供され、彼らはその中にともに吸収されます。家族はこの共同作業の中で、ともすれば成功しなければならないという心理的なプレッシャーに襲われます。家族は、専門家の指示と、安息を求める患者の欲求との間に立っているのです。患者の適切な協力は大事ですが、進行した病気を抱える患者の場合、必ずしも精神的・肉体的な能力があるとは限りません。ただし、緊張感を緩和することよりも安息の方が大切かどうかは、患者自身が決定します（DGP, 2004d）。

看護師は、患者にKPEを受けるよう促しますが、せかしてはいけません。看護師の患者を尊重する思いやりの気持ちは、患者の自己受容のために重要であるとともに、家族にとっての模範ともなります。

当事者のための情報は、ドイツがん研究センターハイデルベルクを参照してください。
（URL: www.krebsinformationsdienst.de）

守る

予防 リンパ浮腫は、通常、もはや原因療法は難しいため、できるだけ阻止しなければなりません。

- 上肢のリンパ浮腫の場合、対象となる腕を次の通り扱い、保護します
  — 頻繁に腕を上げる。就寝時は、腕をできるだけ頭よりも高くして寝る
  — 血圧測定と注射は行わない
  — 腕時計はしない
  — 熱源は避ける
- 下肢のリンパ浮腫の場合、以下の点に注意します。
  — 靴は皮膚に食い込まないような楽なものにする
  — 長く立ったり、座ったりしない
- 四肢すべてにおいて、以下の点に注意します。
  — 過度な運動と疲労はさける
  — 温めすぎ、冷やしすぎは避ける
  — 適切な皮膚ケアを行う
  — 虫さされにより皮膚が損傷した場合、しっかり洗浄し消毒するとともに、感染に注意する

理学療法的な処置 複合的・理学的うっ滞除去療法。このリンパドレナージには、次の治療要素が含まれます。

- 手によるリンパドレナージ
- 治療領域の新たな液体貯留を防ぐために、手によるリンパドレナージ後の包帯やストッキングを用いた圧迫
- うっ滞除去のための運動トレーニング
- 皮膚ケア

徹底した治療を行うことにより、著しい成果が得られますが、緊張性の痛みの低下は、しばしば限定的な時間しか持続しません。

ケア的処置 これには次のものがあります。
1. 入念な皮膚と爪のケア。リンパ液の流れを促す

必要があり、皮膚がやや緊張している場合には、ホホバオイル100mℓに、シストローズ、イモーテル、ミントをそれぞれ16滴加えたものを用います（DGP, 2004d）。爪のケアの際、皮膚を傷つけてはいけません
2. 体位。具体的には、
   — 対象となる四肢の頻繁な挙上
   — 頭部のリンパ浮腫の場合、上体を起こした体位
3. 手によるドレナージ後の圧迫。具体的には、
   — 弱めの圧力（10-30mm/Hg）によるサポートストッキングを使った圧迫
   — 軽いリンパ浮腫の場合、高めの圧力（55mm/Hg）によるサポートストッキングを使った圧迫（DGP, 2004d）
   — 圧迫包帯と包帯（Kellnhauser他, 2004, p.755-）
4. Basale Stimulation (p.72)

薬による処置　これには次のものがあります。
- コルチコステロイド
- 細菌感染の場合、全身療法
- 真菌感染の場合、局所療法

9.7　どのように、どんな病気で死ぬのか──緩和ケア特有の視点

この単元で学ぶこと

　この単元では、特に、緩和ケアとホスピス業務が行われる範囲について取り上げます。ここでは、ドイツに特徴的な死亡場所、ならびに、今日死に先駆けて頻繁に見られる疾患群について学んでいきます。その際みなさんは、なぜドイツのホスピス運動が、今日依然として、何よりもまずがん患者を対象としているのか、そしてどのようにすれば、非がん疾患（NOE：nicht-onkologische Erkrankungen）の領域でも、緩和ケアサービスの提供が拡大できるのかを知ることになるでしょう。このことは、西側先進諸国の3分の2の人がNOEを原因として亡くなっていることや、こういった人たちが、とりわけ訪問型・入所型高齢者介護における典型的な要介護者であることからも、特に重要だと思われます。

　NOEの患者は、しばしばホスピスケアの対象には含まれませんが、これは、患者の余命についての見解が、支援者たちにはきわめて不確実に思えることがその理由です。したがって私たちは、ここで、非がん疾患という大きなグループについての概要を簡潔に紹介するとともに、ドイツでは初めてになりますが、看護師が比較的簡単な要素を用いて予後評価が行えるようなやり方を示したいと思います。

　20世紀、死へとつながる病気の領域は、歴史上、最も大きく変化しました。19世紀以前は、急性の死因（特に事故と感染症）が死のイメージを規定していました。1900年頃になると、慢性疾患を死因とする人の割合（46%）が、急性疾患を死因とする人の割合（41%）とほぼ同じになりますが、とりわけ感染症と事故は、依然としてこの死へとつながる病気の中で決定的な役割を果たしていました。しかし20世紀半ばになると、状況は一変します。1955年、わずか9.8%の急性疾患に対して、慢性疾患を死因とする人の割合が81.4%に達したのです（Geisler, 1992）。このことは何よりも、栄養や衛生環境、労働条件など、社会的な生活条件が改善された結果だと言えるでしょう（Waller, 2002）。もっとも国民の間では、平均寿命が延びたのは、一部めざましい発展を遂げた20世紀における医学の進歩によるものである、といった（誤った）認識がありますが、これがあてはまるのは、外科、眼科、歯科など、わずかな医療分野にすぎません（McKeown, 1982）。

　とはいえ医学は、病状の経過に大きな影響を及ぼ

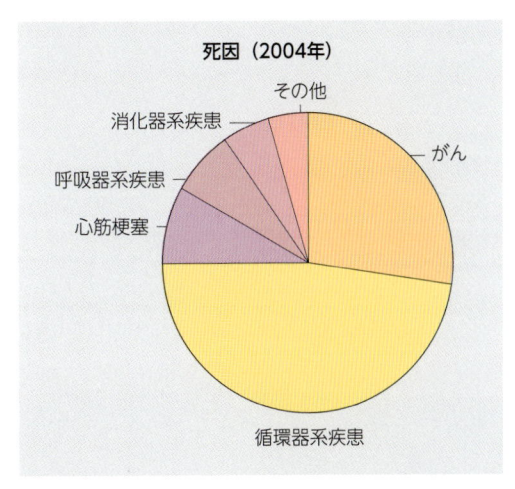

図9.20　死因（出典：ドイツ連邦統計局, 2004）

してきました。治療処置は病状経過の多くを変え、そして遅らせ、場合によっては個々のケースで死を先へと延ばします。もちろんこのことが、生活の質の利益に自動的に結びついているわけではなく、このことは、病気の比較的早い段階で倫理上の適切な判断を下すことの重要性について指摘しているのです（p.251）。緩和ケアにおいては、シシリー・ソンダースがかつて述べたように（1993）、「人生により長い日々を与えるのではなく、毎日の日々により生き生きとした人生を与える」ことが重要なのです。

9.7.1 どこで死ぬのか

医学の「全能」への信仰は、とりわけ自宅から病院への死亡場所の移転をもたらし（1900年頃は、まだ約80％の人が自宅で亡くなっていました）、今日では、およそ半数（50-58％）の人が病院で死を迎えています。しかし実際には、病院には通常、死を受け入れる態勢が整えられていません。病院の社会的な使命は、患者の健康を取り戻すということになっているからです。したがって、今日なお病院では、しばしば死は「事故」あるいは「不運」として認識され、DRG（診断群分類：Diagnosis Related Groups）の導入により、この傾向はますます強くなってきています（DRG：患者は疾患ごとに見込まれる費用に応じて分類され、病院はそれに見合った総額の報酬のみを受け取ります）。

およそ18-30％の人が亡くなっているケア施設が、ドイツにおいて「死亡場所の第2位」となっているのは、これとはまったく違う理由があります。つまり、70年代後半以降、ケア施設の明らかな増加によって施設の供給量が増した一方で、寿命が長くなったというのがその理由です。ケア施設の入居者には、男性よりも女性の方が多少多く見受けられますが、これはしばしば妻の方が夫よりも長生きすることや、その後、十分な世話が受けられない状況下では自宅での生活が難しくなること、つまり年齢を重ねるにつれ、ケアが必要となってくることからだと考えられます（Streckeisen, 2001; Göckenjan; Dreßke, 2002; Friedrich, 2006）。

しかし、きわめて重い症状の患者の希望は、明らかに何も変わっていません。つまり、アンケートが指摘している通り、およそ80-91％の患者が依然として自宅での死を望んでいるのです（Friedrich, 2006）。

この死亡場所についての希望と現実の不一致が、ときに死を少なからずつらいものにします。このような「見知らぬ場所での死」は、緊張感と不安を生み、本人と家族の苦痛を高めます（p.156「心理社会的な鎮痛治療」）。

要点 自宅での死を、考えられる限りの方法でサポートすることは、緩和ケアの重要な任務の一つです。

9.7.2 どんな病気で死ぬのか

がん

ホスピス業務の中で、死の原因について考えてみ

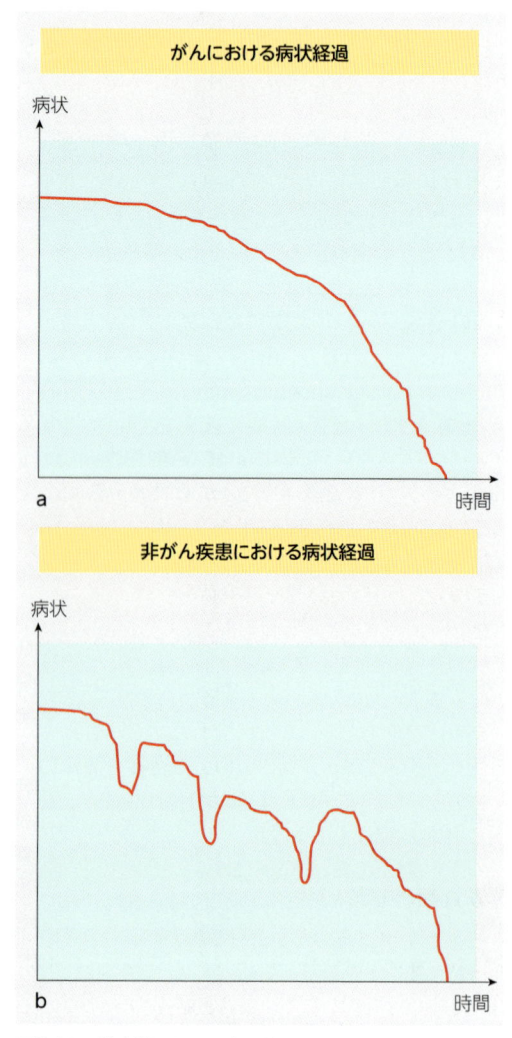

図9.21 終末期における典型的な病状経過
a がんの場合　b 非がん疾患の場合

ると、まず私たちが思い浮かべるのはがんです。セント・クリストファー・ホスピスが開設された時代、すでにこの病気が（少数の麻痺疾患と並んで）、この新たなスタイルのホスピスにおける患者の光景を支配していました。もっとも図9.20は、死因のうち、がんによるものが3分の1にも満たないことを明らかにしています。

ではなぜ、ホスピス業務にがんがこれほど深く刻み込まれているのか。これにはいくつかの要因がありますが、まず病状経過から、この要因を明らかにすることができます。すなわち、図9.21aは、がん患者の終末期における典型的な病状経過を図で示したものですが、これを見ると、ある一定の時点から、比較的容易にその後の病状経過を予測することが可能であることがわかります。つまり、経験を積んだ看護師であれば、およそ直観で正確な（時間上の）予測を立てることができます。これにより、（患者と家族にとっての）個人的な、そして（職業上の支援者にとっての）医療ケア上のプランニングがより容易になるとともに、いつから患者がホスピスサービス（それが訪問型であれ入所型であれ）の提供を受けることになるのか、とりわけこのことについて評価を行うことが可能となるのです(Glare; Christakis, 2004)。

ホスピスの分野でがん患者が優位にあるもう一つの理由は、イギリスにおけるホスピス業務の資金調達方法にあります。イギリスのホスピスは、その大部分が、がん団体から資金的な援助を受けており、そうなれば、そういった施設は当然にがん患者を受け入れることになります。一方ドイツでは、確かにこの原則にはあてはまりませんが、にもかかわらず、この「がんモデル」は、ドイツのホスピス運動に比較的何の批判もなく受け入れられてきました。このことは、とりわけドイツの入所型ホスピスにおいては、患者のほとんど（90%以上）が、がん患者であるということに表れています。訪問型ホスピスでも、それがケア施設内によるサービスを主としていない限り、この状況は変わりません。こういった中で、アメリカではこれと異なる状況を示しています。

非がん疾患（NOE）

図9.21bは、死の原因となる病気のより大きなグループ、すなわち非がん疾患（NOE）の病状経過を図で示したものです。これの代表的な病気には、循環器系疾患、肝疾患、腎疾患、肺疾患、自己免疫疾患、代謝疾患、そしてエイズ、認知症、進行性麻痺疾患、筋萎縮性側索硬化症（ALS）などがあります。これらの病気は、主として（エイズを除き）老人性疾患です。したがって、緩和ケアにおけるこの分野に関する知識は、訪問型・入所型高齢者介護の分野で働く看護師にとって、とりわけ重要となります。

NOEの病状経過は、特にその非連続性に特徴があります。期間中、病状は再三の落ち込みを見せ、その際患者は、たびたび死の間際まで連れていかれますが、しばらくすると容体は回復し、しばしば「落ち込み」前とあまり変わらないか、やや悪化した病状を示します。最終的に、死は、いわば病状経過の最後の落ち込みの中で訪れます。

9.7.3　いつ死ぬのか

「あとどれくらい生きられるのでしょうか？」重い症状の患者の多くが、支援者にこう不安げに問いかけます。これに対して、信頼のおける回答を患者に与えるのは、病気がかなり進行しているものでない限り、きわめて困難です。もし回答を与えたとしても、その予測には多くの不確実性が含まれるため、基本的に慎重な態度をとることになります。しかし、患者と家族にとって大事なのは、人生最後のときのプランを早めに立て、死に「不意に襲われる」ことがないような状態に至ることです。あと何か月、あと何週間残っているのか、この評価に関する質問は、それゆえ重要なのです。

この評価はまた、ある人がホスピスサービスを受けられるか、あるいは受けた方がよいのか、という質問に対しても重要となります。非がん疾患（NOE）の分野には、まさに多くの不確実性が存在しています。ドイツにおいても、相応する予後の判定基準を知っておくことは、これによって、きわめて重い症状の患者をよりホスピスケアの中に取り込むことができるようになる、という点で重要です。ホスピスサービスは、通常、人生最後の数週間、あるいは数か月のみを担当するものとして考えられていますが（図1.6, p.11）、今日でもときおり、予後評価を行う際の不確実性に直面して、この認識が意味をなさなくなることがあります。ホスピスの看護師と医師がもっと自信を持てたならば、私たちがシュトゥットガルトで実践しているように、いっそう多くの人がホスピスサービスを受けられ、患者と家族に対して親身な対応を取ることができるようになるでしょう(Fischle-Brendel他, 2005)。

> もはや治療を施すべきでないような死へとつながる不治の病を抱えた患者の場合、
> その病気が急速に進行したならば、その患者の余命は比較的短いことが予想される。
> これは、次の点から認識が可能である。

- 最近6か月の間に、繰り返しの入院、あるいは緊急の往診が必要となった
  かつ、
- 看護師の調査に基づき、病気の急速な進行が次の点から立証できる
  すなわち、
  カルノフスキースケール(図9.23を参照)による機能状態が、最近、50%あるいはそれ以下に低下した
  あるいは、次の6項目の日常生活における活動のうち、少なくとも3項目で、
  最近、手助けが必要となった

> a 入浴
> b 着衣
> c 食事
> d 一定の場所への移動
> e トイレに行く
> f 排便と排尿のコントロール(すなわち失禁の有無)

さらに、きわめて症状の重い患者の栄養状態が、次のように侵害されている場合、
栄養状態の悪化から、患者の余命が短いことが指摘可能である。

> 1. 最近6か月の間に、体重が10%以上低下した
>   かつ、
> 2. 血清アルブミンが2.5g/dl未満に低下した

図9.22 わずか数か月の余命を評価するための予後判定基準(NHPCO, 1996)

今日では、その非連続的な病状経過にもかかわらず、NOEの場合でも適切な予後回答を与えることが可能となっています。これはとりわけ、NOEの分野ではイギリスよりもはるかに重要な役割を演じている北米のホスピス運動の功績によるものです(NHPCO, 1996)。

最終局面における慢性疾患がいかに深刻な経過をたどるのか、そしてそこからどんな挑戦が生じるのか、看護師にその見きわめができるように、ここに、米国ホスピス・緩和ケア協会(NHPCO：National Hospice and Palliative Care Organization)の示した予後判定基準を紹介したいと思います。

非がん疾患(NOE)における予後評価

一般的な予後判定基準

学術文献を念入りに洗い直すことにより、前述のNHPCO(米国ホスピス・緩和ケア協会)の北米研究グループは、予後マーカーを開発しました。その予後マーカーが現存する場合、およそ6か月以内に患者の身に死が訪れることが、高い確率で想定できます。図9.22は、予後評価を行うにあたって、ごく一般的に利用可能なモデルを示したものです。

この評価には、患者の現在の健康状態を速やかに評価することを可能とするようなスケールが、とりわけ有用であることがわかっています。経験を積んだ看護師であれば、一度の訪問で、必要なデータを容易に収集することができます。ホスピスの分野では、とりわけアメリカ人医師デイヴィッド・カルノフスキーとジョゼフ・バーチェナルによって開発された(Karnofsky, David; Burchenal, Joseph, 1949)スケール、いわゆるカルノフスキースケール(あるいはカルノフスキー指数とも呼ばれる)の有効性が実証されています。

固有の予後判定基準

固有マーカーは、前述の一般的な予後判定基準を拡張したもので、さまざまな器官や器官系に関する固有のデータを追加的に取り入れ、それにより、さらに正確な予後判定を可能とするものです。

スケール値(%)	能力の制限
100	普通の状態。障害がない。病気の指摘がない
90	通常の活動がこなせる。些細な病気の診断、あるいは症状がある
80	努力すれば通常の活動がこなせる。病気の診断と症状がある
70	活動能力に制限はあるが、自分の面倒は見ることができる。すべてのことが行えるわけではなく、何らかの助けを必要とする場合がある。活動が限定される
60	ときおり他人の助けを必要とする。個人的な面倒は、本質的に助けがなくても自分で見ることができる
50	少なからぬ世話と頻繁な治療を必要とする。寝たきりの状態ではない
40	障害があり、特別な世話を必要とする。病院あるいはそれと同等のものによる支援と看護を必要とする。病気が急速に進行している
30	著しい障害がある。寝たきりの状態にある。死は間近に迫ってはいないものの、入院の必要がある
20	重病で入院の必要がある。積極的な支援処置の必要がある
10	死にゆく状態にある。病気が急速に進行している
0	死の状態

通常の活動がこなせる。働くことができる。特別の世話を必要としない（100〜80）

働くことはできないが、自宅で生活することはできる（70〜50）

もはや自分の面倒を見ることができない（40〜0）

図9.23 カルノフスキーの能力スケール。％による定義（MacDonald, 1993, p.109）

以下に、これの本質的に重要な例を挙げますが、ここでもNHPCOの研究グループの見解（NHPCO, 1996）に従います。

心疾患

心疾患には、例えば先天性心疾患や、心臓炎、心筋梗塞、冠動脈性心疾患など、さまざまな病気のタイプがありますが、緩和ケアの中で私たちが目にするこれらの病気の「最終共通路」は、比較的同じように思えます。つまりその際、最終的に問題となるのは、心臓のポンプ機能が低下することにより、もはや体循環によって十分に血液を運ぶことができず、心臓への血液の還流も十分ではなくなる、という結果を伴う心筋の衰弱（心不全）です。ここから予後評価の判定基準が生じます。

判定基準の次の点を満たす患者の場合、余命は比較的わずかしかないと予想されます。
1. 安静状態でも繰り返し心不全の症状がある。かつ、
2. 利尿薬や血管拡張薬（アンジオテンシン変換酵素阻害薬が好んで用いられる）を用いた最善の治療をすでに受けているにもかかわらず、明らかな心不全の症状が持続している

最善の治療を受けているにもかかわらず、重い心

不全の症状が持続している患者の場合、次に挙げる要素は、生存の見通しをさらに暗くします。
- 抗不整脈治療に抵抗性のある、上室性および心室性不整脈の症状
- 過去における心停止と蘇生
- 過去における説明のつかない失神
- 心原性脳塞栓症
- HIV（ヒト免疫不全ウイルス）の同時感染症

認知症

定義 認知症は、ほかの精神病（例えば、抑うつ、せん妄など）を原因とするものではなく、たいてい慢性的に推移する「後天性の疾患に起因するあらゆる高次脳機能の全般的な障害である」と定義されます。

認知症の中心となるのが記憶機能の障害です。この場合、新たなことを学んだり、長期記憶に保存した情報を呼び出したりする能力が失われます。加えて、抽象的に考える能力が低下するとともに、知的機能も衰えます。これは明らかな人格の変化を伴い、そこでは、感情的な発言のコントロールを失うことが重要な問題となります。けれども、幼年から青年時代に経験した感情の世界は、リズムやメロディーに対する感覚とちょうど同じように、最後までずっと持ち続けます。患者は、認知症の世界に深く入るやいなや、主観的な体調の良さと健康を感じます。患者の世話は、このような変化に敏感に対応して行われなければなりませんが、これは支援者にとって大きな挑戦となります（Wojnar, 2006）。

認知症の経過は、患者によって一人一人、大きく異なります。確かに認知症は、寿命を縮める病気の一つですが、どの要因が最終的に患者を死へと導くのか、依然としてわかっていません。とりわけ、かなり進行した認知症を抱える患者でも、念入りなケアがなされたならば、まだ長らく生きることができる、ということは心に留めておく必要があります。しばしば死は、認知症以外の病気を通じて訪れます（Volicer他, 1993）。

余命あとわずか6か月、あるいはそれ以下と診断するには、次の5点をすべて満たすことが必要です。
1. 手助けなしでは、もう歩くことができない。これは特に重要な要素です。調査結果は、たとえ以下に挙げた要素をすべて満たしていたとしても、手助けなしでまだ歩くことのできる患者は、通常6か月以内には亡くならないことを示しています（例えばLuchins他, 1997）
2. 手助けなしでは、服を着ることができない
3. 一人では、もううまく入浴できない
4. 数週間前から失禁状態にある
5. もう話すことができない、あるいは明確な意思疎通ができない（1日の中で6語あるいはそれ以下への語彙の減少）

このほかに、余命があとわずかであるという指摘が生じるのは、過年度に合併症を発症している場合です。その場合、とりわけ発症した病気が治療しなければならないほど重いものであるかどうかが問題となります（実際に治療したかどうかという問題には左右されません）。具体的には次の症状を指します。
- 誤嚥性肺炎
- 腎盂腎炎、あるいはその他の尿路感染症
- 敗血症
- 床ずれのステージ3から4
- 抗生物質の投与にもかかわらず繰り返し起こる発熱
- 栄養面の深刻な問題

HIV感染症

1980年代に初めて記録されたHIV感染と、その結果として生じる典型的な病状であるエイズのことは、世間であまり取りざたされなくなりました。この病気に、あたかもめったに見られず取るに足りないような、あるいは無害であるような印象を持つ人もいますが、それは危険な誤りです。そのような印象はすべて事実とは異なります。主に体液の交換を通じて（何よりも性交、あるいは麻薬の静脈注射を通じて）感染するこの感染症は、世界規模で（最近では再びドイツでも）広がり続けています。ドイツでは、主な当事者（男性同性愛者や麻薬依存症者）が依然として激しい排撃を受けていることもあり、エイズは、要するに肝炎のさらに危険なものである、といったような、単なる感染症の一つではありません。HIVとエイズ患者は、とりわけ除外されるということに、常におびやかされており、それはケアの面でも同様です。

新たな抗レトロウイルス治療により、エイズの様相は明らかに変わりました。以前はHIV感染といえば、ほぼ規則的に、患者は比較的短期間のうちに死に至る、ということを意味していましたが、今日ではむしろ、この病気は多くの慢性疾患の一つである、とい

うことを思い起こさせます。しかし、この病気が今日もなお、常に死への経過をたどるということは忘れてはなりません。

エイズ患者の予後評価は、使用している薬と、その薬の個々の適合性に、きわめて本質的に依存しています。加えて、大半の患者が、病気に対して抵抗力を有する比較的若い患者であることも考慮しなければなりません。今日でもなお、エイズ患者の大部分は、日和見感染（すなわち、サイトメガロウイルス感染症、トキソプラズマ症、あるいは消化管カンジダ症のように、免疫不全の人のみに発症をもたらすような病原体を原因とする感染症のこと）や、治療の施しようのない衰弱、あるいは悪性腫瘍で亡くなっています。

患者のホスピスサービスへの受け入れに関して、あらゆる治療手段が徒労に終わった、あるいはそれを患者が拒絶しているならば、それは患者において病気の最終段階（予後6か月）が想定されうることを意味しています。そのとき、この病気の最後の6か月を回顧することは、推測されうるその先の経過についての帰納的推論を可能にします。予後について述べた以下の見解は、すでに患者が抗ウイルス治療を受けていないということを出発点としています。

予後判定基準で決定的に重要なのが、ウイルス負荷（ウイルスロード）です。その際、血液1ミリリットルあたりのウイルスのRNAコピーを測定します。ウイルス負荷が100,000コピー／㎖を超えた場合、余命が6か月以内に限定されている可能性があります。

ウイルス負荷がそれ以下の患者は、以下に該当する場合、生存の見込みが6か月以内となる可能性があります。
- 抗レトロウイルス治療を拒絶している
- 病状が明らかに悪化している（カルノフスキースケールp.203を参照）
- 以下に挙げた合併症が発生している

次に挙げる日和見疾患は、生命をおびやかす合併症であり、すべて余命6か月と判定する要素を備えています（かっこ内は平均余命）。これは、患者が集中的な治療に同意した場合には、もちろん変わることがあります。
- 中枢神経系リンパ腫（2.5か月）
- 進行性多巣性白質脳症。すなわち、ポリオーマウイルスによる中枢神経系の疾患（4か月）
- クリプトスポリジウム症。糞口経路により感染する腸の寄生虫疾患（5か月）
- 体重の33％の減少（6か月未満）
- 未治療の非結核性抗酸菌症。マイコバクテリウム・アビウム・コンプレックスは、エイズ患者に最も多く見られるバクテリア感染の一つに数えられる（6か月未満）
- 治療の施せない内臓のカポジ肉腫（症例の半ばで6か月未満）
- 透析が拒絶されている、あるいは効果が現れていない場合の腎不全（6か月未満）
- 進行したエイズ脳症（6か月）
- トキソプラズマ症（6か月）

次に挙げる要因は、生存の見通しをさらに暗くします。
- 1年来、症状が治らない下痢（原因にかかわらず）
- 血清タンパク質の値が常に2.5g/dl未満
- 麻薬の使用
- 50歳を越える年齢
- すべてのHIV専門治療の拒絶
- 安静状態でも認識できる心不全

肝疾患

次に挙げる判定基準は、アルコールや肝炎、あるいは不明な原因によって誘発された、進行した肝硬変の際の余命にかかわるものです。硬変症の最終的な状態は、ホスピスケアを受けてしかるべきものですが、その際、調整機能の脱落により器官障害が明らかになったばかりの患者であれば、適切な治療を行うことにより十分に回復が可能であることに注意しなければなりません。したがって、以下に述べる見解は、長期にわたり患っている病気が今や最終段階にある人（もちろん移植の予定もありません）を対象としています。

検査値が、重い肝機能障害を示している場合。すなわち、
- プロトロンビン時間（Quick）の5秒以上の延長
- 血清タンパク質の値が2.5g/dl未満

次に、肝疾患の最終段階を示す臨床上の徴候を挙げます。これはその都度、少なくとも次の現象の1項目には該当している必要があります。
- ナトリウム制限や利尿薬に反応を示さない腹水
- 特発性細菌性腹膜炎
- 肝腎症候群

- タンパク質制限やラクツロース、ネオマイシンに反応を示さない肝性脳症
- 繰り返し起こる食道静脈瘤出血（明らかに短い余命と判定するためには、すでに2度目の出血を経験していることが必要）

腎疾患

　生命をおびやかすような腎疾患の場合、まず、慢性腎不全の患者と、急性腎不全の患者に分けられます。

慢性腎不全　慢性腎不全は、今日では通常、透析の処置か腎臓移植により治療が行われます。ホスピスケアでは、さまざまな理由から透析を受けていない（受けようとしない）人、あるいは透析終了後の1-2週間を生き延びた人が、特に問題となります。

　ホスピスケアへの受け入れ判断基準については、基本的に、透析の適応症を同時に意味する各種の要素が有効です。腎不全の場合、通常の検査において、危険な状態にある腎不全を診断する際に用いられる要素のほか、臨床上の診断と症状が、看護師にとってはとりわけ重要になります。例えば、
- 尿毒症の臨床上の症状（例えば、錯乱、治療の施せない吐き気と嘔吐、一般的なかゆみ、あるいは不穏、特に「むずむず脚症候群」）
- 乏尿
- 肝腎症候群

急性腎不全　急性腎不全は、例えばある深刻な疾患の枠組みの中で発生し、これが起こると、患者の早期の死が予想されます。このような深刻な疾患は、特に次のような場合に、想定することができます。例えば、患者が人工呼吸を施されている、ほかの器官にがんが存在する、慢性的な肺疾患がある、進行した心臓あるいは肝臓の疾患や敗血症がある、免疫抑制の枠組みの中で疾患が存在する、本人の年齢が75歳を越えている、などです。

脳卒中と昏睡

　人生の最期を考えたとき、多くの人を心配させるのが、まさに脳卒中と昏睡です。というのも、とりわけその場合、本人はなすすべもない無力感を感じるからです（p.230）。まずはホスピスケアの観点から、そのようなことが起こった場合、患者にまだ比較的長く生存できる見込みがあるかどうか、あるいは、患者の容体が持続的に悪化していくことを考慮しておく必要があるかどうか、という問題を明らかにする必要があります。すなわち、ここでもまた、病状の経過に細心の注意を払うとともに、病状のささいな好転、ならびに悪化を真剣に受け止め、それを評価に取り入れることが重要になります。

急性の段階　大量の脳内出血、あるいは血液供給の遮断により発生した脳卒中の場合、急性の段階では、次に挙げる要素は、生存の可能性が低下したことの明確なしるしとして見なされます。
- 3日以上にわたって、昏睡あるいは覚醒昏睡の状態が持続している
- 特に、脳への酸素供給が低下したことにより発生した脳卒中の場合、将来の病状にとってとりわけ不利な要素と見なされる、3日以上にわたる昏睡あるいは（ミオクローヌスを伴う）重い意識障害の状態
- 発生から3日目に、次に挙げる診断のうち1項目でも該当する場合、2か月以内の死が97％の確率で予想される
- 脳幹反射の異常
- 言語反応の欠落
- 痛みに対しての無反応
- 70歳を越える年齢

慢性の段階　脳卒中発生後、次に挙げる要素は、将来の病状にとって不利なしるしとして見なされます。
- 70歳を越える年齢
- 全般的に思わしくない健康状態（カルノフスキーによるスケール値が50％未満、p.203）
- 脳卒中の結果として生じる、例えば「認知症」の項（p.204）で挙げた終末期の症状を伴う認知症
- 思わしくない栄養状態（例えば、「一般的な予後判定基準」図9.22の中で挙げたような状態）
- 例えば、「認知症」の項で挙げたような合併症に相応する、さらに予後を限定できるような合併症（誤嚥性肺炎、腎盂腎炎、敗血症、床ずれのステージ3から4、抗生物質の投与にもかかわらず繰り返し起こる発熱など）

筋萎縮性側索硬化症（ALS）

　ALSは、寿命を縮める進行性の中枢・末梢神経系疾患で、脳と脊髄の運動ニューロンが侵され、運動ニューロンの障害により、筋肉の麻痺症状が現れ

ます。ALSは、たいてい50-70歳程度の人に発症し、患者の割合は女性よりも男性の方が若干多くなっています。ALSのうち90％が、原因がわかっておらず、今のところ効果的な治療手段はありません（Dengler他, 1999）。

要点 ALSでは、運動神経系のみが侵されます。したがって、感覚の能力（見る、聞く、嗅ぐ、味わうと同じように、接触、痛み、温度を感じることができます）、および膀胱と直腸の機能は、制限されません。通常、精神的な能力も、完全に正常な状態を保ち続けます（DGM, 2003）。

この病気は、それぞれがさまざまな形で、急速に進行していきます。患者のおよそ75％が、発症後1年から5年以内に亡くなっています。しかし中には、それよりもはるかに長く生きる患者もいます。つまり、人工呼吸や胃管などの方法により、発症後5年以上生きる患者が数パーセント存在しているのです。

麻痺はさまざまな身体の領域に起こりますが、特に恐ろしいのが、のどの領域です。この場合、非常に早い段階で、話す能力と飲み込む機能が麻痺の状態に陥ります。拡大のパターンに関係なく、病気の最終的な状態においては、息をし、飲み込む能力が損なわれるということは、たいてい人生を限定する要因となります。

進行の速度にかかわらず、一般的に、個々の患者において、病気はコンスタントに進行していくように思われます。したがって、それぞれの患者における力の衰えは比較的一定であると同時に、それによって力の衰えを予測することも可能となります。

次の3点の要素は、余命6か月を判定するにあたって決定的に重要です。
1. ALSの急速な進行と呼吸能力の重大な侵害、あるいは、
2. ALSの急速な進行と栄養摂取の重大な侵害（胃管を拒絶している場合）、あるいは、
3. ALSの急速な進行と生命をおびやかすような合併症

説明 「急速な進行」とは、患者の障害の大部分が最近1年以内に生じている、ということと理解されます。それは例えば、自力歩行から、車いす、あるいは寝たきりへの移行、普通に話せる状態から、言葉がほとんど聞き取れない、あるいはまったく聞き取れない状態への移行、通常の食事から、裏ごしした食事への移行、日常生活の活動における自立から、援助を必要とする状態への移行、などです。

「呼吸能力の重大な侵害」とは、肺活量が標準の30％以下の状態、安静状態での著しい呼吸困難、安静状態で追加的な酸素が必要な状態、などの場合を言います。

「生命をおびやかすような合併症」とは、すでに「認知症」や「脳卒中」の項で学んだような追加的に発生した合併症のことを言います（つまり、繰り返し起こる誤嚥性肺炎、多発性の床ずれのステージ3から4、尿路感染症、敗血症、抗生物質による治療にもかかわらず繰り返し起こる発熱など）。

肺疾患

緩和ケアの分野では、さまざまな肺機能障害の最終状態とかかわり合わなければなりませんが、肺疾患の最終段階を予測することは、きわめて難しいとされています。つまり、余命期間中、その状態には大きな変動が見られるからです。たとえ、すでに気管挿管が行われ、肺機能不全の理由から患者に人工呼吸が施されていたとしても、その患者の余命があとわずか6か月だと簡単に結論づけることはできません。それゆえここでは、さまざまな肺疾患の最終行程はきわめて似通っている、という指摘を行うにとどめます。すなわち、その大部分に、進行性の低酸素血症、肺性心、そして繰り返しの感染症が現れます。正確な予後評価を行うためには、経験を積んだ専門医師による臨床上の判断が必要です。

終わりに

最後に、重い病気を抱える患者の余命についてこれまでに述べた指摘は、それが患者の人生プランの策定に役立つがゆえに、広く一般的に重要である、ということをもう一度思い出してください。とりわけホスピスケアにおいては、患者が入所あるいは訪問によりホスピスケアを受けられる適切な時点を、それによって見つけることができるという点で有用なものとなります。

本書を読み進めていくと、それぞれの非がん疾患が、人生における最後の段階で多くの類似性を示しているということが明白になるでしょう。このことは、緩和ケアが本来「横断的な所管事項」である、ということの理由を明らかにしています。本書の第2章（p.35-）でも述べた、緩和ケアが提供する基本的な支援は、その病気の原因にかかわらず、多くの患者に

とって大きな意味を持っているのです。

　ここでまた最後に、全人的な緩和ケアにおいては、終末期に入るかなり前から支援が行われるべきであり、したがって「患者の病状がどこまで進んでいるのか」という問題は副次的な役割しか果たしていない、ということも、もう一度思い出してみてください。ケアを行うにあたって、緩和処置の基本的な特質への注意を怠らなければ、私たちは重い病気を抱える患者のために、初めから（図1.8、p.11）、高い水準の快適さと生活の質を確保してあげることができるのです。

学習を深めるための参考文献

痛み

Aulitzky, Walter; Schlunk, Thomas; Stumm, Rolf; Seiter, Hubert; Wohland-Braun, Birgit: Schmerztherapie bei unheilbar Kranken - zu Hause. Palliative Praxis 1 DVD-Video & Broschüre. STUMM-FILM Dr. Rolf Stumm Medien GmbH, Ludwigsburg 2006. (3 Video-Module und Broschüre)

Christophorus Hospiz Verein e.V. (Hrsg.): Konzept zur Schmerzbehandlung. Reihe Palliativmedizin/Palliativpflege, Broschüre für Fachkräfte, Patienten und Angehörige, München 2004. Zu beziehen über Christophorus Hospiz Verein e.V., Effnerstraße 83, 81925 München; Internet: www.chv.org

Deutsche Krebshilfe e.V. (Hrsg.): Krebsschmerzen wirksam bekämpfen. Ein Ratgeber für Betroffene, Angehörige und Interessierte. Bonn 2007 (kostenlos im Internet unter: http://www.krebshilfe.de/fileadmin/Inhalte/Downloads/PDFs/Blaue_Ratgeber/050_schmerzen.pdf)

Husebø, Stein: Was bei Schmerzen hilft. Ein Ratgeber. Herder, Freiburg 1999

Juchli, Liliane: Wohin mit meinem Schmerz? Hilfe und Selbsthilfe bei seelischem und körperlichem Leiden. Herder, Freiburg 1999

Klaschik, Eberhard; Nauck, Friedemann: Medikamentöse Schmerzbehandlung bei Tumorpatienten. Ein Leitfaden für Patienten und Angehörige. Malteserkrankenhaus und Universität Bonn, Bonn 2002 (Broschüre kann kostenlos angefordert werden bei Mundipharma GmbH, 65549 Limburg/Lahn)

食事の問題

Christophorus Hospiz Verein e.V. (Hrsg.): Gastrointestinale Probleme bei Schwerstkranken und Sterbenden. Reihe Palliativmedizin/Palliativpflege, Broschüre für Fachkräfte, Patienten und Angehörige. Zu beziehen über Christophorus Hospiz Verein e.V., Effnerstraße 83, 81925 München; Internet: www.chv.org

Christophorus Hospiz Verein e.V. (Hrsg.): Ernährung - um jeden Preis? Fragen zur Ernährung in der letzten Lebensphase. Reihe Palliativmedizin/Palliativpflege, Broschüre für Fachkräfte, Patienten und Angehörige. Zu beziehen über Christophorus Hospiz Verein e.V., Effnerstraße 83, 81925 München; Internet: www.chv.org

DGP Sektion Pflege Stand 10/2004: Pflegeleitlinie Ernährung. URL: www.dgpalliativmedizin.de (06.06.2006)

Klie, Thomas; Student, Johann-Christoph: Die Patientenverfügung - was Sie tun können, um richtig vorzusorgen. 9. neu bearbeitete und aktualisierte Aufl. Herder, Freiburg 2006

Kostrzewa, Stephan; Kutzner, Marion: Was wir noch tun können! Basale Stimulation in der Sterbebegleitung. Hans Huber, Bern 2002

Nagele, Susanne; Feichtner, Angelika: Lehrbuch der Palliativpflege Facultas, Wien 2005

Plandor, Bettina: Appetitlosigkeit - Anorexie. In: Metz, Christian; Wild, Monika; Heller, Andreas (Hrsg.): Balsam für Leib und Seele. Lambertus, Freiburg im Breisgau 2002

Schubert, Barbara; Schuler, Ulrich: Obstipation und Diarrhoe. In: Knipping, Cornelia (Hrsg.): Lehrbuch Palliative Care. Hans Huber, Bern 2007, S.279-288

Schuler, Ulrich; Schubert, Barbara: Übelkeit und Erbrechen. In: Knipping, Cornelia (Hrsg.): Lehrbuch Palliative Care. Hans Huber, Bern 2007, S.272-278

運動と知覚の問題、体位

DGP Sektion Pflege Stand 10/2004: Pflegeleitlinie Lagerung in der letzten Lebensphase. URL: www.dgpalliativmedizin.de (06.06.2006)

Köther, Ilka (Hrsg.): Thiemes Altenpflege. Thieme, Stuttgart 2005

Kostrzewa, Stephan; Kutzner, Marion: Was wir noch tun können! Basale Stimulation in der Sterbebegleitung. Hans Huber, Bern 2002

Förster, Marianne u.a.: ATL Sich bewegen. In: Kellnhauser, Edith u.a.: Thiemes Pflege. Professionalität erleben. Thieme, Stuttgart 2004, S.184-209

呼吸の問題

Albrecht, Elisabeth: Organversagen. In: Student, Johann-Christoph (Hrsg.): Sterben, Tod und Trauer - Handbuch für Begleitende. 2. Aufl., Herder, Freiburg 2006, S.153-158

Christophorus Hospiz Verein e.V. (Hrsg.): Atemnot bei Schwerstkranken und Sterbenden. Reihe Palliativmedizin/Palliativpflege, Broschüre für Fachkräfte, Patienten und Angehörige. Zu beziehen über Christophorus Hospiz Verein e.V., Effnerstraße 83, 81925 München; Internet: www.chv.org

DGP Sektion Pflege Stand 02/2006: Pflegeleitlinie Dyspnoe. URL: www.dgpalliativmedizin.de (10.05.2006)

Gnamm, Else u.a.: Pflege und Begleitung alter Menschen mit Erkrankungen des Atemsystems. In: Köther, Ilka (Hrsg.): Thiemes Altenpflege. Thieme, Stuttgart 2005, S.314-338

Juchli, Liliane: Wohin mit meinem Schmerz? Hilfe und Selbsthilfe bei seelischem und körperlichem Leiden. Herder, Freiburg im Breisgau 1999

McCaffery, Margo; Beebe, Alexandra; Latham, Jane: Schmerz - ein Handbuch für die Pflegepraxis. Ullstein-Mosby, Berlin-Wiesbaden 1997

Nelson, Dawn: Die Kraft der heilsamen Berührung. Alte Menschen, Kranke und Sterbende liebevoll umsorgen. Kösel, München 1996

Sayre-Adams, Jean; Wright, Steve: Therapeutische Berührung in Theorie und Praxis. Ullstein Mosby, Berlin-Wiesbaden 1997

Sitzmann, Franz: Atmen. In: Kellnhauser, Edith u. a.: Thiemes Pflege. Professionalität erleben. Thieme, Stuttgart 2004, S.328-362

潰瘍性の傷

Kern, Martina: Zieldefinition in der Behandlung exulzerierender Wunden unter palliativen Gesichtspunkten. In: Metz, Christian; Wild, Monika; Heller, Andreas (Hrsg.): Balsam für Leib und Seele. Lambertus, Freiburg im Breisgau 2002, S.140-148

Nagele, Susanne; Feichtner, Angelika: Lehrbuch der Palliativpflege Facultas, Wien 2005

かゆみ、リンパ浮腫

Albrecht, Gisela: Dermatologische Symptome. In: Aulbert, Eberhard; Zech, Detlef (Hrsg.): Lehrbuch der Palliativmedizin. Schattauer, Stuttgart 2000, S.637-649

Krebsinformationsdienst Deutsches Krebsforschungszentrum Heidelberg 10/2003: Lymphödeme - ein dickes Problem. URL: www.krebsinformationsdienst.de (08.06.2006)

どのように、どんな病気で死ぬのか

Addington, Julia, M.; Higginson, Irene, J. (Hrsg.): Palliative Care for Non-Cancer-Patients. Oxford University Press, Oxford u. New York 2001

Dengler, Reinhard; Ludolph, Elmar; Zierz, Stephan: Amyotrophe Lateralsklerose. 2. Aufl. Thieme, Stuttgart 1999

Deutsche AIDS-Hilfe e.V. (Hrsg.): HIV und AIDS. Ein Leitfaden für Ärzte, Apotheker, Helfer und Betroffene. 5. Aufl. Springer, Berlin 2003

Gerlach, Ulrich; Wagner, Hermann; Wirth, Wilhelm: Innere Medizin für Pflegeberufe. 6. völlig überarbeitete Aufl. Thieme, Stuttgart 2006

Kitwood, Tom: Demenz. Der person-zentrierte Ansatz im Umgang mit verwirrten Menschen. 4. Aufl. Huber, Bern 2005

Nuland, Sherwin B.: Wie wir sterben. Ein Ende in Würde? Droemer Knaur, München 1996

Steinbach, Anita; Donis, Johann: Langzeitbetreuung Wachkoma. Eine Herausforderung für Betreuende und Angehörige. Springer, Wien 2004

Student, Johann-Christoph (Hrsg.): Sterben, Tod und Trauer - Handbuch für Begleitende. 2. Aufl., Herder, Freiburg 2006

Tönnies, Inga: Abschied zu Lebzeiten. Wie Angehörige mit Demenzkranken leben. 2. Aufl. Psychiatrie-Verlag, Bonn 2004

Trilling, Angelika; Bruce, Errollyn; Hodgson, Sarah; Schweitzer, Pam: Erinnerungen pflegen. Unterstützung und Entlastung für Pflegende und Menschen mit Demenz. Vincentz, Hannover 2001

10 スピリチュアルな面

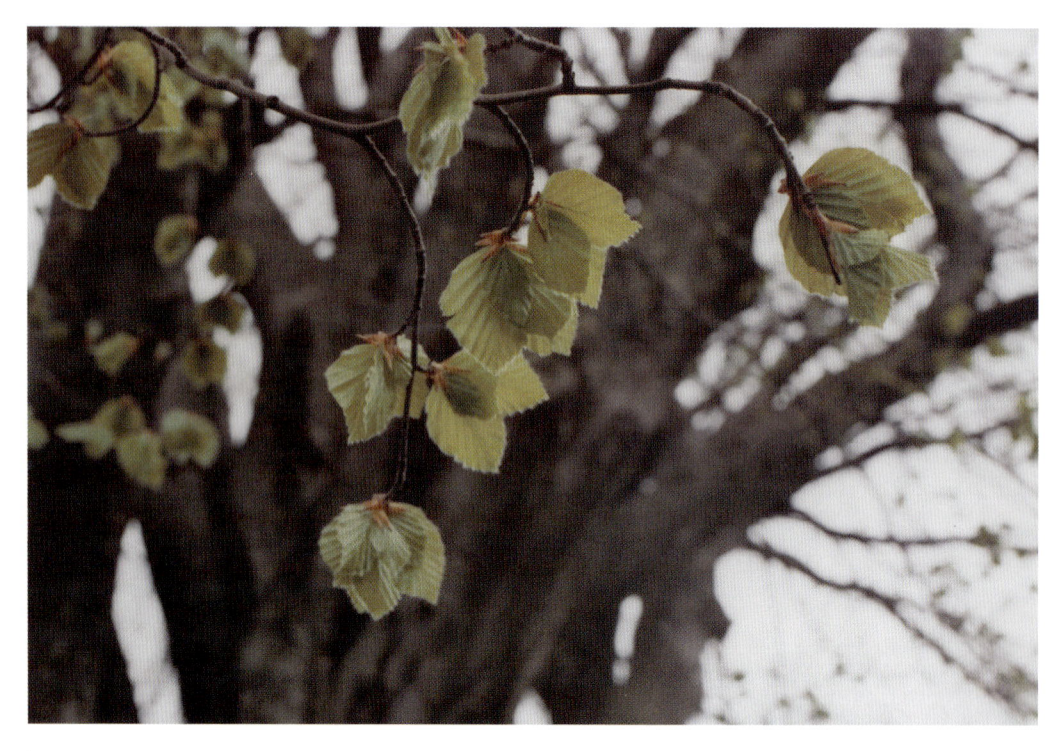

10.1	**スピリチュアリティ**・211	10.1.6	魂の有益な力を呼び起こす・217
	気づく・211	**10.2**	**故人の緩和ケア**・218
10.1.1	宗教的な欲求を知る・212		気づく・219
10.1.2	一人一人に内在する価値を認識する・213	10.2.1	別れの時間をとる・219
10.1.3	感情を受け止め、尊重する・213		わかる・220
	わかる・214	10.2.2	訃報を伝える・220
10.1.4	臨死体験・214		守る・220
	守る・216	10.2.3	故人のケア・220
10.1.5	死にゆく人とかかわる上での宗教上の慣習・216	10.2.4	意識して別れを告げる・222
			学習を深めるための参考文献・223

「山の影で私は決して孤独ではなく、
荒涼とした平原で
私は決して一人ではない。
岩山の声に、大地の叫びに、
そして夜空の星のささやきに、
私は耳を澄ますのだ。

それらが何と言っているのか
と尋ねられても、
私には答えようがない。
この静寂を
どうやって伝えればよいのだろうか」

(アメリカインディアンの言葉)
(Wolfgang Poeplan, In die Mitte der Welt führt deine Spur, p.52. © Christopherus-Verlag, Freiburg im Breisgau, 1985より)

10.1 スピリチュアリティ

気づく

「人生の意味とは何か？」「いったい私は何のためにこの世に存在しているのか？」「人生における私の使命とは何か？」こういった疑問は、大部分の人において、思春期に初めて生じます。これらは、私たち自身を超越し、私たち自身の枠を越えるような疑問、つまりスピリチュアリティにかかる疑問だと言えます。

また、私たちの多くは、この思春期に初めて生じる疑問を、強烈な重みを持って体験しています。つまり、「初めて覚えた大きな愛情」、あるいは、私たちを超越する何か大きなものが存在するのではないかということを暗示し、私たちをちっぽけな存在に思わせるような「星空の夜」、あるいは、私たちに広大さを感じさせ、自分という存在は全体の中の一部なのだという感情を抱かせるような「一人での海辺の散歩」。こういった感情の中に、私たちを超越するものに対しての内面的な自覚が生じるのです。そしてこのことは、私たちにはどれだけスピリチュアリティを深く感じる、あるいは予感する能力があるのか、ということを示しています。

しかし一方で、そこには別の側面も存在しています。つまりそれは、私たちが最初の恋に破れたときに襲われる深い絶望や、その絶望に伴い生じる死んでしまいたいという思い、そして自分の個性に初めて気づき、それを不道徳な「罪深い」ものと見なしたときに襲われる大きな動揺です。このこともまた、私たちの中にあるスピリチュアリティの動きを指摘しています。

私たちの日常会話においては、スピリチュアリティの概念は、しばしば宗教と同じ意味で用いられています。その際、スピリチュアリティが、本来宗教よりも幅広い概念であるということが忘れられがちです。宗教が、考えを同じにする人たちの共同体によって支えられているのに対し、スピリチュアリティは、特定の宗教に属さない人にも備わっています。スピリチュアリティは、しばしば喜びや動揺、希望、理解、あるいは畏敬といった、きわめて根本的な、非常に深い感情の中にすでに現れます。この意味でスピリチュアリティは、いわば私たちの生命を活気づけるエネルギーの流れであると言えます（Airey 他, 2002）。

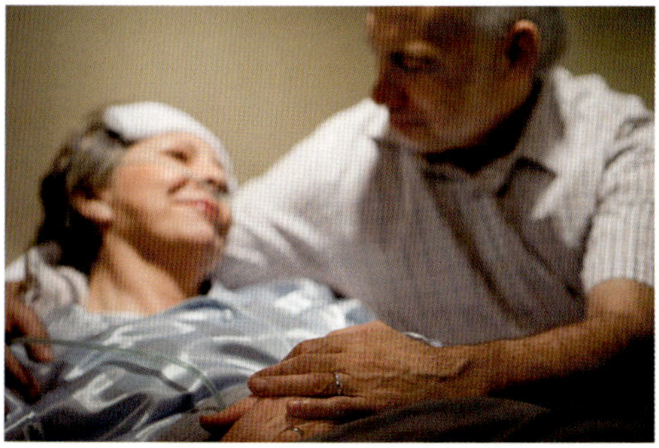

ある人のスピリチュアルな欲求に気づくということは、人としての欲求を真剣に受け止めるということと同じ意味を持ちます。これは、ある人の宗教に気づくということと同じことではありません。なぜなら後者の場合、そのことがある人にとって重要な場合もあれば、そうでない場合もありうるからです。スピリチュアリティとは、宗教よりも幅の広い根本思想を意味し、一人一人の内面的な存在を支えるとともに、人生における困難を克服する際の助けとなります（Marshall; Tibbs, 2006）。

そのスピリチュアリティは、私たちが生活を続けていく中で、その多くが表面的なものとなるか、あるいは私たちの意識から完全に消え去ってしまいます。私たちの多くが、太陽の輝く春の朝に対してうれしさを覚えることをほとんど忘れ、また、課せられた仕事ばかりの日常にとらわれ、自分のことしか考えられない、あるいは考えようとしなくなります。そして、私たちの多くで、このスピリチュアルな生活、あるいは経験は、遙か彼方に消え去り、人生の重大な危機を迎えて、ようやくそのスピリチュアルな生活、経験へと連れ戻されるのです（「苦しいときの神頼み」ということわざもあります）。人生の重大な危機は、常にまたスピリチュアリティの重大な危機でもあります。そしてこれは、まさに「人生最後の危機」において現れます。そのとき、突然、死が問題となり、私たちは生命の境界線に達しています。「もうこれで終わりだということなのか？」「そもそも私は自分の人生を生き抜いたのだろうか？」「どうして私なのか？」「なぜこんなことになったのか？」これらは、きわめて深いスピリチュアルな疑問であると同時に、スピリチュアルな痛みの根源でもあります。死にゆく人のそばにいる私たちは、まさにあらゆるスピリチュアルな疑問や痛みの根源に、頻繁に対処していくことになるのです（Kearney; Mount, 2000）。

図10.1　人生最後の気づきにどう向き合うか

事例 クリスタ・ミュラーさんは30歳代半ばの女性で、治療の施せない進行性の脳腫瘍を患っていました。ミュラーさんは、平静を見事に保ち、泰然とこの病気に耐えていましたが、いよいよさらなる日常生活での支援が必要となり、自宅あるいはケア施設でのサポートを受けるべき状態になると、彼女はホスピスに入所しました。繰り返し襲われる追加的な苦痛にも、ミュラーさんは看護師や家族の助けを借りながらしっかりと耐え抜きました。

そしてとうとう、腫瘍の増殖によりミュラーさんが失明したとき、それは彼女の負担能力の限界を越えたように思えました。ミュラーさんの容体に深刻な変化が生じたのです。ミュラーさんは、意気消沈した反応を示すようになり、追加的な神経性の障害が増していくにつれ、このつらい痛みの状態を訴えるようになりました。痛みは発作的に現れ、あらゆる薬による処置にもかかわらず、この痛みを和らげることはできませんでした。ミュラーさんは、ある意味で、支援者たちでさえ耐えられないほどの苦痛に満ちた様子を示していました。

激しい痛みの合間に看護師やボランティアの人たちと交わす会話の中で、ミュラーさんはスピリチュアルな苦しみを訴えました。つまりミュラーさんは、家族の持つ宗教性ではこの苦しみを分かち合うことができず、「もはや私には何も残されていない」という思いに押しつぶされそうな自分を感じていたのです。支援者たちの多くが、いわば自身のスピリチュアルな、あるいは宗教的な信念を授け、彼女をこの「窮地から救い出そう」とする誘惑にかられ、それに打ち勝つことができませんでした。ときおり、その信念のいくつかは彼女に慰めを与えたかのような印象をもたらすことがありましたが、その都度、それはすぐに、彼らの与えたことの何も彼女を支えることができない、という現実に変わりました。「私のうちにまだ何か残っていたなら」ミュラーさんは嘆きました。

この繰り返された希望が、ついに、支援者の一人をある考えに導きました。彼女は、ある朝、一塊の粘土を家から持参すると、それをミュラーさんのところへ持っていきました。「ミュラーさんのことが思い出せるように、それに手形を押して私にください」そう彼女はミュラーさんにお願いしました。ミュラーさんは粘土を両手で握りしめると、依頼された通りそれに手形をつけて返しました。すると奇跡が起きました。このときを境に、発作的な痛みはほとんど起こらなくなり、最終的に、薬の投与によって痛みが完全に消えたのです。

こうしてミュラーさんは、家族のため、友人のため、支援者のために、数多くの手形を作り続けました。手形をつけた粘土を通じて、ミュラーさんは、感情面やスピリチュアルな面とまったく同じように、まさに物質的な意味においても、自分に関することの何かが残るであろうことを感じました。現在、ホスピスの所在する市営博物館に、その手形のうちの一つが展示されています。博物館の運営者から、ホスピスにおいて生と死を表しているような物を、何か一つコレクションに加えたい、ということで依頼があったのです。支援者たちの頭に、すぐにミュラーさんの手形が思い浮かんだとしても何の不思議もありませんでした。彼女のうちにあった「何か」は、ずっと残り続けることでしょう。

私たち人間が死や悲しみに直面すると、ほとんど「自動的に」私たちを超越する問題、すなわち私たち自身のスピリチュアリティにかかる問いかけに行きつきます。たとえ私たちの多くが、もはや日常生活の中ではまったくそのことを感じなくなっているとしても、死はすべての人に恐怖感を抱かせます。「その後」への希望、つまり、それがどんな形であれ、たいていの宗教にあるような不滅への希望は、すでに社会心理学者のベッカーが推測し（Becker, 1976）、その後の数多くの研究結果からも推察できるように（Ochsmann, 1993）、私たちの魂が死への恐怖に打ち勝つための手段であるように思われます。その際、この不滅への希望は、伝統的な宗教の外側にも存在しています。つまり、非宗教的な共同体に所属し、その成果物の存続が将来にわたり期待できるような特別な意味を持つ活動に関与していることにより、私たちは不滅というものを感じることができるのです。

死を超越するものへのスピリチュアルな追求とまったく同じように、死への恐怖は、死にゆく人と家族と支援者を一つにします。ここでは、看護師のために保証されたポジションはなく、看護師の知識が当事者より多いということもありません。もしかすると、共同して、また権利を同じくして、そして大いなる謙虚さをもってしかこの道を歩むことができない、ということがより明らかになるのは、きわめて症状の重い患者への付き添いをおいてほかにないかもしれません。私たちは支援者として、私たち自身のスピリチュアルな考え方を把握しておく必要があります。そうしなければ、死にゆく人に付き添うことはできません。そしてまた私たちは、私たち自身のスピリチュアリティと、私たちが付き添う人のスピリチュアリティとの違いがどこにあるかを、（もう一度）明らかにしておかなければなりません。

10.1.1 宗教的な欲求を知る

ドイツでは、死や悲しみの中で接する人の大半が、依然として大きな教派に属していることを考慮に入れておかなければなりません。しかし患者が、例えばイスラム教、ユダヤ教、カトリック、プロテスタントなどに属しているからといって、必ずしも全員が信仰心に厚いとは限りません。しばしば重要となるのは、共同体の所属と、自身の根源に基づいたライフスタイルです。このライフスタイルは、例えば食事、あるいは死者の扱い方などが問題となったときには、非常に重要となる可能性があります。また、同じ教派の下部組織も、神学的な信条と行動規範によって、完全に区別することができます（Neuberger, 1995）。言い換え

れば、看護師はそのときどきの患者の文化的、宗教的な欲求に関心を持ち、この欲求をできるだけ顧慮することが重要となります。患者や家族は、たいてい、関心が寄せられていることをうれしく思い、そこから、魂の不滅や来世のイメージなどについての活発な会話が生まれるかもしれません。

　患者の宗教的な欲求のしるしとして考えられる現象には、次のものがあります。例えば、宗教的な儀式を好んでやろうとする、あるいは、特定の宗教上の規則を積極的に遵守しようとする、あるいは、世間の人たちと平和な関係を築きたいという望みを持っている、あるいは、感情を傷つけてしまったと思っている人と和解しようとする、などです。ここで、ある宗教の枠組みの中で「不信」と見なされている思想と行為が、大きな負担となる可能性があります。その際、祈り、告解、赦免、容赦の求めなどは、死にゆく人にとって、そしてしばしば家族にとっても重要な助けとなります。またそこで、非常に重大なことが明るみに出る可能性もありますが、私たちは状況に応じて、家族のそのような話し合いの場に加わります。そうすることで、患者は負担が軽減されたように感じるからです。多くの場合、私たちはボランティアの人たちの継続的な付き添い、あるいは専門家（宗教に応じた司牧・牧会者、あるいは心理学者）によるサポートを提供し、一人一人の宗教上のスピリチュアリティを尊重しています。

10.1.2 一人一人に内在する価値を認識する

　看取りにおける私たち自身のスピリチュアルな姿勢は、すべての人に深みのある価値を認め、彼らの中に神性なものを見てとることの中に表れます。そのとき私たちは、業績とは結びつかない、絶対的なその人自身の存在価値を見、そして評価します。このことは、一人の人間に尊厳を与えるということを意味しています。

　障害者の分野における一つの例が、このことを明らかにします。精神的・身体的障害者を相手に活動する、ある治療体操指導員はこう言っています。「初めは障害のことしか見ていませんでしたが、時が経つにつれ、その背後にいる個々の人間のことを見るようになりました。私は個性を持ったそのときどきの人間が好きなのです」

　ズザンネ・ランベックは、さまざまな調査結果から、障害を抱える子どもを持つ家庭の負担の原因が、その子どもにあるのではなく、障害者とその家族を冷遇する社会の構造に求められることを示しました。一方で、障害者との日常の共同生活が、内面を豊かにしてくれるという経験は、これと対照的です。当事者である家族と、これを守る付き添い者は、あらゆる物質的な価値の向こう側で、障害者に内在する価値を知るに至るのです（Lambeck, 1992）。

　このような価値が肯定される場合、すべてがその対象のためにだけ評価されているのであって、それによって得られる利益のために高く評価されているのではありません。また、すべての人と物が、同じ一つの価値しか持っていない社会では、私たちは価値を認めてもらう必要もないでしょう。誰か、あるいは何かが、ほかよりも高い価値を備えていることなどありえません（Starhawk, 1991）。このことは、高齢者や覚醒昏睡中の人、また認知症の人、そしてもちろん死にゆく人にもあてはまります。

10.1.3 感情を受け止め、尊重する

　包括的に知覚するということは、同時に、自分自身と他人の感情を尊重するということを意味します。私たちは、感情の世界が生きていることを、まさに子どもにおいて知ることができます。強烈な時代としての幼年時代を、私たちはいわれなく経験するのではありません。子どもの活発さは多くの大人を魅了し、感情の激しさは大人に伝染します。

　幼児は、自分の感情を真剣に受け止めてもらうことを要求します。すなわち、幼児はしばしば、近所の人や客のことなどお構いなしに、自らの苦悩を伝えようと声を限りにわめき叫びます。私たちは、感情を評価したり、限定したりすることなく、その存在を尊重することが大切です。苦悩が母親に認められると、しばしば子どもは、驚くほどの速さでこの苦悩から解放され、新たな行動に移ります。感情を許容し、受け止めることが、私たちの目を次のステップに向かって開かせる、というこの観察結果は、ひょっとすると、感情の抑制がどれだけ懸念のあるものでありうるのか、ということについてよく考えてみることを、私たちに促すかもしれません。

　矛盾した感情が普通であるということを受け入れたなら、私たちは感情をより容易に尊重することができます。このことについて、スターホーク（Starhawk, 1991, p.163）はこう言っています。

「相互に尊重し合えるようになるためには、それが心地のよい感情であれ、不快な感情であれ、互いの感情を肯定しなければならない。私たちの思考は混乱し、分析は不完全で、推論は不正確、そして熟慮した結果は誤っているかもしれないが、私たちの感情は常に有効性を備えている。もしあなたが何かを感じたならば、その感情は実在する真実である。たとえ、感情が起因する前提や、感情から生じた行為について、完全に合意に至っていないとしても、私たちは互いの感情を正当なものとして認めることはできるのである」

したがって、アメリカ看護大学協会が、看取りを行う看護師に対して、とりわけ違いを知覚する能力を開発することを要求しているのも、もっともなことだと言えるでしょう。つまり、自分の考え方、感情、価値と、個々人および人口統計学上のグループ全体で見られるスピリチュアル、ならびに文化的な多様性との間の違いについて、これを知覚する能力を身につけることが要求されているのです(AACN, 2007)。

わかる

間近に迫った死は、死にゆく人と家族に、立場を明らかにし、実際に屈することのないものを意識するよう促します。今日、きわめて多くの人が、伝統的な宗教の中には、もはや真の支えを見出すことができなくなっています。ここで重要なのは、危機における自分自身の経験です。危機は、神、あるいは少なくとも、別の現実世界へと続くスピリチュアルな開口部へとつながります。そこで人は、残りの人生や他人との関係、また本当に大切なものに対する新たな尺度を得ますが、一方で、深い絶望に陥ることもあります。

付き添い者としての私たちは、患者と家族のために、常に完成された答えを用意しておく必要は必ずしもありませんが、人生の意味を問い、それを求める彼らに付き添えるだけの能力は備えておかなければなりません。その際、とりわけ耳を傾けることが重要になります。これにより、当事者は自分の考えを整理することができるようになるとともに、苦悩の挙げ方を習得し、無言の状態を続ける必要がなくなります。

患者は自分の生、死、そして自己の存在を、自分なりに解釈し、それを暗示や身ぶり、あるいはあるものを強調したり、さりげなく言葉にしたりするなどの方法で示します。表向きは日常の些細な発言に思える患者の言葉の多くに、スピリチュアルな意味が含まれています。物、人、生活の中での出来事が、患者に意味をもたらします。しばしば日常のありふれたもののように思える物、例えば孫の写真や風景写真などが、患者にとっては重要な価値を持ちえます。これらの物の価値を正当に評価することが大切であり、これが付き添い者によって、付き添い者や第三者の価値システムにむりやり詰め込まれるようなことがあってはなりません。

看護師が、孫、庭、職業、スポーツなどといった患者の報告に関心を示したならば、そのとき患者は、もはや患者というだけではなく、何ごとかを経験し成し遂げた一人の人間となります。看護師は、テーマを拾い上げ、耳を傾け、それをまとめることを通じて、この患者の人生の価値を認め、関心を示すことにより、人として尊重しているということを、患者に伝えます。

支援者としての私たちが、自らの考え方について問われたならば、現在自分が置かれている状況について、率直に言い表せればよいでしょう。このことは、細心の注意を払って行うべきであり、決してこれによって解決を与えようとするような態度を示してはなりません。また、支援者としての私たちは、私たちがすでに死にゆく人に「追い越されている」ということを、はっきりと認識しておく必要があります。つまり、死にゆく人は先を進んでおり、彼らの人生経験を私たちは持っていないのです。私たちが死にゆく人に付き添い、この人間の存在にかかわることから逃げてはならないとすれば、そのとき私たちはそこに十分な影響をもたらします。患者が危機にある場合、しばしば話したいという欲求が高まります。このとき、私たちが積極的に耳を傾けたなら(p.51)、患者は平静さを保ったまま、より安心して人生の幕を閉じることができるのです。

10.1.4 臨死体験

ときおり、きわめて症状の重い患者から、初めは奇異に感じられる体験談を聞くことがあります。

事例 死の3日前、インゲボルク・ラウさんは、朝、彼女の身体を洗いに来ていた看護師に、奇妙な夢の話をしました。「夢の中で、私は部屋の天井のあたりを漂っているような感覚でした。ベッドに横たわり、死んでいる自分を、私は上から見ていたのです」こう話すラウさんの声は、リラックスし、ほとんど楽しげに聞こえました。夢の記憶が彼女に不安を与えるということもなさそうでした。3日後、ラウさんは実際に亡くなりました。「とても安らかでした」彼女のケアをしていた看護師はそう報告しています。

スピリチュアリティ ■ 10.1 ■

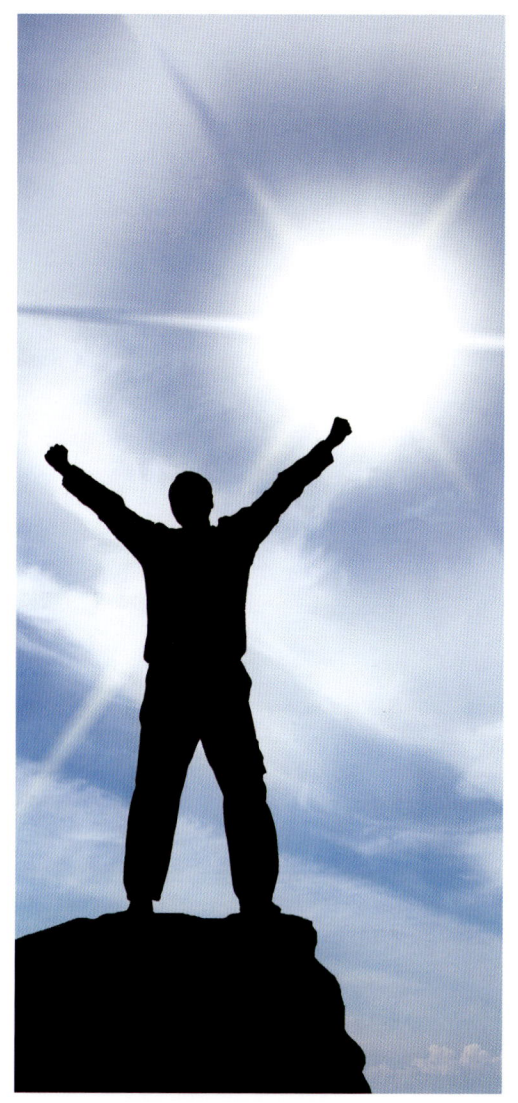

図10.2 臨死体験で満ち足りた幸福感を感じることも

重い症状を抱えた患者の場合、これと似たような体験をすることは珍しくないように思われます。ただ、これについて語られることはめったになく、あったとしてもそれは夢の形式である場合がほとんどです。このことについて患者から報告があった場合、それは常に大きな信頼のあらわれです。耳を傾けていると、私たちには、そこには夢以上の何かがあるようにも感じられますが、報告している患者は解釈など望んではいません。彼らは、非常に美しく、あるいは心地よく、またときには驚くべき、そしてやや困惑させられるようなことを、私たちと分かち合いたいだけなのです。患者は、私たちが関心を持って耳を傾けてくれること以上のことは望んでいません。

このような体験のことは、臨死体験と呼ばれます。もちろんこの体験は、人生の真っただ中にいる人にもときおり生じますが、しばしばそれは身体面、あるいは精神面の危機的な状況と結びついています。この経験から、大きな新しい力がわくことも多く、中には自分の中にまったく新たなスピリチュアリティを発見する人もいます。きわめて重い症状の患者の場合、このような現象は、死の数日前にときおり現れます。たいてい患者は、このことについて語りませんが、患者が突然、より落ち着き、リラックスした状態となり、それどころか、まさにある種の楽観論を持って人生の最期を迎えるようになる（これを私たちは外側から説明することはできませんが）ということに、私たちが気づくこともまれではありません。このような状態になると、しばしば死への恐怖は完全に消えるか、あるいは本質的にだんだんと少なくなり、同時に身体的な苦痛も消えるか、あるいはそれがもはやそれほど負担とは感じられなくなります。自分の進むべき道を見つけた患者には、今やもう付き添い者としての私たちがまったく必要のないように見えます。

最初の事例のような臨死体験は、すでに昔から私たちに伝えられてきました。しばしばこれは、宗教上の啓示と関連しており、ヒエロニムス・ボスの絵画『祝福された者の楽園への上昇』は、そのことの空想に由来しているものであるかもしれません。とりわけエリザベス・キューブラー・ロスの影響を受け、生と死、そして悲しみに取り組む活動の枠組みの中で、20世紀後半、臨死体験に関する報告が初めて世に出されたとき、それは非常に懐疑的に、それどころか拒絶的に受け止められました（Moody, 1977; Kübler-Ross, 2005）。この状況は、信頼のおける心理学の研究でこのテーマが取り上げられ、そのような現象

事例 ズザンネ・ヴァーグナーさんは、表面上は上の事例とはまったく異なるように思える夢の話を語りました。「あれはすばらしい体験でした。最初は長くて狭い通路に押し込まれたような感覚でしたが、突然辺りがひらけ、明るくなったのです。一つの光が見えました。それは太陽よりも明るいのですが、全然まぶしくありません。私はこの光の中に、信じられないほどの愛と満ち足りた幸福感を感じました。まるで神様のようなものと遭遇したような思いでした」この夢を見た後、ヴァーグナーさんの様子は非常に穏やかで、落ち着いて見えました。つい先日まで襲われていた苦痛も、完全に消え去ったようでした。3日後、ヴァーグナーさんは、非常に安らかな眠りにつき、もう一つの世界へと旅立ちました。

3 状況に即した緩和ケア ● 215

の実在性が確認されるなど(Ring, 1988)、ようやく徐々に変わってきています。国民の5-8%の人が、このような体験をしたというアンケート結果もありますが、この問題の解釈は、もちろん依然として未解決なままです(Schröter-Kuhnhardt, 2006)。ところで私たちは、看取りの中で、こういったことに興味を持つ必要はまったくありません。当事者本人が自分の体験をどう解釈しているか(例えば、その後の生への指摘としてなど)、そしてその体験を人生最後のときにどのように吸収しようとしているのかが、重要なのです。

守る

10.1.5 死にゆく人とかかわる上での 宗教上の慣習

決してすべての人にとってではありませんが、多くの人にとって、死の間際は、宗教上のテーマを語り、それに対応する慣習を認める瞬間です。看護師の心構えとして、患者の宗教的あるいは文化的な背景を知っておくことは、患者と家族との関係を深めるという点で、非常に有益です。また、宗教上の儀式や信条について尋ねることは、それにより、儀式や信条の特異性が「奇妙なもの」として拒絶されることを、もはや恐れる必要がなくなるという点で、当事者の負担を軽くします。

宗教上の儀式は、死にゆく人にとって、大きな意味を持ちます。私たちが宗教上の儀式の意味を当事者の気持ちになって感じようとすれば、当事者はそのことを非常に高く評価します。カトリック信者にとっての病者の塗油は、プロテスタント教徒の聖餐と同じように、非常に心地よい作用を及ぼします。当事者が具体的な信仰上の問題を抱えていれば、私たちは司牧・牧会者を当事者のもとへ派遣します。また、それが当事者のためになり、それが可能だと思ったならば、私たちはともに歌い、ともに祈ります。なじみの祈りや歌は、場合によっては、当事者が自身の信仰の中に安心感を覚えることの助けとなるかもしれません。以下に、複数の宗教について簡単に紹介します(Neuberger, 1995)。

ローマカトリック教会 聖書およびカトリック聖歌・祈祷集、特にゴッテスロープNo.77-が、信者にとっては重要になります。死後、人は復活により、無傷、不滅の人間に変わります。重病人への病者の塗油により、精神的な心の回復が期待されます(Wessel, 2006)。

プロテスタント教会 聖書およびプロテスタント讃美歌集が、信者にとっては重要になります。死後、神が信者をよみがえらせ、完成へと導きます。聖餐により、死にゆく人は見送りを受けることができます。

東方正教会 これには、ロシア、ギリシア、セルビア、シリア、オリエンタル、そしてコプトの正教会が属しています。教義は、聖書および伝統に基づきます。聖像は現世において崇敬される化身で、慰めを授けます。この教派の死にゆく人は、場合によって、告解を希望し、聖傳機密や聖体機密を受けます。

エホバの証人 復活への希望が、臨終において支える力となります。ほかの教派に属する聖職者の訪問は望まれません。死後は、無傷の肉体が要求されます。

キリスト者共同体 新約聖書と信仰告白、ならびに主の祈りが、信者にとっては重要になります。死は、信者一人一人の精神にとって、生まれ変わり後の生を準備するための機会を意味します。告解の対話、聖体拝領、終油式は、死の準備を整えます。祝別式と葬儀は、魂を肉体から精神界へと導きます。

ユダヤ教 ユダヤ教の律法は、トーラーの中に記されています。信者は創造主としての神を信仰し、救世主の到来を待ち受けます。重病の人に対して本人の容体についての事実を秘匿したり、彼らから死に対する準備の機会を奪ったりしてはいけません。患者を見舞うことは隣人愛の一つの表現で、「神聖な」義務となります。安息日や食事規定を遵守する際のサポートは、高く評価されます。ユダヤ教にはさまざまな形態があります。したがって、その都度、規定について尋ねる必要があります(Wyler, 2006)。

イスラム教 キリスト教同様、イスラム教には、例えばシーア派、スンナ派、アレヴィー派など、非常にさまざまな教派があります。魂は、死によって肉体から分離し、最後の審判にかけられます。義務づけられている礼拝は創造主に対する患者の従順を示し、患者を見舞う行為は「神聖な」義務であるとともに、患者にとっても名誉となります。ほかの教派とは異なり、アレ

ヴィー派の信者は豚肉とアルコールを拒絶しませんが、その一方で、(野)ウサギは食べません。また、アレヴィー派の信者は、人間の心臓のことを「神の家(礼拝堂)」と呼びます(Bilgin, 2006)。

仏教とヒンドゥー教　死の観念は、転生への信仰によって形成されています。転生においては、現世の苦悩がそのまま反映されるため、これを解放するものとして体験することはありません。つまり、死は苦悩からの解放を意味するものではない、と言えます。常に私心のない、道徳的に有益な行為のみが、解放につながります。患者は、瞑想の中で、自らの死ぬべき運命を自覚し、死を受け入れます。仏教の信者は、死に対する準備が整えられるよう、間近に迫った死について早めに知らされることを望みます(Regel; Freund, 2006; Dehn, 2006)。

10.1.6　魂の有益な力を呼び起こす

「死が人生における我々の最大の悲劇なのではない」アメリカの著名なジャーナリスト、ノーマン・カズンズは、こう書いています(Cousins, Norman, 1979)。「人生最大の悲劇、それはむしろ疎外である。すなわち、見知らぬ、もの寂しい環境の中で迎える死。我々のスピリチュアリティをはぐくんでくれるものから引き離された状況の中で迎える死。愛情に満ちた手に、自分の手を伸ばすことができないような状況の中で迎える死。そして、我々の人生に価値を与えてくれるようなことをもう二度と経験することができない状況の中で迎える死。つまり、希望から引き離された状況の中で迎える死、これが最大の悲劇なのである」

きわめて症状の重い患者が抱えるスピリチュアルな苦しみを、私たちが和らげようと思うならば、とりわけ慎ましさを身につけなければなりません。そして、私たち自身が常にその苦しみを共有する当事者なのだということも、自覚しておく必要があります。この役割を考えれば、結局私たちが患者に代わってできることなど一つもなく、患者が自分のスピリチュアルな根源に結びついているものを再発見し、またそれがいつもうまくいくわけではないということを受け入れるとき、その行動を支援することしか私たちにはできないのです。

もし私たちが、きわめて症状の重い患者に、過去に支えとなり、人生に意味を与えてくれたような局面に自らを結びつけてみるよう促したならば、それはときに患者のために役立ちます。「デプスワーク(depth work)」緩和医療に携わるアイルランドの医師マイケル・カーニーは、この活動のことをそう呼んでいますが(Kearney, Michael, 1997)、例えば、過去の良い思い出について、患者に話してもらうことなどにより、しばしばこれは簡単に行うことができます。また私たちは、患者が、自分のことを愛してくれる人と過ごす時間が持てるように、これをサポートすることもできます。例えば、病院やホスピスに入院している患者が、もう一度家に帰ることを許されたなら、それは多くの患者にとって、重要な意味を持ちます。自分の家には、しばしばきわめて特別な力があるからです。それでも患者が自分の家に帰ることができない場合、せめて患者にとって特別な価値を有する物、あるいは写真などを、自宅から持ってきてもらいます。

しかしときには、きわめて重い症状の患者において、自らの魂との連絡が遮られ、この簡単な支援の方法では間に合わないことがあります。そのときは、「魂がそれを聞いて理解できるような何かほかの言葉」を見つけるための特別な手段を持つ専門家に、協力してもらう必要があるかもしれません。これには例えば、芸術療法、音楽療法、ドリームワーク、ボディーワーク、瞑想トレーニングなどが、有効であることが確認されています(Kearney; Mount, 2000)。

きわめて症状の重い患者が抱えるスピリチュアルな苦しみを前にして、私たちは慎ましさを身につけておかなければなりませんが、そのためには、たとえ「自らの精神的な深みにアプローチするための手段を患者が常に見出せるわけではない」という事実を目にしたとしても、それに辛抱強く耐えるということが必要となります。その際患者には、苦痛を伴う経験、未解決の葛藤、うっ積した怒りなどが大量に集まることがあり、その場合、多くの患者で、錯乱に陥る以外、この耐えがたい状況を解消できなくなります(p.107「錯乱」)。この場合、支援者としての私たちにまず求められることは、この状態を患者とともに耐えることです。そして、このともに耐えるという状況において、まさに錯乱状態の中から、患者のスピリチュアリティへの特別な入り口が開かれるということを、発見できることもあるのです。

10.2 故人の緩和ケア

> 「人生のはじめと終わりは、
> 人間の存在における数多くの
> 神聖な瞬間のキーポイントである」
> （Husebø; Klaschik, 2000）

次の事例は、故人の緩和ケアがいかに独特なものでありうるのかを示しています。これは、私たちのアカデミーで緩和ケアを学ぶある学生が、訪問ホスピスサービスで経験した、ある家族への付き添いのことについて話してくれたものです。

事例 訪問ホスピスサービスに、家庭医を通じて、イェリンスキーさん家族の付き添いの件について照会がありました。妻であり母であるイェリンスキーさんは46歳。がんを患い、2日前に病院を退院し、容体はよくありませんでした。照会を受けたホスピスサービスの副責任者は、すぐにイェリンスキーさん宅を訪れ、そこからの電話で、私は施設から差し込み便器を持ってきてほしいという依頼を受けました。イェリンスキーさんは、これまでは旦那さんにトイレに連れていってもらっていましたが、今ではそれも不可能なほど衰弱していました。便器の調達にも何の支障もなく、私はイェリンスキーさんのお宅に向かいました。

イェリンスキーさんの家のリビングの中央には、ダブルベッドとソファーベッドを並べて作った病人用のベッドがありました。イェリンスキーさんは話しかけられるような状態ではなく、肝性昏睡特有の深い呼吸を伴う昏睡状態にあり、強い黄疸の症状も出ていました。

部屋には旦那さんと2人の娘さん（19歳と15歳）もいました。イェリンスキーさん一家はブルガリアの出身で、娘さんたちはドイツで育ちました。

彼女たちは、常にどちらかが母に付き添っているのだと言いました。私がベッドの傍らに座ると、彼女たちは日々の生活や母親の病気のことなどについて詳しく話してくれました。

それによれば、2年前、イェリンスキーさんは乳がんにかかりましたが、手術を受けて回復し、新たな生活を始めたということでした。彼女は学校に通い始め、文字通りまさに再スタートを切ったところでした。そのとき、がんが再発しました。がんは肝臓に転移していたのです。ほかにも家族のプライベートや、ブルガリアにいる親戚との交流など、たくさんのことを話してくれている間、上の娘さんはスキンローションを使って母親の足をマッサージしていました。「こうすると、母はとてもリラックスできるんです」

私は、娘さんたちのケアの質と母親に対する思いやり、それに言語能力の高さに深く感銘を受けました。

彼女たちは、母親の髪を洗ってあげたいと思っていましたが、ベッドの中でそれをどうやってやればいいのかわからないということでした。私はそれ用の洗面器を持ってくることを約束し、次の日患者の髪を洗ってあげることに決まりました。彼女たちは、そのこと以外は自分たちだけで大丈夫だと明言し、念のため緊急時の連絡先だけ教えてもらいたいと言いました。私は自宅と携帯の電話番号を教え、夜でも構わないのでいつでも連絡してほしいと伝えました。

翌朝6時、娘さんから電話がありました。3時間前から、イェリンスキーさんの呼吸がおかしいというのです。間違った対応はしたくないので、見てもらうことはできますか？　という内容でした。私は急いでイェリンスキーさんの家に向かいました。イェリンスキーさん一家は大きな家屋の上の階に住んでいて、私が到着すると、パジャマの上に冬物の上着を羽織った娘さんたちが、寒い玄関ホールに座って私のことを待っていました。彼女たちは完全に取り乱していました。たった今、イェリンスキーさんが亡くなったところだったのです。

私たちは上のイェリンスキーさんの家に向かいました。誰もがみな混乱していました。大声で泣き叫びながら部屋の中を歩き回っていた旦那さんは私に泣きつき、娘さんたちも完全に我を忘れていました。

しばらくして落ち着くと、何をすればいいのかという話になりました。まず医者を呼ばなければなりませんでしたが、みんなためらっていました。私がやりましょうかと尋ねると、彼らはほっとした様子でした。それから私は、もしみなさんが望むならば、イェリンスキーさんの身体をきれいに洗い、服を着せてあげてはどうでしょうか、という提案をしました。するとすぐに、下の娘さんがまだ真新しいワンピースを持ってきました。そのワンピースは、5月に行われることになっていた聖体拝領のために仕立てられたものでした。「このワンピースでいいと思いますか？」娘さんは私に尋ねました。私の連絡を受けた一人の同僚が、イェリンスキーさん一家の手伝いを進んで引き受けてくれました。私はその場を同僚に任せ、一旦、イェリンスキーさんの家を後にしました。

昼ごろ、私は再びイェリンスキーさんの家を訪ねました。ドアを開けてくれた上の娘さんは、黒のスリムパンツをはき、カラフルなセーターを着ていました。「もう落ち着きました」娘さんは言いました。「うまくできましたよ。母はとても穏やかに見えます」部屋に入って、私は息を飲みました。イェリンスキーさんは、まるで女王のように、ソファーの中央に置かれた棺台の上に安置されていました。顔を洗い、クリームが塗られ、化粧も少し施されていました。イェリンスキーさんは、あのきれいなワンピースを身につけ、同僚の助けを借りた娘さんたちによって、ようやく髪も洗ってもらうことができました。彼女の周りには活気がありました。親戚が来ていて、子どもが一人部屋の中を走り回り、イヌとネコが部屋の中をうろうろと歩き回っていました。部屋は片づけられ、花が置かれていました。会話をし、泣き、葬儀のことが話され、花飾りのことが検討され、笑い、思い出し、そして再び少し涙がありました。コーヒーと、具をのせたパンが出されました。私はみんなの話に耳を傾け、要望に応じて葬儀会社についての情報を提供しました。

と突然、まるで自分の中の声を聞こうとするかのように、上の娘さんの動きが止まりました。「いい気持ち」驚いたように彼女は言いました。「悲しいけど、私とってもいい気持ちなの」

(Gockeler, 2005)

　この事例は、私たちにとって何が大切なのかを示しています。当事者たちが道を示し、私たちはそれに付き添うのです。

気づく

　患者の死後は、特別な感受性と敬意が求められます。患者が有していた尊厳は、故人との敬意に満ちた関係の中で継続し、個人的な関係は、故人の最後の望みを顧慮することの中で生き続けます。この状況は、患者と家族の生涯の記録（宗教、生き方、価値システム）によって、個々に形成されます。死とかかわるということは、それが避けられない現実であるということを通じて、多くの人にとって大いなる脅威となります。たとえ私たちが死を予期していたとしても、私たちの感覚と理性は、しばしば、ほんの数分前まで生きていた人が今死んでいるということを、ほとんど理解できません。認めたくないということと、死の現実との間の緊張状態を経験し、これに耐え抜くことが大切です。

　死の始まりを示す事象として次のものがあります。
- 呼吸の停止
- 身体の動きの停止
- うつろな目
- すべての反射の欠如
- 脈の停止
- 体温の低下
- 2-12時間後の身体の硬直。この硬直は、1-6日で解けます
- 蝋のような白色、あるいは黄色がかった灰白色の皮膚
- 赤紫色への皮膚変化（死斑）の出現。これは、血液が身体の低い場所へ沈下することにより生じます

　魂がゆっくりと肉体から解放されるように、故人に30分から2時間までの最初の死の安息を与えます（Herz, 2002c）。また、そのために窓を広く開けるのが、しばしば慣例になっています。遺族はこの場にいない親族や、友人に連絡をして、さしあたり一息つくことができます。

　一時手を休め、休息をとると、故人の周りには私たちが参加できる別の次元が広がっていることを感じます。また、故人を見ると、人間の本質が死んだ肉体に縛られていないことを感じます。部屋の中に、しばしばまだ故人の存在が感じられます。部屋の雰囲気は変わり、死に対する痛みとともに、ある種の軽さと畏敬といったものが同時に感じられます。この瞬間を私たちは知覚しなければなりません。この静けさ、この移行の中に、何か神聖なものが存在し、来世に通じる扉が開かれているのです。

　また私たちは、場合によっては遺族とともに、故人の目を閉じ、体位を変え、からだを清め、塗油を施し、最後の服を着せ、周りを美しく飾りますが、いつこれらのことを行うかについても、直観的に感じます。

　しばしば遺族は、故人に触れたいという切なる願いを持つと同時に、そのことに対して、恐怖感から来るある種の不安を覚えます。看護師は、故人をさすったり、抱きしめたり、キスをしたりしても構わないということを落ち着いた言葉で説明し、遺族を勇気づけてあげる必要があります。感覚的な接触は、死の現実を理解するのに役立ちます（p.132を参照）。故人はまだ昔のままのように見えますが、もう以前の当人ではなく、手ざわりも匂いも前とは違うのです。

積極的な支援の申し出　これには次のようなものがあります。
- 故人と二人きりになられますか？　何かお役に立てることはありませんか？　何かご希望はありませんか？　内面の感情に目を向けるよう遺族を励まします
- 私たちと一緒に故人の世話をなさいますか？
- 今のこの状況に関して、故人の希望は何かありますか？
- 死の経過について何かご質問はありますか？
- これからどのように進めていきますか？　今後の手続きに関する質問に対して具体的な回答を与えます

10.2.1　別れの時間をとる

　死とはきわめて個人的なものであり、本人がその主役となります！私たちは、子どもたちにも別れを告げさせるよう遺族を勇気づけなければなりません。遺族は、この状況の比類なき特性を経験することを当然に許されます。故人から発せられる比類なきものも、ただゆっくりと消えていきます。ここで重要なのは、そこでは無条件に、すべての感情が受け入れられるよう

な雰囲気です。別れの際、故人は意識的に中央に置かれ、遺族、ケアチーム、またその資格のある同室者や患者仲間が、過去の思いにふけります。こうすることで、同室者や患者仲間、ケアチームには意識した別れが、そして遺族には始まりが、つまり悲しみを先に進めていくことが、可能となるのです。

この事実を外部の人が知ると、すぐに「役所の時計」が動き始めます。故人を自宅、あるいはほかの死亡場所の棺台の上に、どれくらい安置しておいていいのかは、州によって異なります。例えばバーデン＝ヴュルテンベルク州の場合、許可なしで36時間、市の関係課による特別許可を得て3日間、故人を死亡場所に安置しておくことが認められています。故人との別れに数日を要する場合、しばしば故人の顔に変化が現れます。このとき苦痛の痕跡は、穏やかで泰然とした表情の中に消えています。死は敵ではなかったのか？ 亡骸は、これとは正反対のことを物語り、故人をさらに先へと遠ざけていきます。そして、死が現実のものとなるのです。

わかる

10.2.2 訃報を伝える

訃報を電話で伝える場合、伝達者は、遺族の現在の状況について尋ねることが大切です。すなわち、落ち着いて話せる状態にあるかどうかを確認し、場合によっては遺族自身の具合についても尋ねます。

看護師が遺族に訃報を伝えなければならない場合は、この事実を、遺族の方から口に出してもらうのが賢明です。これは、看護師が「なぜ私が電話をしたかわかりますね？」と、問いかけながら確認する方法により実践することができます。

精神力動的な理由から、悪い知らせの伝達者には、その死の（共同）責任が負わされることが確認されています。このことは、その後の（悲しむ遺族への）付き添いを困難なものにします。したがって私たちは、いずれにしろ遺族がすでに予期していたこと（患者の死）について、その事実を遺族の方から口にしてもらう、というやり方に移行しています。遺族がそれを彼らなりの言葉で語ると、想像の中に、故人の近くにいる自分の姿がおぼろげに現れます。そのとき、新たな現実を自らの力で克服しようという思いから出された、遺族からの質問に対しては、私たちは詳細な回答を与えています。

ホスピス内で患者が亡くなった場合には、希望に応じて個人的な別れが告げられるように、あるいはお別れの会（p.85「儀式」）に参加できるように、付き添いにかかわった人たち（看護師、ボランティアの人たち、その他の専門家など）に情報が伝えられます。

死亡時の行政機関への届け出事務

方針は、その法的規則に応じて州によって異なります。したがって、現地に記録された法的規則が存在していることが重要となります。

まず、死亡時刻を書きとめる必要があります。死が予測できた場合、医師への連絡は急ぐ必要はありません。夜に亡くなった場合は、翌朝まで待ってもいいでしょう。医師は、死因と死亡時刻の入った死亡診断書を発行します。また、葬儀人への連絡と遺体の移送も、すぐに行う必要はありません。遺族には、別れを告げる時間が必要となりますが、それには慣れ親しんだ場所で行うのが最も容易な方法となります。葬儀社を通じて、死者を病院から自宅へ運んでもらい、そこからまた直接埋葬するという手段も、比較的まれですが考えられます。

遺族にとって、行政機関への届け出事務は、しばしばそれが大きな負担となることもあり、それに関する情報は重要なものとなります。この情報の概要を文書でまとめ、遺族と十分に話し合った上で、それを手交する必要があります。

守る

10.2.3 故人のケア

故人の最後の光景は、遺族の心に深く刻まれ、たいてい遺族は、後々まで、このイメージを呼び起こすことができます。品位を落としかねない思い出は、長年にわたって遺族の負担になります。つまりこのことは、故人のケアは遺族にとっても重要である、ということを示しています。死から埋葬にかけての時間においては、悲しみの道の上に重要な「飛び石」が置かれているのです（Nagele; Feichtner, 2005）。

遺体を清めるべきかどうか、また清める場合、いつ、どのように清めればいいのか、それを規定する普遍妥当の決まりはありません。それには宗教上の規定により違いがあり（p.216）、私たちは故人と遺族の希望にしたがいます。私たちは、肉体から解放されるための時間と安らぎを魂に与えたいという思いから、決

して急ぐことはしません。死の過程は、私たちが知覚しうる最後の呼吸の瞬間をもって完結するのではなく、肉体から体温が奪われるまで続きます。生命はゆっくりと消えていくのです。

あらゆる文化圏における聖なる書は、肉体のことを「魂の神殿」、あるいは「神なるものの神殿」と記しています。この意識があって、私たちは敬意をもって遺体のケアを行うことができます。遺体を清める際は、眠っている人にそうするように慎重に行い、病気を済ませた故人のこれまでの苦悩を洗い清めます。清めと塗油は、多くの人にとって、重要かつ神聖な儀式です。したがって、通常、遺体に病原菌は付着していないこともあり、これを行う際、手袋をはめてはなりません（はめる必要はありません）。排泄物や体液を取り除く場合には、いつものように手袋をはめて作業しますが、タンパク質の腐敗生成物による「中毒の危険」もなく、手袋なしで遺体に触ることができます。

遺体のケアは2人で行います。遺族にケアを行う用意がある場合には、このうちの1人の役割を遺族に引き受けてもらいます。遺族が苦情を言えるような環境も整えておかなければなりません。遺族にとって、最後の世話は、思いやりと愛情をこめた別れを意味します。しばしば顔の清めは、遺族にとって最もやりやすく、その際、さらにほかの場所にも触れることができるかどうかを感じることができます。清めは最後のやさしさの行為を許容し、死者の世話をすることで、遺族は死を理解することを学びます。清めの過程で遺族は変化し、緊張も次第に解け、自らの感情と思いを口にするようになります。この不安が散りばめられたような状況に立ち向かい、故人に最後の愛情のこもった世話を施したという経験は、遺族に心地よい感情を与えます。

故人のケアは、その人物のことを思いながら行います。具体的には、

- 目は慎重に閉じます。目が閉じた状態にならない場合には、湿らせたコットンパッドで目をしばらく押さえます
- 体位を整えるために使用していた補助具やクッションなどは取りのけます
- 故人を仰向けに寝かせます。その際、肺から空気が抜け、ため息に似た音が生じるかもしれません。このことは、遺族に前もって知らせておく必要があります
- 体内につながるすべてのものを取り外しますが、胃ろうのチューブと、交換の必要があるストーマ袋は例外です。場合によっては、胃腸の内容物が体外に漏れ出すことがあるため、これらはそのままにしておきます
- 装身具を（立会人同席のもと）取り外し、それを個人的に知っている遺族に渡します
- 義歯はそのままにしておくか、可能であれば取りつけます。それができない場合には、代わりに綿を使用します
- 部分的、あるいは遺体全体の清めを、温かいお湯と愛用の石けんを用いてやさしく行います。次いで、軟膏あるいは聖油を、愛情をこめて塗りつけ、個人的に希望していた服（さもなければ病院着）を着せます
- シーツの上に寝かせます
- 髪をとかします。男性は、場合により、ひげをそります
- 水分が流出する可能性があるため、遺体の開口部に吸収性の高いパッドをあてます。例えば、膀胱や腸の排泄機能など、少なからぬ身体機能が、死後数時間は制御されることなく活動しています
- 小さめのクッションをうなじの下に置きます。こうすることで、顔にチアノーゼが現れません
- 口は、顎の下に小さく丸めたハンカチをあてがい閉じます
- 病院やケア施設では、IDカード（名前、生年月日、死亡日、病棟などを記載）を足につけます
- 故人の身体の胸の上までシーツで覆います
- 手は重ねるか、身体のわきに置きます
- ケア用具と薬は片づけます
- ろうそくを1本ともし、新鮮な花を遺体の上に置くか、手に握らせます
- 窓を開け、暖房を止めます。病院やケア施設では、部屋のドアの外側に「まずはナースステーションまでご連絡ください！」と書いた案内プレートを取りつけます
- 納棺の際も、その場に居続けます。場合によっては、まだ何か棺に納めたいものがあるかどうか遺族に尋ねます
- 遺族が希望する場合、故人を病院あるいはケア施設から（故人が大人の場合は葬儀社の車で）自宅に移送し、自宅に安置することもできます

イスラム教徒の故人のケア

所属する教派に基づき、どのようにケアを行うべきか、遺族に尋ねることが重要です！前述したケアに加

え、場合によって、次の点を考慮する必要があります。
- イスラム教徒の故人は、遺族によってケアがなされます。故人が男性の場合は2人の男性により、故人が女性の場合は2人の女性によりケアがなされます
- 遺体には、イスラム教徒のみが触れることを許されます。したがって、宗教の異なる看護師が故人に対して何か行う場合には、手袋をつけなければなりません
- 故人の目は、死後、遺族が直接閉じます
- 清めの儀式（流した状態の水で3回行います）の間、遺族はコーランのスーラを朗唱し、歌い、泣きます
- 遺体の開口部とわきの下に樟脳の溶液をかけ、遺体に聖油を塗ります
- 頭を右肩の側にねじ曲げ、結果として、故人の顔がメッカの方向を向いて埋葬されるようにします
- 故人を縫い目のない白い布でくるみ、右側を下にして納棺します
- 手は、男性の場合は腹の上、女性の場合は胸の上で組ませます
- 埋葬は24時間以内に行います
- 死体解剖と火葬は、イスラム教では禁じられています（Neuberger, 1995）

ユダヤ教徒の故人のケア

前述したケアに加え、場合によって、次の点を考慮する必要があります。
- 故人は、足をドアに向けて床（ゆか）の上に横たえられます
- 故人を一人だけにはしません（信者による付き添い）
- 故人は、同性の遺族によって2度清められます。すなわち、1度の衛生上の清めと、1度のスピリチュアリティの清めがなされます
- 死者に着せる衣服として、簡素な白い衣服が規定されています
- 埋葬は、できる限り数時間以内に行う必要があります（Neuberger, 1995）

10.2.4　意識して別れを告げる

故人との関係は、死の後も続きます。私たちは尊敬の念を抱きながら故人と対話を続け、敬意をもって故人に別れを告げます。故人の緩和ケアは、遺族が故人に別れを告げ、死の事実を理解するのを支援します。皮膚の色が変わり、次第に冷たくなっていく肉体を見、それに触れることで、遺族にとっては、死が現実のものとなります。突然の死の場合には、しばしばこれが、悲しみの状態へと入る重要な過程となります（p.132を参照）。

また、遺族にとって人間の死とは、さらなる発展の機会でもあります。死がもはや排除されないものであるならば、人間の生命の有限性、一回性、そして尊厳を感じることができます。生活の中で実際に出会い、体験するものとして死を理解することは、私たちのスピリチュアリティを、人生においてより深めることを可能にします。

また、看護師にとっても、看護上の人間関係（p.22「基本コンセプト」）を引き続きしっかりと保っていくために、意識をして別れを告げる機会が必要となります。悲しみと涙の跡は、精神的な負担に耐える能力が欠如していることを指摘するものではなく、看護師という職業の中に現れる人間性を示しています。このことは、遺族にとってもそう感じられるものなのです。

自らの悲しみを表現することができるように、独自の別れの儀式が、さまざまな分野の専門家で構成されたチームによって検討され、実行に移されています。この儀式の実行には、全員の同意が必要です。別れの儀式は施設の入居者にも通知され、故人との関係や希望に応じて、入居者は儀式への参加を決定します。このような儀式（p.82「儀式」を参照）としては、次のものが考えられます。
- 故人のもとでの合同での祈り
- 故人との心の対話

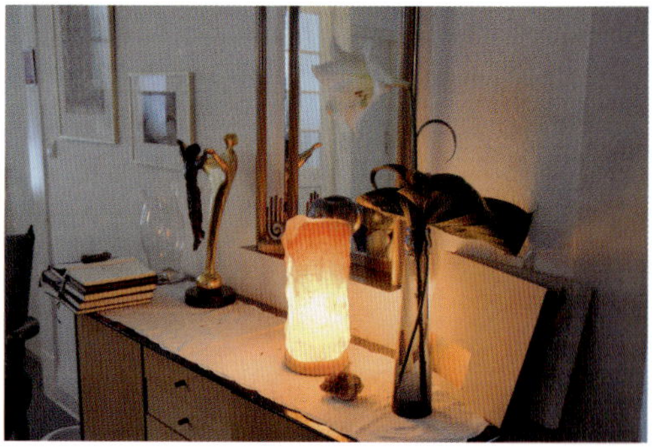

図10.3　ホスピスの玄関ホールに設置された悲しみと思い出の棚

- ともに過ごした時間についての語らいと回想
- ろうそくの点灯。ろうそくのあかりは、故人が建物からいなくなるまでともし続けます
- 悲しみのコーナーの設置。これは、故人を思い起こさせるような写真や花、死亡広告、ろうそく、追悼ノートなどを置いたコーナーです。ここで、施設の入居者や職員は、思いを巡らせたり、思い出にふけったり、悲しみを表現したりすることができます（図10.3）

通夜　多くの文化圏では、死者を昼も夜も一人にはしません。ゆっくりと解放されていく魂には時間が与えられます。この移行の局面では、知覚する能力が必要とされます。この儀式にはさまざまな様式が考えられます（p.82「儀式」）。

例えば、死者や部屋を装飾する、ろうそくをともす、香りを漂わせる、音楽をかける、聖書の章句を読む、語る、聞く、祈るなどは、この儀式の一部となります。この儀式を通じて、私たちは感謝の気持ちを言葉にすることができます。完璧な儀式であるかどうかが問題なのではなく、誠実さと温かさをもってこれを行うことが重要なのです。

遺族の悲しみの状態の確認　今後、悲しみは、さらにつらいものとなりそうですか？　社会的なネットワークはありますか？　お子さんのケアはうまくいきましたか？　この短期間で、ほかに何か喪失したものはありましたか？　遺族には、個別対話や、「悲しみを分かち合う会」などに関心を向けてもらうとともに、要望に応じて、ボランティアの人たちと協力しながら付き添いを続けます（p.136）。

学習を深めるための参考文献

スピリチュアリティ

Moody, Raymond A.: Leben nach dem Tod. 35. Aufl. Rowohlt, Reinbek 1977

Nagele, Susanne; Feichtner, Angelika: Lehrbuch der Palliativpflege Facultas, Wien 2005

Neuberger, Julia: Die Pflege Sterbender unterschiedlicher Glaubensrichtungen. Ullstein Mosby, Berlin 1995

Olbrich, Christa: Spiritualität in der Bedeutung für die Pflege. Im Zentrum steht das Verständnis von Helfen. Pflege & Gesellschaft, Zeitschrift für Pflegewissenschaft, 1 (2006) 31-41

Student, Johann-Christoph (Hrsg.): Sterben, Tod und Trauer - Handbuch für Begleitende. 2. Aufl., Herder, Freiburg 2006

Tanzler, Michaela: Wenn der Tod eingetreten ist... Die Aufgaben der Pflege. In: Pleschberger, Sabine; Heimerl, Katharina; Wild, Monika (Hrsg.): Palliativpflege. Grundlagen für Praxis und Unterricht. 2. Aufl., Facultas, Wien 2005, S.201-210

Tausch-Flammer, Daniela; Bickel, Lis: Wenn ein Mensch gestorben ist - wie gehen wir mit dem Toten um? Herder, Freiburg 1995

Thomas, Carmen: Berührungsängste? Vom Umgang mit der Leiche. Verlagsgesellschaft, Köln 1994

故人の緩和ケア

DGP Sektion Pflege Stand 10/2004: Pflegeleitlinie Umgang mit der Situation nach dem Versterben eines Patienten. URL: www.dgpalliativmedizin.de (06.06.2006)

Kellnhauser, Edith u.a.: Thiemes Pflege. Professionalität erleben. Thieme, Stuttgart 2004

Köther, Ilka (Hrsg.): Thiemes Altenpflege. Thieme, Stuttgart 2005

Neuberger, Julia: Die Pflege Sterbender unterschiedlicher Glaubensrichtungen. Ullstein Mosby, Berlin 1995

Thomas, Carmen: Berührungsängste? Vom Umgang mit der Leiche. Verlagsgesellschaft, Köln 1994

4

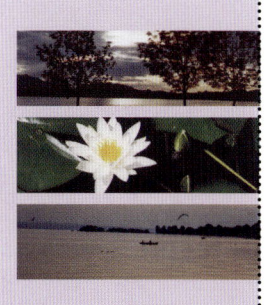

4 緩和ケアにおける モラル、倫理、法

11. モラル、倫理、法 226

12. 第三者が決めなければならない場合 232

13. 何が決められるのか？──
    安楽死についての議論 246

11　モラル、倫理、法

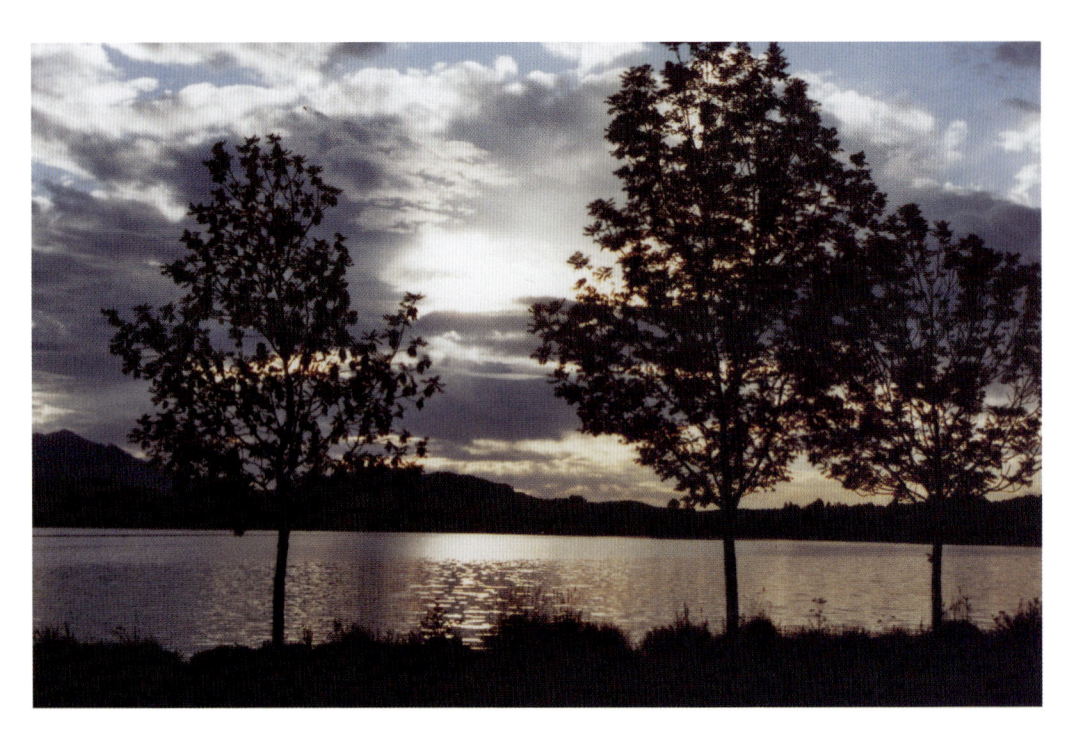

この単元で学ぶこと • 226	11.4.1　事前指示 • 230
11.1　モラル、倫理、法における問題とは何か？ • 227	事前医療指示書 • 230
11.2　人はどのように死にたいと思っているのか？ • 228	予防的代理権 • 231
11.3　処置は誰が決定するのか？ • 229	事前世話指示書 • 231
11.4　患者が決められなくなった場合の備えとは？ • 230	

「自分にできることを行い、
自分にできないことは受け入れなさい。
そして、この両者の違いを
認識することを学ぶのです」
（マルクス・アウレリウス、
ローマ皇帝・哲学者、121-180）

この単元で学ぶこと

　倫理上の議論を行う上で特徴的なことですが、この単元では、一部悩ましい、多くの質問が提示されます。ここでは、人生の最期に臨み、死にゆく人の希望や、さまざまな決断の必要性や可能性について問いかけていきます。特に、患者にもはや判断能力がない場合、誰が、どのように決断を下すかという質問は重要です。そして最後に、そもそも何が決断されてよくて、何が決断されてはならないのか、ということについて問いかけます。

事例 青空に太陽がさんさんと輝き、心地よい暖かさとなったある夏の日、ホスピスでパーティーが開かれました。関係者とその家族はホスピス内の小さな公園に集合しました。バーベキューの用意がなされ、長いカウンターテーブルの上にはおいしそうなサラダが、その反対側のテーブルには、専任職員やボランティアの人たちが持参したいろいろな種類のケーキ類がたっぷり置かれました。

ゲストには重い症状の入所患者3人も含まれ、フィッシャーさんもそのうちの1人でした。彼女はALS（筋萎縮性側索硬化症、p.206）を発症し、進行性の麻痺疾患を患っていました。病気はすべての随意筋を襲い、フィッシャーさんは、もうしばらく前から話すことができなくなっていました。フィッシャーさんは、特別に注文した車いすに、上体を半分後ろに倒した状態で横になっていました。また、彼女の2人の子どもと孫たちも、今日のパーティーに参加しており、彼らはスピーキングボードを使ってフィッシャーさんの希望を読み取ろうと努力していました。「建物に戻る？」家族がこう心配そうに尋ねると、フィッシャーさんは「戻らない！」と力強い身ぶりでそう答えました。少量のケーキをなんとか飲み込もうとしたり、コーヒーで舌を湿らせたりして、フィッシャーさんは実生活の中に身を置いているという状態を満喫しました。

そのおよそ1時間後、突然、フィッシャーさんの顔が青ざめ、彼女は不調を「訴え」ました。ケアをしていた看護師は、家族とともにフィッシャーさんを部屋まで運びました。部屋に戻ると、フィッシャーさんの反応はもうほとんどありませんでした。彼女の子どもたちは、やはりパーティーに来ていた家庭医に、「先生、なんとかしてください！」と懇願しました。医師には、フィッシャーさんが死に瀕していることがわかりました。それは非常に安らかな死でした。それでも医師は、落ち着いてフィッシャーさんの脈をとり、慎重かつ冷静に血圧を測ると、頭を振り、家族に向き直って「お母様は亡くなられました」と、穏やかな口調で告げました。もうかなり以前から、いつ母に死が訪れてもおかしくはないと覚悟してはいたのでしょうが、ショックを受け、心のバランスを失った子どもたちは、泣きながら母親に手を差し伸べ、彼女の身体を抱きしめました。2人とも、どうしたらよいのかわからないように見えました。看護師は、彼らに最初の痛みを表現する時間を与えました。看護師は、これからの数時間を彼らのためだけに捧げ、遺族とともに故人のケアをし、そして遺族に十分な時間を与えることになるでしょう。こうして看護師も、遺族とともに、悲しみへの第一歩を踏み出すのです。この間、孫たちは、経験を積んだボランティアの付き添い者に預けられ、彼らにとっては難しすぎて理解できないような話を聞いていました。

フィッシャーさんは、心筋梗塞で亡くなったのかもしれませんが、詳しいことはわかりません。診断は行われませんでした。フィッシャーさんと家族で繰り返し話し合い、申し合わせた通り、治療の介入もなされませんでした。

緩和ケアの状況下では、一見、理想的な死に思えるこの事例には、同時にまた、明らかに疑問を投げかける余地があります。すなわちそれは、診断と蘇生処置を行わなかったのは、適切で合法的な行為だったのか？　今回、誰の希望が満たされたのか？　家族の欲求は、適切に考慮されたのか？　フィッシャーさんが下していた決定は、どれほど明らかで、拘束力を持つものだったのか？　そしてそもそも、誰が、どんな根拠に基づき、どんな決断をしたのか？　といった疑問です。

11.1　モラル、倫理、法における問題とは何か？

この単元から、新たな領域、つまり、そこには、ほかの単元でもたらされたような安心が与えられていない領域に入るとともに、その際、付き添いとケアの日常において、特に重要な意味を持つ質問について取り上げます。次の三つの概念、倫理、モラル、法は、きわめて緊密な関係の中でそれぞれが固く結びつき、内容面で重なる部分も多くあります。特に日常においては、しばしば倫理とモラルの概念はほとんど区別されません。

定義　**モラル**：モラルとは、ある社会の中で認められている、すべての規範、価値、行動規則の総体である、と解釈されます（Monteverde, 2007）。

これに対し倫理は、学問、正確に言えば哲学の一部分領域になります。倫理では、何が正しく、何が誤っているのか、何が良くて、何が悪いのか、といったことについて深く考えます。その際、倫理において問題となるのは、意見や推測ではなく、人間の行動に関して、あることを正しい、あるいは誤っているとみなした背景を、論理的な根拠をもって明らかにしようとすることです（Loewy; Springer-Loewy, 2005）。このことを要約すると、次のように言えます。

定義　**倫理**：倫理とはモラルの理論であり、善、あるいは善良で実りの多い生活の根拠を示します。倫理的な熟慮とは、あるモラル上の態度に対して責任を持つために、自己の動機と価値判断基準を明らかにすることを意味します（Student, 2007）。

法の場合、モラルや倫理に比べ、少なくとも最初は、より理解しやすいように思えます。

定義 法：法は、社会にその価値が認められた、いわば「凝固した価値判断」を仲介します。つまり、社会で決定された価値判断は、法の中に固く保持されます。さらに法は、（法的に定められた手続きにより）判断の合法性を認める際にも利用されます。そして最後に法は、「主体としての自らを真剣にとらえ、自律を守る」という個人の権利を一人一人が獲得する際の助けともなります(Klie, 2007)。

実際に、法、倫理、モラルは、多様な形で相互に関係し合っています。例えば、法は、社会におけるモラルの概念や倫理上の根拠を取り上げるだけではなく、法自身も社会におけるモラルの発展に影響を及ぼしています(Klie, 2007)。その一方で、ある行為が法的に守られているという事実が、同時にまた、「この行為がモラルの面でも確固たる根拠に基づき正当化されている」ということを証明するものではありません(Monteverde, 2007, p.532)。

かつて、モラルと倫理の概念は、社会の中で高い拘束力を有していましたが、今日の私たちは、一部矛盾した多様な概念の中で生活していかなければなりません。私たち一人一人が、繰り返し始めから、自分自身のために決断を下してはそれを再考し、しかも同時に、他人の価値観を尊重し、あるいは批判的に熟考することが要求されています。このことが、問題を複雑かつ難しくし、私たちを不安にします。そこに、何の障害もない単純明快な解決策はなく、その代わりに私たちは、自ら解答を与えなければならないような疑問を見出します。つまり、倫理上の決断が常に不安や動揺の影響を受けているという事実は、それによって、まさに緩和ケアに従事する私たちを、繰り返し自らの立場を明らかにし、自分の置かれた状況について熟慮するという任務から、決して解放することはないのです。私たちは、ただそうすることで、患者を、そして自分自身の尊厳を守っていくのです。

11.2 人はどのように死にたいと思っているのか？

死を経験するたびに、私たちは、自分はどのように死にたいのだろうか、という問いに直面します。というのも、本書の中で繰り返し述べているように、死とは、私たちすべてにふりかかってくるものだからです。他人の死を経験するということは、同時に、自分自身の死についての認識が呼び起こされるということを意味します。それゆえ、人生におけるこの局面で、自分自身の希望と欲求は何かということを、絶えず支援者自身が繰り返しはっきりと認識することが、緩和ケアの重要な任務の一部となります。そして、この支援者自身の概念は、常に患者の希望および欲求とは、しっかりと区別されなければなりません。

重い症状を抱える患者の希望は、ある意味で、その多くが予測可能です。したがって私たちは、それに対する準備を整えておく必要があります。この患者の希望は4つのグループに区分されますが(Student; Zippel, 1987)、ここでもまた、人生における4つの面、すなわち社会的な面、身体的な面、精神的な面、スピリチュアルな面に分類することができます(図11.1)。

1. 死にゆく人の最優先かつ最重要の希望は、「一人きりで死にたくない」というもので、これは、人間が存在する上での社会的な面に関係しています。このことは、親しい人に取り囲まれながらの死を意味し、しばしばこれが、親しい人に囲まれながら、できれば自宅で死ぬことを許されたい、という希望と結びついています。

2. 次に多く見られる希望は、「痛みを感じずに死にたい」というもので、これは、身体的な面に関係しています。これには、身体的な負担をはじめ、肉体的なゆがみ、精神的な障害などが含まれ、これらの痛みを感じることなく死にたい、というものです。

3. 希望の3番目のグループは、精神的な面に関係するもので、「自分にとって本質的な物事に、なんとかけりをつけたい」と表現して差し支えないでしょう。これは、最後の物事（エリザベス・キューブラー・ロスいわく「未解決の仕事」）をなんとか

1. 社会的な面
「一人きりで死にたくない」
2. 身体的な面
「痛みを感じずに死にたい」
3. 精神的な面
「物事になんとかけりをつけたい」
4. スピリチュアルな面
「すべてのことが疑わしく思える今、私にはこの状況をともに耐えてくれる人が必要だ」

図11.1 死にゆく人の4つの希望

整理し、関係を明らかにした上で、最終的にそれを手放せるような十分な時間と空間が欲しい、という希望を意味します。看取りの中で、この最後の問題が解決されるまでは、「とにかく死ぬことができない」という患者の例を目にすることも珍しくはありません。

4. 最後に、スピリチュアルな面の希望が挙げられます。これは、生と死の意味を問い続けながら追い求め、「その後」についての問題にも敢然と立ち向かいたい、という希望を意味します。場合によっては、「すべてのことが疑わしく思える今、私にはともに耐えてくれる人が必要だ」とも表現できます。この希望は、性急な回答を与えずにはいられない、あるいは逃げ出す、などといったことなく、この「患者が自分自身に疑いを抱いている状況」に耐え抜くことのできる人に対して向けられています。まさしくここで、ていねいに耳を傾け、当事者にとって今まさに大切なものは何か、それを見つけ出すことが重要となります。

これらすべての希望を最も容易にかなえられるのは、親しい人に囲まれた自宅である、と考えるのが自然な流れです。したがって、すべてのホスピス業務が、自宅で死を迎えることにつながるようなケアサービスの提供に重点を置いています。それでも私たちは、これとはまったく異なる希望を持つ人もいる、ということを理解しておかなければなりません。決めるのは私たちではなく、患者なのです！

11.3 処置は誰が決定するのか？

人生の最期に臨んで行われる処置は誰に決定権があるのか、という質問に対して、もちろん私たちは、即座に「それは患者にある」と答えます。これは確かにその通りですが、しばしば病院やケア施設、そして患者の自宅における日常の世界では、それと異なった行動がとられているように思えます。すなわち、患者がとにかく「他人の意見を聞こうとしない」ように見え、自分を傷つけるような行為をし、あるいはもくろみ、医療およびケアの観点から非常識なことを企てようとしている場合、このとき何が有効となるのでしょうか？　あるいは、（この単元の最初の事例の中で示唆したように）家族の正当な希望と欲求と、患者のそれとの間で衝突が起こった場合、どういうことになるのでしょうか？　そして、私たちが、患者の行為を、権

- 私は、死に至るまで、一人の生きている人間として扱われる権利を有する。
- 私は、その希望が何に向けられたものであろうと、常に希望を持ち続けることのできる権利を有する。
- 私は、その希望が何に向けられたものであろうと、希望に満ちた考え方を持ち続けることのできる人から世話を受ける権利を有する。
- 私は、死に直面して、自分なりの方法で感情を表現することのできる権利を有する。
- 私は、たとえその目的が「治癒」から「容体の改善」に変わらざるを得ないとしても、継続的に医療および看護上の世話を受ける権利を有する。
- 私は、一人きりで死なない権利を有する。
- 私は、痛みから解放される権利を有する。
- 私は、自分の発した質問に対して、正直な回答を受ける権利を有する。
- 私は、欺かれない権利を有する。
- 私は、自分の死が受け入れられるように、家族から、そして家族のために支援を受ける権利を有する。
- 私は、平穏と尊厳のうちに死ぬ権利を有する。
- 私は、人格を保持し、たとえ自分の決断が他人の考え方と相容れないものだとしても、それを理由に人格を否定されない権利を有する。
- 私は、それが他人にとってどんな意味を持つかに関係なく、自分の宗教上の、そして（あるいは）スピリチュアルな経験を率直かつ詳細に話す権利を有する。
- 私は、死後、肉体の不可侵性が尊重されることを期待する権利を有する。
- 私は、私の欲求を理解しようと努め、私を支援することから精神的な満足感が得られ、私の死を待ち受けることのできる能力を持ち、思いやりのある繊細な、そして思慮深い人から、世話を受ける権利を有する。

図11.2　死にゆく人の人権宣言（Barbus, 1975）

利を侵害するようなもの（例えば、あまりにも過大な感情的な要求など）として体感した場合、何が有効となるのでしょうか？

　これらの質問は、すべて一律のものではなく、ましてや「簡単に」答えられるものではありません。このような場合、「死にゆく人の人権」（図11.2）について考えるなど、視点の転換を図ることが有効となります。この「死にゆく人の人権」は、すでに1975年、つまり北米のホスピス運動が始まって間もなく、当時ミシガン州ランシング（USA）においてアメリカの看護学者アメリア・バルブスが主宰するワークショップ「重病患者と支援者」の中で成立しました（Barbus, 1975）。それ以来、この人権宣言は、繰り返しさまざまな形をとって取り上げられており（Franey, 1996; Kessler, 1997）、スタンリーとゾロス＝ドルフマンに至っては、人生の最期に臨む人のために働いているすべての看護師に、これを業務上の「チェックリスト」として活用することを推奨しています（Stanley; Zoloth-Dorfman, 2001）。すなわち、「死にゆく人の人権」は、重い症状を抱える患者と看護師が適切に接していく際の重要な規範として利用され、同時に、適切な看取りはケアにおける追加的な仕事などではなく、患者には、このようなていねいなやり方による包括的な付き添いを要求する権利がある、ということを明らかにします。そしてこのことは、「私の欲求を理解しようと努め、私を支援することから精神的な満足感が得られ、私の死を待ち受けることのできる能力を持ち、思いやりのある繊細な、そして思慮深い人から世話を受ける」という患者の権利において、頂点に達しています。

11.4　患者が決められなくなった場合の備えとは？

　自分自身の死を考えた人が抱く大きな不安の一つが、なすすべもなく他人の前にさらされることへの不安です。これは、死に臨んで自分自身の道を見出すことが妨げられるかもしれない、ということへの不安だと言えます。この分野における法的な規定を求める声の中には、私たち支援者に対するかなりの不信感が潜んでいます。ケア施設や病院において、重い症状の患者の日々の現実を知る人は、この不信感がまったく根拠のないものではないことを認めざるを得ないでしょう。もっとも、人生の最終段階を法制化するという試みが、実際に尊厳のある人生の最終段階を保証するかどうかは、これとはまったく別の問題となります。

11.4.1　事前指示

　法的な事前指示は、意識の制限がある場合、本人の意思を保障する確かな利用手段の一つです。その際、とりわけ事前医療指示書、予防的代理権、事前世話指示書が重要になります。

事前医療指示書

定義　事前医療指示書とは、意見を表明することができなくなった（法的には同意能力がなくなった）ときのために、そのときに行われるべきことを記録した書面である、と解釈されます。たいていこの事前医療指示書は、きわめて受け身的な言葉で表現されます。つまり、この事前医療指示書には当事者の希望に関する記述はなく、当事者が望まないことが記述されます。

　2009年、世話法の枠組みの中で、事前医療指示書の取り扱いを法的に規定する法案が、ドイツ連邦議会で可決されました（事前医療指示書の詳細はp.237に記載）。

　次に挙げる4つのステップを踏んだならば、事前医療指示書は、基本的に、自身の人生の最終段階を保障するための非常に有用なツールとなります（Klie; Student, 2006）。

第1ステップ　一度ではなく繰り返し、人生の最終段階における希望と欲求について熟慮する。

　これは、自身の人生の最終段階を言葉で表現するために、決定的に重要です。つまりこのことは、指示を行う者は、とりわけ「自分はどのように死にたいのだろうか？」という問題に向き合わなければならない、ということを意味します。その際、人生および死に対する自身の価値観をはっきりと認識することが有用となります。これは、比較的長期にわたる、とりわけ大切な思考プロセスです。

第2ステップ　一度ではなく繰り返し、人生の最終段階における希望と欲求について、親しい間柄の人と綿密に話し合う。

　一人静かに思いを巡らせることは確かに大切なステップですが、その希望が他者と共有されなければ、それは決定的な瞬間においてまったく役に立ちません。

　その希望を表明する、つまり、親しい人とその希望について話し合うことが、希望が満たされるための前提条件となります。ここでその一歩を踏み出すのは難しいかもしれません。しかし、その一歩を思い切って踏み出した人は、死についての会話がまったく特別な近さ、いやそれどころか親密さを形づくるという経験を、多くの人と分かち合うことになるのです。この希望が満たされたなら、死における負担の大部分はすでに緩和されたことになります。

　事前医療指示法は、事前医療指示書が常に具体的な状況に関連づけられていなければならない、という前提に立っています。つまりこのことは、事前医療指示書が作成される場合、非常に明確な病状が念頭に置かれていなければならない、ということを意味します。したがって、このテーマについては、信頼のおける医師とも話し合い、自身の希望をしかるべき形で明確に規定することが重要となります。

第3ステップ　話し合いの結果を文書化する（この決定事項を文書化したものを事前医療指示書といいます）。

　自身の希望を第三者と議論する段階になれば、次の一歩を踏み出し、この希望を文字の形で記録する頃合いとなります。その際、文書の「美しさ」は問題になりません。むしろ、第三者がこの文書の中に作成者の存在を認識できることが重要になります。この文書は、当然に、事前医療指示書と呼ぶことができます。なぜなら、この文書には自身の熟慮の結果が反映されているとともに、親しい人の意見により充実が図られているからです。また、その本人と親しい人は、この事前医療指示書の所在についても承知しておかなければなりません。

第4ステップ　信頼のおける人に、指示者の意見を代弁する権限を与える。

　そのためには、さらに法的な文書、すなわち予防的代理権委任状（場合によっては公正証書）が必要となります。

予防的代理権

　ある人が十分に意見を表明できなくなった場合、その人の代弁をする第三者が必要となります。この第三者は、その人の生活習慣をはじめ、人生の最終段階に関する希望、考え方、価値観についても、当然に熟知している必要があります。このとき、事前医療指示書は、この第三者にとって決定的な指針となります。しかし、患者の置かれている状況へ感情を移入する能力と、患者の希望に共感を覚える心の用意は、これよりもさらに有用です。このような第三者に権限を与え、患者の意思をそれ以外の人に対して貫き通すには、患者が健康なうちに、この第三者に（場合によっては公証人とも相談しながら）予防的代理権の委任状が発行される必要があります。

　この代理人には、患者自身の意識が弱まり、あるいはほとんど意識がなくなり、意見の表明ができなくなった時点で、患者に代わり意見を表明することのできる代理権が与えられます。これにより代理人は、法的に患者のポジションにつき、したがって、看護師や医師に対する代理人の指示と条件は、患者自身の声と同じ重みを持つようになります。この代理人の指示に反する行為をした看護師、あるいは医師は、傷害の責任を問われる恐れがあります。予防的代理権の委任状とは、すなわち、代理人の手中にある非常に強力な法的文書だと言えます。

事前世話指示書

　第三者にこれほど強力な権限を譲り渡したくない人は、事前世話指示書を発行するのが適切な行動です。この事前世話指示書により、裁判所から任命される（指示者の判断能力が本質的に制限された直後からの）世話人が確定します。裁判所は世話人を監督しますが、業務上の助言も行います。この事前世話指示書は、それがすぐに実行に移されるわけではないという点ではなく、世話人が選任されるまでに、場合によっては、比較的長期にわたる法的な手続きを踏まなければならない、という点が、ときおりその欠点として明らかになっています（詳細はp.233「世話法」に記載）。

要点　次の点は、事前世話指示書および予防的代理権のいずれにも適用されます。すなわち、世話が必要となり、そのための法的な手続きが開始された場合、予防的代理権の委任状、あるいは事前世話指示書の存在について承知している人は、このことを裁判所に報告する義務を負います（ドイツ民法典第1901条c）。

12 第三者が決めなければならない場合

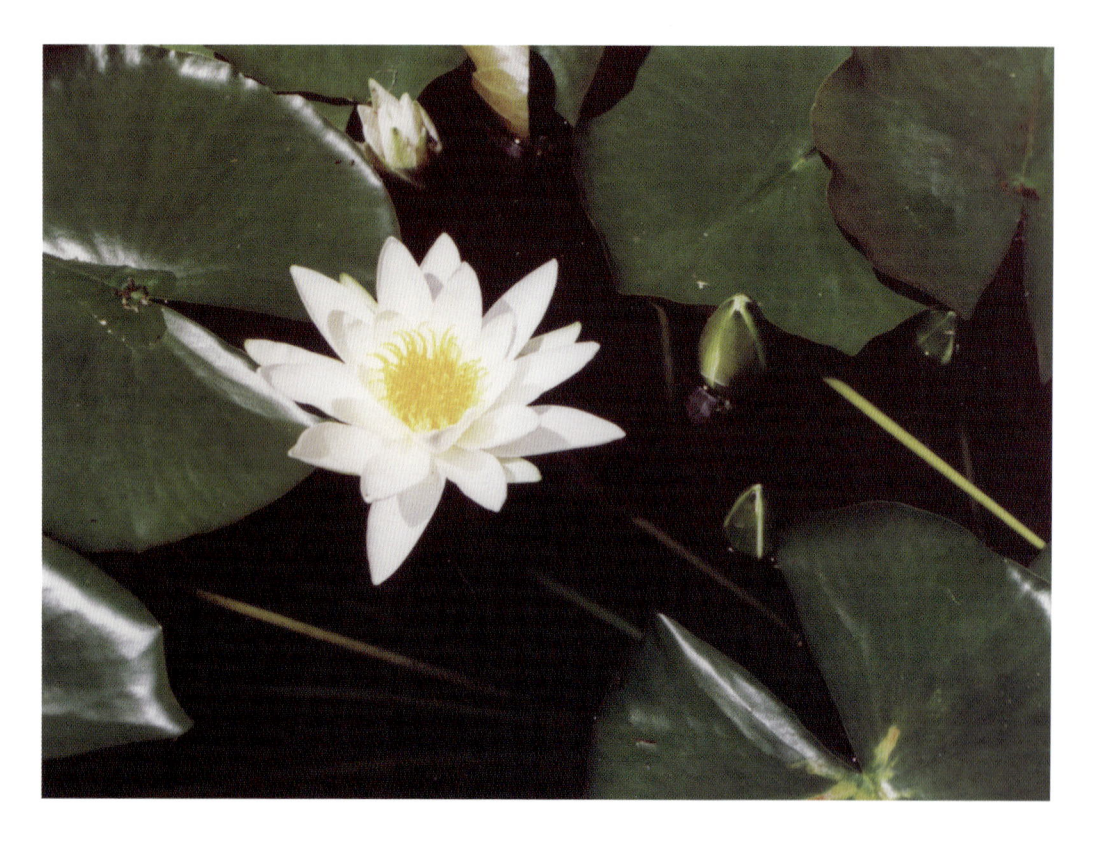

- 12.1 法的な世話を受ける権利・233
- 12.2 事前医療指示書の新たな価値・237
  - 12.2.1 事前医療指示書の範囲と有効性・237
    - 事前医療指示書の範囲・238
    - 事前医療指示書はいつ効力を生じるのか？・238
    - 事前医療指示書の現在の意思との同一視化・238
    - 事前医療指示書の撤回・238
    - 事前医療指示書はどのようにして効力を生じるのか？・238
  - 事前医療指示書があり、世話人が任命されている場合、どのような措置がとられるのか？・239
  - 生命の保護・241
  - まとめ・241
  - 12.2.2 推定意思・241
  - 12.2.3 事前指示の心理的な限界・242
  - 12.2.4 新たな解決策・244
    - 事前医療指示書が提供する機会・244

　すでに長きにわたり事前医療指示書が法的に定着している国々の経験から、ドイツでも、国民の大半がこの文書を作成することは予想されていません。つまり、「事前指示を行っていない人が大多数である」という状況は、ドイツにおいても今後も変わることはないと思われます。ここでそのような人、つまり、事前指示を行っていない人が、自分で決められないような状況に陥った場合、第三者が本人に代わり決定しなければならなくなります。

12.1 法的な世話を受ける権利

　しばしば家族は（特に、配偶者や子どもは）、患者が意見を表明することができなくなった場合、すぐに自分が患者のために決断を下すべきであり、また決断を下してよい、と考えています。しかし、それは誤りです。厳密に言えば、家族には、患者の明確な同意なしには、例えば病気の重さや計画されている治療処置など、患者の個人的な問題についての情報提供を受けることすら認められていません。

　このような決断は、その家族が効力のある予防的代理権を有している場合のみ可能です。あるいは、ドイツの法律では、そのような場合、患者の権利を主張する法的な世話人を任命することが規定されており、家族でもこの世話人の任命を受けることができます。もっとも、この地位は自動的に与えられるものではなく、提案がなされる必要があります（下記参照）。ここで、看護師の間でとりわけ思いやりの情に篤い人から、次のような反論の根拠が示されることがあります。「患者のことは、私たちが一番よくわかっている」「患者と接する上で、私たちには変化を感じとる能力と感情を移入する能力が備わっている。したがって、患者は私たちのもとで看護を受けるのが最も望ましく、法的な世話は不要である」しかしこう主張する看護師は、世話とは常に患者の福祉に寄与し、最終的に看護師の負担を軽くするものである、という事実を忘れています。さらにこの主張に対しては、「権利の行使を認めることも、私たちがその人のことを真剣に受け止め、かつ尊厳を重んじていることを相手に伝えるための要素である」と言って反論することもできます。つまり、まさにホスピスや緩和ケア病棟においては、「患者に法的な手段を検討する余地が与えられ、患者がこのようにして社会に組み入れられている自分を実感できること」が重要なのです。そしてこのことは、「患者の尊厳がなんら妨げられることなく認められている」ということも意味しています。

ドイツ世話法

　とりわけドイツ民法典（BGB：Bürgerliches Gesetzbuch）第1896-1908条iに規定されたドイツ世話法は、世界的な模範と見なされています。ここでは、世話（Betreuung）とは、成年のための法的な代理である、と解釈されています（私たちが日常で「世話：Betreuung」という語を理解しているような意味、つまり「買い物：Einkaufen」、「看護：Pflegen」、「掃除：Putzen」などと混同してはいけません）。

　法的な世話は、被世話人の福祉、ならびに被世話人の権利の擁護のために利用され、管轄の世話裁判所（2009年9月までの名称は後見裁判所）によって監督されます。その際、第三者の利益は問題となりません。世話は、被世話人が公共的な施設にいようが自宅にいようが関係なく、いつでも必要となったときに利用されます。もっとも、これは自動的に利用可能となるわけではなく、常に被世話人の申請、あるいはその必要性を認識した第三者の提案に対して、世話の提供がなされます（下記参照）。

　原則として、世話は、実際に被世話人に代理人が必要となる生活領域に対してのみ提供されます。世話の任務となる領域には、大きく次の3つがあります。

1. **居所決定権**：世話人は、被世話人の居所に関する任務を行うことができます（例えば、住居に関する事項、居住地、ケア施設への入所、自由剥奪処置の決定など。ただし、最後の自由剥奪処置の決定については、常に裁判所の許可を受ける必要があります）。
2. **健康面の配慮**：健康面の配慮には、すべての医療上のケアとあらゆる病気のための配慮が含まれます（Jurgeleit, 2006, p.197）。その際、世話人は、効力のある事前医療指示書（p.230を参照）があるかどうか調査するとともに、そこに表明された希望が記載されていることを確認しなければなりません。
3. **財産面の配慮**：被世話人の資金面の利益を知ることは、財産面の配慮の領域における法的な世話人の任務です。

　すなわち世話人は、厳密に定められた範囲においてのみ、被世話人のために行動することができます。その際、被世話人の意思と福祉とが最も重要となります。世話人には、法的な代理人としての役割がありますが、これは未成年の子どもに対する親の役割に匹敵します。したがって、世話人に対しては、医療上の守秘義務も適用されません。逆に、すべての重要な決定に、世話人の関与が必要とされます。

いつ法的な世話を受けるべきか？

法的な世話を受けるためには、被世話人に精神病、あるいは精神的、心的、身体的な障害が、存在することが必要です。加えて、被世話人が、病気や障害を理由として、自身に関する用事のすべて、あるいは一部を自ら処理することができない、という状況にあることも必要となります。最終的には、こうした障害を和らげるための十分なほかの援助が得られない、という事実がこれに加味されなければなりません。

事例 中等度の認知症を患うフィヒトナーさんは、すでに認知症を発症した初期の段階で、高齢者介護施設に入所していました。娘さんの支えもあり、彼女は自分を見失うこともなく、入所以来、自主的に日常の業務をこなしてきました。しかし、時の経過とともに、身体の可動性が次第に低下し、一度転倒してからは、さらに動きに制約が出てくるようになりました。フィヒトナーさんのもとを定期的に訪れていたケアサービスの担当者は、彼女の身体に床ずれの初期の症状を確認しました。現状の介護施設におけるケアの枠組みの中では必要な予防法をとることができない、という考えを強めたケアサービスの側では、介護施設に附属するケア施設への転所をフィヒトナーさんに勧めました。

娘さんは、場所を変わるということに対して、かなりためらいがありました。とりわけ、フィヒトナーさんの錯乱が悪化するのではないか、ということを危惧していました。長い話し合いを経て、フィヒトナーさん親子は、どうやら頑張ってケア施設へ移るよりほかにすぐれた解決策はないらしい、ということで意見が一致しました。娘さんは、フィヒトナーさんと定期的にケア施設を訪れ、ここが新たな故郷になるのだという意識を彼女に植えつけることにより、転所の準備をしっかりと進めました。新たな環境でまわりの人々と親交を深めることを通じ、フィヒトナーさんにとって、この新しい環境に対する脅威と違和感はより少なくなったように見えました。

ケア施設への入所にあたり、ケア施設への入所契約と、介護施設からの退所契約を結ぶ必要がありました。この頃、フィヒトナーさんの行う法律行為には（認知症のため）効力がなくなっていたため、娘さんは、管轄の裁判所に自身を世話人とする世話人選任の提案を行いました。これは、娘さんに大きな信頼を寄せているフィヒトナーさんの希望にも沿っているように見えました。

財産に関する事項、官庁および公的機関に対する代理、居所の決定、世話裁判所は、これらにかかる世話手続きの開始を決定しました。こうして娘さんは、フィヒトナーさんの世話人として、施設との契約書にサインすることができました。これは、最終的にフィヒトナーさんの福祉と意思にかなうもので、ケア施設への転所にあたり、これで正式に何の障害もなくなったのです。

どのようにして法的な世話を受けるのか？

施設あるいはケアサービスからケアを受けている患者の場合、基本的に、法的な世話を受けているのか、それとも法的な世話が必要なのか、ということが常に問われなければなりません。法的な世話が必要だと思われる場合、管轄の裁判所（世話裁判所）に世話の提案が書面によりなされる必要があります。この提案は誰でも任意に行うことができます。手続きの開始は裁判所により決定され、この点について提案者が気にかける必要はありません。この世話の法的な手続きには、比較的長い時間を要します。しかし、私たちの考えでは、たとえ裁判所がこの要望にすぐに応えられる状況になく、もしかすると世話の開始決定前に患者が死んでしまうかもしれないとしても、患者が権利を主張する機会を私たちが認めることは、緩和ケアの領域で患者に示さねばならない一種の敬意にあたるのです。

世話人の選任

それにふさわしい人であれば誰でも、世話人として任命されます（BGB第1897条-）。もちろん家族でも構いませんが、「家族自身がその事案の中に深く織り込まれ、家族ではなかなかその状況から十分な距離をとることができないということから、家族が必ずしも都合がいいわけではない」ということは考慮しておく必要があります。また、被世話人が生活する施設に属する人、あるいは被世話人と依存関係にあるその他の人は、法的な世話を引き受けることは認められていません。したがって、例えば、患者が生活する施設の看護師やボランティアの人たちなどは、規則にしたがって不適任となります。

世話人の選任にあたっては、被世話人の提案に決定的な意味があります。この提案が患者の福祉に反するものでなく、指名された人に法的な世話を引き受ける用意がある場合には、この指名された人が世話人として任命されます。世話人の選任にあたり、勝手な手続きが行われないように、手続規定により手続きの経過が保障されています。

世話の任務

世話人は、法廷の内外で、患者を代理します（BGB第1902条）。すでに何度か強調したように、世話人は、常に被世話人の福祉のために行動しなければなりません。その際、場合によっては、事前医療指示書を顧慮し、そこに表明された希望を実行に移さなければなりません。このことは、特に医療の分野であてはまります。加えて、被世話人の推定上の希望を考慮に入れることも必要です（p.241を参照）。しかし

基本的に、これらの希望には、患者の福祉と相容れないところにおいて、常に限度が定められます。すなわち、例えば、それが患者自身を傷つけることにつながるような場合には、その希望は受け入れられません（BGB第1901条）。

しかし、この生命保護の原則は、2009年の事前医療指示法の制定以降、もはや無条件に適用されることはなくなりました。今問題となっている状況に該当し、しかも患者を傷つけることにつながりかねないような事前医療指示書が存在する場合、この事前医療指示書の中に表明された希望には拘束力があり、それにしたがわなければなりません。つまり、ある患者が、酸素吸入のような緩和支援処置、あるいは抗生物質による治療は行ってはならない、と表明していた場合、たとえこういった処置が患者の負担を軽くするとしても、この希望にしたがわなければならないのです。世話人は、こういった希望を実行する義務を負います。ここではもはや、第一に重要なのは人間の福祉ではなく、人間の意思なのです。

事前医療指示書が存在しない場合の医療行為への同意

私たちとの関連において、医療行為にかかわる問題はとりわけ重要です。原則として、緊急的な処置以外のすべての医療処置には、被世話人あるいは世話人の同意が必要です。計画的な処置に対する被世話人の同意能力は、任務領域「健康面の配慮」の指定の有無にかかわらず、「自然的な認識能力と自己制御能力」に依存します。通常、「処置の方法、意味、影響、効果の理解と、それに基づく意思決定ができない者」は、同意能力なしと判断されます（Jürgens, 2005, p.351）。被世話人自身に同意能力がないことが明らかな場合には、世話人は、事前医療指示書があるかどうか確認しなければなりません。そして、事前医療指示書がある場合、次のステップで、この事前医療指示書が問題となっている処置にかかわるものであるかどうか、医師と討議を重ねる必要があります。もし、事前医療指示書が問題の処置に完全にあてはまる場合、この事前医療指示書は、法的に被世話人の同意を意味することになります。つまりこの場合、世話人は、あとはこの同意を跡づけるだけでよいことになります。これまでのところをまとめると、次の3つの可能性が考えられます。

(1) 問題となっている処置に該当する事前医療指示書が存在する。このことをもって、すでに同意の有無が存在しています。世話人は、今やそこに表明された被世話人の意思が実行に移されるよう配慮しなければなりません。

(2) 事前医療指示書は存在するが、問題となっている処置には該当しない。この場合、被世話人の同意は存在していません。しかし、世話人は、この事前医療指示書を根拠として、患者の推定意思（p.241を参照）を探る必要があります。世話人は、その根拠に基づき、医療処置に同意するか、拒絶するかを代理として判断しなければなりません。

(3) 事前医療指示書が存在しない。この場合、状況は(2)に類似しています。つまり、世話人には、被世話人が何を望んでいるのか（推定意思）を調査することが求められます。その際、世話人は、具体的な根拠を顧慮し、この場合も、医療上の処置について代理として判断しなければなりません（代理人にもこれと同じことがあてはまります）。

事例 進行は遅いものの手術の施せない脳腫瘍を患うクリーガーさんは、旦那さんの献身的な世話と、腫瘍を原因とする障害には継続的な緩和処置により、引き続き自宅での生活が送られていました。しかし、歩行の際の足もとのおぼつかなさのほか、クリーガーさんは、一時的な意識障害に繰り返し見舞われるようになりました。この「すべてを忘れた」状態に入ると、クリーガーさんは、旦那さんが現実世界との関係を再構築してくれることだけが頼りとなりました。家庭医は、それゆえ、クリーガーさんに法的な世話の利用を勧めました。そして希望通り、クリーガーさんの旦那さんが世話裁判所から世話人に任命されました。

ある日、夜トイレに行こうとしたクリーガーさんは、運悪く転倒し、大腿骨頸部を骨折してしまいました。病院に運ばれたクリーガーさんは、治療にあたった医師に、人工股関節に置き換える手術を受けるよう強く勧められました。医師によれば、この方法が最もよい治療法だということでした。

転倒後のクリーガーさんは、動揺している様子でした。それは一つには、腰の痛みと歩行能力の制限に愕然としていたこと、そしてもう一つには、そこでは夫以外によりどころとなるものがない未知の環境に混乱していたことが原因でした。治療にあたった外科医にも、クリーガーさんは明らかに動揺しているように見えました。病院の日常業務の忙しさから、医師はクリーガーさんとじっくり向き合う十分な時間がとれませんでした。そこで、クリーガーさんが今下さなければならない決断の意義を実際に十分認識しているとは思えなかった医師は、その対策として、法的な世話人から手術の同意を得ようと考えました。結局、「世話人であるクリーガーさんの旦那さんが同意したら手術を行いましょう」ということになりました。

クリーガーさんの旦那さんにとっても、外科医の説明についていくのは容易なことではありませんでした。それでも旦那さんは、粘り強く、そして気後れすることなく、徹底的に質問をし、最終的にすべてを理解したように見えました。旦那さんは、手

術のことについて、クリーガーさんとじっくりと時間をかけて話し合いました。そのために、手術が1日延びることになっても、それは旦那さんにとっては仕方のないことでした。旦那さんにとって重要なのは、クリーガーさんに、とにかくできるだけよく理解してもらうことでした。そして実際、(もしかするとクリーガーさんは決断の意義を全面的に理解することはできなかったかもしれませんが) クリーガーさんが手術を受ける意思を旦那さんに確信させるような、同意が得られたのです。

外科医の話から、手術にはリスクを伴うということがわかっていたので、旦那さんは世話裁判所にも同意を求めました。世話裁判所から「ゴーサイン」が出て、すなわち書面による許可の通知を得て、ようやく旦那さんは、外科医に対して、任務領域「健康面の配慮」の法的な代理人としての役割において、この手術に同意したのです。

つまり世話人は、常に、患者が問題を自分で処理することができない場合のみ、積極的な行動を起こします。例えば、患者が自分の決断の意義を理解しているような場合には、世話人は、積極的な行動を起こす必要はありません。

事例 数年来ケア施設で生活しているベルンハルトさんには、家族がありませんでした。彼が施設に入ることになった主な理由は、ゆっくりと進行を続けている認知症でした。少し前、施設の提案により、ベルンハルトさんに対する世話手続きの開始が決定されました。

ベルンハルトさんのいる施設では、かぜが問題になっていました。ベルンハルトさんもインフルエンザにかかり、それにより特に激しい鼻かぜの症状に襲われました。このような場合、以前はいつも家庭医から薬を処方してもらっていたベルンハルトさんには、今回も同じような処置がとられました。その際、当然に、軽度の認知症とはいえ、薬の主作用と副作用を理解するのに必要な認識能力と自己制御能力をベルンハルトさんが備えていることが出発点となりました。この点について、ベルンハルトさんの発言はすべて正しかったのでしょう。点鼻スプレーの使用について、ベルンハルトさん本人の同意が認められました。ベルンハルトさんの世話人と良好な関係にある看護師長は、それでもベルンハルトさんの容体についての最新の情報を知っておいてもらおうと、この件について世話人に連絡を入れました。

患者のための判断で懸案となっている事項がある場合、決断をするために必要な事前対話が、当事者すべての間で行われなければなりません。世話人、患者、看護師、家族、(医療処置にかかわる問題の場合は) 医師との間で行われるこのような対話は、同時に、緩和ケアの中で私たちが当事者に対して表す敬意の典型的なものです。このルールは、患者がもはや正気の状態になくても、遵守されなければなりません。私たちは今や、意識のない人でも、私たちが彼らの外見上の反応から読み取ることのできることよりも、はるかに多くのことを知覚している、ということを知っています (Student; Student, 2007)。通常、もし家族の同意が得られたならば、この対話に家族に参加してもらうことが有益です。つまりこれは、家族は外部の世話人よりも患者のことをよく知っているという点で、意味を持ちます。加えて、家族はこの決断とともに生活を続けていかなければなりません。したがって、下された決断とその根拠を家族が理解しておくことが、望ましいと言えるでしょう。ただし、判断の当事者が家族に参加してほしくない場合には、これも尊重しなければなりません。

危険を伴う医療処置における世話裁判所の許可

管轄の世話裁判所の許可を得なければ、世話人が下すことのできない判断があります (BGB第1904-1908条)。特に、危険を伴う治療処置、例えば、患者の生命の危険に結びつくような治療処置への同意、あるいは拒絶が、これに該当します (BGB第1904条)。その際、裁判所が調査をする上で問題となるのは、その処置が医療上有益であるかどうかということではなく (これは当然のこととして仮定されます)、それが患者の意思に沿っているかどうか、ということになります。それが患者の意思に沿っていれば許可が与えられますが、治療処置が実行されるか、あるいは中止されるかということについては、問題となりません (Jurgeleit, 2010, p.430- を参照)。

もっとも、新法の施行後は、この規定には例外があります。すなわち、事前医療指示書が問題の状況に該当し (BGB第1901条a)、それによって被世話人がすでに自らこの危険を伴う処置に同意、あるいは異議を唱えていたということが確認でき、それを理由に、この処置が患者の意思に沿っている (BGB第1904条第4項) ことについて、世話人と医師との間で意見が一致したならば、裁判所に許可を求める必要はありません (第1904条第4項)。

やはりここでも、これは代理人にもあてはまります。

自由剥奪処置における世話裁判所の許可

自由を剥奪する処置も、世話裁判所の許可を受ける必要があります (BGB第1906条)。これには、例えば、ベッドへの柵の取りつけや、患者の移動制限 (鎮静化) を主な目的とした薬の投与などが挙げられます。このような処置を行う場合には、世話人は、前もって裁判所から許可を得なければなりません。もちろんこの処置は、それが患者の福祉に有益な場合に

限り、行うことが認められます。加えて、それ以外のより弱い介入処置では、被世話人の福祉を保護するのに十分ではないのか、このことについても事前に調査する必要があります。例えば、たびたびベッドから離れる錯乱状態の患者が、その際にベッドから転落するのではないかと思われる場合、患者にとってより制約の少ない処置として、ベッドへの柵の取りつけをやめ、ベッドの周りにマットを置くことなどの方法を取ることも考えられます。

事例 奥さんを亡くしているハンノ・ペーターゼンさんは、前立腺がんを患っていました。進行したこの不治の病は脳に転移し、自宅やケア施設ではもはや十分なケアが施せないと思われるほどケアの必要性は増していました。そこでペーターゼンさんは、入所型のホスピスに入ることになりました。

入所時の面談の際、契約の話となったところで、ペーターゼンさんは看護師に対して、不安げにこう言いました。「この契約書類、私にはもうどうしても理解できないのですが」この種の病気と接した経験から、ホスピスでは、ペーターゼンさんの場合、脳への転移が記憶と知覚の機能低下を招き、自分の面倒を見ることがますます難しくなっているのではないかと推測しました。ペーターゼンさんには、予防的代理権を委任できるような信頼のおける人はいませんでした。それゆえホスピス側は、ペーターゼンさんと申し合わせの上、管轄の裁判所に世話手続きの開始を提案しました。その結果、「健康面の配慮」と「居所決定」の任務領域において世話手続きの開始が決まり、それを職業とする女性が世話人として選任されました。

ペーターゼンさんがホスピスに入所して数週間後、この判断が適切であったことが明らかになりました。すでに初めから、ペーターゼンさんは、きわめて落ち着きのない行動を繰り返していました。部屋から部屋へとさまよい、一度はホスピスの外へ出てしまったこともありました。幸いこのときは、ホスピス前の交通量の多い通りに、（車に注意することなく）ペーターゼンさんが足を踏み入れる前に、ボランティアの付き添い人が彼と出会ったことで事なきを得ました。ホスピス側が、「ペーターゼンさんが不用意に交通量の多い通りに足を踏み入れでもしたら大変なことになる」と心配したのももっともなことでした。そこでホスピスでは、ホスピスの入り口のドアに、開閉時に音の鳴るベルを取りつけ、それにより、ペーターゼンさんがドアのところで不審な動きをしても、それがわかるようにしました。

それからしばらくは、この方法が功を奏していましたが、いよいよペーターゼンさんの不穏状態は悪化し、ホスピスの外へ出ようとする行動がいっそう激しくなりました。最終的に、ペーターゼンさんの不穏状態に抗してこれまでに用いられたようなソフトな方法では、ペーターゼンさんの周囲に安全な環境を作り出すという目的が達せられなくなりました。治療にあたっている医師からは、せめてしばらくの間、ペーターゼンさんに鎮静薬を投与し、身体面の活動をホスピスから抜け出すことが想定されない程度に弱めることが推奨されました。また、ほかに選択肢があるとすれば、それはペーターゼンさんの身を閉鎖病棟に移すことでした。

世話人も、ペーターゼンさん特有の危険性については認識しており、もっぱら行動を制限するために行われる鎮静化が、これに対して有効な手段であるということも理解していました。そこで世話人は、この自由を制限する処置の許可を、管轄の世話裁判所に申請しました。その後、裁判所からこの処置に対する許可を得て、世話人は、医師の薬による処置に同意しました。処置の後、もう一度全員が集まり、鎮静化が引き続き必要かどうか確認できるように、さしあたり3週間とした許可内容も、世話人には適切なものに思えました。

12.2 事前医療指示書の新たな価値

2009年9月、ドイツでは初めて事前医療指示法が施行されました。これにより、事前医療指示書（p.230を参照）に、新たな価値が認められるようになりました。すなわち、事前医療指示書が世話法の中に取り入れられたことにより、事前医療指示書の取り扱いが法的に規定されたのです。この処置は、たとえそれが自分の意見を表明できる状態にない人であっても、その当事者の自律性を高めることを企図するものですが、これは緩和ケアにおいても根底にある考え方です。では、この自律性を高めるというもくろみは、新たな法律の施行により、実際に緩和ケアの観点からどの程度果たせるのでしょうか？

12.2.1 事前医療指示書の範囲と有効性

理論的には、事前医療指示書は、重病の患者から認識のある意見表明能力が失われた状態になるまで、あるいは患者がもはや医療処置に同意したり、医療処置を行わないことを決定したりすることができない状態になるまで、その患者が表明していた希望と欲求を直接に延長します。このとき患者は、もはや処置の方法や意味、影響などが理解できず、それに応じた意思の表明ができない状態にある、ということを意味します。もっとも、単純な介入処置であれば、それに対する患者の同意能力は、どちらかといえば

肯定することができます。そのとき、患者の意識に制限があるとしても、患者がまだこの事情を理解できる状態にあるということが、比較的容易に仮定できるからです。一方で、複雑な介入処置や、具体的に知覚できる健康上の障害を対象としない予防的な介入処置の場合、状況は異なります。この場合、意識の混濁した患者であれば、複雑な思考を巡らせることは、もはやできない状態にあると思われるからです（Jurgeleit, 2010, p.378-）。

事前医療指示書の範囲

　事前医療指示書は、どのような場合に効力を持つのでしょうか？　これまでは、たいていこのような事前指示は、直接死につながるような不治の病の場合にのみその意義を持つ、ということが出発点とされてきました。しかしこの解釈は、新たに施行された事前医療指示法により、根本的に変わりました。新法が明らかにしているように（第1901条a第3項）、事前医療指示書は、もはや不治の病だけではなく、人生におけるあらゆる段階に適用されます。つまり、決して直接、あるいはごく短期間のうちに死につながることのないような病気の場合でも、事前指示を行うことはありうるのです。このような法律についての本質的な検討を重ねたドイツ連邦議会の調査委員会からは、さらに、「基礎疾患の不可逆性がどうみても想定される場合に限り、延命処置（例えば、胃管の導入、抗生物質の投与、人工呼吸、強心薬の投与など）を断念することが可能である」ということも論証されましたが、このことだけに限定して立法の手続きがとられることはありませんでした。ちなみにこの点が、ドイツの事前医療指示法を、ほかの国（例えばアメリカ）のこの種の類似した法律と区別しています。

事前医療指示書はいつ効力を生じるのか？

　事前医療指示書は、当事者に同意能力がもはやなくなったとき、初めて効力を生じます。これは、ある医療処置の開始や中断が計画されている限りにおいて、予防的代理権の行使、あるいは健康面の配慮の領域（p.233を参照）における世話を利用せざるを得ない時点のことを指します。また、事前医療指示書が具体的な状況、つまり医療上適当で具体的な治療処置に該当する限りにおいて、事前医療指示書の中に下された決定は、基本的に拘束力を持ちます。つまり患者は、事前医療指示書によって、すでに法的拘束力を持ったしかるべき決断を下していることになり

ます（Jurgeleit, 2010, p.380）。

事前医療指示書の現在の意思との同一視化

　これは、「事前医療指示書の中に表明された意思は、もはや処置に対する同意を自ら行うことのできない状態にある患者の意思と、同一視される」ということを意味します。医師と世話人は、たとえ現在の意思が変わっているかもしれないということが推測されたとしても、事前医療指示書の中に表明された意思を実行に移さなければなりません（Jurgeleit, 2010, p.381）。このことは、個人が一度下した決断には疑問をさしはさむ余地はない、ということを意図するもので、自決権を強化するものとして評価されています。もっともここで、緩和ケアという観点からは、「もしかすると今とは完全に異なる状況、つまり健康な状態のときに下した決断に患者を縛りつけたとしたら、本当に患者は正当に評価されていることになるのか」、この点について批判的な質問を発しなければなりません（この件に関する議論はp.242-を参照）。

事前医療指示書の撤回

　原則として、事前医療指示書は、いつでもその形を問わず撤回することができます（第1901条第1項第3段）。これは、口頭により、あるいは言語手段を伴わない意思表示（推断的行為）によっても可能で、当事者の行為能力や同意能力の有無に依存しません。とはいえ、書面による撤回がまったく不可能だというわけではなかった場合、手続きの証明が難しくなるため、書面による撤回が推奨されます（Jurgeleit, 2010, p.280）。このことは、特に、治療にあたる医師と責任を負う世話人の法的安全の確保に役立ちます。もっとも、この方法では、もはや書面による意見表明ができる状態にない重病の患者にとっては、万一本人の希望が変わった場合、健康なときに表明した希望を撤回することは、非常に難しくなります。

事前医療指示書はどのようにして効力を生じるのか？

　事前医療指示書に効力を持たせるには、そもそも患者に対して責任を負っている人が、事前医療指示書の存在を知っていることが、当然に保証されなければなりません。したがって、患者が健康なときに、事前医療指示書の存在についての情報が信頼のおける人（例えば、代理人や信頼のおける医師など）に提

供され、アクセスしやすい状態でその事前医療指示書が保管されていることが重要となります。ちなみにドイツ連邦公証人会は、この目的のために、集約した登記簿（中央予防的登記簿）を整備しています。ドイツ連邦公証人会は、ドイツ連邦司法省監督の下、法的な委任を受けて、この中央予防的登記簿に事前医療指示書の登記を行います。これは、そうすることにより世話法における予防的な文書を見つけやすくする、ということを意図したものです（アドレスは「付録——関係機関」p.258を参照）。

事前医療指示書があり、世話人が任命されている場合、どのような措置がとられるのか？（第1901条b）

事前医療指示法の施行により、とりわけ医師と法的な世話人には特別な役割が与えられ、そして両者は非常に大きな力を持つようになりました！

治療にあたる医師の任務は、もはや同意能力の認められない患者の総合的な容体と予後に基づき、どんな医療処置が適切なのかを検討することです。世話人が任命されている場合には、医師は計画している処置について世話人と協議を行わなければなりませんが、その際、患者の希望を顧慮する必要があります。法的には、何よりもまず事前医療指示書が考慮

事前医療指示書がある場合

治療処置の判断が懸案となっている
かつ、
懸案となっている処置に対して、
患者に（もはや）同意能力がない
かつ、
事前医療指示書がある

↓

事前医療指示書に
現在の状況に関する記述が
実際にあるかどうかという問題について、
最も望ましいのは患者同席のもと、
医師、家族と、場合によっては
世話人ないし代理人との間で対話を行う

↓

対話の結果を文書の形で記録し、カルテにも記入する

事前医療指示書に問題の状況に関する記述がある	事前医療指示書に問題の状況に関する記述がない	事前医療指示書に問題の状況に関する記述があるかどうかについて、意見の不一致がある
これをもって、事前医療指示書は、懸案となっている処置に対して、法的に効力のある同意あるいは拒絶に相当する	事前医療指示書がない場合に準じて、別の措置をとる（図12.2を参照）	世話裁判所に照会する

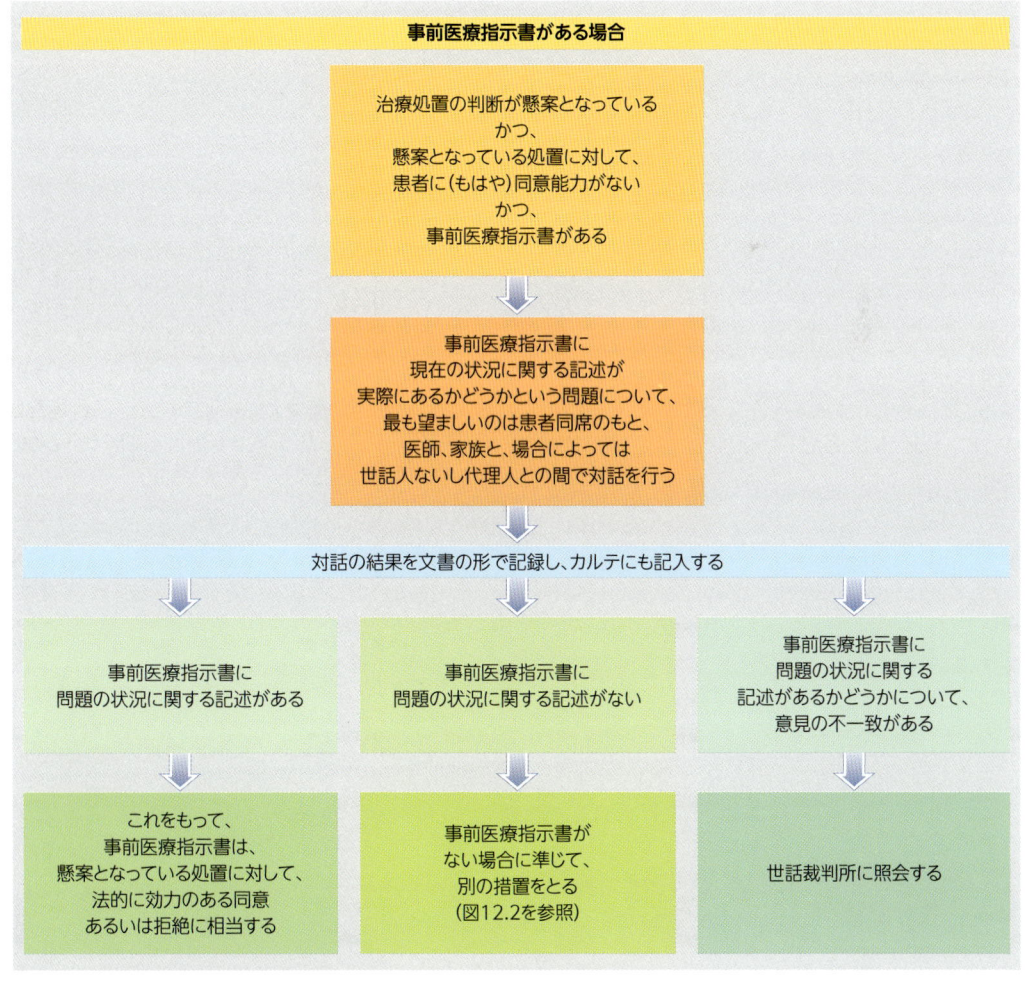

図12.1 事前医療指示書がある場合の措置

されます。加えて、それが患者の希望に反せず、かつ時間の許す限りにおいて、患者と親しいその他の人（家族や親密な関係者）の声に耳を傾ける必要があります。

法律上の規定はありませんが、ここでもすべての関係者の間で対話が行われるのが理想的です。これはまた、最終的に大事なものとなる、患者に対する私たち専門家の敬意を示すものです。

法的な世話人の任務は、事前医療指示書の存在を確認することです。計画されている医療処置が事前医療指示書の中に記録あるいはそこで規制されているか、あるいはそれが患者の推定意思に対応しているか、これらは対話の中で、明らかにされる必要があります（図12.1を参照）。

世話人の意見が、問題となっている処置の状況は事前医療指示書の内容にあてはまる、ということであれば、今や世話人は、この意思が実行に移されるよう配慮しなければなりません。他方、計画されている医療処置の開始（あるいは中断）は事前医療指示書の内容に含まれない、という結論に至った場合には、世話人自らが、この処置に同意するかどうかの判断を下さなければなりません。その際、世話人は、確認のできる処置希望と推定意思を考慮に入れる必要があります（Jurgeleit, 2010, p.384-）。代理人においても、この点は同様です。

意見交換が終わると、その処置が事前医療指示書に明言されている、あるいは患者の処置希望や推定意思に対応している、などの理由から、どの医療処置

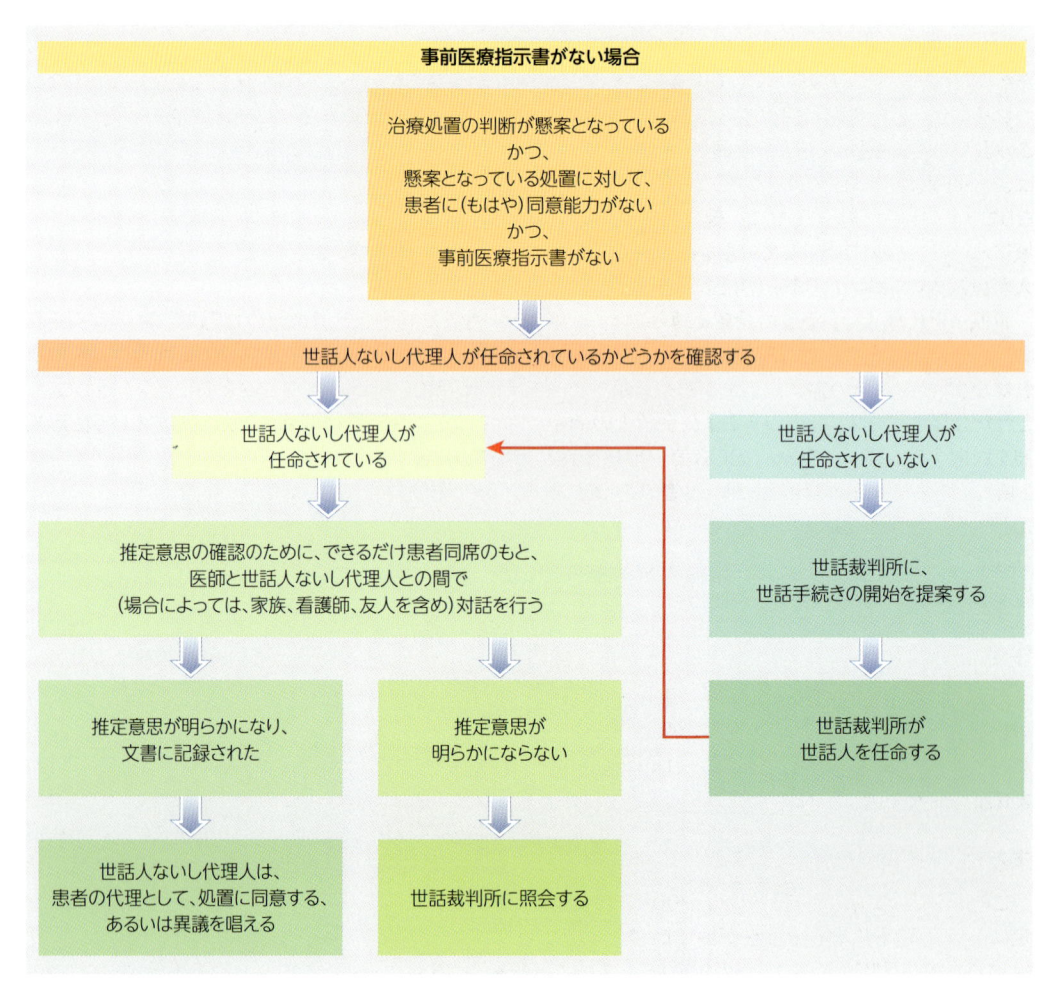

図12.2 事前医療指示書がない場合の措置（推定意思の確認）

を行う（あるいは行わない）かが確定します。一連の対話（より多くの対話が必要になることも確かにあります）の結果については、文書の形で記録しておく必要があります。

事前医療指示書が存在しない、あるいは事前医療指示書に処置の状況に該当する記載がない、といった場合には、p.235および図12.2を参照してください。

事前医療指示書は、患者の安全だけではなく、支援者の安全にも寄与します。ただし、この事前医療指示書が、例えばケア施設への入所の際など、契約締結の条件として利用されることがあってはなりません。

代行者としての世話人ないし代理人の同意

それでは、事前医療指示書が作成されていない場合、あるいは事前医療指示書の記述が問題となっている状況にあてはまらないと思われる場合、どういうことになるのでしょうか？この場合もやはり、治療にあたっている医師や看護師、そして家族は、そこで行われるべき措置を単純に決定することはできません。このような場合、通常、意識の混濁した患者のそばには、法的な世話人（p.234を参照）が置かれることになります。患者が健康なときに、健康面の配慮の領域において代理人を委任していたならば、その代理人が世話人の立場となります（図12.2を参照）。

世話人と代理人は、患者の希望に縛られます。両者はこの希望を、具体的な根拠に基づき推定しなければなりません。その際、以前に文書や口頭で表明された意見をベースに、モラルおよび宗教上の価値観を顧慮する必要があります（BGB第1901条a第2項）。世話人あるいは代理人が、患者のことをほとんど知らない場合には、近親者や信頼のおける人物（これには看護師も含まれます）に、患者のことについて照会しなければなりません。

生命の保護

万が一、あらゆる手段を尽くしても、患者の推定意思が確認できない場合には、生命の保護が優先され、この原則にしたがった対応が取られなければなりません（Jurgeleit, 2010, p.382）。

まとめ

このように、事前医療指示書は、2009年の法規定により、明らかにその重要性が増しました。もっとも、この法律の制定により、現在の世話法の、当初のコンセプトとの間のずれが、段階的に広がっていく事態となっています。すなわち、これまで明らかに重要とされてきた患者の福祉に代わり、今や（少なくとも事前医療指示書の枠組みにおいては）患者の意思が決定的に重要となりました。このことは、要するに「健常者でも自らの福祉に寄与しない行動をとることがありうる」ということを根拠に正当化されています。

もっとも、取りうる処置と起こりうる病気の多様さを考えれば、事前医療指示書が、実際、問題となっている処置の状況にあてはまる可能性は、あまり大きくありません。加えて、事前医療指示書に関する法律が制定されてから比較的長い期間が経過している国々（例えばアメリカなど）でも、事前医療指示書を作成している国民はわずか20％にすぎない、という点も考慮する必要があります。こうしたことからも、患者の推定意思が今後も議論の中心となっていくことが想定されます。場合によっては、この点が、この法律の最も重要な改正点となる可能性もあります。すなわち、意識の混濁した患者の推定意思を調査することが、将来、義務化されることになるかもしれません。

12.2.2 推定意思

処置に対する患者の明確な意思の表明が得られず、患者の事前指示が存在しない、あるいはその事前指示が患者にとって今なお有効かどうか疑わしい、といった場合、法律関係者は推定意思という法形式を提案します。

定義 推定意思とは、人が意思を表明できるような状態にあると仮定して、現時点でその人が表明するであろう意思のことである、と解釈されます。

これは、言うは易く行うは難しです。というのも、問題は、患者の表明する意思が実際にわからないというところにあるのではなく、まさにそれを「推定」（推測）するしかないところにあるからです。私たちには、この（推定）意思について、その人の人柄や考え方、また価値観や生活態度などに関する認識をもとに、解明を試みるしかありません。もちろんそこには、常に経験的知識に基づかない推量の要素も少なからず含まれます。

この点について、法律では、推定意思の調査にかかる手続きを導入することにより（BGB第1901条a第2項）、この経験的知識に基づかない推量の要素

を広く排除する試みがとられています。つまり法律は、「具体的な根拠が顧慮されなければならない」、すなわち、「世話人（代理人も同様です）は、推定意思の問題については医師と十分に協議しなければならない」としています。さらに、それが現時点で重要である可能性がある場合には、家族やその他の信頼のおける人物（例えば、友人や看護師など）の声を聞くとともに、過去の発言を顧慮したり、本人の価値観を取り入れたりすることも必要になります（Seichter, 2010, p.162）。法律は、当事者を直接この枠組みの中に取り入れることは想定していませんが、これは恐らく、当事者がもはや自分の意見を表明できる状態にない、ということが出発点になっているからだと思われます。また、当事者の現在の意思についてもまったく考慮されていません。むしろ法律は、いずれにしろ当事者はもはや明確な決断を下せる状態にない、ということを想定しています。これにより、確かに問題は単純化されますが、これでは、私たち人間の複雑な精神状態が十分に正しく評価されない可能性があります。そもそも、ここで正当な評価を行おうとしている対象は誰なのでしょうか？　法的安全を得たい医師や看護師でしょうか？　それとも、患者よりもうまく意見表明ができ、決定権を得たい家族でしょうか？

あらかじめ述べていた通り、ここで批判的な質問を発することができます。つまり、「健康な状態のときに通用していたものが、本当に今なおその人にとって有効であるのか」という質問です。このような質問に対しては、とりわけこの人生における切迫した状況に、着目する必要があります。すなわち、「患者は今、どのような状態なのか？」「患者のどのような生のしるしが、『気分がよいと感じているのか、それとも生きていることが苦労となっているのか』、ということについての帰納的な推理を可能とするのか？」といった点に着目します。今日、このような質問に対する答えを見つけるための有効な手段が存在しているということについては、すでに示唆した通りです（p.109-も参照）。患者が「自分の置かれている状況を、健康な私たちとはまったく違うふうに感じている」という事実は、例外というよりはむしろ通例と言ってよいでしょう。したがって、ここでもまた私たち支援者が、私たち自身の希望と欲求を他人のそれと区別することを、しっかりと学んでいることが重要になります。

その際、認めざるを得ないのは、覚醒昏睡の状態あるいは認知症の患者には、場合によって、私たちが健康な人に期待するような細やかな抽象能力が備わっていない可能性がある、ということです。健康の問題以上のことを明らかにしようとしても、恐らく私たちは、（覚醒）昏睡の状態あるいは認知症の患者が生活の中で実際に出会い、体験しているものにまったく気づかず、そのまま通り過ぎてしまうでしょう。では、その患者が気分がすぐれない、それどころか苦しんでいることを、私たちが発見した場合、それは何を意味するのでしょうか？　それは、もはや、患者の身を死にゆだねるべき時が到来した、ということを意味するのではなく、このとき「患者を心地よい状態へと導くことに全精力を傾けるのが私たちの義務である」ということを意味します。そのとき私たちには、どのようにすれば患者の容体を改善させられるか、患者はどのような欲求を持っているのか、そしてどのようにすればその欲求を満たすことに貢献できるのか、といったことがもう一度問われます。つまり、大事なのは患者の福祉の問題であり、それが緩和ケアなのです！

12.2.3 ： 事前指示の心理的な限界

この章の最初で、フィッシャーさんの事例をお話ししましたが（p.227）、彼女がホスピスに入所している間、生命維持あるいは延命に関して、彼女がどの処置を望み、どの処置を望まないかということについて、繰り返し話し合いが行われました。

事例　発症してからしばらくの間、フィッシャーさんは、いつか飲み込むことが困難になったときのことを考えるたびに、できればそのときすべての栄養投与を停止してもらいたいと思っていました。しかし、実際にもうほとんど飲み込むことができなくなると、フィッシャーさんは胃ろうを希望し、その胃ろうにもうまく対応することができました。その後、もし身体に十分な酸素が供給できないほど呼吸筋の機能が弱った場合、人工呼吸器をつけるかどうか、という問題が浮上しました。さまざまな専門家との議論を経て、フィッシャーさんは、人工呼吸器による手段は排除するという決断をしました。しかし、もし不意に死に襲われることがなかったならば、フィッシャーさんは、この件についても考えを改めていたかもしれません。もっとも、その際フィッシャーさんが、もはや明確に意見を表明できないような状態に陥ったとしたら、当然、（人工呼吸器をつけないという）彼女の当初の希望が、引き続き顧慮されることになるでしょう。

ここで、病気の結果、陥りかねない、また別の状況を考えてみましょう。すなわち、（例えば、事故や脳卒中などにより）突然、意識不明になったり、長期にわたり昏睡状態が続いていたりした場合には、どうなる

のでしょうか？ すでに、このような場合についての患者の明確な意見表明があれば、原則としてその表明された意見が顧慮されます。しかし、一連の治療およびリハビリ処置が終了しても意識が完全に戻らず、最終的に、身体的に安定した状態のままケア施設に入り、そこで胃ろうにより栄養を投与されているような患者の場合、どのような措置をとるべきなのでしょうか？ ここでは、この患者は事前医療指示書を作成しており、その中で、このような場合には人工的な栄養投与は一切受けつけない、ということが指示されていたと仮定しましょう。この場合、患者を前にしてひるむことなく、その通りの方法で、患者の命を絶つべきなのでしょうか？ 法的な世話人は、確かに、事前医療指示書の中に表明された意思を実行に移すという、法律上の義務を負っています。

しかし、心理的な観点から、この場合、慎重な対応が必要です。というのも、そのような患者は、この間に、もはや指示をした当時とまったく同じ人間ではなくなっているからです（ちょうどみなさんが、今日、子どもの頃の意見を少なからず否定しているように）。患者はいわば、新たな生き方、新たな関係、新たな体験になじんだ「新しい人間」になっているのです。では、今日なお、患者が決断できるとするなら、患者は事前医療指示書を作成した健康なときと同じような決断を下すでしょうか？ この質問には、誰も答えることはできないでしょう。私たちは、新しい人間となった患者との関係を構築することに成功しなければ、その患者の具合がどうなのか、また、その患者がどのような希望を持っているのか、ということを知ることができません。そして、このような意識のない状態の患者との間にコミュニケーションの関係を構築する機会は、今日必ず発生します（Zieger, 2003; Birbaumer, 2005）。しかし、この機会がうまく活用されることは、ほとんどないのが実情です。そして、このことが、いわば「患者をあっさりと片づける」ことの理由になっているとすれば、それは決してあってはなりません。むしろ私たちは、患者が事前医療指示書の中に表明した意思に固執しようとしているのか、それとももしかすると事前医療指示書を撤回しようと考えているのか、すすんでそれを知る労をとることが必要です。一度表明された意思は必ず実行に移す、これは、法律的には確かにもっともらしく思えるかもしれませんが、人間学的にはむしろ首をかしげざるを得ないようなことなのです（Student, 2006a; Student; Student, 2007）。

緩和ケアの専門家であれば、覚醒昏睡の状態にある患者と関係を構築する機会を利用し、現在の患者の希望や、少なくとも患者の現在の容体を探ることの中で、修養を積んでいなければなりません。その際、ここでも重要になるのは、このような状況の中で私たち支援者が何を望んでいるのかということではなく、患者自身が今、何に重きを置いているのかということなのです。

認知症患者の場合も、これと似たようなことがあてはまります。つまり、ここでもまた、患者の事前指示の有効範囲が議論の対象となります。法律にしたがえば、ことは明らかですが、では、想像することすらできなかったような病気になった自分にどのような処置をとるべきか、私たちは本当にあらかじめ決断を下すことができるのでしょうか？ それどころか、健康な人（事前医療指示書を作成した当時の人）が、患者（事前医療指示書を作成し、その後、病気を抱えるに至った人）に関して、認知症における生活の価値を判断するとすれば、それはもしかすると非人間的なことではないのでしょうか？ また、認知症における生活を貴重なものとして思い浮かべることのできる健康な人など、そもそも存在するのでしょうか？ その一方で、実際、多くの認知症患者が、体調の良さを感じているようには見えないでしょうか？ そして、この健康状態は、とりわけ患者とどのように接するかということにかかっているのではないでしょうか？ 患者とそのようにていねいに接しようとすれば、当然お金がかかりますが、このお金に余裕のない時代、そのお金を他人のために用意することは、適切なことではないのでしょうか？ 要するに、認知症あるいは覚醒昏睡の状態にある患者には、もう適切な世話を受けるための資金を要求する権利がないというのでしょうか？

このような質問は、何らかの答えを支持させようとするならば、その根拠となるテーマがいかに多様なものとなりうるのか、ということを明らかにしています。また、事前医療指示書の有効性をどの程度まで認めるのかということについての社会的な決断も、経済的な問題とまったく無関係というわけではありません（p.248「積極的安楽死」）。こういったことをよく考えてみると、「事前医療指示書は、本当に、より現実的な自律を可能とする決定的な機会なのだろうか」という疑問がわいてくるかもしれません。事前医療指示書に関する法律が施行されてすでに数十年が経過しているアメリカの研究では、「人生の最終段階における医療ケアの質は、事前医療指示書が導入されたことにより、改善されていない」ということを示すデー

タが報告されています（例えばTulsky, 2005）。

12.2.4　新たな解決策

事前医療指示書が提供する機会

　私たちは、ここまで事前医療指示書について、批判的な検討を重ねてきましたが、ここで少し、事前医療指示法がどのような機会を提供しているのか、ということについて考えてみましょう。法的に規定される以前は、事前医療指示書を作成していないということは、さまざまな人にとってむしろ賢明なことだと思われていました（Student; Klie, 2008）。当時はまだ、事前医療指示書がないということが、支援者にとって、患者の現在の希望と欲求を徹底的に考えるきっかけとなることが期待できました。今日私たちは、法的に規定された推定意思に関する規則が、患者にとってのリスクをむしろ高めるということを、しっかりと心に留めておく必要があります。すなわち、健康なときに、ある雰囲気の中で軽々しく口にした発言が、結果として、決断能力がなくなったとき、あらゆる点で推定意思の根拠とされる可能性があるのです。

　ただ反対に、事前医療指示書は、治療の選択についての意見を表明するだけではなく、どのような方法で決断が下されるべきか、ということについても、前もって意見を表明する機会を提供します（Klie, 2010）。意思決定に関するこのような原則は、例えば、特定の医師や家族、あるいは信頼のおける人物の意思決定への参加を規定したり、ある状況において現在の意思がどのようなものであるのかを、より確実に見つけ出すことができるように、どのような生のしるしを顧慮すべきかを定めたりすることを可能とします。最終的には、事前医療指示書の中に記録された決断が世話人にどれほどの拘束力を与えるのか、あるいは世話人にどれだけの裁量の余地を認めるのかを、事前医療指示書の中に定めることもできるのです。ここでもう一度、信頼のおける人物に予防的代理権が与えられた場合には、常に患者の現在の意思と希望、そして同時に福祉が満たされる可能性が高まる、ということを思い出してください。

「アドバンス・ケア・プランニング」――包括的な将来計画の策定

　アングロサクソン系の国々では、事前医療指示書がほとんど役に立たなかったという経験が、事前

アドバンス・ケア・プランニングとは、患者の以下の行動を支援する一連のプロセスである

- 自らの健康状態と、将来起こりうる合併症について理解する
- 自らの具体的な健康状態に鑑み、医療およびケアの処置に関して、どんな選択肢があるのかを理解する
- 自らの目標、価値観、（宗教上の）信条について考える
- 現在行われている、あるいは将来行われるであろう処置の、利点と欠点について考える
- 自らの決断について、自分にとって重要な人や支援者と、詳細に議論する

図12.3　アドバンス・ケア・プランニング（Singer, 1996より）

計画構想の厳密な規定化と拡張につながり、その効果も実証されました。これが形となったのがアドバンス・ケア・プランニングで、ドイツ語では主に「Umfassende Vorsorgeplanung（包括的な将来計画の策定）」と訳されています。これは、健康面における今後の計画を策定するにあたり、患者が自らの希望を包括的に考え、明らかにし、表現していく中で患者を支援していく計画策定プロセスのことです（図12.3を参照）。

　その際、中心となるのが、健康上のさまざまなサービス提供者（看護師や医師など）や家族、その他の重要かつ親密な関係者などとの間で繰り返し行われる詳細な対話です。この患者中心の対話は、進行役を務める専門の教育を受けた司会者によりサポートされます。またこの対話は、計画の策定が重要に思われるような、生命をおびやかす進行性の病気が具体的に現存している場合に行われ、その際、重い症状を抱える患者には、病気やさまざまな処置の選択肢に関する知識が非常にていねいに提供されます。患者には、特定の処置を受け入れるのかそれとも拒絶するのか、ということについて、選択の機会が提供されるとともに、自身の（人生の）目標、価値観、宗教上の信条などについて考え、話すことが提案されます（Singer, 1996）。

　ここで肝要なのは、一度限りの企てではなく、とりわけ病状の変化や合併症が顕在化した際に繰り返される、一連のプロセスです。これにより、患者は、自ら積極的にこの決定プロセスに参加することができなく

なったとしても、自らの身を守ることができます。つまり、今や、患者の希望、期待、懸念、目標などについての情報は、患者を世話し支えている人たちに、念入りに提供されているからです。支援者たちは、この情報を基礎に、患者の意向に沿って、懸案となっている必要な判断を下すことが可能となります。

したがって、事前医療指示書を作成したり、代理人を選定したりすることも、もちろんこのプロセスの一部になりえますが、それ以上のことがはるかに重要となります。アドバンス・ケア・プランニングが応用される際には、希望する処置と希望しない処置が並べられ、慎重にその重みがはかられます。同時に、医療とケアに関する処置について議論するだけではなく、例えば、どこまで患者の世話に携わる人の範囲を広げればいいのか（例えば、患者が司牧・牧会者を希望しているのかどうか）、という問題も提示されます。また、健康状態が悪化する可能性も、あらかじめ計画的に考慮されます。共同合意した治療目標の本質は苦痛の緩和にありますが、そこには死を受け入れるということも含まれます（Sahm, 2006）。例えば、意図せざる救急医による処置や病院への入院指示が、どのようにすれば行われずにすませられるかなど、希望していない過度な治療をどのようにすれば回避できるのか、といったことについても、共同して協議が行われます。

患者は、家族や支援者とともに同じ道を歩み、共通の決定プロセスにかかわります。ここでは、通常、事前医療指示書を作成する際に行うような個々の判断ではなく、何度も改めて取り上げられるような一連のプロセスを踏むことが促されます。

このように、アドバンス・ケア・プランニングは、決断が待たれ、さらなる進行がより明らかに見てとれるほど慢性的な病気が悪化したときに、初めて展開されていきますが、緩和医療に携わる医師のリン（Lynn）とゴールドスタイン（Goldstein）は、例えば、すべての慢性的な病気を抱える患者について、「この患者は果たしてあと6か月生きられるだろうか？」という問いを繰り返し発することを推奨しています（Lynn; Goldstein, 2003）。この問いに対する答えが「どちらかといえばノーだ」ということになった場合、それは、アドバンス・ケア・プランニングの手続きを開始するか、あるいは現存するプランを見直すべき時が到来した、ということを意味します。これにより、アドバンス・ケア・プランニングは、目の前の事象により近づき、下されるべき決断にもより近づきます。苦痛が増していく中で、これまで患者が体感してきた経験も、より強くこの決定プロセスの中に入り込みます。

北米の研究によれば、このような当事者全員で合意した方法を求め、そして見出すということは、重い症状を抱える患者の生活の質の改善につながるだけではなく、遺族のストレス、不安、抑うつを軽減する効果がある、ということが報告されています。患者本人は、この方法を通じて、決して不安を感じることはありません。それどころか、患者はより満ち足りた気分になり、すべての世話をより心地よく感じます。そして患者は、自分の声に真剣に耳を傾けてもらい、直接、決定に関与している自分を感じ、安心感を得るのです（Detering他，2010）。さらに、医師をこのプロセスの中に組み入れることで、医師が患者の希望と意思に沿った対応を取ることが、より明確に保障されます。

このアドバンス・ケア・プランニングの構想は、ドイツでも十分に実行可能なものだと思われます。法的な前提はすでに整っていますが、不足しているものとして、一連のプロセスの案内役を務める専門の教育を受けた司会者の存在が挙げられます。また、願わくは、訪問型のケアサービスやケア施設、それに病院においても、この方法を（ケアに関する）行動基準の中に取り入れることが期待されます（図12.4を参照）。これが実行に移されたならば、それは、重い症状を抱える患者にとって、最後まで守られ、安心して尊厳に満ちた人生を送るための、重要な一歩が踏み出されたと言っていいでしょう。

アドバンス・ケア・プランニングの鍵となる要素

- 専門の教育を受けた司会者
- 患者中心の対話
- 家族あるいは親密な関係者の対話への参加
- 結果資料のていねいな整備
- 医師による体系的な説明

図12.4 アドバンス・ケア・プランニングの鍵となる要素（Briggs他，2004より）

13 何が決められるのか？──安楽死についての議論

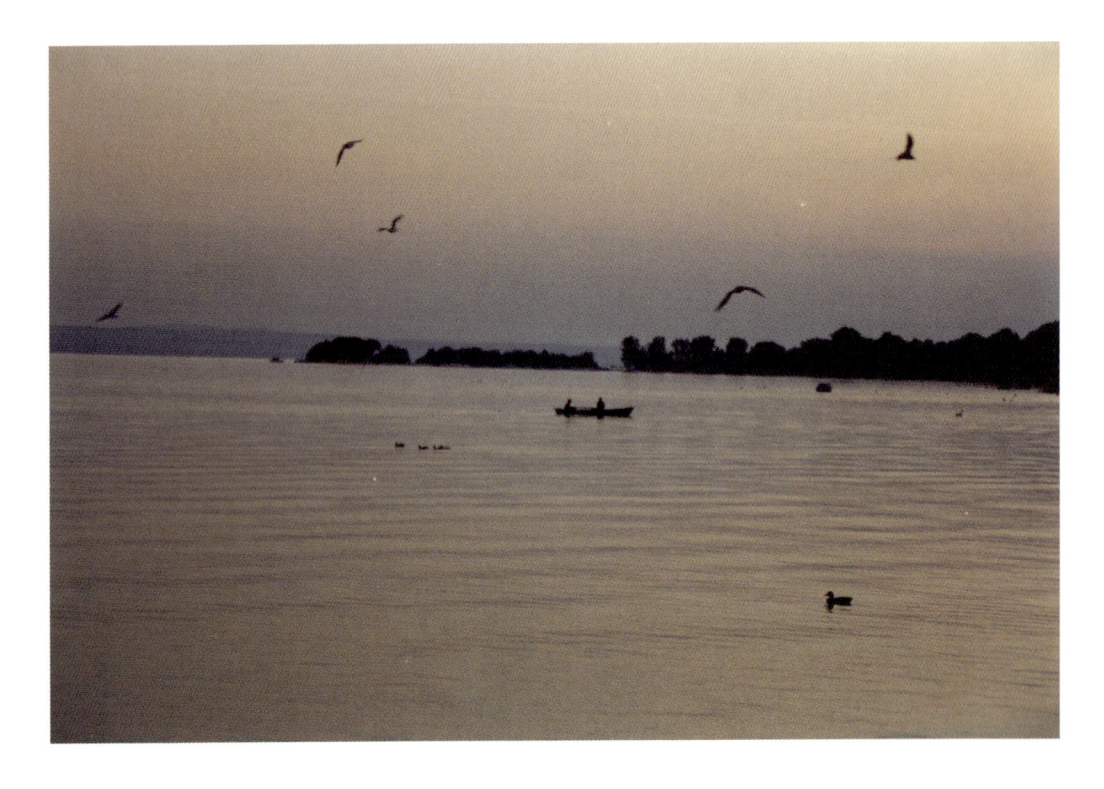

- 13.1 消極的安楽死 • 246
- 13.2 間接的安楽死 • 247
- 13.3 積極的安楽死 • 248
  - 13.3.1 積極的安楽死を理解する • 248
  - 13.3.2 積極的安楽死を認めるか？ • 250
- 13.4 倫理上の意思決定文化の発展 • 251
- 13.5 終わりに • 252
  - 学習を深めるための参考文献 • 253

　どの文化にも、自分や他人のことについて決められることの限界は存在しますが、とりわけこの限界が明らかになるのが、感情を激しく刺激し、相対立した議論へとつながる安楽死の問題です。この安楽死の問題に関して、特にドイツ語圏では、もともと法律の分野に由来する次の三つの概念が定着しています。その由来から、この概念は、法律上も広範囲にわたり説明がなされています。

- 消極的安楽死
- 間接的安楽死
- 積極的安楽死（国際的にはEuthanasieと呼ばれます）およびそれに関連した自殺幇助

　これらの概念について、以下に説明を加えていきます。

13.1 消極的安楽死

　消極的安楽死の方法を用いることは、ホスピス業務と緩和ケアの中心的な任務の一つです。消極的安楽死は、現代医療の過度な治療への傾斜、すなわち、それを患者が希望しているのか、あるいはそれが

何か患者の利益になるのか、といったことを検討せずに生命を維持しようとする現代の医療行為に対して、バランスを取るための「おもり」として生まれました。消極的安楽死では、苦痛を緩和することに加え、「待つ」ことが義務づけられています。つまり、患者がそう望むならば、「死を許容し、病気を自然の流れにゆだねながら、同時に、その際に発生する苦痛を緩和する」ということが、消極的安楽死の基本姿勢となります。

定義 消極的安楽死とは、病状が回復する見込みがない、あるいは不可逆的に死への経過をたどっている場合で、死が目前に迫っている限りにおいて、死を先に延ばす、すなわち生命を延ばす治療を放棄、あるいは終了する処置のことである、と解釈されます(Klie; Student, 2006, p.128)。

治療の中断 治療の中断は、消極的安楽死ときわめて緊密な関係にあります。すなわち、死のプロセスがまだ始まっていない(少なくとも不可逆的ではない)場合の治療処置の放棄および終了が、ここでは問題となります。これには例えば、(覚醒)昏睡状態、あるいは認知症の患者において、胃ろうによる栄養投与を終了する場合などがあてはまります。この場合、治療を中断するためには、法的に有効な患者の同意があることが前提となります。もちろん、これに加えて、患者は適切かつ包括的な説明を受け、決断能力を有している必要があります(Klie; Student, 2006, p.128)。(覚醒昏睡の状態および認知症の患者における治療の中断に固有の問題については、p.242-で取り上げています)

p.227の事例は、この場合の典型的な例です。フィッシャーさんは、念入りな議論の末、経管栄養以上の生命維持を目的とした処置は一切拒絶するという決断をしました。これにより、治療にあたっていた医師は、積極的な治療処置はもちろんのこと、以降の診断も放棄するよう義務づけられ、その結果として、フィッシャーさんは安らかに死を迎えることができたのです。

13.2 間接的安楽死

ここでは、何よりもまず、十分な症状コントロールが行われていることが重要となります。症状の重い患者が人生の最期に臨むにあたり、できるだけ苦痛のない状態で人生を終わらせることができるように、最善の支援を行うことは、看護師と医師の重要な任務の一つです。例として、重い心疾患の最終段階にある患者が、突然、心不全に襲われ、その際、その患者が人工呼吸による処置を希望しないことを明らかにしていた場合のことを考えてみましょう。このような場合、苦痛(つまり呼吸困難による激しい苦痛)を軽減するために、患者に専用の鎮静薬を投与しますが、この対応により、患者は何も処置が施されなかった場合に比べ数分ほど早く亡くなる可能性があります。そうなった場合、それは治療にあたった医師の意図するところではなく、症状コントロールの副次的な作用として甘受されます(Husebø; Klaschik, 2006)。

定義 間接的安楽死とは、意図しない特殊な状況の中で、患者の同意を得て行った処置が、その副次的な作用として、結果として死を早めることにつながる可能性のある、医療知識に基づいた適切な処置のことを言います(Husebø; Klaschik, 2006; Simon, 2007)。

間接的安楽死の問題は、それを行う際の意図にあります。人間の行動の動機は、常に多様かつ曖昧です。この意味で、ある行動を外側から見ても、その裏側にある意図を決して明らかにすることはできません。したがって、間接的安楽死の処置は、常に、特別慎重に、コントロールしながら行う必要があります。

とりわけ法律関係の著作には、しばしば間接的安楽死の例として、強度の鎮痛薬、すなわちオピオイド(例えばモルヒネ)の大量投与が挙げられていますが、これは間接的安楽死自体を説明する例としては適切ではありません。適切に用いられたオピオイドが死を早めることはなく、もしオピオイドが生命を縮めることに作用したならば、それはオピオイドが許容できないほど大量に投与されたことを意味します。それどころか、オピオイドは、痛みに苦しむ患者に再び安心感を与え、また患者の可動性を高め、そして患者に新たな生きる力を与えることにより、むしろ生命を延ばす効果があるのです(p.157を参照)。

13.3　積極的安楽死

事例　積極的安楽死の問題について、緩和ケアにおけるごく日常的な話の中から説明したいと思います。

ケーニヒさんは、非常に自立心の強い女性で、彼女自身、そのことを誇りに思っていました。人生において成し遂げたことのすべては彼女自身の手によるもので、ケーニヒさんは、もう長いこと、ほかの人の言うことに耳を貸さなくなっていました。ケーニヒさんは経営者でしたが、54歳で不治の脳腫瘍を患ったときも、その仕事ぶりにほとんど変化はありませんでした。万一、自分ではどうすることもできない状態になったとして、そのとき他人の思い通りにされている自分を想像すると、ケーニヒさんは耐えられない思いでした。しかし、その心配にまったく根拠がないというわけではなく、数か月前から腫瘍に起因する麻痺の症状が、ゆっくりとですが次第にひどくなっていくのを見過ごすことはできなくなっていました。

「自分で自分の面倒が見られなくなったら、注射を打って（殺して）ちょうだい」入所型ホスピスで迎えてくれた看護師に、ケーニヒさんはそう指示しました。看護師は、何か考えるような様子でこう答えました。「他人の世話になるのが、そんなにいやなんですか？」

「ええ、今必要だとしても、他人の世話になるなんて論外だわ！」
「それならすぐにでも死にたいと言うんですか？」
「そう！」

「じゃあ、まずは一緒に進んでいきましょうか。次のことはそれから考えていきましょう」看護師はそう提案しました。

それから数週間後、ケーニヒさんの力は次第に衰え、実際にますます多くの用事でサポートが必要な状況になってきました。その際、このホスピスでは、特別な方法でこのサポートが行われました。すなわち、常に指示権はケーニヒさんに与え、彼女の同意が明確に得られたことのみを、彼女の希望する通りのやり方で行うことで、ケーニヒさんに安心感を与えたのです。他人に圧倒され、力を奪われるのではないか、というケーニヒさんの不安は消え、彼女の緊張は目に見えて解けていきました。自殺願望の問題も、もはやなくなりました。死の直前、意識不明の状態にあるケーニヒさんは、最後のリラックスした状態に満足し、幸せそうに見えました。

積極的安楽死がどれほど刺激的なテーマであるかということは、すでに国際的に広く用いられている「Euthanasie」という言葉がドイツではその使用がたいてい避けられているということからも明らかになります。この言葉と結びついているナチズムの残虐行為の記憶が、あまりにもつらく、そして恥ずべきものであるのです。しかし現実に目を向ければ、「きわめて慎重に、そして十分な熟慮を重ねた上で、この問題領域を扱うことが、こういった問題を抱えている私たちドイツ人に当然与えられるべき任務ではないのか」、という問題を提起することも可能です。明確な言葉で実態を指摘することは、オープンな議論を先に進める

ことに寄与するのです。

定義　積極的安楽死とは、患者の病状が回復する見込みがない場合において、患者の要求に応じて死を目指すことを通じて、重い病気を積極的かつ意識的に終わらせる、あるいは死を容易にするような処置のことを言います（Husebø; Klaschik, 2006; Klie; Student, 2006; Simon, 2007）。

すなわち、積極的安楽死では、意図的に人を死に至らしめることが問題となりますが、これは、ある一定の条件のもとで積極的安楽死が法的に認められているオランダやベルギーなどの国々も含め、世界的なホスピス運動によって、明確に拒絶されている行動様式です。このことは、「緩和ケアにおいては、死を早めることも先延ばしにすることもあってはならない」とするWHOによる緩和ケアの定義（p.10）からも読み取ることができます。ドイツにおいても、その他のEU諸国同様、積極的安楽死は禁止されています。

ドイツの医師は、積極的安楽死の緩和を求める声があがるたびに反対を表明しており、これは、ほかのヨーロッパやアメリカの医師団体においても似たような状況です。アメリカでは、同様に米国看護師協会が、看護師の積極的安楽死へのあらゆる関与について、明確に反対を表明しています（Stanley; Zoloth-Dorfman, 2001）。

13.3.1　積極的安楽死を理解する

積極的安楽死に対するこの明確に表明された態度は、国民へのアンケートで（ドイツも含む）、少なからぬ人（回答者のおよそ70％）が積極的安楽死の合法化に賛成している、という現実に直面しています。このような国民の意思表示は、政治的にも長期にわたり相当の圧力を加える力があるだけに、なおさら簡単に見過ごしてはなりません。事実、ケアの分野でも、生命を縮めるための積極的な処置の準備が進められていることが明らかになっています（Maisch, 1997; Böttger-Kessler, 2006）。

自殺願望としての積極的安楽死への希望

実際に、経験を積んだ看護師の誰もが知っている通り、まさに重い症状を抱える患者から積極的安楽

死の依頼を受けることは、まったく珍しいことではありません。耐えがたく望みのないように思われる状況の中で、何が人を、安楽死を望む状況にまで至らせるのか、そのことを考えるたびに、私たちはそこに一般的な自殺願望との多くの類似点を見出します。私たちの多くが、自身のつらい経験から承知しているように、人生の危機においては、たいていの人に自殺への意識が芽生えます。その点においては、重病患者が自殺願望を訴える場面に私たちがたびたび出くわしたとしても、何の不思議もありません（p.95「抑うつと自殺」）。もっとも、その患者の発言を、私たちは真剣に受け止め、正しく理解する必要があります。すなわち、その声に細心の注意を払って耳を傾けてみれば、多くの場合、その背後には、「殺してくれ」という要求ではなく、「私と死について話をしてくれませんか」という依頼があることが、明らかになるでしょう。

人生の最終段階においては、多くの人が、身体的、精神的、社会的、そしてスピリチュアルな激しい痛みに苦しみ（p.151図9.2を参照）、それを耐えられないものとして感じます。そのとき、安楽死への希望は、要するに「『このままの状態では』とても生きていけません。助けてください！」ということを意味します（p.36の事例を参照）。ただし、ほんのわずかですが、その発言が「殺してくれ」という希望を本当に表している場合もあります（Saunders, 2001）。ケーニヒさんの場合も、「注射を打ってちょうだい」という希望は、何よりもまず問題の訴えを意味し、力を持ち続けられることを確信したとき、その安楽死への希望は消え去りました。つまり、自殺願望には、たいてい助けを求める声が含まれており、その助けを求める叫び声を、私たちは決して聞き逃してはならないのです。

殺人願望としての積極的安楽死の用意

みなさんは、殺したいと思うほど、人に腹を立てたことがあるでしょうか？　ほとんどの人が、そのような状況を経験したことがあり、それどころか、大部分の人が生活の中でたびたびそのような状況を経験していることでしょう。私たちにそういった思いを抱かせるのは、たいてい、最大の侮辱、最大の絶望、最大の恐怖、最大の要求といったことの経験です。

殺人の衝動を分析すると、私たちが自殺のところで学んだような一連の原因に行きつきます。つまり、殺人と自殺、いずれのケースでも見出せるのは、「個人的に、解決できないと感じられる状況」に陥っている一人の人間です。クラウス・デルナーによる精神医学の手引書にも次の記述があります。「自殺と殺人は、逃げ道のない状態を表現するとともに、人生の問題を解決するための最終手段であり、それゆえ常に、あらゆる危機で取りうる問題解決策である」（Dörner他, 2004）人は、危機を克服するためのほかの方法を、もはや見きわめることができないがゆえに、極度の絶望と無力感から人を殺します。このような危機は、ほとんどの殺人行為の中に見出すことができますが、このことは、患者を死に至らしめた看護師を調査した結果からも知ることができます（Maisch, 1997; Beine, 1998）。

積極的安楽死における自殺願望と殺人衝動の出会い

自分自身あるいは他人を殺すということは、非常に困難なことです。社会におけるそのような行為に対するモラル上の評価とはかかわりなく、私たちの心の中にある本性は、この二つの行為に対し、巨大な障壁を築いています。自殺を実現するためには、「願望」よりもはるかに多くのものが必要です。自殺をした人には、絶望とそれによる怒りが混ざり合った、潜在的なきわめて強い攻撃性が形成されていたに違いありません。似たようなことは、殺人にもあてはまります。殺人は、私たちのうちに、強大で絶望的な殺人へのエネルギーが形成されたときのみ起こりえます。幸いなことに、このようなケースはきわめてまれです。

片や、病気にかかり個人的に耐えられないほどの苦しみの状態にある人がおり、片や、そういったことに関して自らの無力感と荷の重さを非常に強く感じている人がいる場合、その二人が出会ったとき、積極的安楽死の危険が生じます。つまり、この二人の「協力」により、行動を起こす際のハードルが低くなるのです。二人が出会わなければ、前者は恐らく、自殺の衝動に（まだ）負けることはなかったでしょう。それが、殺人をする用意のある人と出会ったことで、死を可能とする環境が整ったのです。

反対に、極度な絶望状態の中にあった後者は、自殺をする用意があり、その援助を必要としている人と出会ったことで、殺人を可能とする状況を見出します。この出会いにより、殺人のためのハードルは低くなるため、相応する行為によって殺人を行うことが可能となります。自殺幇助とは、つまり、絶望的に思える人生の危機において、それをともに感じている二人の人間が出会うことによってのみ可能となる、殺人行為のことを言います。

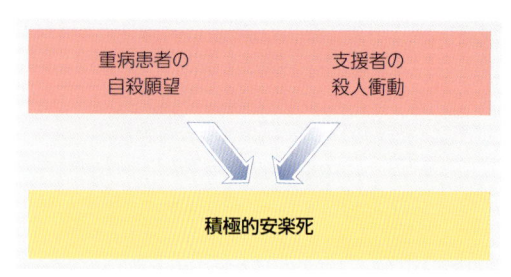

```
    重病患者の              支援者の
    自殺願望                殺人衝動


             積極的安楽死
```

図 13.1 積極的安楽死は、個人的に解決できないと思われるような人生の危機において、二人の人間が出会うことにより発生する

要点 積極的安楽死は、個人的に解決できないと思われるような危機的な状況において、二人の人間が出会うことにより生じる、極度の無力感の表現です（図13.1）。

こういった背景から、自殺幇助（例えばスイスでは、自殺幇助が認められています）がその核心において積極的安楽死と異なるものではない、ということが理解できます。自殺幇助と、典型的な積極的安楽死の形式との違いは、自殺幇助の場合、（渡されなければ飲まないであろう）毒薬を「患者が自分で飲む」という点にしかありません。スイスにおいて安楽死団体の助けを必要としている人たちのほとんどが、「自分で飲む」ことすらできない状態にあるわけではなく、だとすれば、彼らはもしかすると、自らの力だけであっても同じように命を絶つことができるのかもしれません。しかし、彼らがこの行為へと至る心のうちの精神的な境目を越えるのは、殺人をする用意のある他人の助けによって、はじめて可能となるのです。したがって、彼らが誰の助けも借りず、自らの力のみで命を絶つことは、決してないでしょう。

13.3.2 積極的安楽死を認めるか？

先に挙げたケーニヒさんの例では、彼女が極度に恐れていた「自分が従属している」という状況が看護師の努力により回避されたことで、積極的安楽死への願望が消えたことが明らかになりました。つまり、患者の苦悩に対し適切な回答を与えることが、自殺願望を弱めるための決定的な方法になります。同様のことは、支援者の側にもあてはまります。すなわち、支援者が十分な行動手段を知り、過度な負担を感じていない限り、積極的安楽死への願望が生じることはないでしょう。それゆえ、ケアチームがそのための支援を受けることが非常に重要となります。これは、

例えばスーパービジョンなどによる継続的な教育を通じて、あるいは少なくともチーム内においてオープンな意見交換を行うことなどにより実現されます（p.55「ゲッティンゲン・ステップモデル」）。

したがって、安楽死の問題をどのように扱うべきか、という質問に対しては、「人を殺すことを認める」ということの中にその答えがあることなどありえません。そうではなく、社会において、人が死ぬ環境を改善することこそが必要なのです。この「死の環境の改善」は、患者に関してだけではなく、支援者に関しても適用されます！それには、十分な人員配置基準とまったく同じように、症状コントロールの改善が必要となります。たびたび引用される、「なんとかしなければならない（つまり、患者を殺すということ）」という「めったに起こることのない極限状況」は、そのほとんどがまさに仮の話であり、実際に患者を包括的に知覚し、あらゆる資源（医療面、ケア面、心理社会面）を利用できるだけの十分な余裕があれば、患者の自殺願望を消失させるための手段は必ず見つけることができるでしょう。一方で、殺人願望が生まれるきっかけは、むしろ日常的なところにあります。すなわち、オランダにおける当事者（支援者）を対象とした調査結果は、そのきっかけが、「患者への尊敬の気持ちを失い対応がおろそかになることへの不安」、「患者の痛みや身体的な障害に対する不安」、そして「他人に負担をかけることへの不安」にある、ということを示しています（Gordijn, 1998; Ganzini他, 2002; Marquet他, 2003）。

したがって、政治と職業団体に要求されているのは、積極的安楽死が許容される条件についてあれこれと考えることではありません。両者には、できるだけ自殺願望と殺人衝動を生じさせないような、そのための必要不可欠な環境を整えることにすべての力を結集することが、求められているのです。

まさにオランダにおける経験は、人を殺すことを認めるということが、いかにあっという間に道を踏み外しかねないか、ということを物語っています（Jochemsen, 2007; Simon, 2007）。つまりオランダでは、安楽死の機会が、容易に積極的安楽死の義務へと変わります。安楽死は、数ある治療処置のうちの選択肢の一つとなり、積極的安楽死の処置を拒む医師は、病院との雇用関係に支障をきたします。また、オランダにおける安楽死法の施行時に、「ありえない」ものとして明確に却下された問題が、今日まで、引き続き議論されています。すなわちそれは、未成年者、精神病患者、そして障害や重い病気を抱えた赤ちゃんに対する

安楽死です。結局、オランダの安楽死法は、法律で期待していたこと、つまり、「『いずれにしろ』これまで秘かに行われてきた積極的安楽死の透明性を高める」ということが、まったく実現できていないように思われます。法律に定めのない安楽死の事例に関する報告は、このことをはっきりと示しています。公開討論の方法により、人を殺すハードルがますます低くなっていることの危険性も、また明らかになっています。

人を殺すという行為が拡大しているのは、それが、「速やかな『解決』を約束し、面倒な倫理上の説明を避けることを可能にする」ということが、理由にあるのではないでしょうか。

オランダではまた、「ターミナルセデーション」を行う事例も劇的に増加しています（Jochemsen, 2007）。ターミナルセデーションとは、その際、栄養や水分を与えることなく、薬により患者を昏睡状態へと導く、オランダにおいて行われている症状コントロールのことを言います。この処置により、事実上、患者は確かにセデーションの処置を行った結果として死ぬことになりますが、このことを裁判所に届け出る必要はありません。というのも、公式には、この処置の目的は患者を殺すことにあるのではなく、人為的に昏睡状態を作り出すという手段を用いて、症状コントロールを行うことのみにあるからです。ちなみに、この処置を受けた当事者のうち、当初から希望を表明していた患者はわずか3分の1にすぎません（Sheldon, 2004）。このことは、計画することの困難な間接的安楽死の上に、改めて暗い影を投げかけています（上記参照）。

13.4 倫理上の意思決定文化の発展

責任の重い、人生（最後）の危機にある人への付き添いにおいては、多くの挑戦事項が支援者個人の真摯な正直さの前に立ちはだかります。倫理、法、モラルの境界における問題では、単純な答えや解決策は期待できません。人生の最終段階においては、あまりにも多くの価値と法的な争いが生じ、私たちに解決不能なジレンマを突きつけ、とりわけつらい経済的な圧迫を意識させます。このような活動の領域において大切なことは、担当者一人一人が倫理上の意思決定にかかる根本問題についての知識を有しているということだけではありません。これと同様に、このような困難な状況の中で、担当者が一人きりではないと感じることが重要となります。これができないと、すぐに、関係者全員にとって（生命にもかかわるほど）危険な、バーンアウト（燃え尽き症候群）が進行する恐れが高まります。このバーンアウトは、「よくても」看護師の職業活動を終わらせ、最悪の場合、これが殺人行為につながります（Maisch, 1997）。

こうならないためにも、道をともに見出していくことが大切になりますが、これは、一人一人にとってだけではなく、それが病院であれ、施設であれ、訪問型のサービスであれ、看護師が従事する組織にとっても高い要求となります。したがって、責任感のある、倫理上もっともな行動がとれるように、個人だけではなく、施設すべてにかかわる環境の整備が必要となります。そして、その環境整備が個々の状況を越えた成果を上げることを意図したものであるならば、倫理上正当な意思決定文化を発展させていくためには、最終的に、施設内に緩和を目的とした行動文化が形成されるような、高い水準での組織の発展が欠かせません（Heller; Krobath, 2002; Heller他, 2003）。この目標を達成するためには、次の3つのステップを踏みます。

第1ステップ コミュニケーションの改善を通じて、施設内に、相互信頼の雰囲気が醸成されなければならない。

担当者は、自分自身と同僚を信頼して初めて、誠実な気持ちを持って、周りと協力しながら、危機的な状況に堂々と足を踏み入れる勇気を見出すことができます。ここでは、担当者一人一人が、まずは自分自身を信頼することから始めなければなりません。良好なコミュニケーションの文化は、その際、重要なサポートとなります。自分自身を見失うことなく、感受性豊かにコミュニケーションの取れる人は、他人の支えとなることができます（p.47）。

第2ステップ 担当者は、倫理上の質問を扱うことの中で、経験を積まなければならない。

人は、（「深刻な事態」以外の）倫理上の質問において、架空の状況を手がかりに、自分自身と他人を試し、そこで取りうる対応を確認できた場合のみ、倫理上の意思決定にかかるそのような対応を信頼することができます。倫理に関するケースディスカッションは、倫理上の立場を明確にするための一つの方法

です。このケースディスカッションは、進行役を伴う倫理に関するディスカッションサークルで、ウルム大学病院で始められました（Sponholz, 2001）。リラックスした雰囲気の中で進められるように、ケースディスカッションでは、切迫した倫理上の問題は取り上げません。あらゆる職業分野の人が招かれ、全員で一つのケースについて討論を重ねます。参加者は、自らの専門的な知識を提供するとともに、状況を批判的に分析し、自身の考え方の責任を引き受けるための準備をしておくことが、前提となります。このようなセミナーに出席した参加者は、自身の価値システムを熟考し、言葉で表現し、そして他人の価値システムを尊重することを学びます。その際、発生する論争は、決して抗争の原因となることはなく、それは、「患者のために最善の解決策を見出すために、このような困難なプロセスを踏むことを要求するもの」となります。このことは、日常の臨床業務における責任感、敬意および配慮の気持ち、そして関心を高めることに寄与します（Linder; Ziegler, 2007; Schmid, 2007）。

第3ステップ 臨床倫理委員会の導入は、個々のケースにおける倫理上の確かな決断のための枠組みを形成する。

臨床倫理委員会は、1970年代、アメリカにおいて生まれました。今日のアメリカでは、すべての病院が、自らの評価（信用）のために、「倫理上の紛争を扱う組織が存在していること」を証明しなければならなくなっています。ドイツにおいては、臨床倫理委員会の起源は比較的新しく、1990年代の当初より、「専門的なレベルにおいて、倫理的な観点に、より重点を置くことを通じて、患者に対するケアの質が改善されなければならない」とされてきました。臨床倫理委員会は、かつて倫理上の問題に取り組んだことがあり、現在は自身の所属する施設において、倫理上の問題に関し助言を与える立場にある担当者から構成された（最初はどちらかといえば非公式の）チームで、その関心は、「倫理上の紛争状態にあってその中で助言を求めている人（例えば、患者、家族、施設の担当者）をサポートすること」にあります。倫理委員会は、最終的にすべての関係者によって分かち合い、責任を負担できるような解決策を、ともに導き出していくことに貢献します（Simon; Gillen, 2001; Zentrale Ethikkommission, 2006）。

倫理委員会

一般に倫理委員会は、施設ごとに、さまざまな職業分野のメンバーから成り、この委員会に対しては、施設の経営側に指示権はありません。これは、患者に対してさまざまな観点が顧慮されることを意図したものです。倫理委員会は、当事者すべてを助言の対象とします。すなわち、患者の代理人（家族や法的な世話人など）と同様、直接患者のケアに従事している人も対象となります。司会者には、施設に属さない外部のメンバーを選ぶのが有効であることが実証されています。倫理委員会は、もともと病院のために設置された組織ですが、少なくとも、患者のケアを行うほかのすべての施設にとっても、同じように重要なものとなっています。

臨床倫理委員会の目的と任務は、次の通りです。
- 職員の知覚能力と判断能力を伸ばす
- 具体的な倫理上の紛争事例において決断を支援する（最終的な責任が当事者にゆだねられている場合）
- さらに、倫理に関する専門的な継続教育を提供する
- 最後に、施設ごとに定められる（推奨される行動としての意味における）倫理指針の作成に協力する（Marckmann, 2007）

この有意義な倫理委員会の活動が刺激となって、近年各所に、倫理研究グループや倫理委員会が結成され、倫理フォーラムなども開催されています。その際、個々のグループにおける個別事例の相談では、臨床倫理委員会内の小グループがその司会役を引き受けています。

このようにして、倫理委員会は、患者と家族の福祉を支援するだけではなく、職員の満足度を高めることによって、組織における企業文化の発展に大いに貢献しています。このことがまた、患者だけではなく、最終的には組織の経済的な成果にも、ポジティブな影響をもたらしているのです。

13.5 終わりに

現代人は、「余計な苦痛を味わうことなく、他人との結びつきを感じながら人生最後の時を過ごしたい」

という希望を持ち、最後まで尊敬を受け、自身の尊厳が守られる続けることを望みます。このような希望の裏には、当事者の懸念や不安が隠れており、それらを私たちは真剣に受け止めなければなりません。

　この単元の中で述べたような倫理上の諸原則に対し、それを義務だと自覚しているような緩和ケアだけが、人間の尊厳と自律性を包括的に理解することに、配慮することができます。このような緩和ケアは、ケアを行う人と助けを求める人との間の結びつきを表しています。この緩和ケアは、一方で、ちょうどボランティアに対するのと同じように、さまざまな職業グループや施設に、それらにとって活動のしやすい環境を与え、もう一方で、重い症状を抱える患者とその家族に、そこから誰もが利益の得られるような、思いやりに満ちた生活環境を提供します。人生の最期における複雑な状況において判断を下すためには、倫理上の原則が義務づけられているような意思決定の合意を目指し、包括的かつオープンな意思疎通が必要となります（Klie他, 2004）。

　ここでもしかしたら、この単元の終わりに立ち止まってみたとき、みなさんは、「人生の最期における倫理と法の問題についての詳細な説明を受けたにもかかわらず（あるいはそれゆえ？）、実際、安心感は増していないのではないか」と感じているかもしれません。それどころか、「大切な確信の多くが、ここで消え去ってしまったのではないか」と思っている人さえいるかもしれません。しかし、よく考えてみてください。答えよりも質問が多いということは、本質を理解しているということを意味します。つまり、倫理においては（もしかすると哲学全般と同じように）、多くの場合、答えよりも質問の方が重要になるからです。私たちは、みなさんに追加的な質問を生じさせるきっかけを与えることができたでしょうか。満足のいかない、それどころか一般に受け入れられないような答えを得たとしても、それにより落胆してはなりません。およそ倫理においては、ジレンマ、矛盾、対立を見出すことが問題となり、そして共通の解決策に達しえない場合、このジレンマ、矛盾、対立といった状態に耐え抜くということが、常に重要となります。（非人間的なものの価格に関することを除き）解決策とは力ずくで得られるものではないのです。

　まさに、死や悲しみといった存在にかかわる問題を扱うと、私たち人間はたちどころに限界へと行きつきます。つまり、生命の限界、能力の限界、実行できることの限界、コントロールできることの限界です。このときのために、みなさんには、変えられないものを受け入れる「平静さ」、変えられないものを変える「勇気」、そしてとりわけ、物事を見極める「英知」を持つことを期待します（Wilhelm von Oranien, 1987より）。

学習を深めるための参考文献

Briggs, Linda A.; Kirchhoff, Karin T.; Hammes, Bernard J.; Song, Mi-Kyung; Colvin, E.R.: Patient-Centered Advance Care Planning in Special Patient Populations: a Pilot Study. Journal of Professional Nursing 20 (2004) S.47-58

Detering, Karen; Hancock, Andrew D.; Reade, Michael C.; Silvester, William: The impact of advance care planning on end of life care in elderly patients: randomised controlled trial. BMJ (2010) 340:c1345

Göring-Eckardt, Katrin (Hrsg.): Würdig leben bis zuletzt. Sterbehilfe - Hilfe beim Sterben Sterbebegleitung - Eine Streitschrift. Gütersloher Verlagshaus, Gütersloh 2007

Goldstein, Nathan E.; Lynn, Joanne: Trajectory of End-Stage Heart Failure: The Influence of Technology and Implications for Policy Change. Perspectives in Biology and Medicine. 49 (2006) 1, S.10-18

Klie, Thomas, Student, Johann-Christoph: Die Patientenverfügung - was Sie tun können, um richtig vorzusorgen. 9. neu bearbeitete und aktualisierte Auflage. Verlag Herder, Freiburg 2008

Klie, Thomas, Student, Johann-Christoph: Sterben in Würde - Auswege aus dem Dilemma der Sterbehilfe. Herder, Freiburg 2007

Klie, Thomas: Patientenverfügung - verbindlich oder beachtlich. Die neue deutsche Regelung zu Patientenverfügungen und ihre empirische Relevanz. In: Stoppe, Gabriela (Hrsg.): Die Versorgung psychisch kranker Alter Menschen. Bestandsaufnahme und Herausforderung für die Versorgungsforschung. Report Versorgungsforschung Bd. 3. Deutscher Ärzte-Verlag, Köln 2010, S.187-294

Napiwotzky, Annedore und Student, Johann-Christoph (Hrsg.): Was braucht der Mensch am Lebensende? Ethisches Handeln und medizinische Machbarkeit. Kreuz Verlag, Stuttgart 2007

Sahm, Stephan: Sterbebegleitung und Patientenverfügung. Ärztliches Handeln an den Grenzen von Ethik und Recht. Campus, Frankfurt/M. 2006

Schirrmacher, Frank: Das Methusalem-Komplott. Blessing, München 2004

Seichter, Jürgen: Einführung in das Betreuungsrecht. 3., aktualis. u. überarb. Aufl., Springer, Berlin 2005

Seichter, Jürgen: Einführung in das Betreuungsrecht. 4., aktualis. u. überarb. Aufl., Springer, Berlin 2010

Singer, Peter A.; Robertson, George; Roy, David J.: Bioethics for Clinicians: 6. Advance Care Planning, CMAJ 15 (1996) 12, S.1689-1692

Tulsky, James A.: Beyond advance directives: importance of communication skills at the end of life. JAMA 294 (2005) S.359-65

付録